刊行にあたって

　本書「特定健康診査・特定保健指導における禁煙支援から始めるたばこ対策」は、特定健診・特定保健指導での禁煙支援をはじめ、保健医療従事者や公衆衛生関係者が現場で取り組める、たばこ対策の実践的な学術参考書です。平成25年4月に公表された、厚生労働省「禁煙支援マニュアル（第二版）」の内容を反映した指導者用学習教材も収載しています。本書は、2012年10月に出版された「特定健康診査・特定保健指導における禁煙支援のあり方－中間とりまとめを受けて」の改定新版として刊行したものです。

　2011年12月から2012年3月にかけて、厚生労働省では、今後の特定健康診査・特定保健指導の在り方に関する検討会を設置し、現行制度の問題点と今後の展望を検討しました。現行の特定健康診査では、最初に腹囲を測定し、特定保健指導の対象となる者を選別しておりますが、検討会では、日本人の健康阻害の重要な因子は肥満ではなく、第1に喫煙で、第2に高血圧であることが、最近の研究結果をもとに指摘されました。それらの指摘を踏まえて、検討会は2012年4月に中間報告を取りまとめ、現在特定保健指導の対象にならない非肥満者のうち、特に喫煙、高血圧を中心に、その対応の強化を図ることが決定されたと聞いております。この中間報告を受けて、厚生労働省健康局は、2013年4月に「標準的な健診・保健指導プログラム」の改訂版を公表しましたが、その中で「血圧及び喫煙については、虚血性心疾患や脳血管疾患の発症リスクとして重視すべき項目であるため、健診当日を含め、面接での対応を強化することが求められる。特に、喫煙者に対しては、禁煙支援および積極的な禁煙外来の利用を促すことが望ましい。」と述べています。

　喫煙は、日本人にとって、死亡原因の中で予防できる最大の単一の原因であることから、このリスクに着目した保健指導は、生活習慣病を予防する観点から極めて重要であり、健康への動機が高まる健診の機会を捉えて、早期に情報提供や保健指導を実施することが望ましいと考えられます。

そこで、日本公衆衛生協会では、特定健康診査・特定保健指導をはじめ、各種保健事業の場で出会う喫煙者に対し、速やかに禁煙支援ができるように、本書を発刊するはこびとなりました。また、禁煙支援だけでなく、地域や職域、保健医療の場で取り組めるたばこ対策について、事例紹介も含めて内容の充実を図りました。

　公衆衛生関係者はもとより、広く保健医療従事者が、本書を参考にして、それぞれの現場で、禁煙支援の取り組みの輪を広げるとともに、たばこ対策の取り組みを、発信していただくことを願っております。

平成 25 年 8 月

　　　　　　　　　　　　　　　　　　　　　　　　日本公衆衛生協会
　　　　　　　　　　　　　　　　　　　　　　　　　理事長　篠崎　英夫

改定新版の序文

　本書は2012年10月に出版された「特定健康診査・特定保健指導における禁煙支援のあり方－中間とりまとめを受けて－」の内容を大幅に改定して、地域や職場、医療機関で取り組めるたばこ対策の参考書として刊行したものである。改定に伴い、タイトルも「特定健康診査・特定保健指導における禁煙支援から始めるたばこ対策」と一新した。初版（前書）は、編集者の一人で日本公衆衛生学会理事長を務められている大井田隆先生のご発案により2012年の日本公衆衛生学会総会の開催時期に合わせて刊行が実現したものであるが、出版後、半年を経過しないうちに完売した。日本公衆衛生協会として、厚生労働省の施策の方向性を踏まえ、あるべき方向性とその具体的な取り組み方をいち早く示したことは社会的に少なからず意義があったと考えている。

　本書では、第1部の新たな内容として、健診・検診や保健指導における禁煙支援や地域におけるたばこ対策の好事例を加え、より実践的な内容としたほか、歯科領域における喫煙の健康影響や禁煙支援を追加した。執筆者についても新たに、中山富雄先生、嶋田ちさ先生、松澤幸範先生、花岡正幸先生、萩原真一先生、古口祥子先生、清水隆裕先生、道林千賀子先生、尾崎哲則先生、埴岡隆先生、小島美樹先生、小島光洋先生に加わっていただいた。歯科領域の禁煙支援を強化するため尾崎哲則先生には編者としてもお力添えをいただいた。

　初版の中心的な内容であった特定健診・特定保健指導における禁煙支援に関しても大幅に改定をした。厚生労働省から2013年4月に「標準的な健診・保健指導プログラム【改訂版】」が示され、健診当日からの喫煙の保健指導の強化が正式に示された。具体的には、同プログラムに喫煙する受診者への禁煙の声かけの文例や具体的な取り組み方を示した禁煙支援簡易マニュアルが掲載されるほか、詳細な禁煙支援方法を示した「禁煙支援マニュアル（第二版）」が同年4月に公表された。本書ではこれらのことを受けて、第2部に「禁煙支援マニュアル（第二版）」の内容を反映した「健診等の保健事業の場における禁

煙支援のための指導者用学習教材（全面改定版）」を収載するとともに、講義とカウンセリングの動画を収録したDVD教材を添付し、読者の禁煙支援への理解が深まるように工夫した。なお、今回の厚生労働省から公表された禁煙支援関連の教材作成にあたっては、日本禁煙推進医師歯科医師連盟が開発した指導者向けのeラーニングのコンテンツや厚生労働科学研究費第3次対がん総合戦略研究事業研究班の成果が活用された。これらの研究開発の成果が行政施策に活用されたことは、関係者の一人として大変うれしい出来事であった。

　本書が、そのタイトルのとおり、特定健診をはじめ各種保健事業の場での禁煙支援の推進にあたって活用されるとともに、これらの取り組みの経験が地域や職域、保健医療の場でのより総合的なたばこ対策へと発展することを期待する。

　末筆ながら、初版ならびに本書の出版に対しご理解・ご支援をいただいた日本公衆衛生協会理事長の篠崎英夫先生をはじめ関係者に深く謝意を表する。

平成25年8月

編者を代表して　中村　正和

はじめに（初版）

　本書は2012年4月に発表された厚生労働省健康局「健診・保健指導の在り方に関する検討会」の中間報告を受けて特定健康診査・特定保健指導のおける禁煙支援のあり方を示したものです。この検討会で議論になったのは①メタボリックシンドロームに着目した健診を行い、その対象者に生活習慣を改善するという保健指導に意義はあるのか、②特定健診においては、腹囲を測定し、特定保健指導の対象となる者を選別・階層化するうえでのスクリーニングの第1基準として用いられているが、腹囲を第1基準にするにではなく判定要因の一つとすべきではないか、③現在特定保健指導の対象となっていない者への対応の中で、一番わかりやすい問題の提示として「腹囲の第1基準でスクリーニングされない高血圧者―いわゆるやせた高血圧者」や「喫煙者」をどのようにするかの3点でした。①と②については結論を先送りにされましたが、いままで特定保健指導に対象にならなかった喫煙者や非肥満者で高血圧などを有する者への対応指針を検討するという方向性が打ち出されましたことは大いに評価できると考えております。

　そこで今回、厚生労働省に先駆け禁煙支援に関する本書を急ぎ出版し、保健医療従事者や日本公衆衛生学会員を中心に禁煙支援のあり方を示すことと致しました。

　執筆者の皆さん方には、この領域で優れた学識と豊富な実践経験を基に、喫煙に関する実態と様々な問題点を提示して頂くことができました。衷心より御礼申し上げます。「わが国の喫煙問題」は尾崎米厚先生、「健康日本21（第2次）とたばこ対策」は野田博之先生、「受動喫煙防止対策と禁煙支援」は大和浩先生、「特定健康診査・特定保健指導の場における禁煙支援の意義と方法」は中村正和先生に、「行政機関におけるたばこ対策」は加治正行先生にそれぞれ執筆頂きました。また、第2部の「健診等の保健事業の場における禁煙支援のための指導者用学習教材」は日本禁煙推進医師歯科医師連盟及びJ-STOP

開発メンバーの許諾を得て、同連盟が開発した e ラーニング「禁煙支援版」の主な内容を転載したものです。

　特定健康診査・特定保健指導が実施されるのに当たり日本公衆衛生学会は、喫煙者への保健指導が軽視されていることや今回の特定保健指導は肥満対策が中心であるため、喫煙対策、高血圧対策、糖尿病対策、多量飲酒対策などの多くの健康阻害要因についても保健指導の範囲とするように厚生労働省に訴えました。しかし、これらの事項が保健指導の範囲になるには多くのハードルがあるものと予測しており、ローマは一日にして成らずという諺にもあるように日々の努力が必要と考えております。本書もその一歩となれば幸いです。最後になりましたが、本書の出版に対し応援いただきました日本公衆衛生学会元理事の野﨑貞彦先生および近藤健文先生に深く感謝致します。

　平成 24 年 10 月

　　　　　　　　　　　　　　　　　　　　　　編者を代表して　大井田　隆

執 筆 者

【第1部】
1．わが国の喫煙問題
　　　尾崎　米厚（鳥取大学医学部社会医学講座環境予防医学分野教授）

2．健康日本21（第二次）とたばこ対策
　　　野田　博之（厚生労働省健康局がん対策・健康増進課たばこ対策専門官）

3．受動喫煙防止対策と禁煙支援
　　　大和　　浩（産業医科大学産業生態科学研究所教授）

4．特定健康診査・特定保健指導における禁煙支援強化の経緯
　　　大井田　隆（日本大学医学部社会医学系公衆衛生学分野教授）

5．特定健康診査・特定保健指導における禁煙支援の意義と方法
　　　中村　正和（大阪がん循環器病予防センター予防推進部長）

6．健診・検診や保健指導の場における禁煙支援の事例報告
（1）地域の事例報告
　　　中山　富雄（大阪府立成人病センターがん予防情報センター疫学予防課長）
　　　嶋田　ちさ（大阪府立成人病センターがん予防情報センター疫学予防課特別研究員）
（2）職域の事例報告①
　　　松澤　幸範（昭和電工株式会社塩尻・大町事業所健康管理センター専属産業医）
　　　花岡　正幸（信州大学医学部内科学第一講座准教授）
（3）職域の事例報告②
　　　萩原　真一（ホンダエンジニアリング株式会社健康管理センター所長）
　　　古口　祥子（ホンダエンジニアリング株式会社　日本禁煙学会専門看護師）
（4）健診機関の事例報告
　　　清水　隆裕（社会医療法人敬愛会ちばなクリニック健康管理センター医長）

7．行政機関におけるたばこ対策
　　　加治　正行（静岡市保健所所長）

8．市町村におけるたばこ対策
　　　道林　千賀子（多治見市市民健康部保健センター総括主査
　　　　　　　現：中京学院大学看護学部看護学科）

9．職場における禁煙支援の実際
　　　加治　正行（静岡市保健所所長）

10．歯科領域における喫煙の影響
　　　尾崎　哲則（日本大学歯学部教授）

11．歯科領域における禁煙支援の意義と方法
　　　埴岡　　隆（福岡歯科大学口腔保健学講座教授）
　　　小島　美樹（大阪大学大学院歯学研究科助教）

12．エッセイ「たばこについて最近思うこと」
　　　小島　光洋（一般財団法人宮城県成人病予防協会学術・研究開発室長）

【第2部】
　健診等の保健事業の場における禁煙支援のための指導者用学習教材（全面改定版）
　　　日本禁煙推進医師歯科医師連盟 J-STOP 開発メンバー

目　次

刊行にあたって

改定新版の序文

はじめに（初版）

執筆者一覧

【第1部】

1．わが国の喫煙問題 …………………………………………………………………… 1
2．健康日本21（第二次）とたばこ対策 …………………………………………… 23
3．受動喫煙防止対策と禁煙支援 …………………………………………………… 53
4．特定健康診査・特定保健指導における禁煙支援強化の経緯 ……………… 85
5．特定健康診査・特定保健指導における禁煙支援の意義と方法 …………103
6．健診・検診や保健指導の場における禁煙支援の事例報告
　（1）地域の事例報告 ………………………………………………………………125
　（2）職域の事例報告① ……………………………………………………………135
　（3）職域の事例報告② ……………………………………………………………149
　（4）健診機関の事例報告 …………………………………………………………167
7．行政機関におけるたばこ対策 …………………………………………………185
8．市町村におけるたばこ対策 ……………………………………………………207
9．職場における禁煙支援の実際 …………………………………………………239
10．歯科領域における喫煙の影響 …………………………………………………261
11．歯科領域における禁煙支援の意義と方法 ……………………………………275
12．エッセイ「たばこについて最近思うこと」…………………………………311

【第2部】

健診等の保健事業の場における禁煙支援のための指導者用学習教材
　（全面改定版）………………………………………………………………………327

＜資料編＞

○健康日本21（第2次）の推進に関する参考資料（抜粋） ・・・・・・・・・・・・・・・・・447
　（厚生科学審議会地域保健健康増進栄養部会　次期国民健康づくり
　　運動プラン策定専門委員会）

○今後の特定健診・保健指導の在り方について ・・・・・・・・・・・・・・・・・・・・・・・・・473
　（健診・保健指導の在り方に関する検討会　中間とりまとめ）

○第二期特定健康診査等実施計画期間に向けての特定健診・保健指導の
　実施について（とりまとめ） ・・・・・・・・・・・・・・・・・・・・・・・・・・・・・・・・・・・・・・・489
　（保険者による健診・保健指導等に関する検討会　平成24年7月13日）

○厚生労働省告示第四百三十号 ・・・・・・・・・・・・・・・・・・・・・・・・・・・・・・・・・・・・・・・501

○標準的な健診・保健指導プログラム【改訂版】（抜粋）
　（厚生労働省　平成25年4月） ・・・・・・・・・・・・・・・・・・・・・・・・・・・・・・・・・・・515

第1部

わが国の喫煙問題

鳥取大学医学部社会医学講座環境予防医学分野教授　尾﨑　米厚

I．はじめに

　喫煙は、様々な部位のがんや循環器疾患をはじめ多くの疾病の危険因子になることが医学的に確立している。さらに、受動喫煙の害も明らかで、非喫煙者の成人の肺がんや虚血性心疾患を発生しやすくする。胎児や喫煙者の親を持つ子供への影響は多岐にわたっている。流産、早産、死産、低出生体重のみならず、乳幼児突然死症候群、肺炎、幼児の喘息様気管支炎、呼吸器症状等数多くの疾病や症状と関係している。これが、受動喫煙対策、すなわち非喫煙者をたばこの煙から守る医学的根拠となっている。

　この健康リスクのインパクトの大きさは、世界保健機関（WHO）も認識しており、2004年の時点で、たばこによる死亡者数は、全世界で510万人と推計している。日本では、全死因のうち喫煙による死亡の割合は男性で27.8%（喫煙者21.9%、喫煙をやめた人（禁煙者）5.9%）、女性で6.8%（喫煙者5.0%、喫煙をやめた人（禁煙者）1.8%）と推計されている。この推計によれば、2005年の時点で喫煙による死亡は男性16万3千人、女性3万3千人となり、とても大きなインパクトがあることがわかる。

　一方、多くの喫煙者が「止めたい」と思いながら喫煙を続けていることもよく知られた事実である。これは、ニコチン依存症によるもので、禁煙したくてもできない理由となっている。現在は、ニコチン依存症そのものを治療対象とできるようになり、いくつかの治療方法が医療現場で実践されている。

　このように、医学的にも、社会的にも大きな影響を及ぼすたばこ使用を、個々人の嗜好のような問題と解釈せず、社会的に何らかの規制を行って、影響を減らしていこうとするのは自然の流れである。特に、非喫煙者や子供への影響が

大きいことは看過できない。このため、2003年に世界保健機関は「たばこの規制に関する世界保健機関枠組条約（たばこ規制枠組条約：日本国は2004年3月9日に署名、6月8日に批准。条約は2005年2月27日発効）」を採択し、わが国は2004年に批准し、2005年には条約が発効している。その後、幾度か締約国会議が開催され条約の進行管理を行っている。わが国は国際条約の内容を具現化するために国内法を整備して、対策を強力に推進しなくてはならないが、立ち遅れているのが現状である。

Ⅱ．わが国の喫煙の実態

　たばこ規制のための国家能力の構築ハンドブック（WHO 2004）では、たばこ対策の基本として、サーベイランスと評価システムの重要性を訴えている。「たばこ規制政策およびプログラムの不可欠および重要な要素。政策の成功の大部分は効果的なサーベイランスと評価システムに支えられている。」あるいは、「サーベイランスとは、たばこの使用、たばこ使用の健康および経済への影響、その背後にある社会文化因子、たばこ規制政策への反応を定期的にモニタリング（監視）することである。」として、継続的調査の重要性を示している。たばこの規制に関する世界保健機関枠組条約においても、第二十条　研究、監視及び情報の交換のなかで、締約国は、次のことを行うよう努める。として、(a) たばこの消費並びに関連する社会的な、経済的な及び保健に関する指標についての疫学的な監視のための国内制度を漸進的に確立すること。(b) 地域的な及び世界的規模のたばこの監視並びに (a) に規定する指標に関する情報の交換に当たり、権限のある国際的及び地域的な政府間機関並びに他の団体（政府機関及び非政府機関を含む。）と協力すること。(c) たばこに関連する監視データの収集、分析及び提供について定める一般的な指針又は手続を作成するに当たり、世界保健機関と協力すること。とし、たばこ使用に関する継続的調査が必須であることを示している。

1．成人喫煙率の動向（日本たばこ産業の調査より）

　わが国の成人喫煙率の動向をみると、男性の喫煙率は 1965 年（昭和 40 年）頃は 80%を超える高いものであった。最も高かったのは、1966 年の 83.7%であった。その後、ほぼ一貫して減少傾向にある（日本専売公社、日本たばこ産業株式会社　全国たばこ喫煙者率調査より）。女性の喫煙率も 1965 年当初は高く、1966 年では 18.0%であった。1968 年以降は 15-16%あたりで推移し、1980 年代中盤頃より 13-14%とやや減少した。1994 年以降は、一時 14-15%台のこともあったが、近年は 12-13%とほぼ横ばいである（図 1）。2012 年の調査によると、男性の喫煙率は 32.7%、女性は 10.4%となり、男女計では、21.1%である。推計喫煙人口は男性 1,650 万人、女性 566 万人、合計 2,216 万人となった。

　年齢階級別の特徴をみると、男性は、近年では 30-50 歳代で高く、2011 年の調査でも 40%前後となっている。女性では、20-40 歳代の喫煙率が高く、男性よりやや若い年齢階級にピークがある。年齢階級別に喫煙率の推移をみると、

図1　性別年齢階級別喫煙率

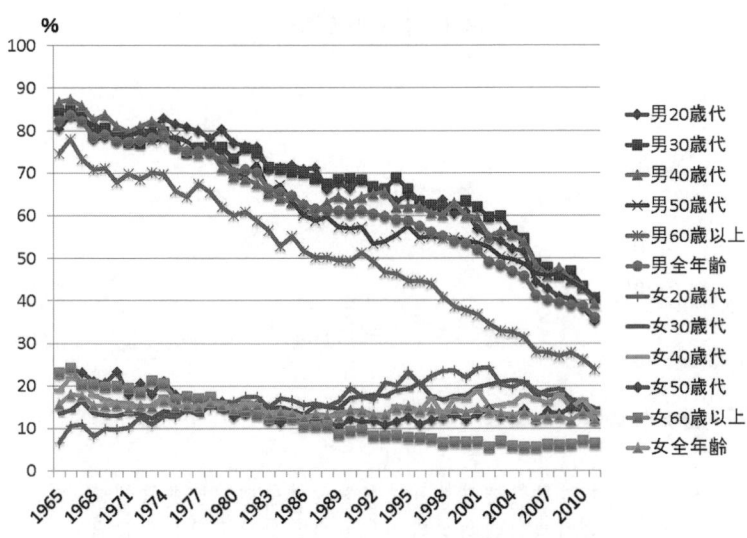

日本専売公社、日本たばこ産業株式会社　全国たばこ喫煙者率調査

男性では、60歳以上の喫煙率の低下が著しい。男性では、2000年以降には、どの年齢階級でも喫煙率の低下傾向が強まり、近年では、20歳代の喫煙率の低下傾向が強くなった。女性では、1965年頃より20歳代の喫煙率が一貫して上昇傾向にあったが、2003年頃より減少に転じている。30歳代の喫煙率は、1980年代後半以降増加傾向にあったが、20歳代と同様に近年減少傾向にある。1990年代以降40-50歳代の喫煙率は緩やかに増加していたが、これも近年減少している。しかし、男性の喫煙率の低下傾向の大きさよりは女性の低下傾向の大きさ（傾き）は小さい（図1）。

2．成人の喫煙率、喫煙行動の動向（国民健康栄養調査より）

厚生労働省による国民健康栄養調査（以前は国民栄養調査）では、1986年から喫煙率を調査している。男性の喫煙率は調査開始時点よりほぼ一貫して減少傾向にあり、近年減少傾向が強まった。女性の喫煙率はわずかに増加傾向にあったが、近年横ばいから減少傾向になっている（図2）。

図2　年次別喫煙率

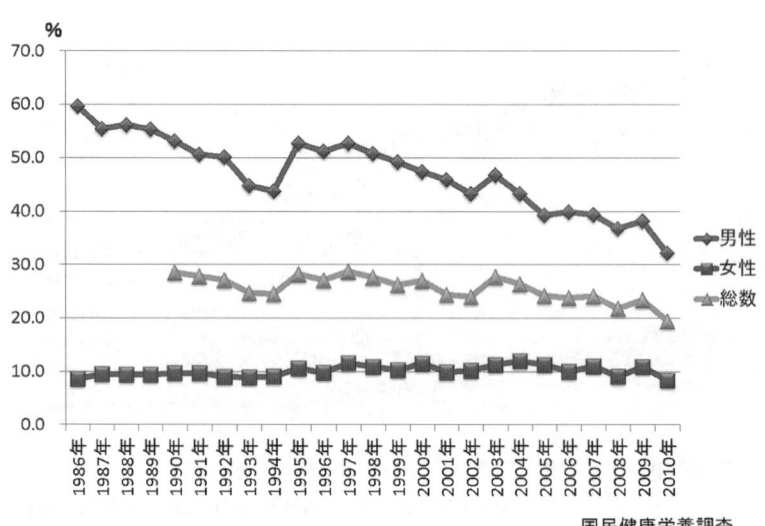

国民健康栄養調査

図3　性別、年齢階級別喫煙率

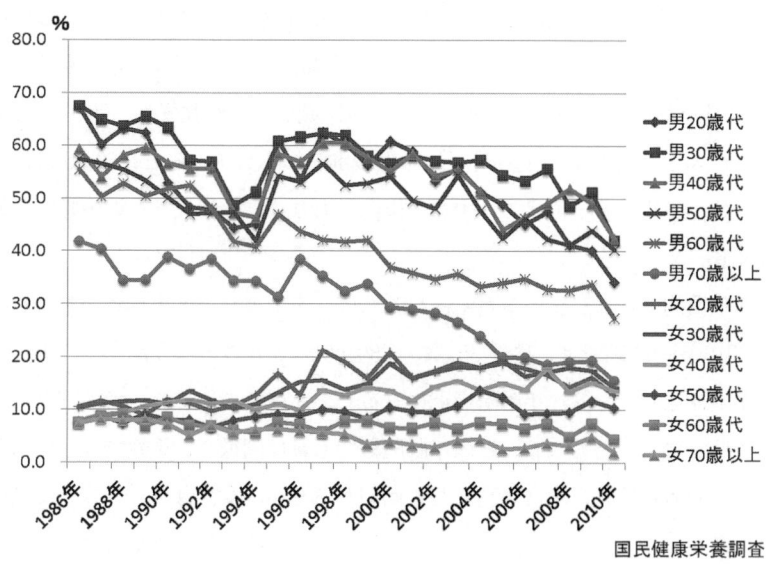

国民健康栄養調査

　2010年の結果では、男性の喫煙率は32.2%、女性は8.4%となっている。従来より、国民健康栄養調査による喫煙率の結果は、日本たばこ産業株式会社による調査の結果より低い値が出る傾向にある。男性は30-40歳代の喫煙率が高く（30歳代42.1%、40歳代42.4%、50歳代40.3%）、女性では20-40歳代の喫煙率が高い（20歳代12.8%、30歳代14.2%、40歳代13.6%）。年齢階級別の動向等の特徴は日本たばこ産業株式会社による調査の結果と同様である（図3）。

　現在習慣的に喫煙している者の中で、20歳未満で喫煙を開始した者の割合が2003年と2008年に報告されているが、2003年では、20歳代の男性が60.5%、女性が45.6%、30歳代の男性では55.6%。女性33.3%だったのが2008年では、20歳代の男性で40.4%、女性44.6%、30歳代の男性で35.0%、女性15.7%と男女とも2008年の方が20歳未満で喫煙を開始した者の割合が大きく減少した。この結果と中高生の喫煙率が近年減少していることを含めて考えると、喫煙開始年齢が上がって、全体の喫煙率の低下に寄与しているものと推察される。

2003年以降では1日平均喫煙本数と現在喫煙者に占める1日当たりの喫煙本数が21本以上の者の割合が示されているが、前者は2006年までは、ほぼ横ばいであったが、2007年以降ゆるやかに減少傾向にあった（図4）。後者は、2003年以降から減少傾向があり、2007年以降減少傾向が強まり、2010年で前年と比べ大きく減少した（図5）。年齢階級別喫煙本数をみると、50-60歳代の喫煙本数が多く、若い世代では少ない傾向にあり、どの年代でも減少傾向にある（図6）。

　現在習慣的に喫煙している者に占めるたばこをやめたいと思う者の割合をみると2010年の結果では、男性35.9%、女性43.6%と女性のほうが高く、男女とも近年増加傾向にある。年齢階級別にみると、たばこをやめたい者の割合は高齢者で低くなることもなく、どの年齢階級でもほぼ同様で、男性では近年になるほど、やめたい者の割合が高くなる傾向があるが、女性ははっきりした傾向が認められなかった（図7）。このやめたいと思う者を全て禁煙治療に導くことができれば、わが国の喫煙率は大きく低下させることができると期待される。

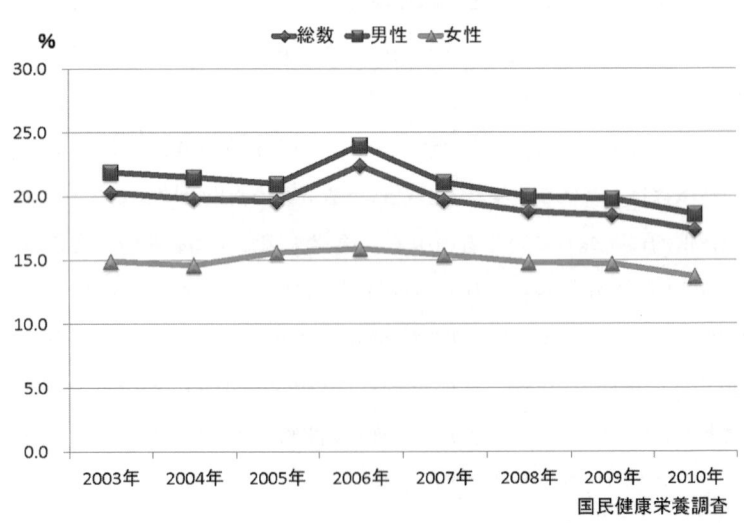

図4　1日の喫煙本数

国民健康栄養調査

図5　21本以上吸う者の割合の推移（現在喫煙者）

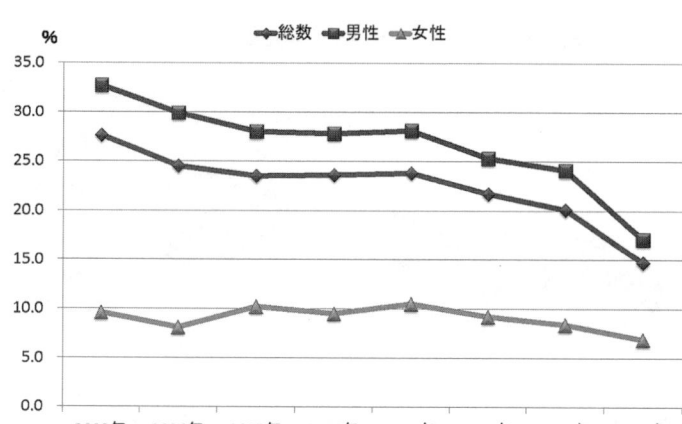

図6　年齢階級別喫煙本数

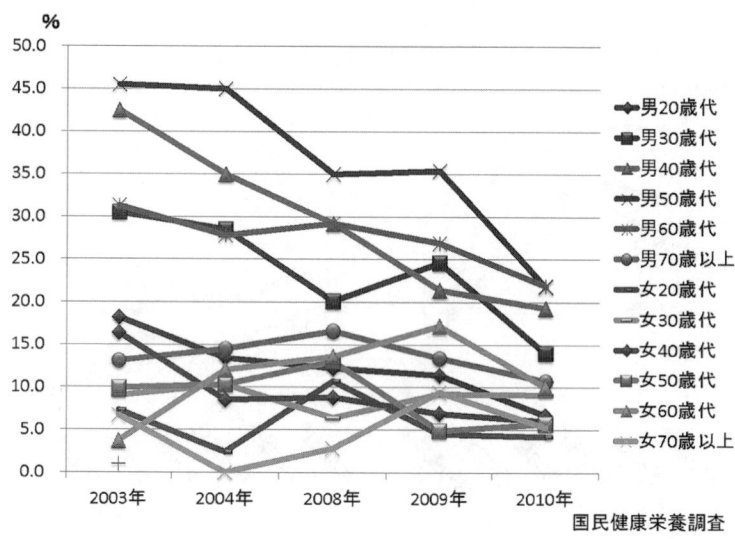

　受動喫煙の曝露状況をみると、2003年、2008年、2010年の結果が報告されているが、近年になるほど、ほぼ毎日曝露されていると回答した者の割合が男

図7 現在習慣的に喫煙している者でたばこをやめたい人の割合

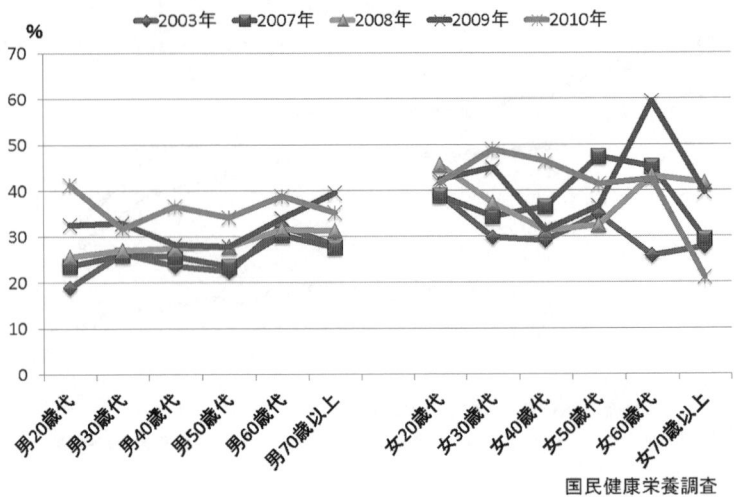

図8 職場での受動喫煙曝露（ほぼ毎日の人）の割合の年齢階級別推移

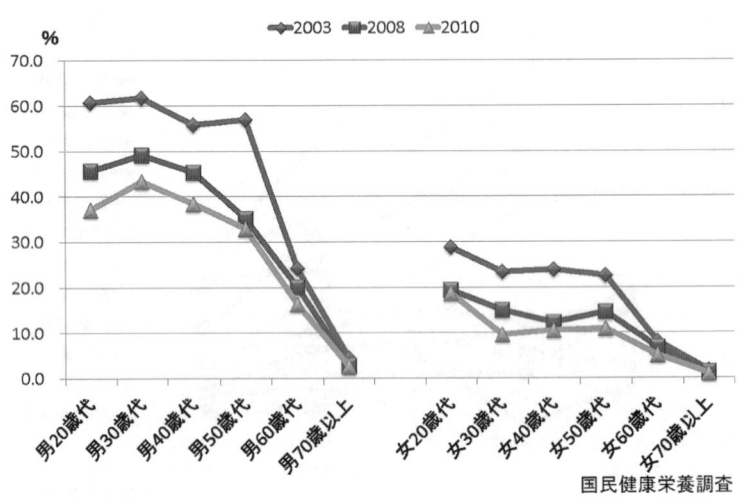

女とも減少してきた。特に、家庭や職場での曝露頻度が減少していた。職場の曝露頻度を年齢階級別にみると、働いている世代では、男性の方が女性より曝

露頻度が高く、男女とも近年になるほど曝露頻度が低くなる傾向が認められた（図8）。

3．たばこ税引き上げ前後の成人の喫煙行動の変化

　2009、2010 および 2011 年度に成人の喫煙行動に関する全国調査（厚生労働科学研究　わが国の成人の喫煙行動及び受動喫煙曝露の実態に関する全国調査）が実施された。対象者は、わが国の成人であり、抽出方法は、調査地点を無作為抽出した後、住民基本台帳を用いた無作為抽出により抽出した。調査回答者は、2009 年は 1,783 名（回答率 63%）、2010 年は 956 名（同 66%）、2011 年は 1,365 名（同 71%）であった。調査は、喫煙行動とその関連要因を尋ねる訪問面接調査であった。2011年の喫煙経験率は、男性 70.8%、女性 27.6%であった。紙巻たばこの現在喫煙率は、男性 34.4%、女性 10.9%であった。毎日喫煙者率は、男性 31.6%、女性 10.2%であった。2009 年の日本人口を基準人口とした年齢調整を行ったとき、2011 年調査では、喫煙経験者率は、男性 70.5%（同 2009 年結果 70.7%、2010 年結果 73.4%）、女性 26.2%（同 2009 年結果 20.9%、2010

表1　成人の喫煙経験率の推移

	男性 2009 年 n=834	2010 年 n=429	2011 年 n=633	女性 2009 年 n=949	2010 年 n=527	2011 年 n=732
20 歳代	59.0	63.4	49.4	22.6	17.5	33.3
30 歳代	58.7	70.9	70.1	43.1	31.2	33.6
40 歳代	73.0	77.1	74.7	19.0	29.5	36.8
50 歳代	78.0	80.0	83.5	23.6	25.3	39.5
60 歳代	77.3	73.8	73.5	14.8	17.4	14.2
70 歳代	74.4	68.9	71.4	10.1	13.6	9.8
80 歳以上	85.7	85.0	65.2	4.4	9.7	9.1
合計	71.9	74.1	70.8	20.5	21.6	27.6
調整率	70.7	73.4	70.5	20.9	21.5	26.2

調整率は、2009 年の日本人口を基準に年齢調整を実施

　　　厚生労働科学研究　わが国の成人の喫煙行動及び受動喫煙曝露の実態に関する全国調査

年結果 21.5%)であり(表1)、現在喫煙者率は、男性 34.7%(2009 年 36.1%、2010 年 37.2%)、女性 10.4%(2009 年 8.3%、2010 年 9.7%)であった(表2)。2010 年毎日喫煙者率は、男性 31.8%(同 34.2%, 33.4%)、女性 9.7%(同 7.1%, 8.0%)であった(表3)。現在喫煙者の1日平均喫煙本数をみると、10 本以下

表2　成人の現在喫煙率の推移

	男性 2009 年 n=834	2010 年 n=429	2011 年 n=633	女性 2009 年 n=949	2010 年 n=527	2011 年 n=732
20 歳代	43.4	47.2	31.3	8.3	12.5	13.1
30 歳代	38.5	40.0	41.7	16.8	6.5	11.8
40 歳代	41.8	40.0	45.3	6.3	12.8	12.3
50 歳代	44.7	37.5	38.1	12.1	14.1	17.8
60 歳代	31.5	39.3	34.2	5.2	9.1	6.3
70 歳代	18.0	18.0	16.5	2.2	4.9	6.1
80 歳以上	17.1	25.0	17.4	4.4	6.5	2.3
合計	34.4	36.1	34.4	8.0	9.7	10.9
調整率	36.1	37.2	34.7	8.3	9.7	10.4

調整率は、2009 年の日本人口を基準に年齢調整を実施
　　　　　厚生労働科学研究　わが国の成人の喫煙行動及び受動喫煙曝露の実態に関する全国調査

表3　成人の毎日喫煙率の推移

	男性 2009 年 n=834	2010 年 n=429	2011 年 n=633	女性 2009 年 n=949	2010 年 n=527	2011 年 n=732
20 歳代	41.0	41.7	24.1	4.8	5.0	11.9
30 歳代	33.8	34.5	40.2	13.9	5.2	10.5
40 歳代	40.2	38.6	42.1	6.3	11.5	11.4
50 歳代	43.3	33.8	36.1	10.2	14.1	17.8
60 歳代	30.9	36.4	30.8	5.2	8.3	6.3
70 歳代	17.3	14.8	15.4	2.2	3.7	6.1
80 歳以上	17.1	20.0	17.4	4.4	6.5	0.0
合計	33.2	32.6	31.6	7.0	8.3	10.2
調整率	34.2	33.4	31.8	7.1	8.0	9.7

調整率は、2009 年の日本人口を基準に年齢調整を実施
　　　　　厚生労働科学研究　わが国の成人の喫煙行動及び受動喫煙曝露の実態に関する全国調査

のものは、男性は28.4%、女性は51.3%、21本以上は男性15.1%、女性11.3%であった。1日平均喫煙本数をみると、10本以下のものは、男性は28.4%（18.2%, 32.9%）、女性は51.3%（36.8%, 54.4%）であった。21本以上のものの割合は、男性は15.1%（23.0%, 18.1%）と減少し、女性は11.3%（5.3%, 13.7%）と2010年に増加したものがやや低下した（表4）。2010年のたばこ価格の値上げの後喫煙率が大幅に低下した証拠は得られなかった。女性の喫煙率はむしろ増加傾向にあるのではないかと危惧された。一方で、値上げにより喫煙者の喫煙量が減ったという効果はみられたようである。この12ヶ月間で禁煙しようとした現在喫煙者の割合は、男性で31.7%（2009年23.0%、2010年23.9%）、女性で36.3%（2009年32.9%、2010年35.3%）と特に男性で増加した。この12ヶ月間で医療機関で禁煙を勧められた現在喫煙者の割合は男性で63.6%（2009年46.9%、2010年39.5%）、女性で41.5%（2009年21.2%、2010年48.0%）と男性で増加したが、女性では2011年に増加しなかった。この12ヶ月間に健診受

表4　現在喫煙者の喫煙行動に関する項目

	男性 2009年	男性 2010年	男性 2011年	女性 2009年	女性 2010年	女性 2011年
喫煙本数						
1-10本	18.2	32.9	28.4	36.8	54.4	51.3
11-20本	58.4	48.4	54.6	56.6	29.4	36.3
21本以上	23.0	18.1	15.1	5.3	13.7	11.3
この12ヶ月間で禁煙しようとしたか						
はい	23.0	23.9	31.7	32.9	35.3	36.3
この12ヶ月間で医療機関で禁煙を勧められたか						
はい	46.9	39.5	63.6	21.2	48.0	41.5
この12ヶ月間で健診受診時に禁煙を勧められたか						
はい	40.7	39.8	46.6	17.9	26.1	26.5
禁煙の希望						
この1年でやめる	10.7	11.6	16.1	11.8	15.7	17.5
いつかはやめる	32.3	31.0	34.9	35.5	41.2	38.8
止める気がない	49.5	46.5	43.6	39.5	33.3	36.3

厚生労働科学研究　わが国の成人の喫煙行動及び受動喫煙曝露の実態に関する全国調査

表5 受動喫煙の曝露の変化

	男性			女性		
	2009年	2010年	2011年	2009年	2010年	2011年
大幅に減った	18.9	22.4	13.4	20.0	22.0	13.0
少し減った	30.0	27.0	29.4	31.0	30.6	29.0
あまり変わらない	44.0	41.3	48.8	40.8	37.2	48.2

厚生労働科学研究 わが国の成人の喫煙行動及び受動喫煙曝露の実態に関する全国調査

　診時に禁煙を勧められた現在喫煙者の割合は男性で46.6%（2009年40.7%、2010年39.8%）、女性で26.5%（2009年17.9%、2010年26.1%）と男女ともやや増加した。女性喫煙者は男性に比してあまり禁煙を勧められていないという結果であった。禁煙の希望をみると、男女ともこの1年でやめると回答したものの割合が徐々に増加していた（表4）。しかし、諸外国に比べれば禁煙に取り組む割合も、医療関係者に禁煙を勧められる割合も低い。禁煙治療の推進が課題である。今後とも全国調査を継続し、実態をモニタリングしていくことが必要である。受動喫煙の曝露状況の変化をみると、2009年に比べ2010年では男女ともやや減ったと回答する者が多くなったが、2011年では逆に減ったとする者が減少した（表5）。受動喫煙防止対策もまだ改善の余地があることを物語っている。

4．喫煙者の喫煙行動の変化

　厚生労働科学研究班、第3次対がん総合戦略研究事業において、2005年より、喫煙者の固定集団1,666名を対象として追跡調査が実施されおり、喫煙者の禁煙行動の実態が調べられている（中村正和ら）。わが国の喫煙者の年間禁煙試行率は徐々に増加傾向にあり、2010年に年間4人に1人以上が少なくとも1日間以上の禁煙を試みていた。禁煙試行者における禁煙方法の割合の推移をみると、2010年においても自力が8割以上を占め、禁煙のためのOTC薬や禁煙治療の利用は2005年より増加傾向にあるものの、両者を合わせても2割以下にとどまり、2010年はそれぞれ9.2%、7.4%といまだに少ない結果である。

年間禁煙率（7日間断面禁煙率）は、禁煙試行者と喫煙者全体を分母とした場合のいずれにおいても、2005年から少し増加傾向にあり、2010年にはそれぞれ27.2%、7.7%であった。諸外国と比較して、年間禁煙試行率も、禁煙治療や禁煙補助薬利用率もかなり低い結果となっている。医師が患者に禁煙アドバイスを行う割合は、アメリカを筆頭に多くの国で50%を越えているが、わが国では32.4%と、フランスやドイツと並んで低率であった。このように、わが国では禁煙治療の保険適用という制度をいまだに十分活用しきれていない。

5．妊婦の喫煙行動

女性の喫煙に関して、妊婦の喫煙率調査が実施されている（日本公衆衛生雑誌、大井田隆ら、2007年）。日本産婦人科医会の産科医療施設での調査（2002年260施設16,528名、2006年344施設、19,650名）によると、妊婦の妊娠前の喫煙率は、2002年で24.6%、2006年で25.7%であり、一般集団の20-30歳代の女性の喫煙率13.6%（2009年厚生労働科学研究　わが国の成人の喫煙行動及び受動喫煙曝露の実態に関する全国調査）に比べ倍近く高く、妊娠中の喫煙率も2002年で9.9%、2006年で7.4%と下がったもののまだ喫煙している妊婦が数多く存在する。受動喫煙を受けている割合は2002年で62.1%、2006年で52.7%と20-30歳代の一般女性の83.4%よりは低いもののまだ過半数が曝露を受けている。

6．未成年者の喫煙行動

未成年者の喫煙は、将来の成人の健康問題につながる重要な、健康関連要因である。国としてその問題を継続的にモニタリングすることは必須である。わが国では、いままでに1996、2000、2004、2007、2008年、2010年と中高生を対象にした全国調査が行われてきた。2010年10月1日より、たばこ税の税率の引き上げ（1本当たり3.5円）に伴いメーカーの上乗せ分を含め一箱20本当たり110円から120円程度の価格の上昇がもたらされた。世界的には、未成

年者の喫煙を防止するのに最も効果的な方法は、価格の値上げだといわれるが、全国調査は毎回 11-12 月に実施されるため、2010 年調査の結果を用いれば値上げの効果が検討できる（中央調査社報 649 号、2011）。

　全国調査は、全国の中学、高校を無作為に抽出し、回答校の在校生と全員を対象に行う無記名調査である。現在喫煙率の定義は、この 30 日間に 1 日でも喫煙したものの割合とした。毎日喫煙率は、この 30 日間に 30 日喫煙したものの割合とした。

　中高生の喫煙率（経験率、現在喫煙率、毎日喫煙率）は男女とも調査のたびに、概ね減少してきた（図 9）。中高生の喫煙率が減少し続けていることは、将来のわが国の成人の喫煙率抑制につながり、喫煙に起因する疾病量の減少をもたらすことが期待され、良い傾向である。健康日本 21 の最終評価においても改善傾向が顕著な優秀な指標の一つに数えられている。

　2010 年調査では、喫煙経験率、現在喫煙率、毎日喫煙率は、中学男子で 10.2％、2.5％、0.7％、中学女子で、7.2％、1.5％、0.3％となった。高校男子では、19.5

図9　中学生、高校生の喫煙頻度の推移

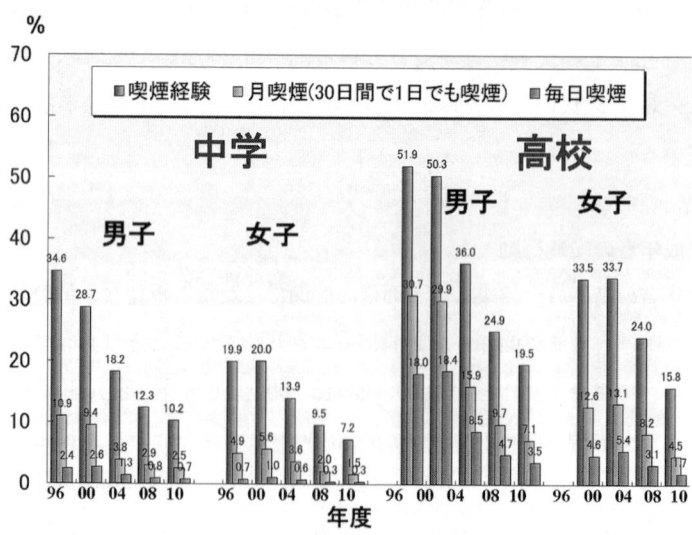

%、7.1%、3.5%となり、高校女子では、12.5%。3.5%、1.4%となった。女子より男子で喫煙率は高いが、その差は縮まりつつある。また、2000年以降顕著となった喫煙率の減少傾向は、今回も今までと同じような傾向で継続した。すなわち、今回の値上げの直後において今までの減少傾向をさらに加速させる減少までは確認されなかった。2007年の全国調査において、中高生の現在喫煙者に一箱が320円（当時一箱300円として）または600円になったらどうするかを尋ねたとき、止めると回答した割合は、320円では、男子6.7%、女子5.6%、600円で、男子27.4%、女子20.8%であったことを考えると、価格の上昇で止めると思う割合よりは実際に上昇したときに止める割合は少ないのかもしれない。また、調査時期が値上げの時期から近すぎた可能性もあり今後もモニタリングしていく必要がある。

以前は喫煙していたが禁煙した率と禁煙した理由：今回の調査で禁煙した率は全体の4.6%であるが、2010年10月1日（たばこの値段が上がる）より以前に禁煙した人の比率3.9%、10月1日以降に禁煙した人0.7%であった。たばこをやめた理由「お金の節約、たばこの値段が高い」と回答した比率はその2群

図10　中高生がたばこをやめた理由

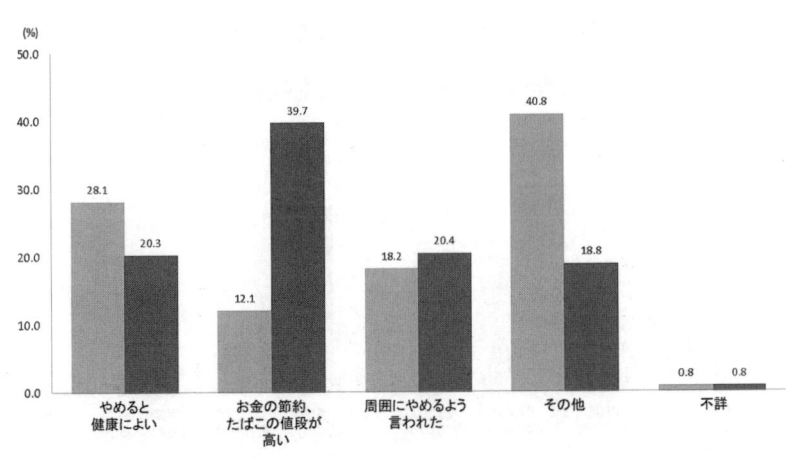

間では 10 月 1 日以降群では 39.7%と 10 月 1 日以前群 12.1%に比べて高かった（図10）。したがって、全体の喫煙率に反映するほどではないが、少数の値上げによる禁煙者はいると考えられる。

　毎日喫煙者の 1 日平均本数：2008 年と 2010 年の毎日喫煙者の 1 日の平均喫煙本数は 21 本以上が 20.5%から 17.5%に、反対に 0-5 本では 17.5%が 21.2%になった。2008 年と 2010 年では統計学的に有意に差が認められる。経年的な変化を詳細にみる必要があるが、今回の値上げで少し喫煙本数が減った可能性が示唆される。

　たばこが買いにくくなった理由：月喫煙者でたばこを買いにくくなった理由として「たばこの値段が高くなった」と回答した人が 2008 年：21.6%、2010 年 56.2%であり（図11）、同様に毎日喫煙では 2008 年：23.4%、2010 年：65.8%とたばこの値上げによる影響が考えられる。このようにたばこ税の値上げに伴うたばこ価格の上昇は中高生の「たばこが高くなり買いにくくなった」という認識を増やし、喫煙量を減らし、喫煙率を少し減少させた効果があったと推定された。先進諸国でも、たばこの価格の上昇は喫煙率の低下効果はあると報告されている。成人では、禁煙者が増え、したがって喫煙率が下がるとされる。

図11　たばこが買いにくくなった理由

月喫煙(30日間に1日でも喫煙)

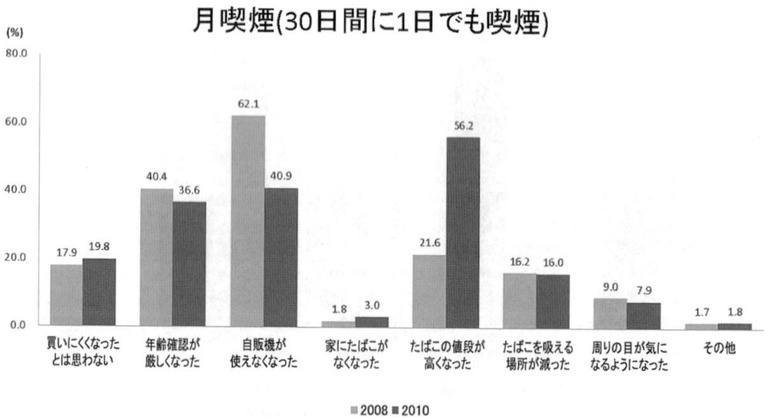

当初はニコチン依存度が高い人では喫煙率が下がりにくいが時間がたってくると下がってくるようである。ただし、この効果は低・中所得諸国で顕著であり、高所得国では影響は小さいとの報告もある。また、年齢が若い層では、価格の上昇により敏感に反応する（喫煙しなくなる）と報告されている。このようにみると、先進諸国でもたばこ価格の上昇は未成年者の喫煙率を下げる効果が大きいと期待されるが、今回の調査結果はそれほどでもなかった。これは、調査の時期が値上げから1-2か月後だった影響もありうるので、今後も継続的にモニタリング調査をしていく必要がある。

タスポを使ったたばこの入手：月喫煙でタスポを使ってたばこを入手した人が2008年：29.2%、2010年：45.5%となり、同様に毎日喫煙では2008年：41.7%、2010年63.3%になった。タスポを使ったたばこの購入方法であるが月喫煙、毎日喫煙とも「家族以外から借りた」比率が高く、いずれの理由も2010年の方が2008年よりも高かった。未成年者の喫煙防止対策の一環として、2008年7月より「taspo（タスポ）」対応の「ICカード方式成人識別たばこ自動販売機」を全国で稼働開始したが、その効果が薄くなっていると考えられる。

毎日喫煙者におけるタスポの使用有無と1日平均喫煙本数：2010年調査において、毎日喫煙者のタスポ使用の有無別の1日の平均喫煙本数を見ると、1日の本数とタスポ使用には関連性があると考えられる。

このように、2008年、2010年の調査によって、2010年10月のたばこの値上げが中高生の喫煙行動を抑制する方向に影響を及ぼしたことが推測された。しかし、その効果の大きさは大きなものでなかったかもしれない。一方、2008年7月より未成年者の喫煙防止対策の一環として導入されたタスポがその機能を失いつつあることが示唆された。たばこ税のさらなる値上げを含めた、今後の未成年者の喫煙防止対策の強化が望まれる。

国民健康栄養調査の結果によると2010年には、喫煙率及び喫煙本数の急激な減少が認められており、2009-2011年度の厚生労働省の研究班の調査結果（喫煙率は大きく下がらなかったが喫煙量が減った）とはやや異なるが、一定

程度の効果が認められたのは確かなようである。

　以上のように、わが国の、成人男性の喫煙率は減少傾向にあるが、たばこ対策先進国の欧米諸国に比べるとまだまだ改善の余地があると言える。女性の喫煙率低下ははっきしりしないうえに妊娠可能年齢の女性の喫煙率もいまだに高い現状がある。今後、若年女性へのたばこ対策の比重を大きくする必要があるかもしれない。男性が高く、女性が相対的に低い男女別の喫煙率のパターンはアジアの途上国タイプに似ており、わが国は喫煙されるたばこ製品は紙巻たばこがほとんどであるという特徴を持つ。しかし、今後は無煙たばこの使用動向を注意深く監視する必要があると思われる。さらに、成人の喫煙行動に関する調査等によると、多くの喫煙者が、禁煙アドバイスを受けておらず、禁煙に挑戦していない、受動喫煙曝露はいまだに多く、職場の改善も改善の余地が多いことも指摘されている。また、反たばこ情報が国民に到達する量がまだ少ないこと、若い世代を中心に喫煙率の男女の接近現象、妊婦の妊娠前の高い喫煙率等女性の喫煙問題もいまだに大きいと言える。

Ⅲ．わが国のたばこ対策の現状と課題

1．最近のたばこ対策

　世界の中でも、たばこ対策後進国と言われてきたわが国であるが、近年ようやくたばこ対策の進展がみられてきた。2000年には、健康増進法が策定され、9つの分科会の一つに「たばこ分科会」が位置付けられ、たばこ対策に関する目標や目標値の設定が行われた。それは、喫煙が及ぼす健康影響についての知識の普及、未成年の喫煙をなくす、公共の場や職場での分煙の徹底、及び、効果の高い分煙についての知識の普及、禁煙・節煙を希望する者に対する禁煙支援プログラムを全ての市町村で受けられるようにするであり、成人喫煙率の目標値がないものではあったが、国を挙げてたばこ対策に取り組むひとつのきっかけになったと考えられる。

2003年には健康増進法が施行され、第25条に受動喫煙防止措置に関する条文が盛り込まれた。第二十五条　学校、体育館、病院、劇場、観覧場、集会場、展示場、百貨店、事務所、官公庁施設、飲食店その他の多数の者が利用する施設を管理する者は、これらを利用する者について、受動喫煙（室内又はこれに準ずる環境において、他人のたばこの煙を吸わされることをいう。）を防止するために必要な措置を講ずるように努めなければならない。としたもので、これにより、罰則規定はないものの、管理者の義務として受動喫煙対策が求められるようになった。様々な団体や組織の努力により、この法律に従って様々な公共的な場が禁煙や分煙になっていった。

　さらに、2003年に策定され日本は2004年（世界の19番目）に批准したたばこの規制に関する世界保健機関枠組み条約（FCTC：The Framework Convention on Tobacco Control）が2005年に発効し、たばこ対策も進展した。その後も締約国会議が数度行われ、世界的な協調のもとに、各国がたばこ対策を推進させるためのガイドライン等が採択されてきた。

　2004年には財務省の指針として、「製造たばこに係る公告を行う際の指針」が改正され、順次テレビ、ラジオ、インターネット、屋外広告等を原則禁止とした。未成年者喫煙禁止法罰則規定強化や未成年者喫煙防止のための適切な販売方法(各省庁局長連名通知　2004）等により、未成年者への販売禁止の徹底、年齢確認の強化等が行われた。2005年からはたばこパッケージの健康警告表示を新たに8種類作成し、表示が義務付けられた。2006年4月からは、診療報酬改定において、ニコチン依存症管理料が新設された。その後、着実に健康保険を使って、禁煙に取り組むものは増加し、その高い成功率も報告されている。2006年に成立したがん対策基本法では、その附帯決議に「がんをはじめとする生活習慣病の予防を推進するため、革新的ながん予防についての研究の促進およびその成果の活用、喫煙が健康に及ぼす影響に関する啓発および知識の普及を図るほか、喫煙者数の減少に向け、たばこに関するあらゆる健康増進策を総合的に実施する。」と述べられた。2010年10月にはたばこの需要抑制

に最も効果的だといわれているたばこ税、たばこの価格の引上げが行われた（1本3.5円のたばこ税引上げ、一箱約100円の価格引き上げ）。2010年には、厚生労働省健康局長の通知により「多数の者が利用する公共的な空間については、原則として全面禁煙とする」という考えが示され、職場の全面禁煙の根拠となる状況が生まれている。このように、FCTCを受けて、国内法、通知、規制等を徐々に整備し、たばこ対策が進んできたといえる。

　国のたばこ対策の進展を受けて、自治体やその他の団体、組織におけるたばこ対策も進んできた。一部の都道府県や市町村では、たばこ対策に関する条例を施行し、受動喫煙や歩きたばこ等を防止しようとしている。地方自治体の建物や敷地、学校等の禁煙化も進んできた。住民の喫煙行動の実態や自治体の喫煙対策を調査、評価する地域もある。地方自治体でよく取り組まれている喫煙対策は、市町村施設の施設内禁煙などの受動喫煙対策および、妊婦への喫煙防止教育、健診や事後指導での健康影響説明、未成年の喫煙防止教育、路上喫煙防止対策などである。

2．たばこ対策の課題

　このように、わが国のたばこ対策は近年大きな進歩をみた。そして、いくつかの分野ではそれに伴い、成果も確認されている。しかし、一方で、一定規制やガイドライン等が出来上がっても実態がなかなか改善されないものも多い。受動喫煙防止対策をみても、実態に全面禁煙の通知どおりに、対策が実施できていない事業所も多く、改善されてきたとはいえ、いまだに多くの労働者が職場で受動喫煙の曝露を受けている。禁煙治療の利用者も増えてきたとはいえ、喫煙率を大きく引き下げるほどのインパクトはまだ十分ではない。

3．今後のたばこ対策

　わが国のたばこ対策の今後の課題は、FCTCの求めている対策の完全実施である。世界保健機関では、FCTCを推進するパッケージとして、MPOWER

を推進している。Monitor（モニタリング）、Protect（受動喫煙からの防止）、Offer（禁煙の支援）、Warn（喫煙の危険性の啓発）、Enforce（たばこ広告・販促・後援の規制）、Raise（たばこ税の引き上げ）という6分野である。これらに沿った対策の構築、推進が重要である。

がん対策推進基本計画（2012年）では、分野別の施策と個別目標のひとつの分野として、がんの予防をとりあげ、2022年度までに、成人喫煙率を12％、未成年者の喫煙率を0％、受動喫煙については、行政機関及び医療機関は0％、家庭は3％、飲食店は15％、職場は2020年までに受動喫煙の無い職場を実現する、としている。これからの10年にこれらを達成するためには、相当強力な対策の推進が必須である。

今後の具体的な方策として、喫煙率や喫煙量を短期に減らす最良の方法と謳われているたばこ税の引上げによるたばこ価格の上昇は、今後さらに行われる必要があろう。これは、青少年の喫煙開始も抑制し、健康関連行動の社会格差（社会経済状態の良くない人ほど喫煙率が高い）を是正する効果も期待される。受動喫煙の完全防止も必要である。健康増進法や労働安全衛生法や自治体の条例では、分煙が認められていたり、規定が努力義務であったりしている。職場や公共の場所および交通機関の全面禁煙を法的に規定し、施設主の義務とする必要がある。現在、たばこのパッケージの30％に文字で記載されている健康警告表示も生ぬるいとの指摘がある。主要面の50％以上の警告表示、可能性ではなく危険をきっぱりと言い切る文言、図や写真を掲載しインパクトを与える内容にする等の課題がある。たばこと健康についての情報提供も、政府が責任を持って、予算をきちんと投入し、多くの人々に影響を与えられるようなメディアに、頻繁に投下される必要がある。たばこの広告も自主規制頼みを改め、広告、販売促進、イベント等の後援を包括的に禁止する規制が必要である。禁煙治療の保険適用は画期的であるが、さらなる禁煙支援、禁煙治療の強化、拡充が必要である。保険適用範囲の拡大、医療機関や検診機関での簡易介入の普及（brief intervention）、無料の禁煙電話相談やインターネットサービスの拡充

などが重要であろう。さらに、特に未成年者への販売禁止のために、たばこの自動販売機の撤廃や購入時の身分証明提示の義務化なども重要である。諸外国と比較して、わが国が立ち遅れているのは、広告禁止、メディアキャンペーン、受動喫煙防止対策、警告表示である。これらの対策の成果の評価を行うためにも、それぞれに対応した評価指標をモニタリングできるようなシステムを構築することも必要である。

　さらに、今後も様々な形で行われてくるであろう、新たなたばこの開発、販売戦略にも注意を払い、対策を講じていく必要があろう。たとえば、近年の動向として、無煙たばこ、ガムたばこ、電子たばこ、フレバー付たばこなどが出回り始めており、それらの監視も重要になってくる可能性がある。また、たばこの南北問題も関心を持つ必要があろう。たばこ対策が進む先進国で伸び悩むたばこ消費を取り返そうと発展途上国での売り上げを増やすような動きに対して、我々も関心を持ち、世界の人々の健康を守るために活動することも、多国籍たばこ企業を有する国の国民として大切なことになってくるだろう。

健康日本 21（第二次）とたばこ対策

厚生労働省健康局がん対策・健康増進課たばこ対策専門官　野田　博之

1．はじめに

　たばこが健康に与える悪影響は国際的にも明白になっている。がん、循環器疾患、糖尿病、慢性閉塞性肺疾患（COPD）等の非感染性疾患（Non Communicable Disaese：NCD）を予防する上で、たばこ対策を進めることは極めて重要な課題であることから、日本では、喫煙と健康被害との因果関係に関する検討結果や知識の普及啓発と共に、能動喫煙対策や受動喫煙対策を含めた様々なたばこ対策が講じられてきた。

　2013 年 4 月 1 日、健康日本 21（第二次）が開始された。健康日本 21（第二次）は、1978 年度から開始された「第 1 次国民健康づくり対策」の流れを受けた健康づくり運動の第 4 次にあたるものであり、今日の改正では健康寿命の延伸と健康格差の縮小を最終的な目標とした新たな視点による健康増進を開始すると共に、たばこ対策においても、10 年来の懸案であった成人喫煙率の数値目標が健康増進施策において初めて示された。

　本稿では、たばこによる健康被害について確認をすると共に、日本におけるたばこ対策の現状を概説することで、公衆衛生の向上の観点からの、今後のたばこ対策の推進に資することを目的とする。

2．日本におけるたばこの健康被害

　日本では、現在、能動喫煙によって年間 12-13 万人が死亡していると推定されている（図1）。池田らによる検討によると、能動喫煙によって、がん死亡 7.7 万人、循環器疾患死亡 3.3 万人、呼吸器系疾患死亡 1.8 万人で、合計 12.9

図1 日本におけるたばこの健康被害

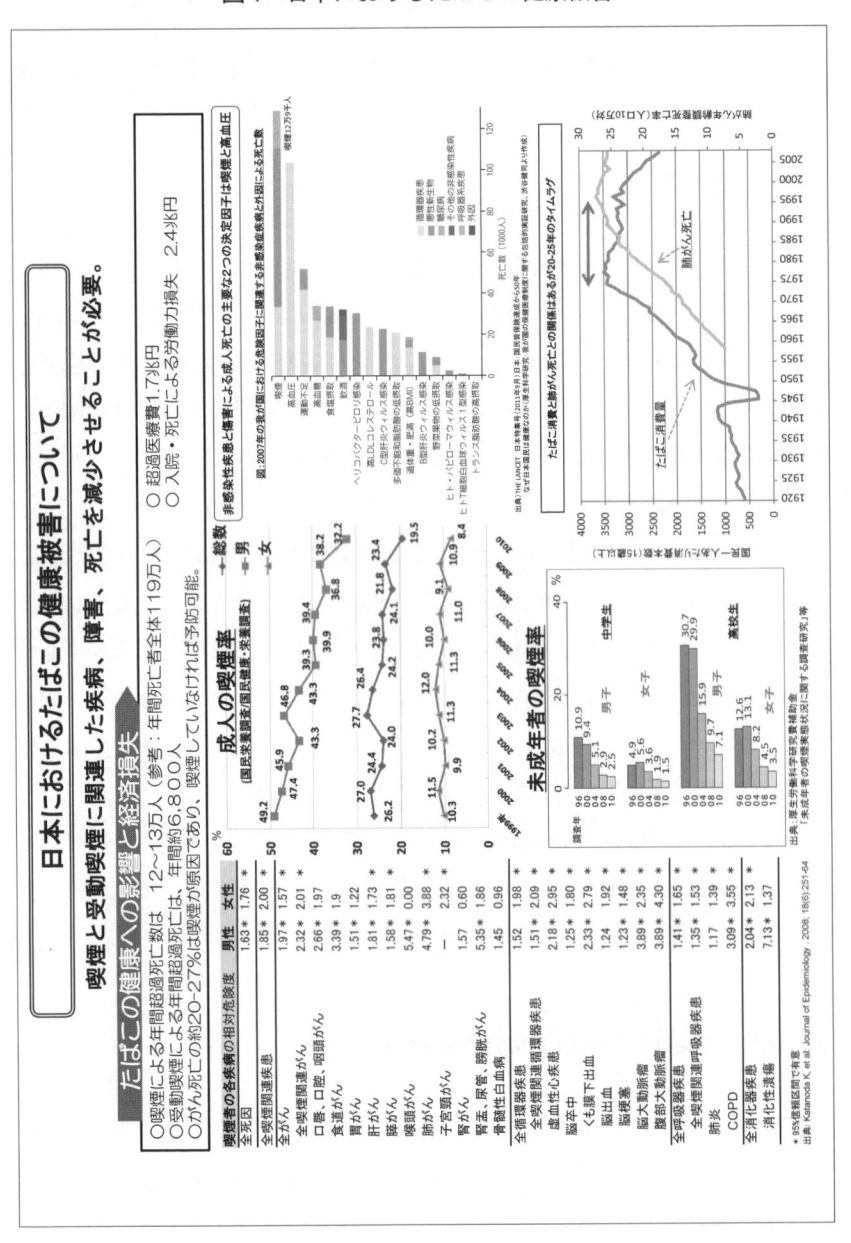

万人が死亡しており[1-2]、この値は年間の全死亡者数の約1割に相当すると推定されている。喫煙による推定死亡者数に匹敵する危険因子は高血圧のみであり、喫煙と高血圧が日本人の死亡に大きく寄与している[1-2]ことが示されている（図1）。

また、がん死亡に限ると、能動喫煙によるがん死亡者は他の危険因子を大きく引き離して、がん死亡の中心的な危険因子であることがわかる[1-2]。全がん死亡者数は年間35万人であることから、全がん死亡者の20-27%が能動喫煙を原因として死亡していると推定される[3-4]。

喫煙は寿命にも大きな影響を与えることが示されている。村上らの検討によると、非喫煙者に比べて、男性喫煙者は3.5年、女性喫煙者は2.2年、40歳時点での平均余命が短いことが示されている[5]。平成21年簡易生命表[6]では、がんで死亡するものがゼロになったとしても、その結果、延伸する平均寿命は男性で3.98年、女性で3.03年であるとされており、たばこ対策が平均寿命の延伸においても極めて重要な要素であることがわかる。

また、喫煙による健康被害をその他の危険因子と比較することで、リスクの大きさを理解する試みも行われている。たとえば、Dinmanは、自動車に衝突されること（年間死亡リスク1/20,000）や隕石が衝突すること（年間死亡リスク1/100,000,000,000）などによる死亡という避けることが困難なリスクと、喫煙（年間死亡リスク1/200）や自動車の運転（年間死亡リスク1/5,900）などによる死亡という避けることのできるリスクとを比較することで、専門家ではない人たちにとっても、わかりやすい形でリスクの判断ができるような工夫を試みた[7]。また、Boiceらは、1日あたり1-9本喫煙することによる肺がんリスクを、放射線の曝露による肺がんリスクに換算して、上記の肺がんリスクは3,400 mSvの放射線曝露に相当するとの推定を行った[8]。このように、喫煙によるリスクをわかりやすく提示することで、その健康被害の大きさについての理解が専門家でないものにとっても進むこととなる。

一方、過去の一部の研究では、喫煙がアルツハイマー病予防につながる可能

図2 喫煙とアルツハイマー病発症との因果関係

喫煙とアルツハイマー病発症との因果関係

概要

○1990年頃の初期の研究（世界各地の後ろ向き症例対照研究）では喫煙者の方がアルツハイマー病の発症確率が低い（≒喫煙がアルツハイマー病を予防する）ことが報告されていた

○しかし、2000年頃、より質の高い研究（世界各地のコホート研究）の結果、上記は否定され、喫煙者の方がアルツハイマー病の発症確率が高い（≒喫煙でアルツハイマー病を発症する）ことが示された。

○初期の研究で喫煙者の方がアルツハイマー病発症確率が低かった理由としては、次の3つの理由により、間違った結論が導き出されたとされている。
　①喫煙者はアルツハイマー病になる前に亡くなってしまうので、発症確率が低く見えた。
　　　　　　　　　　　　　　（生存者バイアス）
　②病院受診群（アルツハイマー病）と健常者を比較したため、アルツハイマー病の人では喫煙率が低かった。
　　　　　　　　　　　　　　（選択バイアス）
　③アルツハイマー病になった人はたばこを吸っていたことを思い出しにくいため、アルツハイマー病の人では喫煙率が低かった。
　　　　　　　　　　　　　　（思い出しバイアス）

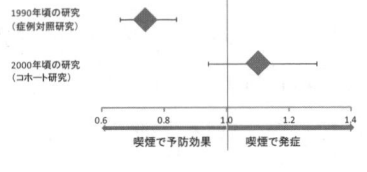

喫煙はアルツハイマー病の発症確率を上昇させる

1990年頃の研究（症例対照研究）
2000年頃の研究（コホート研究）

0.6　0.8　1.0　1.2　1.4
喫煙で予防効果　　喫煙で発症

Almeida OP. Addiction 2002;97:15-28

世界各国の質の高い最近の8個の疫学研究（コホート研究）を統合解析（メタアナリシス）した結果、喫煙によりアルツハイマー病発症のリスクが1.10倍上昇するという結果が得られた。

性について指摘がされており、喫煙が健康に悪影響を与えるとの結論に対する反論の1つとされていた。しかしながら、その後に行われた質の高いコホート研究を含めた検討結果[9]では、その喫煙によるアルツハイマー病予防効果は否定され、喫煙によってアルツハイマー病発症リスクが上昇することが示された（図2）。

　受動喫煙による健康影響に関する根拠についても、近年、急速に蓄積されてきている（図3）。近年の研究では受動喫煙によって、日本において少なくとも年間6,800人が死亡していると推定されている[10]。同推定は肺がん死亡および心筋梗塞死亡に限った検討であり、また、喫煙者が受ける受動喫煙の影響については検討していないことから、受動喫煙による健康被害を過小評価している可能性があるものの、日本人において受動喫煙の健康被害の影響を示した貴重な研究結果である。実際、世界では、能動喫煙および受動喫煙を併せて年間600万人が死亡し、そのうちの1割である60万人が受動喫煙によって死亡していると推定されており[11]、また、受動喫煙との因果関係が国際的に確立している疾病は上記疾患以外にも数多くあることから、今後の更なる検討が必要で

図3 受動喫煙の健康影響

受動喫煙の健康影響

	喫煙による年間死亡者数	受動喫煙による年間死亡者数	出典
世界	540万人	60万人	WHO 世界のたばこの流行に関する報告書 2011年版
日本	12-13万人 ※1~3 年間死亡者数119万人(H22)の約1割	6,800人 ※4 肺がん、虚血性心疾患のみ計上	※1. Katanoda K, et al.2008 ※2. Murakami Y, et al. 2011 ※3. Ikeda N, et al.2011 ※4. 片野田ら、2010

受動喫煙による健康影響のメカニズム

- たばこの煙には約4000種類の化学物質が含まれ、それらの中には60種類以上の発がん物質が含まれている。
- たばこの煙は、DNAの損傷、炎症、酸化ストレス等のメカニズムを介して、がんや循環器患、呼吸器疾患等の健康リスクを高める。
- 受動喫煙のようにたばこの煙への曝露が低いレベルであっても、血管内皮の機能障害や炎症が生じ、このことが急性の循環器イベントの発生や血栓形成と関連する。

(出典: 米国 保健社会保障省. 2010年)

たばこの発がん性について(WHOによる分類)

○ **国際がん研究機関(IARC)※は、たばこ、アスベスト、ホルムアルデヒドなど107種について、人に対する発がん性を示す十分な根拠がある(グループ1)としている。**

※: International Agency for Research on Cancer (IARC)
世界保健機関(WHO)のがん研究の専門機関であり、ヒトへの化学物質の発がん性評価等を実施している。

	分類	例
グループ1	**発がん性がある**(Carcinogenic to humans) ヒトへの発がん性を示す十分な証拠がある場合等(**107種**)	たばこ(能動・受動)、アスベスト、ホルムアルデヒド、カドミウム、ダイオキシン、太陽光、紫外線、エックス線、ガンマ線、アルコール飲料、ヘリコバクター・ピロリ 等
グループ2A	**おそらく発がん性がある**(Probably carcinogenic to humans) ヒトへの発がん性を示す証拠は限定的であるが、実験動物への発がん性を示す十分な証拠がある場合等(**63種**)	PCB、鉛化合物(無機)、ディーゼルエンジン排気ガス 等
グループ2B	**発がん性があるかもしれない**(Possibly carcinogenic to humans) ヒトへの発がん性を示す証拠が限定的であり、実験動物への発がん性に対して十分な証拠がない場合等(**271種**)	クロロホルム、鉛、コーヒー、漬物、ガソリン、ガソリンエンジン排気ガス、超低周波磁界、高周波電磁界 等
グループ3	**発がん性を分類できない**(Not classifiable as to carcinogenicity to humans) ヒトへの発がん性を示す証拠が不十分であり、実験動物への発がん性に対しても十分な証拠がないか限定的である場合等(**509種**)	カフェイン、原油、水銀、お茶、蛍光灯、静磁界、静電界、超低周波電界 等
グループ4	**おそらく発がん性はない**(Probably not carcinogenic to humans)(**1種**) ヒトへと実験動物への発がん性がないことを示唆する証拠がある場合等	カプロラクタム(ナイロンの原料)

出典: http://monographs.iarc.fr/ENG/Classification/index.php

受動喫煙を引き起こす疾患

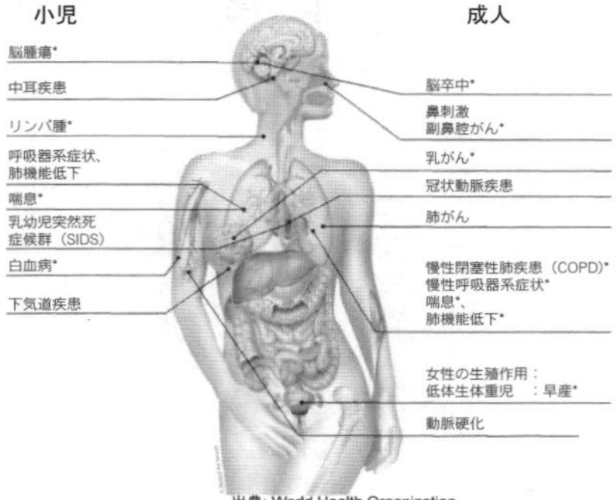

* 因果関係の証拠:示唆的
因果関係の証拠:確実

出典: World Health Organization
WHO Report on the Global Tobacco Epidemic, 2009

受動喫煙を受けている非喫煙者の割合

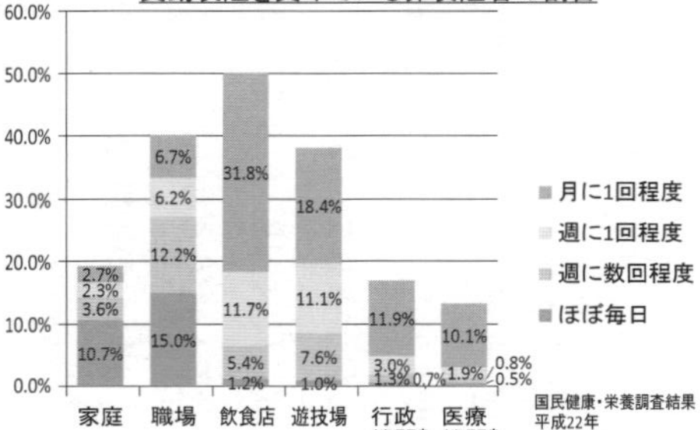

国民健康・栄養調査結果
平成22年
*平成20年

はあるものの、片野田らによる研究[10]の結果は、日本の非喫煙者においても、受動喫煙による健康被害が相当数存在することを示している。

たばこは国民経済に対しても大きな損失をもたらしていることが示されている。たとえば、医療経済研究機構による検討結果[12]によると、喫煙によって、超過医療費が年間1.7兆円、入院・死亡による労働力損失が年間2.4兆円、その他、喫煙による施設・環境面での損失（火災の消防費用、清掃費用など）が年間0.2兆円で、合計、年間4.3兆円の喫煙による損失が少なくとも存在することが示されている。その一方で、たばこ税による税収は2010年度の実績で、たばこ税（国税）0.9兆円、たばこ地方税1.0兆円、たばこ特別税0.2兆円で、合計2.1兆円であることから、税収に比しても、たばこによる国民経済の損失は大きいものと推定される。

このように、能動喫煙および受動喫煙は国内外において、公衆衛生および国民経済における大きな脅威となっていることが、これまでの研究の結果で示されている。

3．喫煙と健康被害との因果関係

能動喫煙と健康被害との因果関係、特に喫煙と肺がんとの因果関係については古くから論争が続きてきたが、半世紀以上前、1959年にCornfieldらによって行われた検討の結果[13]、その論争は決着した。すなわち、Cornfieldらは、Hillの基準[14]に基づいて、喫煙と肺がんとの間には疫学的因果関係が証明できることを示すことで、曝露を無作為割り付けすることによってのみ（統計的）因果関係が証明されるとの主張を超えて、喫煙が肺がんの原因であることを論証することに成功した。

受動喫煙による健康被害については、平山による研究によって初めて示された[15]。平山による検討では、一日あたり20本以上喫煙している夫を持つ妻では、喫煙しない夫を持つ妻に比べて、肺がんで死亡するリスクは約2倍である

ことを示した。その後、受動喫煙と健康被害との因果関係については多くの追試や、たばこ産業から資金提供を受けた総説研究では因果関係を認めない傾向にあるとの研究[16]など、多角的に因果関係の検討が行われた結果、2004年の国際がん研究機関（International Agency for Research on Cancer : IARC）のモノグラフ[17]や2006年の米国公衆衛生総監報告[18]では、受動喫煙と健康被害との間には因果関係があることが国際的に確認された。

現在、IARCが公表している発がん性の分類では、能動喫煙および受動喫煙は、ホルムアルデヒドやアスベストと並んで、「ヒトへの発がん性を示す十分な証拠がある」とするグループ1に区分されている（図3）。

一方、一部の意見ではあるものの、喫煙率とその時点でのがん死亡率との間に相関がないことを根拠として、喫煙とがん死亡との因果関係を否定する意見がある。しかしながら、喫煙とがん死亡との間には、20-25年のタイムラグがあることが国際的にも知られており、実際、日本におけるたばこ消費量とがん死亡率との経時的変化（図1）においても、同様のタイムラグを伴った相関が見られることから、マクロの視点からも、喫煙と肺がん死亡との間には因果関係があることが証明できる。

このように、喫煙と健康被害との因果関係の存在については、長年の疫学的検討の結果、国際的にも確立している。このような状況を踏まえて、日本でも、受動喫煙防止対策のあり方に関する検討会が2009年3月に公表した報告書において、受動喫煙が死亡、疾病及び障害を引き起こすことは科学的に明らかであるとの現状認識に立ち、基本的な方向性として、多数の者が利用する公共的な空間については、原則として全面禁煙であるべきことが示された[19]。

4．健康日本21（第二次）におけるたばこ対策

2012年7月10日、健康日本21の改正（第二次）が厚生労働大臣により告示された。健康日本21（第二次）は、1978年度から開始された「第1次国民

健康づくり対策」の流れを受けた健康づくり運動の第四次にあたるものであるが、今回の健康日本21の改正（図4）では健康寿命の延伸と健康格差の縮小を最終的な目標とした新たな視点による健康増進を進めることと共に、たばこ対策においても10年来の懸案であった成人喫煙率の数値目標が健康増進施策において初めて示されることとなった。

これまでの健康づくり運動では、1978年度からの「第1次国民健康づくり対策」において、健康診査の充実と共に、市町村保健センターや保健師、栄養士等の人材の確保が図られ、また、1988年からの「第2次国民健康づくり対策（アクティブ80ヘルスプラン）」において、健康診査体制の充実や施設・人材等の基盤整備などが図られた。そのような背景を踏まえて、第三次となる2000年からの「21世紀における国民健康づくり運動（健康日本21）」では、健康寿命の更なる延長、生活の質の向上を実現し、元気で明るい高齢社会を築くためには、疾病の早期発見や治療に留まらず、生活習慣の見直しなどを通じ積

図4　健康日本21（第二次）の概要

健康日本21（第二次）の概要

○ 平成25年度から平成34年度までの国民健康づくり運動を推進するため、健康増進法に基づく「国民の健康の増進の総合的な推進を図るための基本的な方針」（平成15年厚生労働大臣告示）を改正するもの。
○ 第1次健康日本21（平成12年度〜平成24年度）では、具体的な目標を健康局長通知で示していたが、目標の実効性を高めるため、大臣告示に具体的な目標を明記。

健康の増進に関する基本的な方向

① 健康寿命の延伸と健康格差の縮小
　・生活習慣の改善や社会環境の整備によって達成すべき最終的な目標。
　・国は、生活習慣病の総合的な推進を図り、医療や介護など様々な分野における支援等の取組を進める。

② 生活習慣病の発症予防と重症化予防の徹底（NCD（非感染性疾患）の予防）
　・がん、循環器疾患、糖尿病、COPDに対処するため、一次予防・重症化予防に重点を置いた対策を推進。
　・国は、適切な食事、適度な運動、禁煙など健康に有益な行動変容の促進や社会環境の整備のほか、医療連携体制の推進、特定健康診査・特定保健指導の実施等に取り組む。

③ 社会生活を営むために必要な機能の維持及び向上
　・自立した日常生活を営むことを目指し、ライフステージに応じ、「こころの健康」「次世代の健康」「高齢者の健康」を推進。
　・国は、メンタルヘルス対策の充実、妊婦や子どもの健やかな健康増進に向けた取組、介護予防・支援等を推進する。

④ 健康を支え、守るための社会環境の整備
　・時間的・精神的にゆとりある生活の確保が困難な者も含め、社会全体が相互に支え合いながら健康を守る環境を整備。
　・国は、健康づくりに自発的に取り組む企業の活動に対する情報提供や、当該取組の評価等を推進。

⑤ 栄養・食生活、身体活動・運動、休養・睡眠、飲酒、喫煙、歯・口腔の健康に関する生活習慣の改善及び社会環境の改善
　・上記を実現するため、各生活習慣を改善するとともに、国は、対象者ごとの特性、健康課題等の十分な把握を行う。

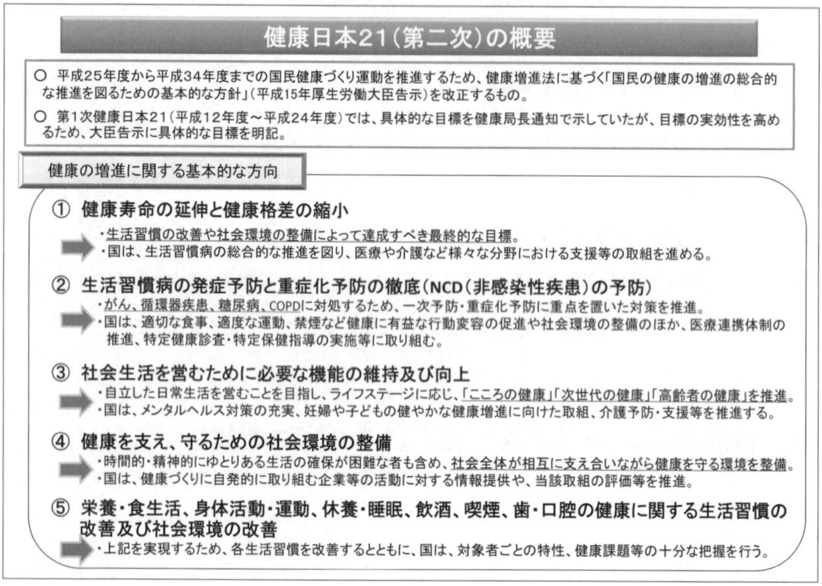

極的に健康を増進し、疾病を予防する「一次予防」に重点を置いた対策の推進が急務であるとの認識の下、「一次予防」および「個人の健康づくりを支援できる社会環境」に重点を置き、重要課題に対して具体的な数値目標を提示し施策を評価することとなった。

このように、重要課題に対して数値目標を「健康日本 21」において設置する中で、喫煙率の数値目標設定の議論が行われた。この数値目標設定の議論は、健康日本 21 企画検討会において進められたが、結果としては喫煙率の数値目標は設定されず、①喫煙が及ぼす健康影響についての十分な知識の普及、②未成年者の喫煙をなくす、③公共の場や職場での分煙の徹底及び効果の高い分煙についての知識の普及、④禁煙、節煙を希望する者に対する禁煙支援プログラムの普及、についての目標が設定されるに留まった。その後、初めてのがん対策推進基本計画の策定や健康日本 21 の中間評価においても、喫煙率の数値目標設定の議論が行われたが、数値目標の設定には至らなかった。

このような背景を踏まえて、4 度目の機会となったがん対策推進基本計画の見直し（2012 年 6 月 15 日閣議決定）、および、2013 年度から開始予定の次期国民健康づくり運動である「健康日本 21（第二次）」の策定（2012 年 7 月 10 日厚生労働大臣告示）では、それぞれ、がん対策推進協議会および次期国民健康づくり運動プラン策定専門委員会において、喫煙率の数値目標設定の検討が行われ、がん患者団体、日本医学会、日本医師会などからの数値目標設定の支持表明もあったことから、初めて、成人喫煙率の数値目標が設定されることとなった。

5．数値目標の設定

2012 年 6 月 8 日に閣議決定された「がん対策推進基本計画」では、成人喫煙率の数値目標が初めて設定されると共に、未成年者の喫煙率や、受動喫煙についての数値目標が設定された（図 5）。

図5　喫煙率の数値目標の設定

たばこの目標設定について

指標	目標設定の考え方
○成人の喫煙率低下 ＜目標値＞ 19.5％（H22） → 12％（H34年度）	＜政府の方針＞ ○ 健康日本21（平成12年策定・健康局長通知） →「喫煙をやめたい人がやめる」ことを方針として掲げている。 ○ がん対策推進基本計画（平成19年閣議決定） →「喫煙をやめたい人に対する禁煙支援を行っていくことを目標とする」ことが政府全体として合意されている。 ＜目標設定の方針＞ 上記の取組・方針をさらに進める観点から、現在の成人の喫煙率から禁煙希望者が禁煙した場合の割合（37.6％（H22国民健康・栄養調査））を減じたものを設定。 （(19.5％×(100％－37.6％))＝12.2％≒12％）
○未成年者の喫煙をなくす ＜目標値＞ 男性（中学1年）　1.6％（H22） 男性（高校3年）　8.6％（H22） 女性（中学1年）　0.9％（H22） 女性（高校3年）　3.8％（H22） → 0％（H34年度） 【出典】厚生科学研究費補助金による研究班の調査	＜目標設定の方針＞ ○ 健康日本21において、「未成年者の喫煙をなくす」ことを目標値として掲げており、引き続き同じ目標を設定。
○妊娠中の喫煙をなくす ＜目標値＞ 5.0％（平成22年） → 0％（平成26年）	○ 健康日本21（第二次）では、妊娠中の喫煙は、妊婦自身の妊娠合併症などのリスクを高めるだけでなく、胎児の低体重、出生後の乳幼児突然死症候群などのリスクがあるため、目標を設定。
○受動喫煙の防止 ＜目標値＞ ・行政機関　16.9％（H20） →0％（平成34年度） ・医療機関　13.3％（H20） →0％（平成34年度） ・職場　64％（H23） →受動喫煙の無い職場の実現 （平成32年度） ・家庭　10.7％（H22） →3％（平成34年度） ・飲食店　50.1％（H22） →15％（平成34年度） （注）「職場」については、「全面禁煙」、「喫煙室を設けそれ以外を禁煙」のいずれかの措置を講じている事業所の割合（出典：職場における受動喫煙防止対策にかかる調査）。 その他は、非喫煙者のうち受動喫煙の機会を有する者の割合。（出典：国民健康・栄養調査） （注）家庭・飲食店の目標値については、小数点以下を切り捨て。	＜政府の方針＞ ① たばこの規制に関する世界保健機関枠組条約第8条 →「たばこの煙にさらされることからの保護」のための効果的な措置を講じることを規定。 ② 健康増進法（平成15年施行） →多数の者が利用する施設について、受動喫煙防止のための措置を講じることを努力義務として規定 ③ 受動喫煙防止対策について（平成22年健康局長通知） →「今後の受動喫煙防止対策の基本的な方向性として、多数の者が利用する公共的な空間は、原則として全面禁煙であるべき」「少なくとも官公庁や医療施設においては、全面禁煙とすることが望ましい。」ことを規定。 ④ 新成長戦略（平成22年閣議決定） →平成32年までに「受動喫煙の無い職場の実現」を掲げる。 ＜目標設定の方針＞ ○行政機関・医療機関について 上記③を踏まえ、受動喫煙の機会を有する者0％を目標として設定。 ○職場について 上記④を踏まえ、これらの方針との整合性を図り、「受動喫煙の無い職場の実現」を目標として設定。 ○家庭・飲食店について ・国民の健康被害を防止する観点からは、家庭・飲食店においても、行政機関等と同様、受動喫煙を完全になくす目標を設定することが望ましいこと、 ・一方で、20歳以上の者に喫煙が認められている中、プライベートな空間である家庭において完全な受動喫煙禁止を求めることは、現時点では困難であること、 ・また、飲食店の場合は、経営に当たって顧客の喫煙ニーズが重要視される場合があり、現時点においては、顧客に対して禁煙等とすることを一律に事業者に求めることは経営に与える影響が大きく困難であること 等を踏まえ、受動喫煙の機会を有する者を半減（※）させることを目標とする。 ※　喫煙率そのものが低下すれば、受動喫煙の割合も自然に低下することとなるので、半減させる基準となる値は、現在の受動喫煙の機会を有する者の割合に、禁煙希望者が禁煙した場合の割合を減じた割合（家庭：6.7％、飲食店：31.3％）とする。

成人喫煙率の数値目標は、2010年度の成人喫煙率が19.5%（男性32.2%、女性8.4%）であり、その喫煙者のうち、37.6%がたばこをやめたいと答えていたことから、2007年の「がん対策推進基本計画」において設定された「喫煙をやめたい人に対する禁煙支援を行っていくこと」を踏襲し、喫煙者のうち喫煙をやめたい人の全てが禁煙を達成することを数値化した、2022年度までに喫煙率を12%とするという数値目標が設定された。

このような成人喫煙率における数値目標の設定は日本独自のものではなく、他の先進国でも、それぞれ根拠は異なるものの、同様の目標設定が行われている（図6）。たとえば、米国では1998年の喫煙率を半減させるとの設定で2020年までに12%、英国では喫煙率を毎年1%減少させるとの設定で2020年までに10%、豪州では、毎年、新規喫煙者が半減、かつ、毎年、禁煙者の割合を倍増させるとして2020年までに9.0%という成人喫煙率の数値目標を設定している。世界保健機関においても数値目標設定の取組は同様に進められている。たとえば、西太平洋地域では、地域内独自の取り組みとして、2009年にたばこ対策地域行動計画（2010年-2014年）が策定され、その中では2014年までに喫煙率の10%相対減少を目指すとの数値目標が設定されている。また、2011年4月のモスクワでの閣僚級会合や2011年9月のNCD国連ハイレベル会合で採

図6　各国における成人喫煙率の数値目標の設定状況について

	数値目標（目標年） 目標設定の根拠	出典	策定・決定機関	現在の 喫煙率（年）
日本	12%（2022年） （やめたい人（37.6%）がやめる）	がん対策推進基本計画	厚生労働省が案を作成し、閣議決定 ※	19.5%（2010年）
米国	12%（2020年） （1998年の喫煙率を半減）	Healthy people 2020	保健福祉省 Department of health and human services	21%（2008年） 24%（1998年）
英国	10%（2020年） （毎年、喫煙率が1%減少）	A smoke free future	保健省 Department of health が作成し、内閣が承認	21.5%（2009年）
豪州	9.0%（2020年） （毎年、新規喫煙者が半減、かつ 毎年、禁煙者の割合が倍増）	The healthiest country by 2020	保健高齢化省 Department of health and aging	15.9%（2010年）

※健康日本21（第二次）では、同様の数値目標を厚生労働大臣が告示。

択された政治宣言において、NCD予防管理における数値目標の設定が行われるとなり、2013年5月に開催された第66回世界保健総会において成人喫煙率を相対減少30%とする数値目標が設定された。

　受動喫煙対策に係る今後の目標としては、2010年6月に閣議決定された「新成長戦略」において、2020年までに「受動喫煙の無い職場」を達成することが目標として掲げられている。また、「がん対策推進基本計画」では、2022年度までに行政機関及び医療機関において、受動喫煙の機会を有する者を無くす事を目標に掲げている。さらに、同計画においては、2022年度までに家庭における受動喫煙の機会を有する者を3%、飲食店における受動喫煙の機会を有する者を15%まで減らすことを目標に掲げている（図7）。

　なお、飲食店における受動喫煙対策については、飲食店内の全面禁煙による経営への悪影響を心配して反対する意見があるが、国内における調査では、全面禁煙の導入による売り上げへの影響について、「変わらない」と答えたものが最も多く、さらに、海外における調査でも、受動喫煙防止条例の施行で、法人税の税収が上がることが示されるなど、悪影響は限定的であることが示されている（図8）。

　健康日本21（第二次）では、上記の数値目標に加えて、2014年までに妊娠中の喫煙を無くすことも目標として掲げている。妊娠中の喫煙率は過去10年間に半減している（図9）ものの、妊婦自身の能動喫煙による健康被害と共に、胎児に対する「受動喫煙」による健康被害が明らかにされていることから、妊娠中の喫煙を無くすための取り組みは能動喫煙および受動喫煙の双方の目的をもった目標として重要である。

第1部

図7 家庭・飲食店における受動喫煙の数値目標の設定

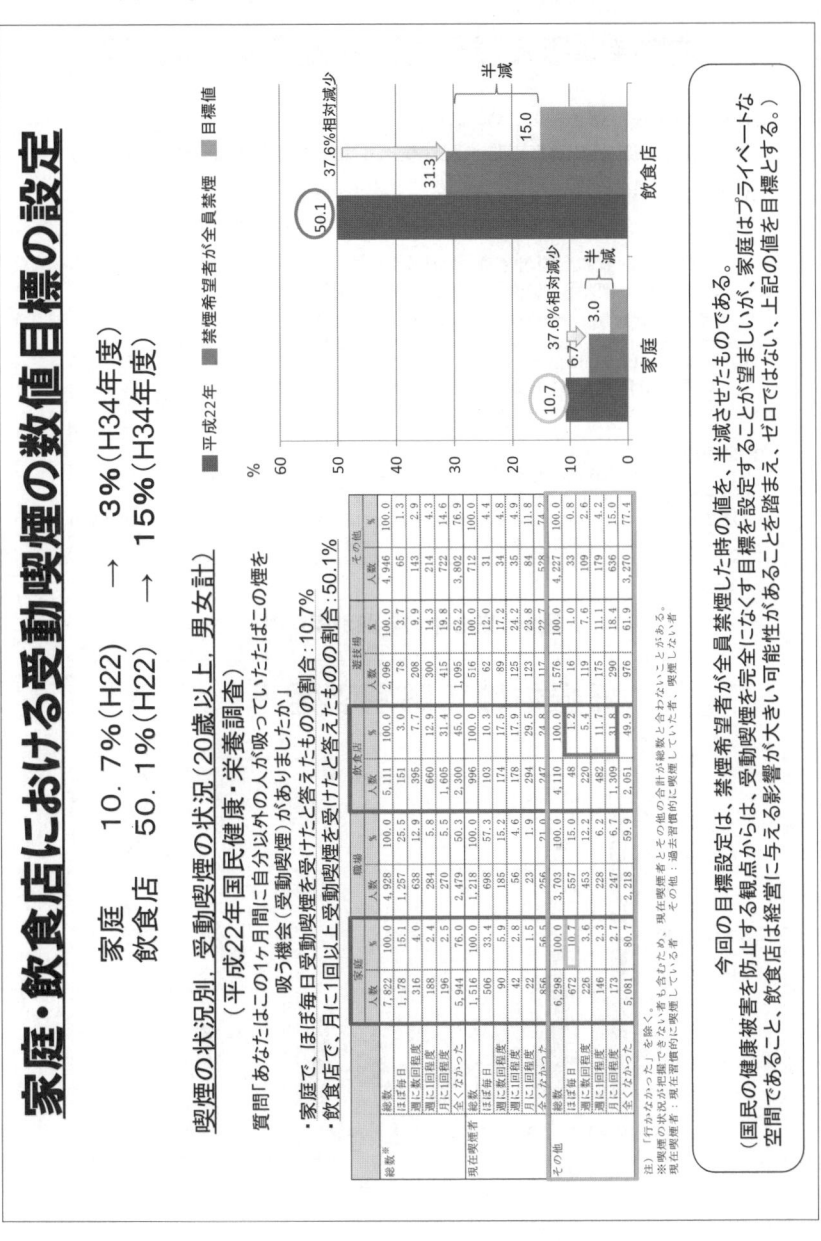

図8 受動喫煙防止対策が飲食店に与える影響

受動喫煙防止対策が飲食店に与える影響

1 地方自治体の調査
受動喫煙防止対策のうち、全面禁煙を導入しても、来客数等への影響はほとんど見られなかった。

(1) 愛知県(受動喫煙防止対策実施状況等飲食店訪問調査報告書．平成22年2月)
愛知県内の飲食店へのアンケート調査(回答数7,080店舗)において、「建物内禁煙にした後の来客数、売り上げの変化」について、調査を行った
　　○売り上げ　変わらない(94%)、減った(4%)、増えた(2%)
　　○来客数　　変わらない(94%)、減った(4%)、増えた(2%)

(2) 大阪府(「飲食店における受動喫煙防止に関するアンケート」調査結果．平成22年11月)
大阪府内の飲食店へのアンケート調査(回答数1,294店舗)において、終日全面禁煙にしている飲食店226店舗に対し、「終日全面禁煙実施後の売り上げの変化」について調査を行った。
　　○売り上げ　変わらない(34.5%)、減った(8.1%)、増えた(3.1%)
　　　*100%にならないのは、「最初から終日全面禁煙」(32.7%)、「わからない」(14.6%)などがあるため。

2 米国の事例
米国ニューヨーク州が受動喫煙防止条例を施行(2003年)した後、飲食店における影響を調査したところ、
　　○飲食店、バーの法人税は、条例制定後の1年間の方が8.7%増加
　　○飲酒できる飲食店、バーの許可店舗数は、条例制定後の1年間の方が234店舗増加(9,513店舗→9,747店舗)
　　*資料出所：「The State of Smoke-Free New York City:A One-Year Review」(2004)

図9 妊娠中の年齢別喫煙率

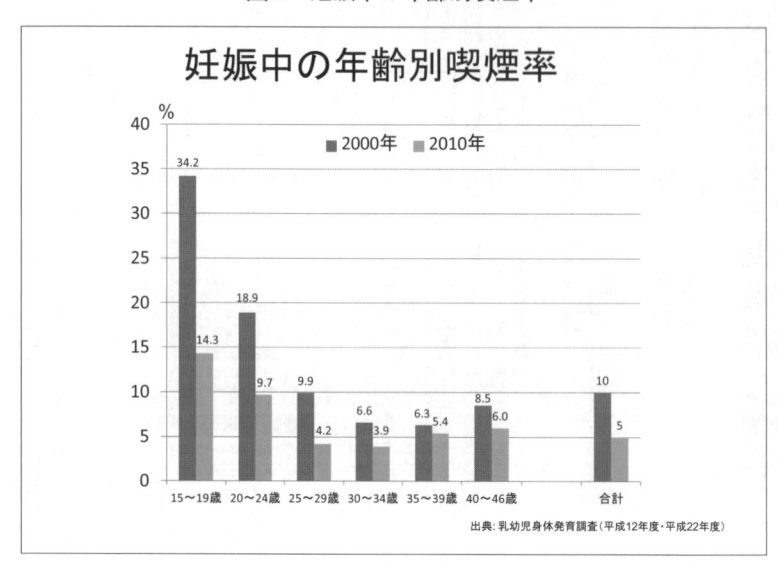

年齢	2000年	2010年
15～19歳	34.2	14.3
20～24歳	18.9	9.7
25～29歳	9.9	4.2
30～34歳	6.6	3.9
35～39歳	6.3	5.4
40～46歳	8.5	6.0
合計	10	5

出典：乳幼児身体発育調査(平成12年度・平成22年度)

6．日本のたばこ対策の概要

過去10年間、日本のたばこ対策は、「たばこの規制に関する世界保健機関枠組条約」（Framework Convention on Tobacco Control：FCTC）の発効という国際的な動きと共に、大きく進んできた。図10にFCTCの条文に対応した国内施策の状況を示した。現在の日本のたばこ対策は、たばこによる公衆衛生及び国民経済における損失と、これまでの歴史的な知見を踏まえた上で、今回、初めて設定された数値目標とそれを達成するための種々のたばこ対策から構成されている。

図10　日本のたばこ対策について

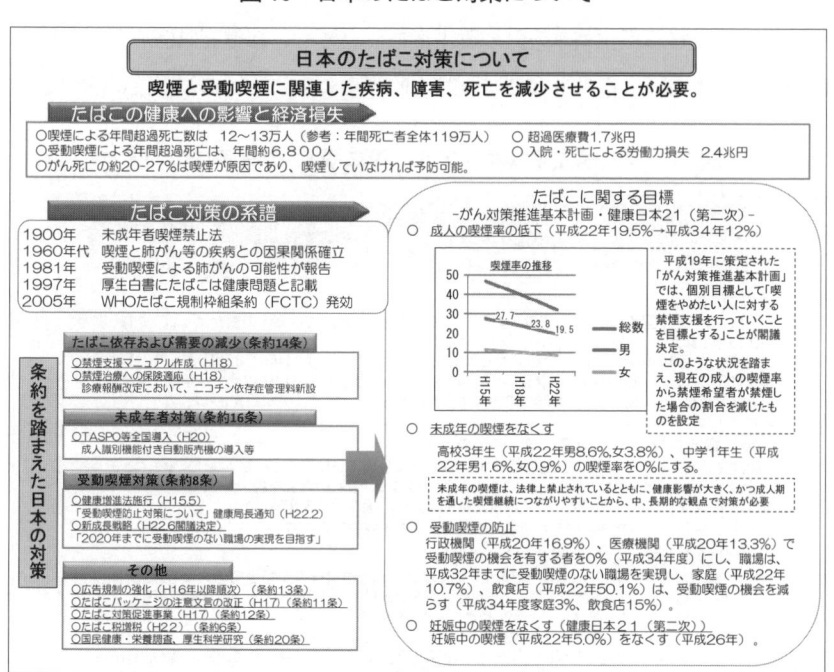

7．禁煙支援

FCTC 第 14 条に関係する禁煙支援にとしては、禁煙希望者に対する支援方法を普及啓発することを目的として、2006 年 5 月に作成された禁煙支援マニュアルが挙げられる（図 11）。2013 年 4 月 1 日には、改訂が行われ、禁煙支援マニュアル（第二版）が発行された。

また、ニコチン依存症が、疾病であるとの位置づけが確立されたことを踏まえ、ニコチン依存症と診断された患者のうち禁煙の希望がある者に対する一定期間の禁煙指導について、2006 年 4 月より、診療報酬上の評価が行われることとなるとともに、2006 年 6 月より、ニコチン依存症の管理に伴う場合、禁煙補助剤が診療報酬の対象となった（図 12）。

なお、医療費適正化基本方針の改正案においても、都道府県医療費適正化計画の作成に当たって指針となるべき基本的事項の中に、たばこ対策に関する目

図 11　「禁煙支援マニュアル（第二版）」の策定について

「禁煙支援マニュアル（第二版）」の策定について

(1) 背景
平成23年度の国民健康・栄養調査によると、現在習慣的に喫煙している人の割合は、20.1％（男性32.4％、女性9.7％）となっており、このうち「たばこをやめたい」と回答している人は35.4％（男性32.8％、女性42.8％）となっている。「がん対策推進基本計画」（平成24年6月8日閣議決定）や「健康日本21（第二次）」（平成25年4月1日開始）では、喫煙者のうち喫煙をやめたい人の全てが禁煙を達成することを数値化した、成人喫煙率を2022年度まで12％とするという数値目標が設定された。

(2) 禁煙支援マニュアル（第二次）策定の目的
禁煙を希望する者に対する禁煙支援については、平成18年5月に策定された「禁煙支援マニュアル」を普及することなどを通して推進を図ってきたところであるが、最新の知見を踏まえた、さらに効果的な禁煙支援を推進することを目的として、「禁煙支援マニュアル（第二版）」を策定した。

(3) 禁煙支援マニュアル（第二次）の内容等
① 保健医療の専門職だけでなく、職場の衛生管理者や地域の保健事業担当者の方々も対象とし、「喫煙と健康」に関する健康教育を行うための必要な基礎知識や実施方法の具体例を解説。
② 動画を組み合わせ、具体的にわかりやすく学習できるよう工夫。
③ 平成25年4月より、禁煙支援の推進について大幅な改訂が示された、「標準的健診・保健指導プログラム（改訂版）」に基づいた健診・保健指導が開始されたことを踏まえて、健診・保健指導における禁煙支援の具体的な方法についての記載を拡充。
④ 禁煙支援に関する参考資料を多数掲載。
⑤ 各地方自治体や多くの職場等で本書が活用され、受動喫煙も含めたたばこによる健康被害の減少に役立てられることを期待。

図12 ニコチン依存症管理料

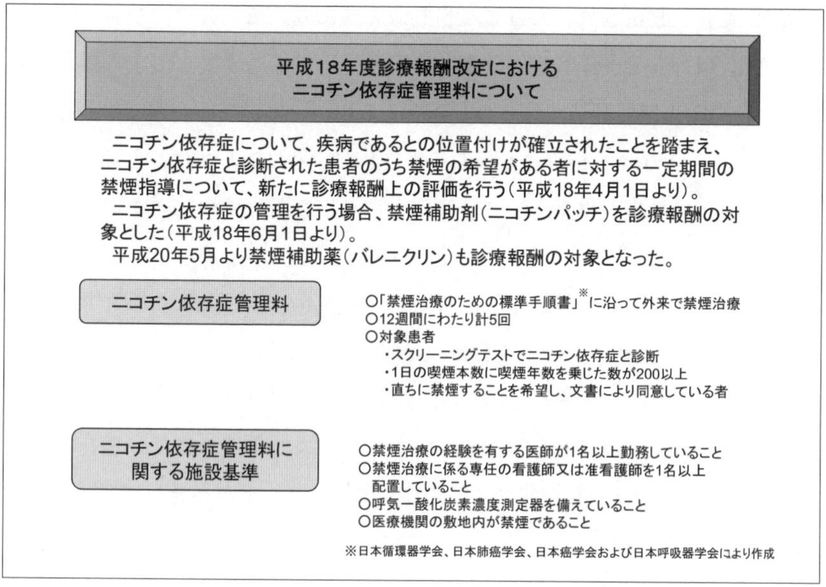

標設定について、「都道府県においては、例えば、禁煙の普及啓発施策に関する目標を設定することが考えられる。」と記載されており、禁煙支援は公衆衛生および医療の双方の計画に関係する重要施策となっている。

8．未成年者の喫煙防止

　未成年者喫煙禁止法によって、未成年者（20歳未満の者）の喫煙は禁止されている一方で、未成年者の喫煙率は未だ0％にはなっていない。大井田らの検討結果では、未成年者の喫煙率は、中学生で男子2.5％、女性1.5％、高校生で男子7.1％、女性3.5％と報告されており（図1）、10年前の調査結果からは大きく低下したものの、より一層の対策を講じて行く必要がある。

　そのような状況を踏まえて、2008年1月、国は未成年者の喫煙防止対策の一環としてたばこの自動販売機に成人識別装置設置を義務化する案を発表した。

2007年2月のパブリックコメントを経て、7月には「たばこ事業法第24条及び第26条」が改正され、たばこの自動販売機に成人識別装置を設置することが義務化された。2008年7月の改正適用後は、条件に違反して成人識別装置がない自動販売機で製造たばこの販売をする場合には、条件を遵守する様、指導を行うこととなり、指導にも係わらず従わない者に対しては、たばこ事業法第31条第2号の規定に基づいて、製造たばこ小売販売業の許可が取り消されることとなった。

その動きに対応して、社団法人日本たばこ協会、全国たばこ販売共同組合連合会及び日本自動販売機工業会は、未成年者の喫煙防止に向けた取り組みとして、成人識別ICカード、および同カードを使用したシステムであるTASPOを開発し、2008年3月から順次日本全国に導入された。現在、たばこを販売している自動販売機の一般的な利用にはタスポが必要な状況となっている。

また、日本たばこ協会では、「製造たばこに係る広告、販売促進活動及び包装に関する自主規制」の一環として、未成年者の読者が多い雑誌への製品広告の基準や未成年者への販売促進活動に関する基準を設けている。

そもそも、製造たばこに関する広告については、「製造たばこに係る広告を行う際の指針」が財務大臣によって告示されており、その中では、広告を行う者に対して「未成年者の喫煙防止への配慮」を行うよう求めており、販売促進企画についても「成人を対象としたものに限定して行うこと」が定められている。

なお、未成年者の喫煙防止のための施策としては、学校教育における普及啓発活動についても重要であるが、学校保健における施策としては、体育・保健体育に関する学習指導要領において、喫煙による健康被害について教育することが定めていると共に、文部科学省が作成した健康教育関連資料である「わたしの健康」(小学校5年生用)、「かけがえのない自分、かけがえのない健康」(中学生用)「健康な生活を送るために」(高校生用)が、保健学習及び保健指

導を実施する際の補助資料として配布、利用されるなど、多くの対策が行われている。

9．受動喫煙対策

過去10年にわたる日本の受動喫煙対策は、公衆衛生の向上の観点から、受動喫煙防止について記載している健康増進法第25条を中心として行われてきた。健康増進法第25条では、受動喫煙による健康への影響を踏まえて、多数の者が利用する施設を管理する者に対して、受動喫煙を防止する措置を講ずるよう努めなければならないことが規定されている（図13）。

その背景としては、2001年11月の政府・与党社会保障改革推進協議会において、「医療制度改革大綱」が策定され、その中で「健康寿命の延伸・生活の

図13 受動喫煙防止対策について

受動喫煙防止対策について

健康増進法施行　平成15年5月
第25条 学校、体育館、病院、劇場、観覧場、集会場、展示場、百貨店、事務所、官公庁施設、飲食店その他の多数の者が利用する施設を管理する者は、これらを利用する者について、受動喫煙（室内又はこれに準ずる環境において、他人のたばこの煙を吸わされることをいう。）を防止するために必要な措置を講ずるように努めなければならない。

「受動喫煙防止対策について」健康局長通知 平成22年2月25日 健発０２２５第2号）概要
① 受動喫煙による健康への悪影響は明確であることから、公共の場においては原則として全面禁煙を目指す。
② 全面禁煙が極めて困難である場合には、施設管理者に対して、当面の間、喫煙可能区域を設定する等の受動喫煙防止対策を求める。
③ たばこの健康への悪影響や国民にとって有用な情報など、最新の情報を収集・発信する。
④ 職場における受動喫煙防止対策と連動して対策を進める

たばこの規制に関する世界保健機関枠組条約（FCTC）
「たばこが健康、社会、環境及び経済に及ぼす影響から、現在及び将来の世代を保護する」ことを目的とした条約

FCTC第8条（たばこの煙にさらされることからの保護）
1．締約国は、たばこの煙にさらされることが死亡、疾病及び障害を引き起こすことが科学的証拠により明白にされていることを認識する。
2．締約国は、屋内の職場、公共の輸送機関、屋内の公共の場所及び適当な場合には他の公共の場所におけるたばこの煙にさらされることからの保護を定める効果的な立法上、執行上、行政上又は他の措置を国内法によって決定された既存の国の権限の範囲内で採択し及び実施し、並びに権限のある他の当局による当該措置の採択及び実施を積極的に促進する。

FCTC第8条の履行のための指針
たばこ煙にさらされることから保護するための効果的な対策としては、100％の無煙環境を作り出すため、特定の空間または環境から喫煙とたばこ煙を完全に排除しなければならない。（原則1より抜粋）

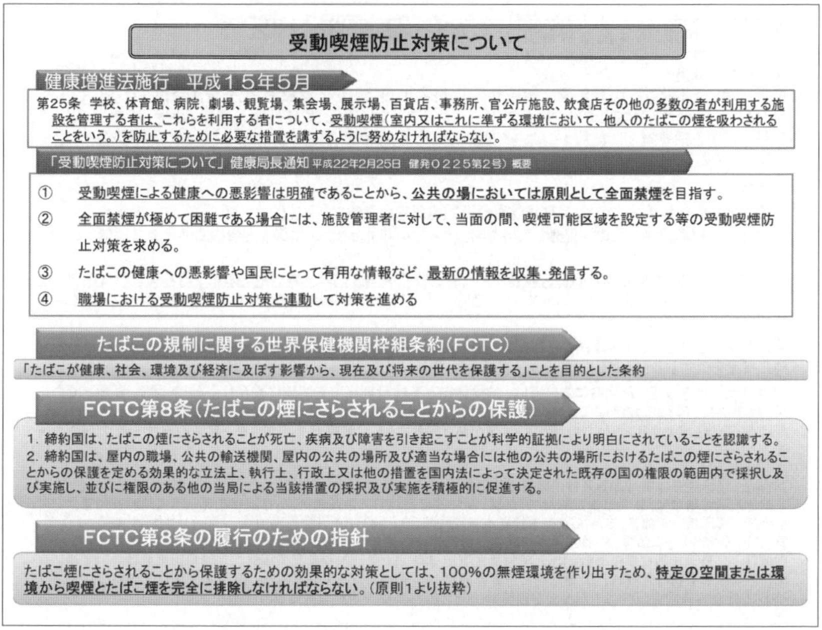

質の向上を実現するため、健康づくりや疾病予防を積極的に推進する。そのため、早急に法的基盤を含め環境整備を進める。」との指摘がされたことがある。

その後、世界保健機関に係る初めての国際条約である FCTC の第 8 条において、「締約国は、たばこの煙にさらされることが死亡、疾病及び障害を引き起こすことが科学的証拠により明白にされていることを認識する」との記載がされ、さらに第 8 条の履行のための指針である「たばこの煙に晒されることからの保護に関する指針」において、「たばこ煙にさらされることから保護するための効果的な対策」として、「特定の空間または環境から喫煙とたばこ煙を完全に排除しなければならない」との原則が示された。このような指針の策定を含めた、受動喫煙に対する世界的な動向を背景として、2009 年 3 月には「受動喫煙防止対策のあり方に関する検討会報告書」がまとめられ、さらに、2010 年 2 月 25 日には、受動喫煙防止対策に関する基本的な方向性として、多

図14 平成24年診療報酬改定における受動喫煙防止対策

```
平成24年度診療報酬改定（受動喫煙防止対策）
                                    平成24年4月1日より開始
                                    （平成24年6月30日まで経過措置）
基本的な考え方
受動喫煙による健康への悪影響は明確であり、公共の場においては原則として全面禁煙を目指しているが、屋内全面禁煙を実施していない病院がみられることを勘案し、生活習慣病患者、小児、呼吸器疾患患者等に対する指導管理にあたっては、緩和ケア病棟等の現状にも配慮しつつ、屋内全面禁煙を原則とするよう要件の見直しを行う。

[施設基準]
①それぞれの施設基準に加え、当該保険医療機関の屋内が禁煙であること。
②保険医療機関が建造物の一部分を用いて開設されている場合は、当該保険医療機関の保有又は借用している部分が禁煙であること。
③緩和ケア病棟入院料、精神病棟入院基本料、特定機能病院入院基本料（精神病棟）、精神科救急入院料、精神急性期治療病棟入院料、精神科救急・合併症入院料、精神療養病棟入院料を算定している病棟においては分煙でも差し支えない。
④分煙を行う場合は、喫煙場所から非喫煙場所にたばこの煙が流れないことはもちろんのこと、適切な受動喫煙防止措置を講ずるよう努めること。
喫煙可能区域を設定した場合においては、禁煙区域と喫煙可能区域を明確に表示し、周知を図り、理解と協力を求めると共に、喫煙可能区域に未成年者や妊婦が立ち入ることがないように、措置を講ずる。例えば、当該区域が喫煙可能区域であり、たばこの煙への曝露があり得ることを注意喚起するポスター等を掲示する等の措置を行う。

（対象となる入院基本料等加算及び医学管理等の例）
1 総合入院体制加算、2 乳幼児加算・幼児加算、3 超重症児（者）入院診療加算・準超重症児（者）入院診療加算、4 小児療養環境特別加算、5 がん診療連携拠点病院加算、6 ハイリスク妊娠管理加算、7 ハイリスク分娩管理加算、8 呼吸ケアチーム加算、9 悪性腫瘍特異物質治療管理料、10 小児特定疾患カウンセリング料、11 小児科療養指導料、12 外来栄養食事指導料、13 入院栄養食事指導料、14 集団栄養食事指導料、15 喘息治療管理料、16 小児悪性腫瘍患者指導管理料、17 糖尿病合併症管理料、18 乳幼児育児栄養指導料、19 生活習慣病管理料、20 ハイリスク妊産婦共同管理料、21 がん治療連携計画策定料、22 がん治療連携指導料
```

数の者が利用する公共的な空間は、原則として全面禁煙であるべきであることを記載した健康局長通知が示された。

なお、受動喫煙防止を目的とした施策として、2012年度診療報酬改定において、生活習慣病、小児、呼吸器疾患患者等に対する入院基本料等加算および医学管理等を算定する場合には、原則屋内全面禁煙とすることが施設基準として盛り込まれた（図14）。

10. たばこの健康影響評価

たばこ対策を推進していく上では、たばこの毒性成分などを把握するたばこ成分分析を進め、その結果を公表していくことが重要である。

たばこ煙には4000種類以上の化学物質が存在し、その中の60種類以上の物質については発がん性が指摘されている[20]。たばこ煙は、DNAの損傷、炎症、酸化ストレス等のメカニズムを介して、がんや循環器疾患、呼吸器疾患等の健康リスクを高める。受動喫煙のようにたばこの煙への曝露が低いレベルであっても、血管内皮の機能障害や炎症が生じ、このことが急性の循環器疾患の発症や血栓形成へとつながる。また、ニコチンは、たばこ製品への依存性を引き起こす原因物質の1つである。ニコチンが依存性を引き起こすメカニズムは、脳内のニコチン受容体への作用によるとされている。

このような背景を踏まえて、厚生労働省（厚生省）は、2000年度にたばこ成分分析として、毒性成分を中心としたたばこ成分についての分析を行い、その結果を公表した。

しかしながら、たばこの成分に関する知見は未だ発展途上にあり、また、半世紀ほど前より度々話題となってきていた、たばこ煙に含まれる放射性物質ポロニウム210[21-23]やたばこの添加物など、最新の知見を加味した実態把握の重要性は度々指摘されていた。このような背景を踏まえて、厚生労働省としては、たばこ及びたばこ成分の健康影響評価を行い、たばこによる健康影響を減じる

ための施策について検討するため、「たばこの健康影響評価専門委員会」を厚生科学審議会地域保健健康増進栄養部会の下に設置した。たばこ対策を行うための基盤となるたばこ成分分析及び健康影響評価を科学的知見に基づいた対策を実施していくために、今後もたばこの健康影響評価を推進していく必要がある。

11. その他のたばこ対策

その他のたばこ対策としては、まずは、普及啓発活動が挙げられる。特に1987年および1993年に発刊された「喫煙と健康」は、厚生省が編集を行った、白書類に分類される政府刊行物（図15）であり、国民の喫煙と健康問題に対する正しい理解と行動に寄与することを目的として作成された。また、1997年の厚生白書では、その1節を用いて、喫煙の健康影響について解説している。

また、地方自治体を通した普及啓発の取組としては、地方自治体のたばこ対策事業への補助を行う「たばこ対策促進事業」（図16）や、自治体の担当者の研修を目的とした「たばこ・アルコール対策担当者講習会」、世界禁煙デーに併せた禁煙週間やシンポジウムの開催などを行っている。

さらに、官民一体となった普及啓発の取組としては、2007年4月の健康日本21の中間評価報告等を踏まえて「健康日本21」の重点プロジェクトとして

図15　たばこ関係の白書類

	たばこ対策関係の白書類と類似の報告書
1987年10月	喫煙と健康　喫煙と健康問題に関する報告書（通称「たばこ白書」） （その他の白書類）：「公衆衛生審議会　喫煙と健康問題に関する専門委員会」に設置の報告書ワーキンググループが取りまとめ、厚生省編として公表。
1993年5月	喫煙と健康　喫煙と健康問題に関する報告書　第2版（通称「たばこ白書」） （その他の白書類）：「公衆衛生審議会健康増進栄養部会　喫煙と健康問題に関する専門委員会」に設置の報告書ワーキンググループが取りまとめ、厚生省編として公表。
1997年	厚生白書（第1編第1部第2章第3節　喫煙習慣を考える） （非法定白書）：厚生大臣が閣議に配布し、閣議了承を経て公表。
2002年5月	（参考）新版　喫煙と健康　喫煙と健康問題に関する検討会報告書　※ （その他）：健康局長の要請により、検討会が取りまとめて公表。

※2002年5月の「喫煙と健康」は検討会報告書であり、厚生労働省（厚生省）が編集した政府刊行物ではないため、白書類には含まれない。

図16 たばこ対策促進事業

たばこ対策促進事業 （平成24年度 40,777千円）※平成17年度より

○ 事業概要
　都道府県において、地域での連携を図り、未成年者の喫煙防止対策、受動喫煙防止対策及び禁煙・節煙を希望する者に対する支援体制の整備を図る等、地域の実情にあわせた施策を実施する経費に対する国庫補助事業（補助先：都道府県、保健所設置市、特別区、補助率：1／2）

〈事業内容〉

○ 未成年者や子どもへの影響の大きい父母等の喫煙防止に関する事業
　学校保健担当者等を対象とした未成年者の喫煙防止に効果的な教育方法等を指導する講習会の実施など

○ 娯楽施設等における受動喫煙防止に関する事業
　娯楽施設等の事業者を対象とした受動喫煙防止対策に関する講習会の実施など

○ 若年女性に対する普及啓発に関する事業
　喫煙と健康問題に関するチラシ・ポスター等（美容所等へ配布）の作成など

○ 「禁煙普及員」に関する事業
　禁煙成功者等による「禁煙普及員」による草の根的な禁煙・受動喫煙に関する普及啓発活動や、飲食店における分煙を推進など

○ たばこ対策関係者で構成される協議会等の設置
　地域の保健医療関係者を含めたたばこ対策関係者で構成される協議会を設置して事業計画策定、推進及び評価の実施

図17 Smart Life Project の概要

「Smart Life Project」が提案する3つのアクション

"健康寿命をのばしましょう"をスローガンに、「運動、食生活、禁煙」で具体的なアクションを呼びかけます。象徴的なアクションを設定し、そのネーミングとロゴを作成しました。

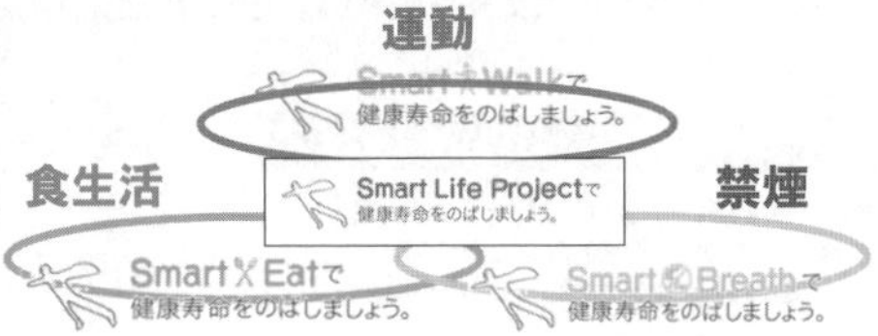

運動：Smart Walkで健康寿命をのばしましょう。
食生活：Smart Eatで健康寿命をのばしましょう。
禁煙：Smart Breathで健康寿命をのばしましょう。

Smart Life Projectで健康寿命をのばしましょう。

推奨するアクション例（メッセージ）

Smart Walkで健康寿命をのばしましょう。
→ **例えば、毎日10分の運動を。**
通勤時、苦しくならない程度のはや歩き。
それは、立派な運動になります。
1日に10分間の運動習慣で健康寿命を延ばしましょう。

Smart Eatで健康寿命をのばしましょう。
→ **例えば、1日プラス100gの野菜を。**
日本人は1日250gの野菜を採っています。
1日にあと＋100gの野菜を食べること、朝食をしっかり食べることで健康寿命を延ばしましょう。

Smart Breathで健康寿命をのばしましょう。
→ **例えば、禁煙の促進。**
タバコを吸うことは健康を損なうだけでなく、
肌の美しさや若々しさを失うことにも繋がります。
タバコをやめて健康寿命を延ばしましょう。

開始された「すこやか生活習慣国民運動」が挙げられる。「すこやか生活習慣国民運動」は、日常生活の中での「適度な運動」、「適切な食生活」、「禁煙」による「健やかな生活習慣」の爽快感を国民一人ひとりが実感し行動変容をしていくための新たな国民運動であり、2010年度からは企業連携に特化した取組である「Smart Life Project」（図17）を開始した。

　たばこ税については、FCTC第6条において「締約国は、価格及び課税に関する措置が、様々な人々、特に年少者のたばこの消費を減少させることに関する効果的及び重要な手段であることを認識する」と示されており、国際的には、たばこ増税は、たばこ対策の中心の1つとして行われてきた。このような状況を踏まえて、日本のたばこの価格は国際的にも低い水準であったことから（図18）、2010年10月1日には、初めて、国民の健康の観点から、1本あたり3.5円の税率の引き上げが行われた。この時の、たばこ増税およびそれに付随した値上げによる影響を見ると、1箱410円のたばこの場合、1箱あたりの定価構

図18　たばこ税率の引き上げ

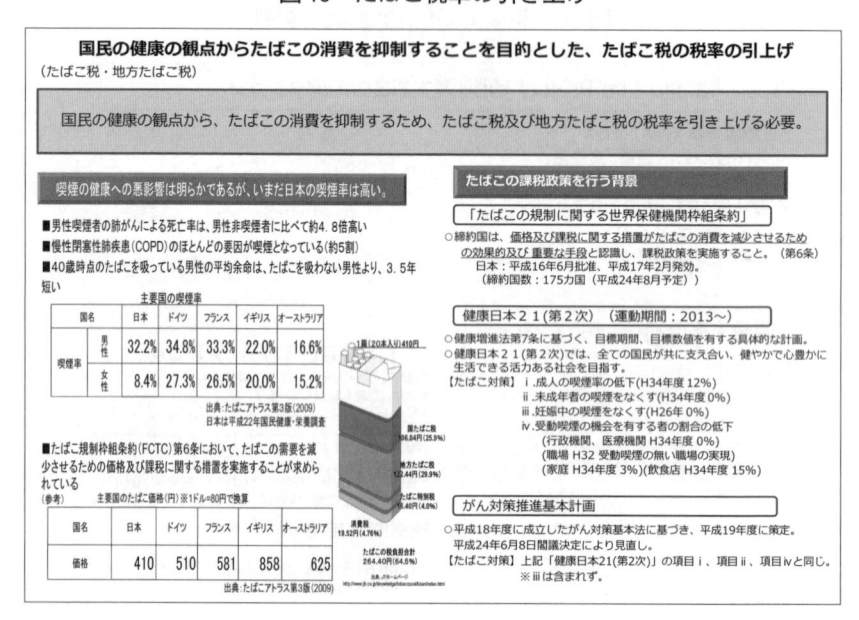

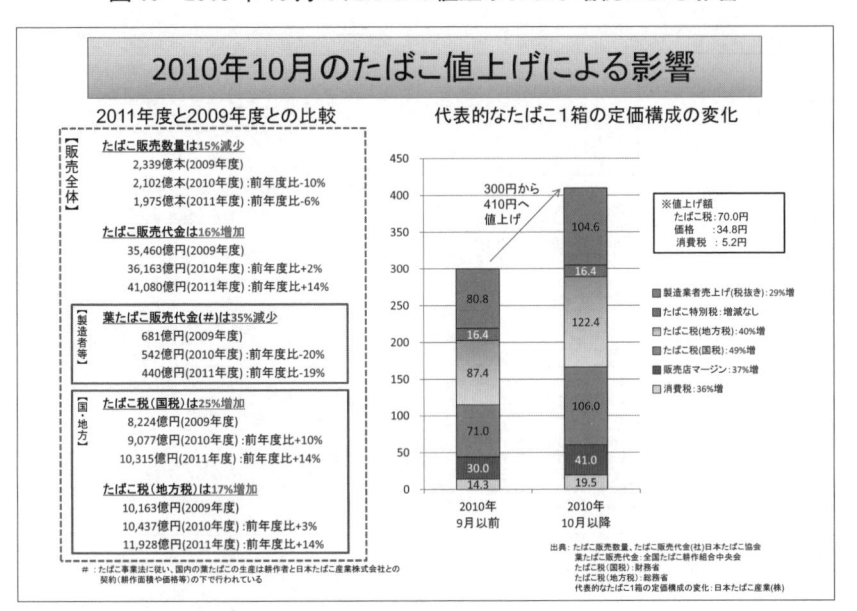

図19　2010年10月のたばこの値上げおよび増税による影響

成の変化としては、メーカーの取分や販売店マージンと共に、たばこ税（国税・地方税）や消費税が大幅に増加し、かつ、日本国内のたばこ販売本数およびたばこ税についても増加する結果となった（図19）。

　国際的な動向と歩調を合わせた対策も、たばこ対策における重要な柱の1つである。FCTCは、禁煙支援や受動喫煙防止などの事項と共に、たばこ包装、広告、未成年者に対する販売、転作等代替的経済活動の促進に関する事項など包括的なたばこ対策についての条文が盛り込まれた条約であり、2004年6月には日本政府が正式に批准し、2005年2月には効力が発効された。

　FCTCの締約国会議（Conference of the Parties : COP）は、2012年11月までに5回行われてきた（図20）。その中では、「たばこの煙に晒されることからの保護に関する指針」、「たばこ産業の利益からの公衆衛生政策の擁護に関する指針」、「たばこ製品の包装と表示に関する指針」、「たばこの広告、販売促進と後援に関する指針」、「たばこ製品の成分と情報公開に係る規制に関する暫

図20 たばこ規制枠組条約締約国会議の経緯

開催地と日程	議題	議長国(副議長国)	日本政府代表団
第1回 2006年2月6日-17日 スイス連邦・ジュネーブ	締結国会議の開催頻度や票決方式、オブザーバー等の手続規則、条約事務局の設置及び機能の決定など	チリ (南アフリカ共和国・タイ王国・中国・イラン・オーストリア)	○ジュネーブ代表部大使 外務省次長 ジュネーブ代表部公使 (ジュネーブ代表部一等書記官、厚生労働省課長・補佐・専門官・主査、財務省室長・補佐・係長、外務省課員)
第2回 2007年6月30日-7月6日 タイ王国・バンコク	「たばこの煙に晒されることからの保護に関する指針」の採択、議定書及び各指針策定のスケジュールやワーキンググループの設置など		○在タイ日本大使館特命全権大使 在タイ日本大使館公使 厚生労働省審議官 (在タイ日本大使館参事官・一等書記官・二等書記官、厚生労働省補佐・主査、財務省室長・補佐・係長、外務省課員、国立保健医療科学院室長)
第3回 2008年11月17日-22日 南アフリカ共和国・ダーバン	「たばこ産業の利益からの公衆衛生政策の擁護に関する指針」、「たばこ製品の包装と表示に関する指針」、「たばこの広告、販売促進と後援に関する指針」の採択など	タイ王国 (ウルグアイ東方共和国・南アフリカ共和国・タイ王国・ニュージーランド・カタール・オーストリア)	○在南アフリカ大使館公使参事官 厚生労働省室長・専門官 財務省室長・補佐 外務省補佐 在南アフリカ二等書記官 国立がんセンタープロジェクトリーダー
第4回 2010年11月15日-20日 ウルグアイ東方共和国・プンタデルエステ	「たばこ製品の成分と情報開示に係る規制に関する暫定指針」「教育、情報伝達、訓練と普及啓発に関する指針」、「たばこ依存と禁煙に係る需要減少施策に関する指針」の採択など	南アフリカ共和国 (ペルー・パラオ・サウジアラビア・バングラディッシュ・オランダ)	○外務省補佐 厚生労働省補佐 財務省補佐 国立がん研究センター部長
第5回 2012年11月12日-17日 大韓民国・ソウル	「たばこ製品の不法取引廃絶のための議定書」の採択など	ウルグアイ東方共和国 (マリ・パラオ・ジブチ・ブータン・オランダ)	○外務省補佐 厚生労働省医療技術参与・専門官・主査 財務省補佐・係長 総務省消防庁係長

○:政府代表団団長 ()内は代表代理

定指針」、「教育、情報伝達、訓練と普及啓発に関する指針」、「たばこ依存と禁煙に係る需要減少施策に関する指針」の合計7つの指針と「たばこの不法取引に関する議定書」が日本政府代表団も出席の下で採択されている。

このように、FCTC発効後、多くの指針が日本政府代表団も参加の下で採択され、国際的な認識としての条約履行上の要求水準も急速に高まりつつあることから、日本においても更なるたばこ対策の推進が求められている。

12. 結語

本稿では、日本におけるたばこの健康被害とその対策について、健康日本21改正の動向とあわせて概説した。能動喫煙および受動喫煙と健康被害との因果関係については国際的にも確立しており、FCTCにおける条約履行上の要

求水準も指針の採択と共に急速に高まりつつある。また、国内的には、2012年6月8日に閣議決定されたがん対策推進基本計画において初めて数値目標が設定されたことで、たばこ対策の更なる拡充が求められており、2013年度から開始された健康日本21（第二次）においても、科学的な根拠に基づいた包括的なたばこ対策の推進がますます重要になってきている。

【引用文献】

1) Ikeda N, Saito E, Kondo N, Inoue M, Ikeda S, Satoh T, Wada K, Stickley A, Katanoda K, Mizoue T, Noda M, Iso H, Fujino Y, Sobue T, Tsugane S, Naghavi M, Ezzati M, Shibuya K. What has made the population of Japan healthy? Lancet 2011;378:1094-1105

2) Ikeda N, Inoue M, Iso H, Ikeda S, Satoh T, Noda M, Mizoue T, Imano H, Saito E, Katanoda K, Sobue T, Tsugane S, Naghavi M, Ezzati M, Shibuya K. Adult mortality attributable to preventable risk factors for non-communicable diseases and injuries in Japan: a comparative risk assessment. PLoS Med 2012;9:e1001160

3) Inoue M, Tsuji I, Wakai K, Nagata C, Mizoue T, Tanaka K, Tsugane S; Research Group for the Development and Evaluation of Cancer Prevention Strategies in Japan. Evaluation based on systematic review of epidemiological evidence among Japanese populations: tobacco smoking and total cancer risk. Jpn J Clin Oncol 2005;35:404-411

4) Katanoda K, Marugame T, Saika K, Satoh H, Tajima K, Suzuki T, Tamakoshi A, Tsugane S, Sobue T. Population attributable fraction of mortality associated with tobacco smoking in Japan: a pooled analysis of three large-scale cohort studies. J Epidemiol 2008;18:251-264

5) Murakami Y, Ueshima H, Okamura T, Kadowaki T, Hozawa A, Kita Y, Hayakawa T, Okayama A; NIPPON DATA80 Research Group. Life

expectancy among Japanese of different smoking status in Japan: NIPPON DATA80. J Epidemiol 2007;17:31-37

6) 厚生労働省大臣官房統計情報部人口動態・保健社会統計課. 平成21年簡易生命表. 東京(日本): 厚生労働省大臣官房統計情報部人口動態・保健社会統計課, 2010

7) Dinman BD. The reality and acceptance of risk. JAMA 1980;244:1226-1228

8) Boice JD, Lubin JH. Lung cancer risks: comparing radiation with tobacco. Radiat Res 1996;146:356-357

9) Almeida OP, Hulse GK, Lawrence D, Flicker L. Smoking as a risk factor for Alzheimer's disease: contrasting evidence from a systematic review of case-control and cohort studies. Addiction 2002;97:15-28

10) 片野田耕太, 望月友美子, 雑賀久美子, 祖父江友孝. わが国における受動喫煙起因死亡数の推定. 厚生の指標 2010;57:14-20

11) World Health Organization. WHO Report on the Global Tobacco Epidemic, 2011. Geneva (Switzerland): WHO press, 2011

12) 医療経済研究機構. 禁煙政策のありかたに関する研究. 平成20年度医療経済研究機構自主研究事業. 東京(日本): 医療経済研究機構, 2010

13) Cornfield J, Haenszel W, Hammond EC, Lilienfeld AM, Shimkin MB, Wynder EL. Smoking and lung cancer: recent evidence and a discussion of some questions. J Natl Cancer Inst 1959;22:173-203

14) Hill AB. The environment and disease: association or causation?. Proc R Soc Med 1965;58:295-300

15) Hirayama T. Non-smoking wives of heavy smokers have a higher risk of lung cancer: a study from Japan. Br Med J 1981;282:183-185

16) Barnes DE, Bero LA. Why review articles on the health effects of passive smoking reach different conclusions. JAMA 1998;279:1566-1570

17) International Agency for Research on Cancer. IARC Monographs on the Evaluation of Carcinogenic Risks to Humans: Tobacco Smoke and Involuntary Smoking. Vol. 83. Lyon (France): International Agency for Research on Cancer, 2004

18) U.S. Department of Health and Human Services. The Health Consequences of Involuntary Exposure to Tobacco Smoke: A Report of Surgeon General. Atlanta (USA): U.S. Department of Health and Human Services, Centers for Disease Control and Prevention, National Center for Chronic Disease Prevention and Health Promotion, Office on Smoking and Health, 2006

19) 受動喫煙防止対策のあり方に関する検討会. 受動喫煙防止対策のあり方に関する検討会報告書. 東京(日本): 厚生労働省健康局総務課生活習慣病対策室, 2009

20) U.S. Department of Health and Human Services. How Tobacco Smoke Causes Disease: The Biology and Behavioral Basis for Smoking-Attributable Disease: A Report of the Surgeon General. Atlanta (USA): U.S. Department of Health and Human Services, Centers for Disease Control and Prevention, National Center for Chronic Disease Prevention and Health Promotion, Office on Smoking and Health, 2010

21) Radford EP Jr, Hunt VR.. Polonium-210: A volatile radioelement in cigarettes. Science 1964;143:247-249

22) Little JB, Radford EP Jr, McCombs HL, Hunt VR. Distribution of polonium-210 in pulmonary tissues of cigarette smokers. N Engl J Med 1965;273:1343-1351

23) Winters TH, Di Franza JR. Radioactivity in cigarette smoking. N Engl J Med 1982;306:364-365

受動喫煙防止対策と禁煙支援

産業医科大学 産業生態科学研究所教授 大和 浩

1．受動喫煙対策の必要性

(1) 受動喫煙による超過死亡

　2010年、国立がん研究センターから「わが国における受動喫煙による肺癌と虚血性心疾患の死亡数は年間約6,800人」であることが発表された[1]。表に示すように、職場の受動喫煙が原因となる死亡は3,625人、女性は4,582人と推定されており、それぞれ、2012年の交通事故死亡数4,411人に匹敵する多さである。職場が原因となる超過死亡は労災死亡に相当することを考えれば、職場の受動喫煙防止対策は喫緊の課題である。

表　受動喫煙による死亡数の推計（国立がん研究センター）

疾患	受動喫煙への曝露機会	人口寄与危険割合 男性	人口寄与危険割合 女性	受動喫煙起因 年間死亡数(注) 男性	受動喫煙起因 年間死亡数(注) 女性
肺がん	家庭	0.4%	6.2%	201	1,131
肺がん	職場	0.9%	1.9%	448	340
虚血性心疾患	家庭	0.5%	4.8%	206	1,640
虚血性心疾患	職場	3.2%	4.3%	1,366	1,471

■合計すると、男性2,221人（うち職場1,814人）、女性4,582人（うち職場1,811人）で、6,803人（うち職場3,625人は全体の53%）が、1年間に受動喫煙が原因で死亡していることになる。つまり、受動喫煙をなくすことによって、少なくとも1年で約6,800人の人命を救うことができると考えられる。

(2) 禁煙支援に欠かせない吸いにくい環境づくり

　職場が全面禁煙となれば、喫煙のために屋外に行かねばならず、禁煙を決意する者が増える。また、喫煙のために屋外まで往復する時間が長くかかるため、勤務中の喫煙回数が減る。系統的レビューにより、職場の全面禁煙の前後で喫

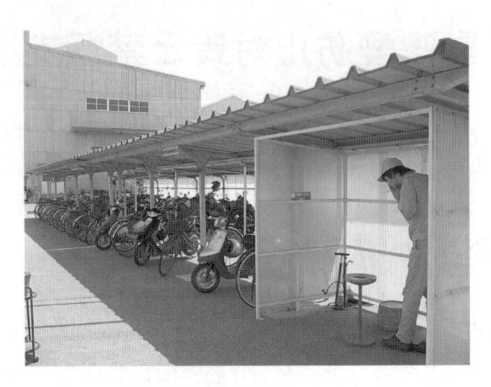

図1 屋外の喫煙コーナー

煙率は3.8%減少したこと、また、禁煙しなかった場合でも1日の喫煙本数が3.1本減少したことが示されている[2]。また、その結果から、職場の禁煙化による効果は1箱あたりのたばこ税を$0.76から$3.05に上げることに匹敵する、と推算されている。

逆に、屋内に喫煙室があると、図2のように禁煙を啓発するポスターを見ながら喫煙する人が示すように、啓発活動をおこなっても喫煙者の禁煙意向は高まりにくい。

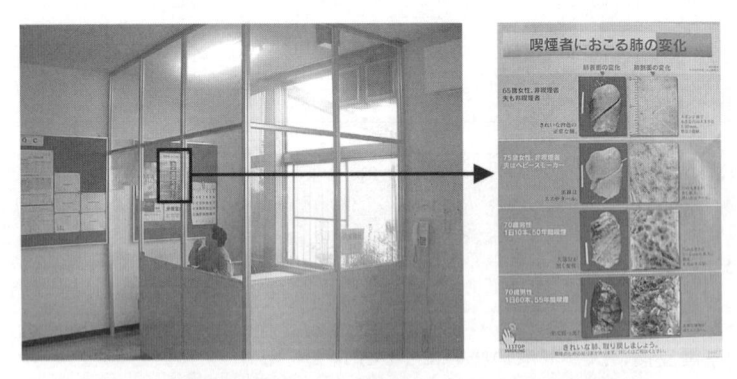

図2 禁煙啓発ポスターを見ながら喫煙する喫煙者

本稿では、禁煙支援を効果的に行う環境づくりを目的として、まず、喫煙室を廃止して建物内を全面禁煙とするための根拠を示し、ついで、すでに、飲食

店等のサービス産業も含めて全面禁煙となっている国々では、国民全体の疾病が減少したことを紹介し、わが国でも受動喫煙防止法の成立をめざすべきであることを示す。また、受動喫煙対策は、公共的な空間だけでなく家庭においても必要であることも解説する。

2．わが国の受動喫煙対策に関わる規制

（1）自席の喫煙から喫煙コーナーへ

　1992年、労働安全衛生法の一部改正により「快適職場指針」が示され、「快適性」という観点から受動喫煙対策の必要性が初めて指摘された[3]。指針では、「必要に応じ作業場内における喫煙場所を指定する等の喫煙対策を講ずること」という空間分煙の考え方が初めて紹介されたが、具体的な方策については示されなかった。

　1996年、「職場における喫煙対策のためのガイドライン」が労働省労働基準局長より発出された[4]。当時、男性の喫煙率が50％を超えていたこと、喫煙に対し寛容な社会的認識が残る中で、喫煙者の利便性が優先され、その合意を得やすい対策として、喫煙場所を執務室に近い場所に設置する空間分煙が推奨された。ガイドラインでは「喫煙室等（喫煙室や喫煙コーナー）に排気装置もしくは空気清浄機を設置する」と紹介されたため、施設の大きな変更を必要としない対策、つまり、執務室やロビーの一角に空気清浄機を設置した喫煙コーナー、というほとんど意味のない対策が多くの施設で行われた。

（2）喫煙コーナーから喫煙室へ

　一層の受動喫煙防止対策の充実を図る観点から、2002年、旧厚生省から公共的な空間について「分煙効果判定基準策定検討会報告書」が[5]、2003年に労働省（当時）から「新たな職場における喫煙対策のためのガイドライン」（新ガイドライン）が示された[6]。いずれも、開放型の喫煙コーナーではなく喫煙

室を設置することが推奨され、その設置基準として「一定の要件を満たす喫煙室」が示された。つまり、喫煙場所は部屋として隔離し、排気装置を備えて内部を陰圧にすることで喫煙室の出入口で0.2m/s以上の一定の空気の流れを発生させ、禁煙区域へのたばこ煙やにおいの漏れを防止することが求められた。

なお、「出入口で0.2m/s」の根拠であるが、労働安全衛生法では有機溶剤を使用する場合の囲い式フードの制御風速を0.4m/sとしており、その半分の風速を設定した模擬喫煙室（人の出入りのない状態）では、たばこ煙の漏れが認められなかった、という実験データが参考にされた。

さらに、2003年に施行された健康増進法第25条では、「学校、体育館、病院、劇場、観覧場、集会場、展示場、百貨店、事務所、官公庁施設、飲食店、その他の多数の者が利用する施設を管理する者は、これらを利用する者について、受動喫煙を防止するために必要な措置を講ずるように努めなければならない」とされたことにより[7]、銀行や郵便局、関東の私鉄と駅構内が全面禁煙化され、受動喫煙防止対策強化を求める社会的な流れが加速した。

（3）「一定の要件を満たす喫煙室」からのたばこ煙の漏れとその原因

仮に、出入口の大きさを幅1m、高さ2m（面積2m^2）とすると、開口面で0.2m/s以上の空気の流れがある「一定の要件を満たす喫煙室」を設置するためには、1440m^3/hの排気風量が求められ、一般家庭の台所の換気扇2台が必要となる。実際には、必要とされる排気風量が設置できず、喫煙室からの漏れが発生している事例が多くみられたため、2005年、厚生労働省から「十分な対応を行うことが困難な場合には、受動喫煙を確実に防止する観点から全面禁煙とすること」を勧奨した部長通達（基安発第0601001号）が発せられたが[8]、残念ながらほとんど知られていない。

排気風量が不足することが漏れの原因となる事例は論外であるが、以下に示すように3台の換気扇を設置した「一定の要件を満たす喫煙室」であっても、たばこ煙の漏れを防止できないことを示す。

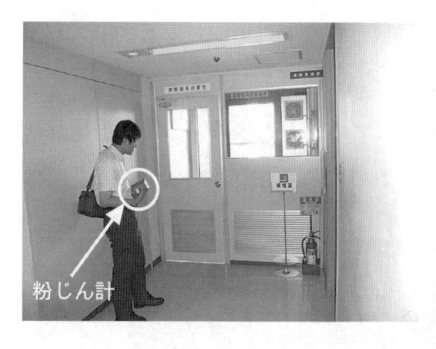

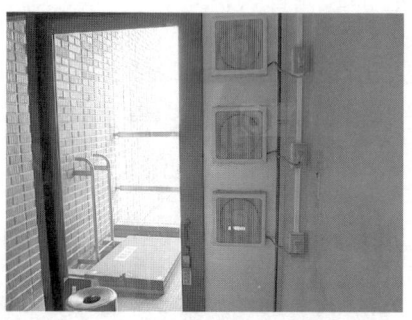

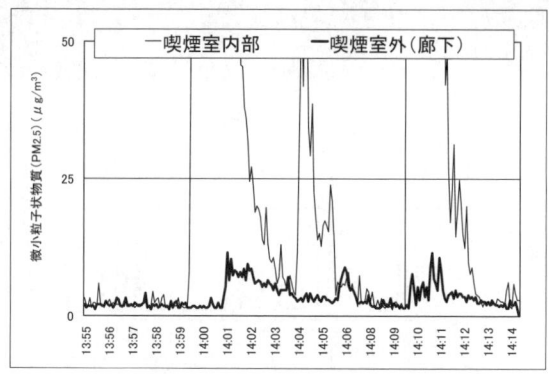

図3　換気扇を3台設置した「一定の要件を満たす喫煙室」からの
たばこ煙の漏れの測定風景とその結果
（たばこ煙は直径2.5ミクロン以下の微小粒子状物質（PM$_{2.5}$）濃度として測定）

「一定の要件を満たす喫煙室」であっても、たばこ煙の漏れが発生する原因は以下の3つである。

① ドアがフイゴのように作用してたばこ煙を押し出すこと

喫煙室から排気される空気と同じ体積の空気（メークアップ・エア）を禁煙区域から取り入れる必要があるため、図4のようにドアや側面に空気取入口（ガラリ）が設けられる。内開きのドアのある喫煙室の場合、ドアを開けた時にその体積分の空気が押し込まれるため、内部が瞬間的に陽圧となり、ガラリから空気と一緒にたばこ煙が押し出される。

その現象を捉えるために、図4のように喫煙室内とガラリの外の粉じん濃度

を測定した結果を示す。ドアの開ける度に、ガラリの外の粉じん濃度がスパイク状に上昇していることが認められた。

なお、図4のようにパネルを組み合わせてつくられた喫煙室の場合、天井と床の隙間からも煙が空気と一緒に押し出される点にも注意が必要である。

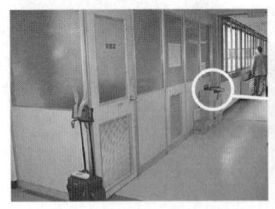

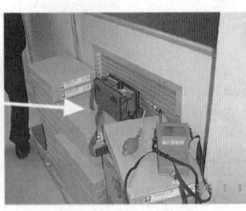

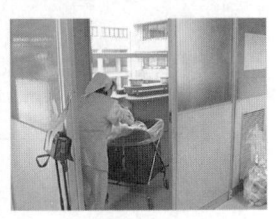

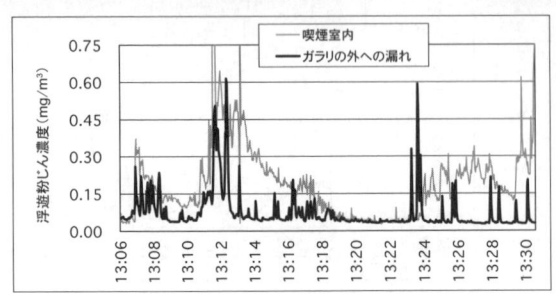

図4 ドアのフイゴ作用でガラリから押し出されるたばこ煙の測定風景とその結果
（たばこ煙濃度は直径約10ミクロン以下の浮遊粉じん（SPM）濃度（mg/m³）として測定）

② 退出する喫煙者の身体の動きに伴われてたばこ煙が漏れること

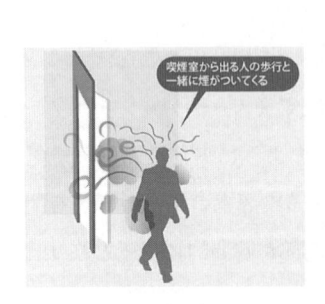

（イラストは「職場内禁煙推進マニュアル」ノバルティスファーマ株式会社、写真は筆者撮影）

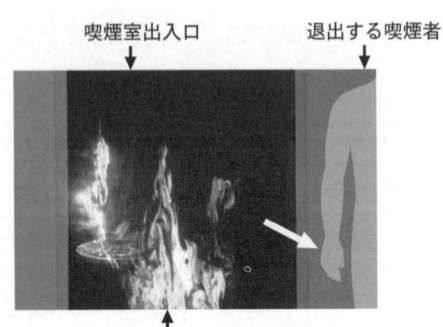

出入口で喫煙室に向かう一定方向の 0.2m/s の気流があっても、退出する喫煙者の歩行速度（0.7m/s）の方が速いため、イラストに示すように喫煙者の身体の後ろに出来る空気の渦に巻き込まれてたばこ煙が喫煙室外に持ち出される。

③ 喫煙後の呼気にたばこ煙が吐出されること

喫煙終了後の呼気に含まれるたばこ煙を浮遊粉じんとして測定する風景と結果を示す。肺の容積は約 5 リットル、1 回の呼吸は 0.5 リットルである。肺に充満したたばこ煙は、喫煙終了後、約 40 呼吸＝200 秒間にわたって粉じん計に検知できるレベルで吐出されることが認められた。図はこの現象を平面レーザーで視覚的に示したものであり、動画として筆者のホームページからダウンロード出来るので参照して欲しい[9]。

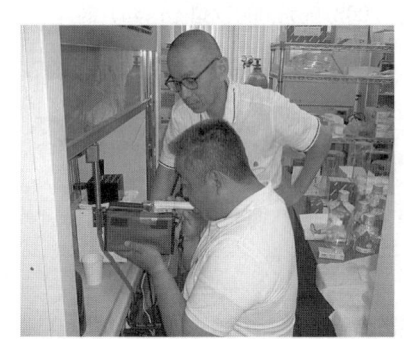

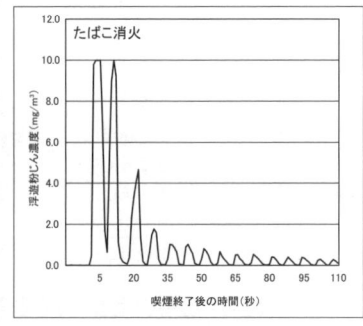

図5 呼気に吐出されるたばこ煙濃度の測定風景とその結果
（浮遊粉じん濃度（mg/m^3））

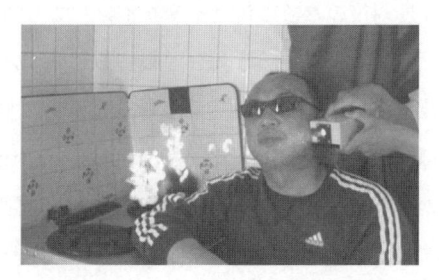

図6 喫煙終了後、数十秒たっても大量に吐出されるたばこ煙

最近、空港などでフイゴ作用のないスライドドアを設置した喫煙室を見かけるようになった。しかし、喫煙後に肺から吐出されるたばこ煙は防止しようがないため、多大な設備投資をしても受動喫煙を防止することはできない。

(4)「一定の要件を満たす喫煙室」の評価方法の問題点

受動喫煙を防止できない喫煙室がいまだに使用されているのは、その評価が適切に行われていないからである。「分煙効果判定基準策定検討会報告書」に添付されている「分煙効果判定記録用紙」の記入例を図7として示す。喫煙室と非喫煙場所の境界部分における「浮遊粉じん濃度の変動（有・無）」として記載する様式になっているだけで、喫煙者の退出に伴う漏れを判定する様式になっていない。

（http://www.mhlw.go.jp/houdou/2002/06/h0607-3.html#4）

測定場所	測定項目	1回目 ：〜：	2回目 ：〜：	3回目 ：〜：
喫煙場所と非喫煙場所との境界付近	・浮遊粉じん濃度の変動 ・非喫煙場所から喫煙場所方向への空気の流れ	有・無 m/s	有・無 m/s	有・無 m/s
喫煙場所	・時間平均浮遊粉じん濃度 ・CO 濃度 ・喫煙本数	mg/m³ ppm 本	mg/m³ ppm 本	mg/m³ ppm 本

図7 「分煙効果判定基準策定検討会報告書」の効果判定のための記録用紙（抜粋）

「職場における喫煙対策のための新ガイドライン」でも同じであり、「視覚・嗅覚によるたばこ煙の漏れ（有・無）」を記載することが示されているのみであり、喫煙者が退出する際の漏れを判定する様式になっていない。
（http://www.mhlw.go.jp/houdou/2003/05/h0509-2d.html）

繰り返しになるが、喫煙室からのたばこ煙の漏れは喫煙者が退出する際に発生するものであるため、「浮遊粉じん濃度の変動」、および、「視覚・嗅覚によるたばこ煙の漏れ」の判定は、「喫煙者が退出する際の粉じん濃度の変動・た

ばこ煙の漏れ」として判定のタイミングを厳格化するべきである。そうすれば、現在使用されている喫煙室は廃止せざるを得なくなる。

（5）残留たばこ成分の問題

　図7に示すように喫煙室内のたばこ煙濃度は非常に高く、このような喫煙室を使用した場合、洋服・毛髪にたばこ煙の粒子状成分が大量に付着し、そこから揮発するガス状物質（たばこ臭）が非喫煙者に不快感をもたらすことが問題となってきている。2009年に三次喫煙（サードハンド・スモーク）として報告され[10]、2010年の健康局長通知（後述）においても「残留たばこ成分」と定義され、この新しい概念について啓発すべきことが述べられている。残留たばこ成分にはアンモニア、ベンゼン、トルエン、ピロールなどの有害成分が含まれていることが分かっている[11]。残留たばこ成分は気管支喘息や過敏症の患者の発作を誘発することから、大量のたばこ粒子が洋服・毛髪に付着する原因となる喫煙室の使用は中止すべきである（仮に、その付着が少ない屋外で喫煙した場合であっても、口腔粘膜や口唇、手指に付着した粒子状成分を少しでも除去するために、洗面、手洗い、歯磨きをするべきである）。

（6）「一定の要件を満たす喫煙室」に関わるその他の問題点
① 電力と経費の浪費

　喫煙室からはたばこ煙とともに空調された空気が屋外に排気される。先に述べたように「一定の要件を満たす喫煙室」には、最低でも1,440m^3/hの排気風量が必要となる。家庭の台所に設置されている羽根径25cmの換気扇（900m^3/h）であれば1台では足らず、最低でも2台必要となる。さらに、時間当たりに喫煙する本数が多い場合は、平均粉じん濃度を0.15mg/m^{3}以下に維持する、というもう一つの要件を満たすため、排気装置を3台、4台に増設せねばならない。排気風量が900m^3/hの換気扇2台を1日12時間、毎月22日間稼働させると、夏冬の空調に年間8,980kWhの余分な電力が必要となり、そ

のコストは 197,584 円となる。節電に最も有効なのは 1 本 40W の蛍光灯を消すのではなく、喫煙室の換気扇を止めることである。

それ以外に、年間を通じての換気扇を稼働する電力、照明、さらに清掃や吸い殻廃棄のコストがかかるため、「一定の要件を満たす喫煙室」を維持するためには毎年約 25 万円の経費がかかることになる。

② 清掃業者の職業的受動喫煙

喫煙室の清掃を業者に委託している場合、図 8 のように清掃を担当する者は作業の度に受動喫煙に曝される。清掃業者の職業的な受動喫煙の原因をつくらないためにも、建物内の全面禁煙が必要である。

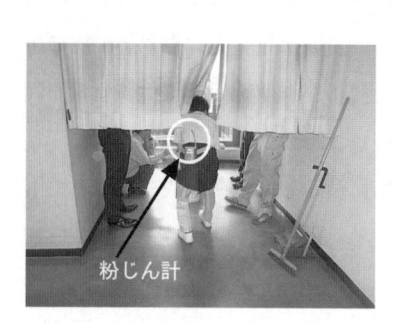

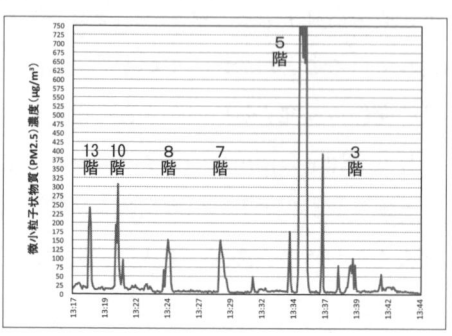

図 8 喫煙コーナー（6 ヵ所）を清掃する際の職業的な受動喫煙の測定風景とその結果

③ 勤務時間中のたばこ離席

職場に喫煙室があった場合、喫煙者は勤務時間中にしばしばたばこのための離席をする。図 9 のように昼休み終了直前の喫煙が終了して、勤務時間が始まっても数分おきに喫煙が行われていることが分かる。特に、左の人物は携帯でメールを打っている。勤務時間中に自席でメールを打つことは憚られるため、喫煙を利用する、ということも発生する。

仮に、1 回のたばこ離席を 7 分とし、1 日 5 回の離席が発生する場合、毎日

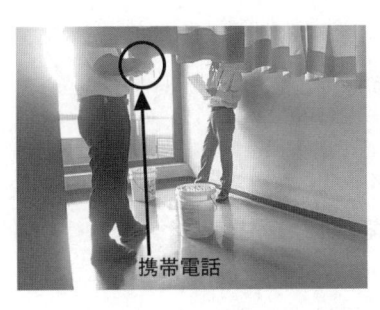

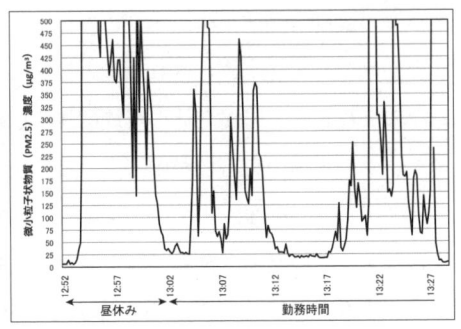

図9 昼休み終了後、勤務時間中の喫煙状況の測定風景とその結果

35分間の勤務時間のロスが発生する。平均時給を2,200円、年間240日とすると喫煙者1人当たり31万6千円の賃金が喫煙室で失われることになる。非喫煙者との勤務時間の公平性を保つという観点から、喫煙室の廃止だけでなく、勤務時間中の喫煙禁止という措置が必要であるし、実際にそうしている企業も多い。

(7) 世界の受動喫煙防止に関わる規制

世界保健機関（WHO）は、現在と将来の世代をたばこの健康被害から守ることを目的とした「たばこの規制に関する世界保健機関枠組条約」を2003年の総会において全会一致で採択した。わが国は2004年に19番目の国として批准し、批准国が40カ国に達した90日後の2005年2月27日に発効した（2012年8月時点で175の国と地域が参加）[12]。

受動喫煙防止については、第8条「たばこの煙にさらされることからの保護」として規定されている[13]。2007年の第2回締約国会議において、空気清浄機や喫煙室の使用などの工学的な対策は効果がない、と結論し、建物内を100%完全禁煙とする立法措置をとること、その期限はFCTCの発効から5年以内とすることがコンセンサスにより採択された。この内容は2011年にガイドラインとなり、多くの国でサービス産業を含むすべての屋内を全面禁煙とする国

レベルの受動喫煙防止法がすでに施行されている[14]。

　受動喫煙防止法が施行された国と地域では、閉鎖空間での受動喫煙が解消されたことにより、国民全体の喫煙関連疾患が減少した、という調査結果から改めて、受動喫煙の有害性が確認された。

　2006年3月26日、スコットランドでレストランやパブなどのサービス産業を含むすべての屋内を全面禁煙とした受動喫煙防止法が施行された。法律の施行前年の6月から施行直前の3月までの10カ月間と、施行後の6月から翌年3月までの心筋梗塞の入院数を同じ月同士で比較したグラフを示す（図10）。どの月も心筋梗塞の患者数が減っており、10カ月間の平均では17%も心筋梗塞の入院数が減っていた。その間、その様な法律が施行されなかったイングランドでは、4%しか減少していなかった[15]。

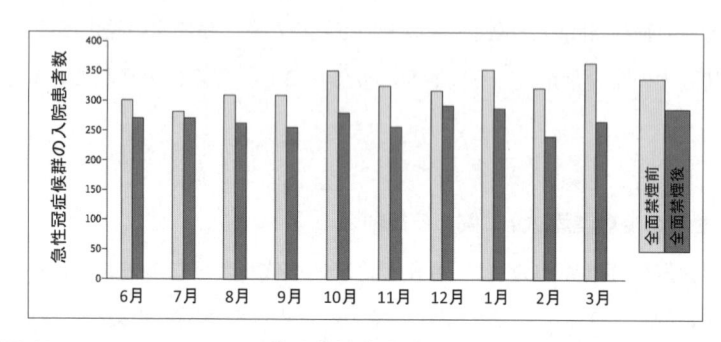

図10　スコットランドの受動喫煙防止法の前後の心筋梗塞入院患者数

　その後も、世界各地で同様の法律・条例が施行され、心筋梗塞の患者が減少したことが12の論文として報告された。そのメタアナリシスにより、受動喫煙防止法・条例の施行は心筋梗塞を17%減少させる効果があることが認められた（図11）[16]。

　スコットランドにおける小児喘息の入院数についても、2000年以降、毎年5.2%上昇していた入院数が、法律の施行後には毎年18.2%減少したことが報告されている（図12）。その他、パブの従業員の呼吸器症状が軽減したことも報告されている[17]。

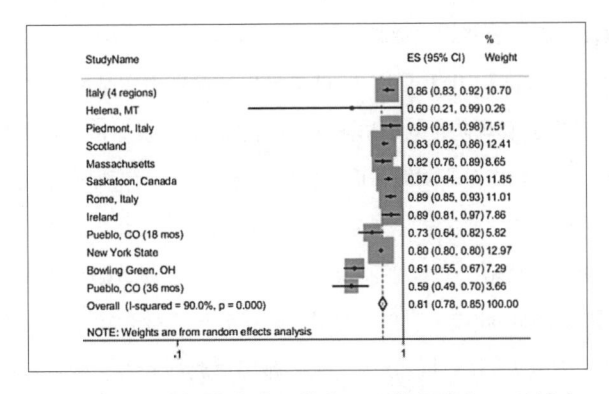

図11　受動喫煙防止法の前後で心筋梗塞が17%減少
（12論文のメタアナリシス）

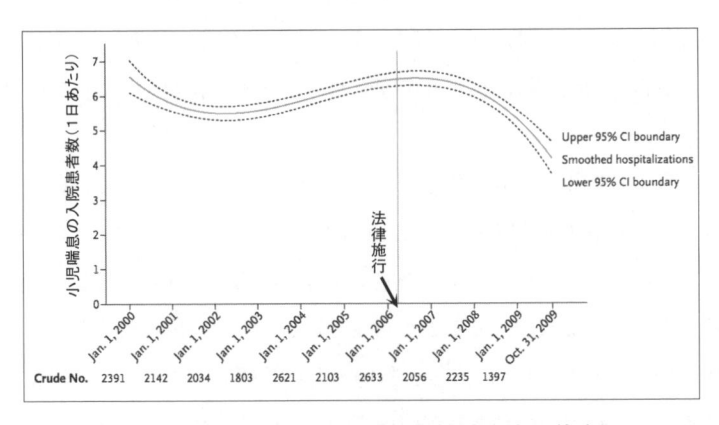

図12　スコットランドの受動喫煙防止法の前後の
小児喘息による入院患者数

（8）わが国にも導入すべき法律による受動喫煙防止対策

　建物内全面禁煙化に向かう世界的な流れを受け、2010年2月25日、公共的な空間の指針として厚生労働省健康局から発出された「受動喫煙防止対策について」（健発0225第2号）では、「多数の者が利用する公共的な空間については、原則として全面禁煙であるべきである」とされた[18]。さらに、その2年後の2012年10月29日に「受動喫煙防止対策の徹底について」（健発1029第5号）

が重ねて発出され、公共的な空間の全面禁煙を徹底することが求められた[19]。

職場については、2010年5月26日に厚生労働省労働基準局より示された「職場における受動喫煙防止対策に関する検討会 報告書」により、労働者の健康障害防止という観点から対策に取り組むべきこと、対策は安全配慮の観点から事業者の義務とすべきであることが述べられた[20]。また、同年6月に閣議決定された「新成長戦略」でも2020年までの雇用・人材戦略に関する目標として、「受動喫煙の無い職場の実現」が盛り込まれ[21]、同年12月には労働政策審議会より厚生労働大臣に対して「今後の職場における安全衛生対策について（建議）」（労審発1222第597号）が提出された[22]。

さらに、2011年12月2日、受動喫煙対策を義務化する労働安全衛生法の改正案が閣議決定され、第179回国会（臨時会）に提出された。しかし、2012年11月16日の衆議院解散により廃案となり、今後の課題として持ち越されることとなった。

一方、日本産業衛生学会は職場で用いる有害物質や有害要因については学術的立場から「許容濃度等の勧告」を毎年改訂しているが、2010年5月に開催された総会において「タバコ煙」を発がん分類の第1群（人に対して発がん性がある）として追加収載することが承認され、1年間の暫定期間を経て、2011年5月の総会で確定した[23]。今後、職場のたばこ煙をアスベストと同様に厳密に管理するためには、行政としての拘束力が発生する特定化学物質の禁止物質に追加収載し、屋内（喫煙室を含む）でのたばこの使用を禁止することが必要である。

2011年から2012年にかけて検討された労働安全衛生法の改正案であるが、課題も指摘されている。まず、第1選択とされている全面禁煙以外に、第2選択として「一定の要件を満たす喫煙室」も容認していること。また、サービス産業について「現時点においては、顧客に対して禁煙等とすることを一律に事業者に求めることは困難である」として、営業区域でも換気を強化した上で喫煙を容認する方向で検討が進んでいることである。

（9）地方自治体における受動喫煙防止条例

　神奈川県では、受動喫煙による健康への悪影響から県民を守るため、不特定又は多数の者が出入する室内又はこれに準ずる環境の新たなルールとして「神奈川県公共的施設における受動喫煙防止条例」を2012年4月に施行した[24]。この条例の成立を主導した松沢知事（当時）は、アイルランドやイギリスのように例外を設けない屋内全面禁煙を目指したが、サービス産業からの強い反対により、第2種施設として飲食店等のサービス産業については喫煙室の設置や営業区域での喫煙を容認することとなった。さらに、営業部分の床面積が100m²以下の小規模店舗は特例第2種施設とされ、対策そのものが努力義務とされたこと、施設の全面禁煙化が義務づけられた学校や官公庁などの第1種施設にも喫煙室の設置を認めたことなどの課題を残しているが、まずは、受動喫煙防止対策を義務づける条例が施行されたことが評価される。

　神奈川県条例の効果を評価するため、条例の施行1年半後の2011年10月、横浜市関内駅周囲の繁華街の飲食店（1,096店舗）の立ち入り調査を行ったところ、床面積が100m²を超える店舗はすべて何らかの対策を行っていた。特に、チェーン店の中で、神奈川県内の店舗だけ対策が取られている事例が複数確認されたことから、対策を義務づけた条例の効果が確認されている[25]。

　ただし、営業区域に喫煙席を残した事例は、いずれも禁煙席にたばこ煙が拡散していた。図13に示すファミリーレストランように喫煙席をガラスの壁と

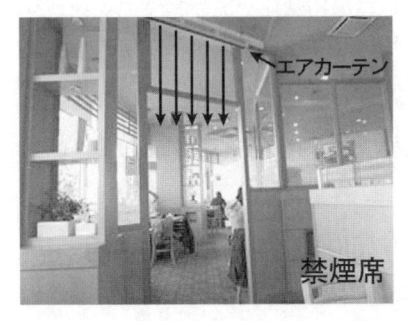

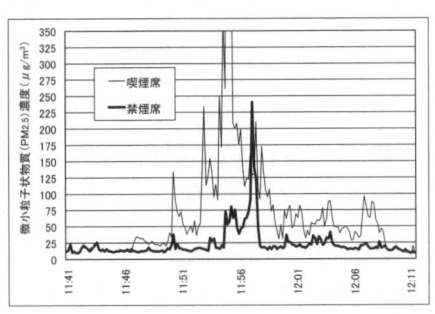

図13　喫煙席（ガラスの壁、出入口にエアカーテン）からのたばこ煙の漏れ

天井から床に吹き下ろすエアカーテンが設置された店舗で喫煙室内と禁煙席のたばこ煙濃度を測定した結果を示す。喫煙席で発生したたばこ煙は大量に禁煙席に流れており、受動喫煙防止対策としての効果は認められなかった[26]。

図14はファミリーレストランの従業員の受動喫煙を胸元に装着型の粉じん計で測定している様子を示す。図14に喫煙区域と禁煙区域のそれぞれの中央部分（$PM_{2.5}$）、および、従業員の受動喫煙の曝露を示す。喫煙区域のたばこ煙がエアコンにより攪拌され禁煙区域まで汚染していること、従業員は喫煙区域に立ち入る度に受動喫煙に曝露され、喫煙者を接客する際の曝露濃度は非常に高くなることが明らかとなった[27]。

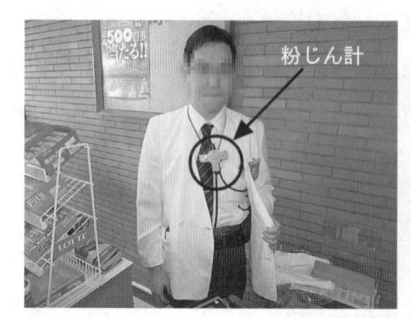

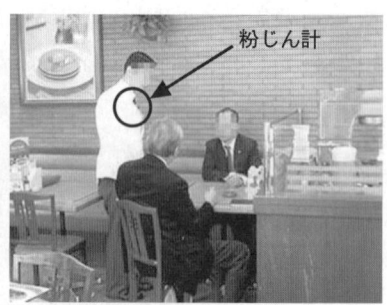

図14　胸元に粉じん計を装着し、喫煙者を接客する際の受動喫煙曝露濃度の測定風景

この店舗は横浜市内にあるため神奈川県条例が施行されたことにより全席禁煙となった。図15右に示すように、対策後は店内全体が清浄な空気環境となり、利用客も従業員も受動喫煙の曝露が解消されたことが確認された[27]。サービス産業の利用者だけでなく、そこを職場として働く従業員の受動喫煙も同時に防止するためには、諸外国ですでに実施されているように例外のない全面禁煙であることが考えられた。

さらに、2010年から2011年にかけて兵庫県において同様の条例について検討会が開催され、飲食店等のサービス産業においても近い将来には全面禁煙化とする方針をまとめた「兵庫県受動喫煙防止対策検討委員会報告書」が提出さ

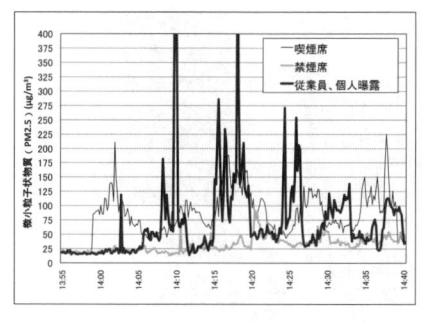

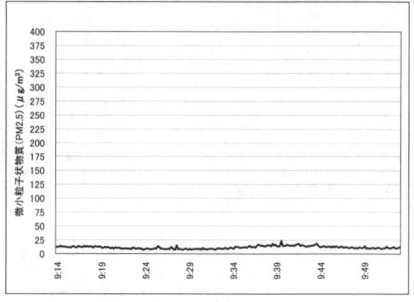

図15　神奈川条例前後のファミリーレストランの受動喫煙（PM$_{2.5}$として作図）
（左：喫煙・禁煙区域のたばこ煙と従業員の受動喫煙、右：全席禁煙化後）

れた[28]。最終的には、飲食店と旅館・ホテル業界からの強い反発により、報告書とはかけ離れた内容、つまり、サービス産業に喫煙室や営業区域の喫煙を容認する条例として、2012年3月に公布され、2013年4月より施行された[29]。神奈川県条例よりも進んだ内容の条例として検討され、教育・医療・官公庁施設に新たな喫煙室の設置を認めない、とした点は評価されるが、サービス産業の対策の改善は認められなかった。現在、複数の地方自治体で受動喫煙防止条例が検討されており、より実効性のある条例が成立することを期待したい。

(10) 屋外に喫煙場所を設ける場合の注意点

建物内を禁煙とする場合、灰皿を出入口の軒先に出す事例をしばしば見かける。図16は建物の出入口の喫煙コーナーのたばこ煙が、屋外からの風によって運ばれ、建物の中央部分のエレベーターまで汚染している様子を示す。「受動喫煙防止対策について」が発出された5ヵ月後、このような事態を防止するために「屋外に喫煙場所を設ける場合には、出入口や窓から極力離す」ことが事務連絡として示された[30]。

図17に屋外喫煙コーナーの風下側3m、10m、17mのたばこ煙濃度を測定した結果を示す。風下17mでも明らかな受動喫煙が発生してことから、喫煙コーナーを建物から17m離しても不十分であることが認められた[31]。

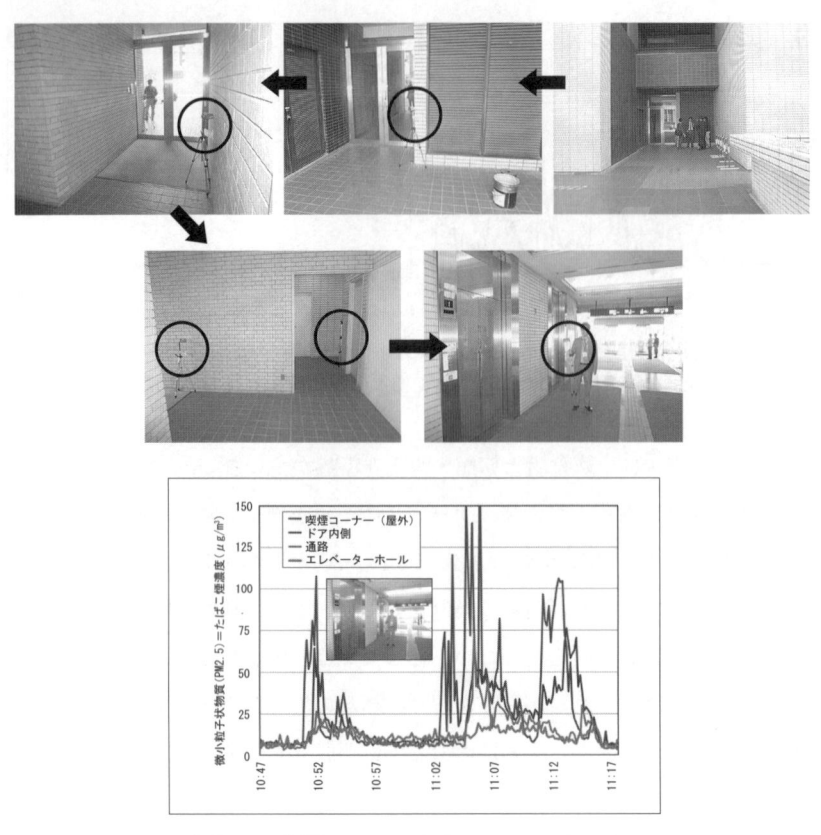

図16 出入口の喫煙コーナーからエレベーターホールへの
たばこ煙の流入

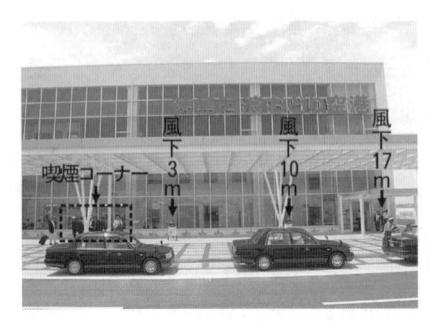

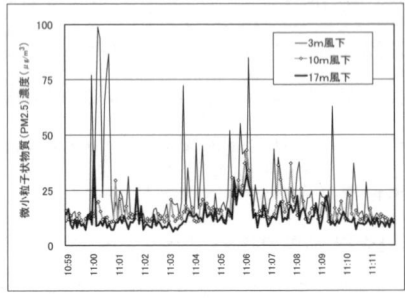

図17 喫煙コーナーの風下の受動喫煙の測定風景とその結果

先に紹介したように、喫煙終了後の呼気には約200秒間にわたってたばこ煙が吐出されること、歩く速度は0.7m/sであることを考えた場合、喫煙終了後、煙の吐出が終了するまで屋内に戻ってこられない距離、つまり、140mほど離さねばならない。しかし、そのようなことは現実的には困難であり、屋外喫煙コーナーはどの建物からも離れ、かつ、人の動線でない場所として図18のような場所となるであろう（雨が降れば傘が必要になるという状況に置かれてこそ、禁煙意向も高まる）。

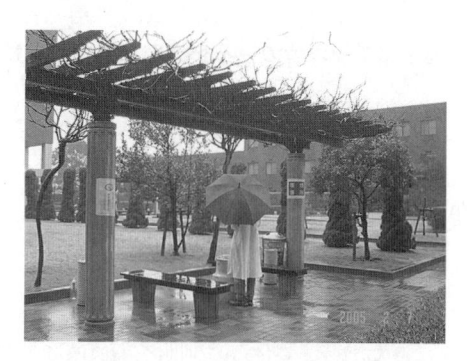

図18　どの建物からも離れた場所の喫煙コーナー

（11）公園と通学路の禁煙化

　建物内禁煙の事業場が増えたこと、特に、都会では建物周囲に余分な土地がないことから、近隣の児童公園が喫煙コーナーと化している光景も目にするようになった。また、通学路についても図19に示すように、歩きながら喫煙する人の後ろでは高い濃度の受動喫煙が発生する。

　先に紹介した健康局長通知「受動喫煙防止対策について」では、別添資料として「屋外であっても、子どもや多数の者の利用が想定される公共的な空間（例えば、公園、通学路等）での受動喫煙防止対策は重要である」と述べていることから、公園の禁煙化を実施した自治体、域内全域を路上喫煙禁止とする条例を施行している自治体も多い。そのような条例が全国の自治体に広まるこ

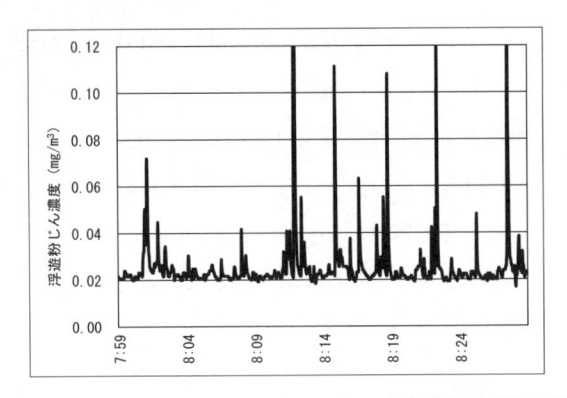

図19　通学路で喫煙者の後ろを歩いた場合の受動喫煙

とを期待したい。

(12) 建物内禁煙から敷地内禁煙へ

　某製造メーカーではX-1年に敷地内禁煙とすることが公表され、その後、企業内診療所において産業医による禁煙補助薬を用いた禁煙サポートが開始された。敷地内禁煙となった場合、昼休みに制服を着たまま門外に喫煙しに行くことはできないことから、勤務日は退社するまで喫煙出来ない状況になる。図20に敷地内禁煙の前後の喫煙率を示す。製造部門の男性喫煙率は33.8→23.1%に減少したことが認められた[32]。敷地内禁煙は受動喫煙をゼロにするだけでな

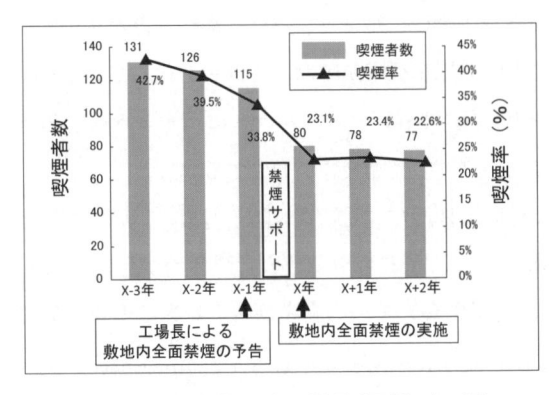

図20　喫煙者数・率の推移（男性／工場）

く、禁煙意向を強化する効果が高いことを示す事例である。
　以上のデータをもとに、職場では屋外であっても喫煙コーナーを設けることなく、最終的には敷地内禁煙を目指すと良い。

(13) 一般家庭における受動喫煙対策

　職場や公共空間の禁煙化と同時に、家庭における禁煙化も進めるべきである。自宅やその周囲での喫煙を容認、つまり、喫煙出来る場所がある限り家人の禁煙達成は困難である。家庭も全面禁煙とすべきデータを示す[33]。なお、この調査に協力して頂いた2家族のうち、片方の父親はデータを見た上で、家族の受動喫煙を防止するには禁煙するしかないことを納得し、禁煙を決意した。

① 個室での喫煙

　ドアを閉めた個室で喫煙した場合、たばこ煙はドアや建具の隙間から容易に隣のリビングに拡散する（図21）。

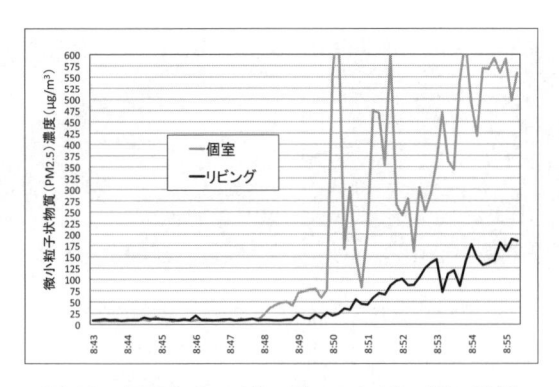

図21　個室からリビングへのたばこ煙の拡散

② 換気扇の下の喫煙

　換気扇のフードの下で喫煙した場合、ダイニングキッチン全体にたばこ煙が拡散する様子を示す（図22）。

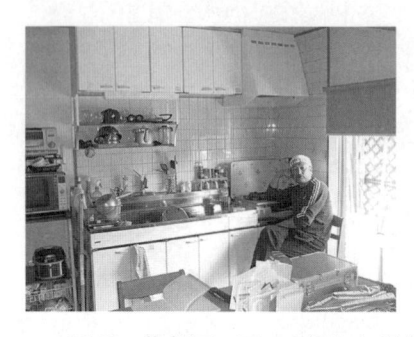

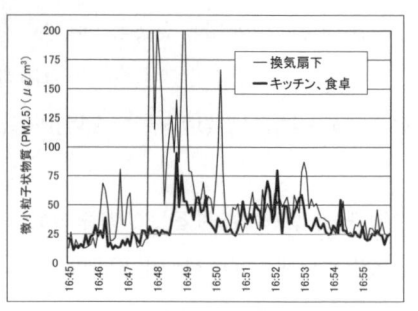

図22　換気扇の下で喫煙した場合のダイニングキッチンの受動喫煙

③　ベランダの喫煙

いわゆるホタル族であるが、サッシとレールの間には隙間があるため、窓を閉めていても、図23のようにその隙間からベランダのたばこ煙は容易に屋内に流入してくることが視覚的にも、粉じん濃度からも示された。

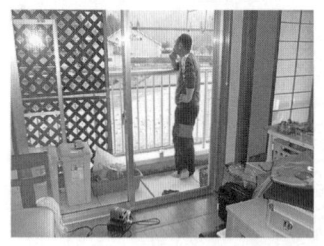

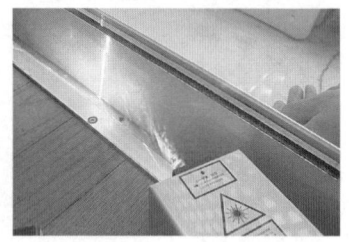

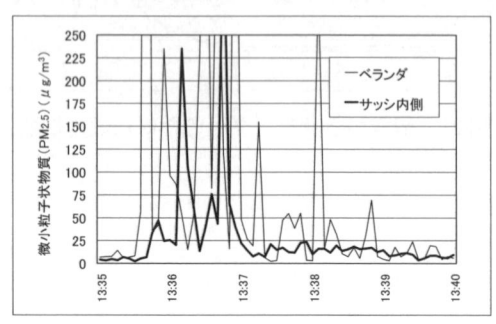

図23　ベランダからのたばこ煙の浸入の測定状況

④　玄関先の喫煙

　玄関のドアを閉めて外で喫煙した場合、玄関の外から玄関の中へ、さらに、ダイニングキッチンへと粉じん濃度が上昇する様子を示す。平面レーザーの光を当てると、ドアの隙間からたばこ煙が浸入していることが確認された（図24）。

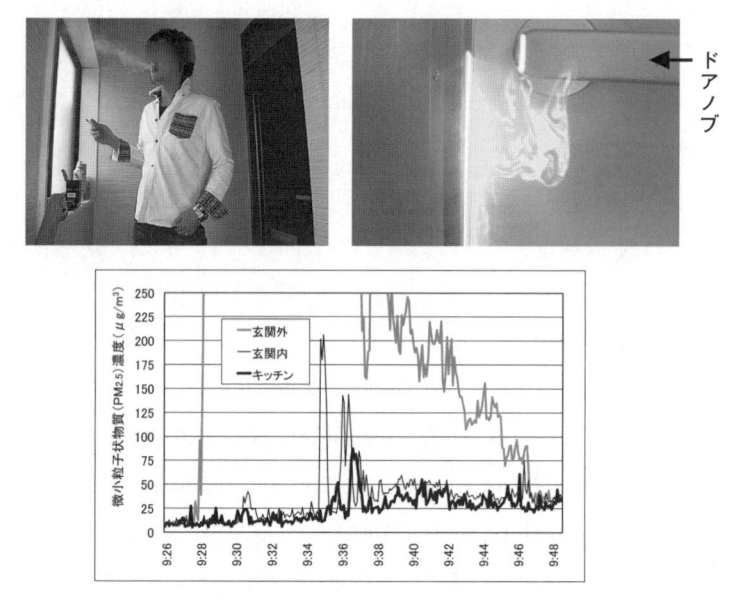

図24　ドアの外からのたばこ煙の浸入の状況

おわりに

　2012年6月8日、がん対策推進基本計画が閣議決定され、2022年までに喫煙率を12%にするとともに、「月1回以上」受動喫煙する機会がある人の割合を飲食店で15%、行政や医療機関では0%に引き下げ、家庭で「毎日」受動喫煙する機会のある人の割合を3%に減らすことが掲げられた。また、受動喫煙防止対策を事業主の義務とする労働安全衛生法の改正案は2012年の通常国会

での審議は見送られた。今後、本稿のデータをより良い受動喫煙防止条例、さらに国法として発展させていくための根拠として活用していきたいと考えている。

　たばこは喫煙する本人だけでなく、その周囲で生活する非喫煙者にとってもがんをはじめとした多くの疾病の原因となる。2006年に社会問題となったアスベスト問題の後、工場からすべてのアスベストを撤去したのと同じように、公共的な空間とすべての職場と家庭で受動喫煙をゼロにして非喫煙者を保護すること、つまり、建物内とその周囲を全面禁煙とすることがまず必要である。併行して、喫煙者には「らくに、確実にたばこがやめられる」禁煙治療の受診を勧奨すると良い。

　そのためにも、「どこで喫煙すればよいのか」という質問には、「喫煙出来る場所はない、禁煙しなさい」ときっぱりと回答していきたいものである。

【引用文献】
1) 国立がん研究センター　受動喫煙による死亡数の推計について
　　http://www.ncc.go.jp/jp/information/pdf/20101021_tobacco.pdf
2) Fichtenberg CM, et al. Effect of smoke-free workplaces on smoking behaviour: systematic review. BMJ. 325: 188-191, 2002.
3) 厚生労働省「事業者が講ずべき快適な職場環境形成のための措置に関する指針」
　　http://www.jaish.gr.jp/anzen/hor/hombun/hor1-21/hor1-21-1-1-0.htm
4) 中央労働災害防止協会「職場における喫煙対策のためのガイドライン」
　　http://www.jaish.gr.jp/anzen/hor/hombun/hor1-37/hor1-37-4-1-0.htm
5) 厚生労働省「分煙効果判定基準策定検討会報告書」
　　http://www.mhlw.go.jp/houdou/2002/06/h0607-3.html
6) 厚生労働省「新たな職場における喫煙対策のためのガイドラインの策定について」
　　http://www.mhlw.go.jp/houdou/2003/05/h0509-2a.html

7) 健康増進法　http://www.ron.gr.jp/law/law/kenko_zo.htm
8) 受動喫煙防止対策について、事務連絡（平成22年7月30日）
http://www.city.kitakyushu.lg.jp/files/000023170.pdf
9) 厚生労働科学研究「わが国の今後の喫煙対策と受動喫煙対策の方向性とその推進に関する研究」　http://www.tobacco-control.jp/
10) Winickoff JP, et al.: Beliefs about the health effects of "thirdhand" smoke and home smoking bans. Pediatrics. 123(1): e74-79, 2009.
11) 齊戸美弘. 間接受動喫煙（3次喫煙）の潜在的リスク　喫煙関連物質の精密測定による評価. 日本胸部臨床. 71(7). 675-683. 2012.
12) 外務省「たばこの規制に関する世界保健機関枠組条約」
http://www.mofa.go.jp/mofaj/gaiko/treaty/treaty159_17.html
13) 厚生労働省「たばこ規制枠組条約第8条の実施のためのガイドライン」
http://www.mhlw.go.jp/topics/tobacco/dl/fctc8_guideline.pdf
14) Global smokefree partnership
http://www.globalsmokefreepartnership.org/
15) Pell JP, et al.: Smoke-free legislation and hospitalizations for acute coronary syndrome. N Engl J Med. 359 (5): 482-491, 2008.
16) Lightwood JM, et al.: Declines in acute myocardial infarction after smoke-free laws and individual risk attributable to secondhand smoke. Circulation. 120: 1373-1379, 2009.
17) Mackay D, Haw S, Ayres JG, et al. Smoke-free legislation and hospitalizations for childhood asthma. N Engl J Med 2010 ; 363:1139-45.
18) 厚生労働省「受動喫煙防止対策について」（健発0225第2号，平成22年2月25日）
http://www.mhlw.go.jp/stf/houdou/2r98520000004k3v-img/2r985200000004k5d.pdf
19) 厚生労働省「受動喫煙防止対策の徹底について」（健発1029第5号，平成

24 年 10 月 29 日）

    http://www.mhlw.go.jp/seisakunitsuite/bunya/kenkou_iryou/kenkou/tobacco/dl/tuuchi-121029.pdf

20) 厚生労働省「職場における受動喫煙防止対策に関する検討会」報告書.
　　http://www.mhlw.go.jp/stf/houdou/2r98520000006f2g.html

21) 閣議決定「新成長戦略」（平成 22 年 6 月 18 日）
　　http://www.kantei.go.jp/jp/sinseichousenryaku/sinseichou01.pdf

22) 労働政策審議会「今後の職場における安全衛生対策について（建議）」（労審発 1222 第 597 号）
　　http://www.mhlw.go.jp/stf/houdou/2r9852000000zafy-img/2r9852000000zahf.pdf

23) 日本産業衛生学会「許容濃度等の勧告（2011 年度）」. 産衛誌. 177-203, 2011.

24)「神奈川県公共的施設における受動喫煙防止条例」
　　http://www.pref.kanagawa.jp/cnt/f6955/p23021.html

25) 厚生労働科学研究費補助金第 3 次対がん総合戦略研究事業発がんリスクの低減に資する効果的な禁煙推進のための環境整備と支援方策の開発ならびに普及のための制度化に関する研究. 平成 23 年度報告書

26) 厚生労働科学研究費補助金 循環器疾患・糖尿病等生活習慣病対策総合研究事業 飲食店等多数の者が利用する施設における受動喫煙対策の実態及び課題に関する研究. 平成 23 年度報告書（研究代表者　大和　浩）

27) 本多　融, 大和　浩. 飲食業における喫煙対策. 安全衛生コンサルタント. 32, 26-31, 2012.

28) 兵庫県受動喫煙防止対策検討委員会第 9 回検討委員会報告書.
　　http://web.pref.hyogo.jp/hw13/hw13_000000093.html

29) 兵庫県「受動喫煙の防止等に関する条例」
　　http://web.pref.hyogo.jp/kf17/judoukitsuen_jourei.html

30) 厚生労働省事務連絡「受動喫煙防止対策について」事務連絡（平成 22 年 7

月30日) http://www.city.kitakyushu.lg.jp/files/000023170.pdf
31) 守田祐作, 大和　浩. 受動喫煙防止のための職場の喫煙対策. 安全衛生コンサルタント. 32, 15-19, 2012.
32) 永田智久. 進めよう職場の喫煙対策. 安全衛生のひろば. 5, 9-20, 2010.
33) 纐纈朋弥, 石原多佳子, 玉置真理子, 後閑容子, 大和　浩, 本多　融, 小林鈴香. 家庭における受動喫煙曝露状況に関する調査. 保健師ジャーナル. 68, 518-523, 2012.

コラム①

Q: 空気清浄機でたばこの有害物質は除去可能ですか？

A: 空気清浄機には高性能フィルター（HEPA）方式と電気集じん方式があります。HEPEフィルター方式であればたばこから発生する粉じんを除去できますが、吸着した粉じんがフィルターの表面に堆積することにより吸引能力が低下します。電気集じん方式では、たばこ粉じん（ミスト状のタール）が吸着することでフィルターの静電気発生能力が急速に低下するため、ほとんどの粉じんが素通りしています。また、一酸化炭素やホルムアルデヒドなどのガス状物質はどちらの方式でも一切除去できません。さらに、フィルターに付着したたばこ粉じんに空気があたることでガス状成分が揮発し、誰も喫煙していないのに空気清浄機が稼働しているといつまでもたばこ臭い、という状況になります。さらに、床置き式の空気清浄機では床に向かって排気するため、喫煙室からの漏れの原因をつくっている事例もしばしば見かけます。「たばこの規制に関する世界保健機関枠組条約」第8条のガイドラインでも、空気清浄機は受動喫煙対策には不適切な機器、と結論を出しています。

コラム②

●室内の粉じん濃度の測定法および評価基準に関する課題

　浮遊粉じんの大きさは空気力学的直径、つまり、形状や密度の異なる粒子と空気中で同じ挙動をする密度 1.0 の水の粒子の直径に換算して表される。通常の呼吸によって数 10 ミクロン以下の粒子は人体に吸入され、粒径が大きいものは鼻毛や鼻粘膜に捉えられ、粒径が小さくなるほど気管〜気管支に浸入し、数ミクロン以下の粒子は肺胞領域に到達する[1]。

　PM_{10} もしくは $PM_{2.5}$ は重力、遠心力、慣性を利用して浮遊粉じんのうち空気力学的直径が 10 ミクロンもしくは 2.5 ミクロンの粒子が 50%カットされる特性を持つ分粒装置を通過した粒子（Particulate Matter）を意味する[2]。一般に、PM_{10} は土石の粉砕で発生した粗い粒子（土埃）であり、$PM_{2.5}$ は石油や石炭、木材の燃焼に由来します。PM_{10} に占める $PM_{2.5}$ の割合は郊外では低く、工業地帯では高くなる。アメリカでは $PM_{2.5}$ の濃度が高い地域では心血管系疾患や発がんの罹患率やそれらの疾患による死亡率が増えるという疫学調査にもとづき[3]、アメリカ環境保護庁（US EPA）は 1997 年に大気環境測定の対象粒子を PM_{10} から $PM_{2.5}$ に変更した[4]。2006 年、US EPA の大気環境基準（National Ambient Air Quality Standards: NAAQS）の改訂では、PM_{10} の長期曝露と健康障害の間には相関がみられないため測定対象から外し、人体に影響がみられないレベルとして $PM_{2.5}$ の年間平均濃度は改訂前と同じ $15\mu g/m^3$、24 時間の平均濃度は改訂前の $65\mu g/m^3$ から $35\mu g/m^3$ に引き下げた[5]。WHO Air Quality Guidelines, Global update 2005 では US EPA よりも低い値が採用されており、人体に影響が認められないレベルとして $PM_{2.5}$ の年間平均濃度を $10\mu g/m^3$、24 時間の平均濃度を $25\mu g/m^3$ としている[6]。

　一方、わが国の室内の空気環境の基準として示されている事務所衛生基準規則（ビル衛生管理法も同じ値を採用）では「浮遊粉じん（Suspended

Particulate Matter: SPM)」として「約10マイクロメートル以下の粉じんをデジタル粉じん計等により測定すること」とされており、その基準として0.15mg/m^{3}が示されている。この値は大気汚染が深刻な社会問題であった昭和40年代に気管支喘息の発症防止を目的として示された一般環境の粉じん濃度の基準0.2mg/m^3（1時間値）と0.1mg/m^3（24時間値）の中間値を、行政的判断で室内基準として設定したものである[7]。自席で喫煙することが当たり前であった当時、たばこ煙で汚染された室内の空気環境を判断する際に、偶然にも手頃な濃度であった。大気汚染が一掃され、また、室内の全面禁煙が当たり前となってきた現在の室内の基準として用いるべきではない。さらに、喫煙室からの漏れが発生しても、この値を超えるほど大量に漏れることはないので、「良好な室内環境である」と誤用される原因ともなっている。

　このように、海外では人体への影響の有無を根拠とした粒径と基準で規制が行われていることに対し、わが国ではそうなっていない点が問題である。

　なお、喫煙によって発生する粒子状成分は直径が2.5ミクロン以下でありPM$_{2.5}$として計測される。これまでの受動喫煙の調査において室内の浮遊粉じん（SPM）に占めるPM$_{2.5}$の割合が不明であったためWHOの示す評価基準と比較することができなかった。我々は、日本で広く用いられているSPMを測定するデジタル粉じん計と海外で用いられているPM$_{2.5}$を測定するデジタル

喫茶店の喫煙席のPM2.5は北京並み、禁煙席は外出自粛レベル

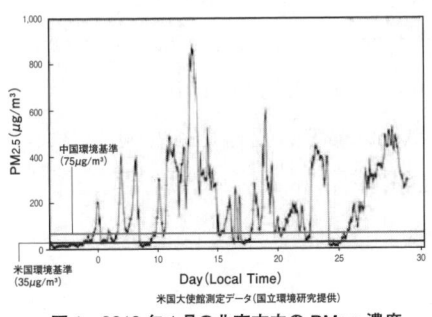

図1　2013年1月の北京市内のPM2.5濃度　　図2　喫茶店（喫煙室、禁煙区域）のPM2.5濃度

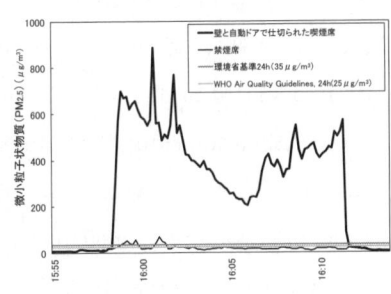

粉じん計を用いて、室内のたばこ煙濃度を比較したところほぼ同じ値が得られたことを発表した[8]。つまり、喫煙が行われている室内の調査で検知される粉じんは、ほとんどすべてが喫煙に由来する$PM_{2.5}$であり、土埃に相当する粗い粒子（SPM もしくは PM_{10}）は無視できる範囲であることから、わが国で室内の受動喫煙の評価に用いられている「SPM として 0.15mg/m^3 以下」という測定方法と評価基準は、$PM_{2.5}$ で 150μg/m^3 に相当する甘い基準であることが考えられた。

　一般環境については、わが国でも 2009 年に環境省から「微小粒子状物質に係わる環境基準について」が告示され、SPM ではなく $PM_{2.5}$ を測定すること、環境基準として 1 年平均値を 15μg/m^3 以下、かつ、1 日平均値を 35μg/m^3 以下とすることが告示されている[9]。「一定の要件を満たす喫煙室」を含めた室内の空気環境の評価についても同様の見直しがおこなわれれば、建物内を全面禁煙とする以外に手段がなくなる。労働安全衛生法の改正の際に、検討すべき内容であると考えられる。

【コラムの引用文献】

1) 大和　浩, 他. 作業環境中の粒子状物質. 粉体工学便覧　第 2 版, 粉体工学会編, 日刊工業新聞社：606-609,1998.

2) 環境省大気中微小粒子状物質（PM2.5）測定方法暫定マニュアル
http://www.env.go.jp/council/07air/y070-25/mat04-3.pdf

3) Dockery D.W, et al. An association between air-pollution and mortality in 6 United-States cities. N Engl J Med. 329, 1753-1759, 1993.

4) U.S. Environmental Protection Agency. Fine Particle ($PM_{2.5}$) Designations.　http://www.epa.gov/pmdesignations/

5) US EPA National Ambient Air Quality Standards
http://www.epa.gov/air/criteria.html

6) WHO Air Quality Guidelines -global update 2005.

http://www.who.int/phe/health_topics/outdoorair_aqg/en/
7) 入江建久.「室内環境と健康」の歴史的回顧-室内環境基準値の誕生まで. Indoor Environment. 10, 129-135, 2007.
8) 大和　浩, 他. 微小粒子状物質（$PM_{2.5}$）による受動喫煙の評価とサービス産業従事者の個人曝露評価. 第 19 回日本禁煙推進医師歯科医師連盟学術総会（新潟），2010 年 2 月.
9) 環境省「微小粒子状物質に係る環境基準について」（平成 21 年 9 月 9 日）
　　http://www.env.go.jp/press/press.php?serial=11546

特定健康診査・特定保健指導における禁煙支援強化の経緯

日本大学医学部社会医学系公衆衛生学分野教授　大井田　隆

1．高齢者医療確保法（高齢者の医療の確保に関する法律）の制定まで

（1）老人保健法の制定

　1973年（昭和48年）に老人医療費を無料化にした結果、老人医療費の高騰が激しくなり、その後の政府は新たな老人医療制度を模索した。1973年度（昭和48年度）に概ね4300億円だった老人医療費が翌々年度には8700億円と2倍になり、また一人の老人が同じ疾患で複数の医療機関を受診するいわゆる「はしご受診」という言葉が流行ったことからも老人医療費の高騰に政府がいかに悩んでいたことはよくわかる。ようやく、10年後の1982年（昭和57年）に「老人保健法」が制定され、それまで高齢者の無料だった医療機関への窓口負担が有料化になった。また、この法律は国民の老後における健康の保持と適切な医療の確保のため、疾病の予防のための健診、治療、機能訓練等の保健事業を「総合的」に実施することで国民保健の向上と老人福祉の増進を図ることも目的としていた。この法律で「総合的」という言葉に意味があり、市町村が実施する40歳以降の保健事業を、老人医療と連携させることで保健利用サービスの向上を目指したのであり、必要な老人医療費も若人から老人まで公平に負担することをねらいとした。なお、同法に基づく保健事業が注目されていたのは胃がんや子宮がん検診であり、健康教育、健康相談により喫煙防止対策が実施されてはいたが、全国的なレベルでの対策が実施されたわけではなかった。

（2）高齢者医療確保法

　2005年（平成17年）に厚生労働省は医療制度構造改革試案をまとめ、急激な少子高齢化、経済の低成長など社会情勢の変化の中で、わが国の皆保険制度

を主体とする医療制度を持続することを目指した。その試案に基づき2006年（平成18年）には高齢者医療確保法が制定され、その法律によって生活習慣病予防は国民の健康保持の上でも重要であり、医療費の減少にも資することでもあり、大いに推進することとなった。従来の老人保健事業では個別疾患の早期発見・早期治療であったが、高齢者医療確保法では保険者が実施する継続的な健康づくりいわゆる特定健康診査・特定保健指導の制度を創設している。その創設した理由として2005年（平成17年）の厚生労働省厚生科学審議会ではそれまでの①老人保健法に基づき市町村が行う健診、②医療保険各法に基づき医療保険者が行う一般健診や、③労働安全衛生法に基づき事業者が行う健診の課題を下記に上げている。

- 生活習慣病予備群の確実な抽出と保健指導が不十分
- 科学的根拠に基づく健診・保健指導の徹底は必要
- 健診・保健指導の質の更なる向上が必要
- 国としての具体的な戦略やプログラムの提示が不十分
- 現状把握・施策評価のためのデータの整備が不十分

特に1番目に上げた保健指導の不十分なことはいわゆる「健診のやりっ放し」という意見であり、健診の議論の中で従来から指摘されていたことである。

さらに特定健康診査・特定保健指導の制度の特徴的なことはメタボリックシンドローム（内臓脂肪症候群）に着目していた点である。2005年（平成17年）に内科8学会がメタボリックシンドロームの提唱した疾病概念であり、その診断基準を厚生労働省は参考にしている。これは、メタボリックシンドロームを共通の要因として、高血糖、高血圧、脂質異常を呈する病態であり、それぞれが重複したときは虚血性心疾患、脳血管疾患などの発症リスクが高く、内臓肥満を減少させることでそれらのリスクを下げるという考え方である（ただし、この考え方は後述するが大橋靖雄氏らの論文-日本公衆衛生雑誌2011年12月号-によって疑問を投げかけられている）。厚生労働省がメタボリックシンドロームの概念を導入した目的は、内臓脂肪蓄積の低下、血糖、中性脂肪や血圧など

をコントロールによる心血管疾患、脳血管疾患や人工透析の減少を詳細なデータをもって示すことが出来からであるとしている。

（3）特定健康診査の健診項目と喫煙

表に示すように特定健康診査項目は基本的な項目として質問票、身体測定、血圧測定、血液検査などあり、2006年（平成18年）に厚生労働省が公表した「標準的な健診・保健指導プログラム（暫定版）」では質問票を参考として掲載しており、その質問票では喫煙が重要な項目になっている。

（4）特定保健指導対象者の選定

内臓脂肪の蓄積により、高血圧、高血糖、脂質異常などのリスク要因が増加するほど心疾患等が発症しやすくなるという考えに基づいて特定保健指導の対象者の選定方法とした。また、保健指導には表に示すように「動機付け支援」と「積極的支援」、「情報提供」に分類して保健指導を行うことになった。具体的に内臓脂肪蓄積を腹囲（男性：85cm以上、女性：90cm以上）またはBMI（25以上）で判定した人を保健指導対象者としており、肥満という要因を中心とした保健指導になっている。さらに、その中から①血糖（空腹時血糖100mg/dl以上など）、②脂質（中性脂肪150mg/dlまたはHDLコレステロール40mg/dlなど）、③血圧（収縮期血圧130mmHg以上または収縮期血圧85mmHg以上など）、④喫煙歴有り（①から③までのリスクが一つ以上ある場合にカウント）の4つの結果を検討して、保健指導の階層化を図ることとしている。

2. 特定健康診査・特定保健指導に対する日本公衆衛生学会の意見

　2007年（平成19年）に翌年度から実施される特定健康診査・特定保健指導に対して日本公衆衛生学会は、肥満対策については重要なものの一つであると認めるもののより総合的な健康対策が必要という意見表明を厚生労働省健康局長に対して行った。その内容において、メタボリックシンドロームを有するものは、男性で8-25%程度に存在し、その構成要素である腹部肥満に加え、血圧高値、血糖高値、脂質代謝異常を多く複数有し、生活習慣病等の発症危険度が高くなるため、今回の特定保健指導の重要性については高く評価している。しかし、癌予防や循環器疾患予防の重要な項目である喫煙者への保健指導が軽視されていることや今回の特定保健指導は肥満対策が中心であるため、喫煙対策、高血圧対策、糖尿病対策、多量飲酒対策などの多くの健康阻害要因についても保健指導の範囲とするように訴えている（資料1）。さらに、意見書では職域や都市・農村等の地域の実情による生活習慣の差異にも考慮することを述べたが、貴重な意見にもかかわらず「標準的な健診・保健指導プログラム（確定版）」には反映されることはなかった。

　さらに、2010年（平成22年）にも日本公衆衛生学会は厚生労働大臣に対して①腹囲を必須項目とするか否かの判断を、コホート研究を中心とした科学的なエビデンスや現場での実効性を考慮して再検討すること、②腹囲が基準以下であっても、高血圧、糖尿病、脂質異常などの循環器疾患の危険因子が重複する者に対して、「動機付け支援」、あるいは「積極的支援」に相当する保健指導の実施体制を構築すること、③被用者保険の被扶養者に対しては、地域で特定健診とがん検診を一体化したサービスが受けられる体制を整えること、などの意見を出した。この意見書は日本医師会などの関係団体から注目されその後の特定健康診査・特定保健指導のあり方の検討に影響を及ぼしている（資料2）。

資料 1-1

平成19年5月15日　　　第54巻　日本公衆誌　第5号

日本公衆衛生学会
「標準的な健診・保健指導プログラム」に対する意見表明について

　平成20年度から実施される特定健診・特定保健指導に向けて，昨年7月，厚生労働省から「標準的な健診・保健指導プログラム（暫定版）」が公表されました。これに対して，多方面から学会としての意見を出してほしいとの要望を受け，理事会および地域保健医療福祉委員会で検討を重ねるとともに，本年2月，同委員会の専門部会として生活習慣病対策専門委員会（委員長　上島弘嗣・滋賀医科大学教授）を立ち上げました。同委員会および理事会における検討を経て，本年3月23日付で，「標準的な健診・保健指導プログラム（暫定版）」に対する意見を厚生労働省健康局長宛に提出いたしました。

　その後，厚生労働省より同プログラム確定版が公表されましたが，本意見書の内容は確定版においても有用と考えられます。以上，これまでの経過をご報告するとともに，意見書の全文を掲載いたします。

平成19年4月17日

日本公衆衛生学会
理事長　實成文彦

平成19年3月23日

厚生労働省健康局長
　外　口　崇　殿

日本公衆衛生学会理事長
實　成　文　彦

「標準的な健診・保健指導プログラム」〔暫定版〕に対する意見

　平成20年度より特定健診・保健指導が実施されます。その基本的な考え方は，新たな健診において，糖尿病等の生活習慣病，とりわけ内臓脂肪症候群（メタボリックシンドローム）該当者・予備群を減少させるため，保健指導を必要とする者を的確に抽出し，特定保健指導を行うとされています。

　メタボリックシンドロームを有するものは，わが国では，男性の8-25％程度に存在し，その構成要素である腹部肥満に加え，血圧高値，血糖高値，脂質代謝異常を多く複有するため，脳卒中，心疾患，糖尿病等の生活習慣病の発症危険度が高くなります。したがって，それ自体の保健指導の重要性については十分評価するものであります。

　しかし，「標準的な健診・保健指導プログラム」〔暫定版〕では，循環器疾患のみならず，癌予防，呼吸器疾患予防の重要な対策項目である喫煙者への保健指導が軽視されています。また，本来，「健康日本21」の中間評価を踏まえて，重要な項目については，引き続きその対策を実施し，目標に近づける努力が必要です。

　そのためには，肥満対策もその重要な項目の一つですが，喫煙対策，高血圧対策，糖尿病対策，多量飲酒対策，等もそれに劣らず重要です。その手段として，「健康日本21」の総論にあるように「ハイリスクストラテジー」のみならず，「ポピュレーションストラテジー」も重要です。

資料 1-2

「ポピュレーションストラテジー」の実例として，健康増進法の「受動喫煙防止」条項は，受動喫煙対策にとって大きな効力を発揮しました。

内臓脂肪の蓄積とリスク要因に対する指導は，比較的若い時期に生活習慣改善を行った方が予防効果は期待できるとされています。その認識は適切なものと考えます。しかし，高齢者であっても，高血圧，糖尿病，低栄養状態（やせ，低コレステロール，等を含む）等に対する食生活指導，禁煙指導等の重要性は，若年者の保健指導に劣らず重要です。

また，この特定健診は，本来，生活習慣改善を適切に行うためのものであり，健診により受診勧奨を受けた受診者に対して，不用意に薬物治療が行われないような配慮とその明示が必要です。

最後に，都市・農村部等の地域や職域の実情により人々の生活習慣は異なり，重視すべき対策の視点は，必ずしも全国一律ではありません。したがって，従来から指摘されているように，地域や職域における集団の実情を考慮した対策が必要です。

以上の視点を踏まえ，下記の点を考慮した特定健診・保健指導プログラムとされるように要望します。

記

1. 「健康日本21」に掲げられた対策と都道府県等健康増進計画の継続および評価を引き続き実施すること。
2. 禁煙指導は癌，循環器疾患，呼吸器疾患等の予防にとって，とりわけ重要な保健指導項目であり，メタボリックシンドロームの有無にかかわらず禁煙指導を実施すること。また，喫煙者にとっては健診を受診すること自体が禁煙の動機付けを促す介入となるように，健診の標準的な質問票には，現在の「喫煙の有無」のみでなく「禁煙意志」に関する質問を加えること。
3. 高血圧，糖尿病，高コレステロール血症等の確立した循環器疾患の危険因子に対する保健指導は，内臓脂肪蓄積の有無とは独立して行うこと。
4. 高齢者のBMIとLDL-Cについては下限値を設定し，保健指導にも十分配慮すること。
5. この健診結果のみに基づいて薬物治療を行わないようにすること，および薬物治療を行う場合は医師の診察などによる医学的診断に基づくべきであることを明示すること。
6. 都市・農村，地域や職域における集団の特質を考慮する視点を入れること。

(以上)

資料 2-1

日本公衆衛生学会
特定健診・特定保健指導の今後の改定に対する意見表明について

　平成 20 年度より実施されている特定健診・特定保健指導について、学会員に対するアンケート調査結果や総会シンポジウム等での議論を受け、生活習慣病専門委員会（委員長　畝博・福岡大学教授）および理事会における検討を経て、昨年 10 月 28 日、畝理事他 3 名の理事が厚生労働大臣宛の意見書を、藤村 修厚生労働副大臣に手渡しました。
　遅くなりましたが、経過をご報告するとともに、意見書の全文を掲載いたします。なお、意見書には下記の資料 2 点を添付しております。

1) 畝　博, 馬場園明. 特定健診・特定保健指導に関するアンケート調査結果. 日本公衛誌 2009; 56(6): 371-382.
2) 日本公衆衛生学会.「標準的な健診・保健指導プログラム」に対する意見表明について. 日本公衛誌 2007; 54(5): 291-292.

平成 23 年 1 月 31 日

日本公衆衛生学会
理事長　實成文彦

平成 22 年 10 月 28 日

厚生労働大臣　細川律夫殿

特定健診・特定保健指導の今後の改定に対する意見

日本公衆衛生学会　理事長　實成文彦

　平成 20 年度より特定健診・保健指導が実施され、2 年が経ちました。日本公衆衛生学会では学会総会で「特定健診・特定保健指導」のより効果的な実施に向けての議論を行うとともに、学会員に対してアンケート調査を実施し、意見の集約をしてまいりました。
　日本公衆衛生学会はご存じのごとく、国・都道府県・政令市に勤める医師・歯科医師・保健師・栄養士、市町村保健師、並びに大学医学部・歯学部あるい

資料2-2

は看護大学の衛生学公衆衛生学の研究者を中心として構成されております。日本公衆衛生学会員に対する「特定健診・特定保健指導に関するアンケート調査結果」（添付資料1参照）では、特定健診・特定保健指導でメタボリックシンドロームの予防・改善を取り上げたことに関しては評価する意見が多数を占めましたが、一方で多くの問題点が指摘されています。

問題点の一つ目として、保健所医師、市町村保健師を中心に、「特定健診・特定保健指導の導入により、地域に住む被用者保険の被扶養者に対する保健サービスが低下している」という現場の声が挙げられます。被用者保険の被扶養者は従来、市町村が実施する基本健康診査とがん検診を一緒に受けていましたが、特定健診導入後は、特定健診は主として被用者保険の指定医療機関で、がん検診は市町村で受診することになり、その受診形態が不便かつ煩雑になったために、特定健診、がん検診両方の受診率低迷の要因の一つになっています。また、医療過疎地帯では指定医療機関で特定健診を受けることが困難な地域も多数あります。この解決策として、市町村が被用者保険者と連携して被用者保険の被扶養者に対して特定健診とがん検診を一体化したサービスを実施できる体制を整えることが必要であると考えます。また、特定健診の受診率に関しても、市町村国保においては、平成24年度の受診率65％以上の参酌基準のみならず、未受診者の掘り起こしにより複数年度にわたる累積受診率を上昇させたことなどの点を評価することも重要です。

問題点の二つ目として腹囲に関する基準についての議論があります。学会員の意見の中には腹囲については、男性の基準は厳しすぎ、女性の基準は甘すぎるという指摘がありました。International Diabetes Federationではアジア人の基準（男性90cm、女性80cm）を推奨していることや、さらに最近では、腹囲を必須とせずメタボリックシンドロームの1構成因子として判断する方法が提唱されています。現在、厚生労働省の研究班では、日本人のコホート研究の統合解析により、この点に関する検討が進められていると聞いています。厚生労働省の研究班の報告を含めて、日本人の科学的エビデンスを総括するとともに、現場での実効性も考慮して、その定義を再検討する必要があります。

問題点の三つ目は、平成19年に提言しました（「標準的な健診・保健指導プログラム」[暫定版]に対する意見：添付資料2参照）の中でも、すでに述べておりますが、女性や高齢男性ではメタボリックシンドロームに該当する者はそれ程多くなく、腹囲が基準以下で高血圧、糖尿病、脂質異常などの循環器疾患の危険因子が重複する者がメタボリックシンドローム該当者よりも多数認められます。わが国の数々の疫学研究から、腹囲が基準以下でも危険因子が重複すると腹囲が基準以上の場合と同様に循環器疾患の発症・死亡リスクが上昇することが証明されています。従って、非肥満者でも危険因子を有する者に対する食生活や運動の指導はメタボリックシンドローム該当者と同様に重要でありま

資料 2-3

　す。なお、この件に関しては、現在、厚生労働省の研究班で非肥満者に対する生活指導の方策に関する検討が進められていると聞いております。

　問題点の四つ目には、特定保健指導のマニュアルに関して、指導が行い易くなったと評価する意見がある一方で、マニュアルが実現性の観点からみると、保健指導のポイント制など画一化、硬直化しており、地域や職域における保健指導からの脱落者が多く、保健指導を最後まで完了するものは少ないと報告されています。保健指導からの脱落を防ぎ、指導の効果を上げるためには、現場の保健師や管理栄養士がその専門性を生かして柔軟な対応をすることが必要であり、また、保健指導が年度を跨いで継続できる体制を構築することも重要です。

　すでに、政府民主党の方針として後期高齢者医療制度は廃止されることが決定されています。今後、新しい医療制度の下で特定健診・特定保健指導がどのように位置づけられるのか不明でありますが、もし、特定健診・特定保健指導が継続して実施されるようであるならば、前述した問題点を踏まえ、下記の点を考慮した特定健診・特定保健指導の改定のための検討を要望します。

記

1．被用者保険の被扶養者に対しては、地域で特定健診とがん検診を一体化したサービスが受けられる体制を整える。また、未受診者への受診勧奨を進め、複数年度の累積受診率を把握、評価する体制を整える。

2．腹囲のカットオフポイントや腹囲を必須項目とするか否かの判断を、コホート研究を中心とした科学的エビデンスや現場での実効性を考慮して、再検討する。

3．腹囲が基準以下であっても、高血圧、糖尿病、脂質異常などの循環器疾患の危険因子が重複する者に対して、「動機付け支援」、あるいは「積極的支援」に相当する保健指導の実施体制を構築する。

4．特定保健指導に際しては、その効果を検証しながら、マニュアルに従った一律の指導でなく、保健指導に携わる保健師や管理栄養士などの専門性を生かした柔軟な対応を推奨し、現状の単年度内での指導や評価方法を再検討し、複数年度にわたる指導や評価体制について検討する。

以上

3.「メタボ」という流行語

　メタボリックシンドロームという概念は一人の個人が動脈硬化へのいくつかのリスクファクターを持っているという1990年前後から指摘されるようになって一般化し、特に米国のKaplan教授によって耐糖能異常、高トリグリセリド血症、高血圧、肥満が1個人に集積する病態を「死の四重奏」という名称で提唱されたことがメタボリックシンドロームという言葉を有名にするきっかけとなったと考えられる。その後2005年（平成17年）に日本でも内科8学会が国際的な動きと相まってメタボリックシンドロームという表1に示すような診断基準を作成した（松澤佑次、公衆衛生2007年3月号）。この内科8学会の提唱されたメタボリックシンドロームの考え方が高齢者医療確保法の特定健康診査・特定保健指導に反映されると、「メタボ」の名前でマスコミでも大きく取り上げられ国民の関心を集める結果となった。その後、飲料メーカーなどが「メタボ」対策としての飲料茶の発売や腹囲が検診項目の一つになるという珍しさから「メタボ」という流行語が生まれ、2006年の新語・流行語大賞にも選ばれ

表1　保健指導対象者の選定と階層化

腹囲	追加リスク ①血糖 ②脂質 ③血圧	④喫煙歴	対象 40-64歳	65-74歳
≧85cm(男性) ≧90cm(女性)	2つ以上該当		積極的支援	動機付け支援
	1つ該当	あり	積極的支援	
		なし		
上記以外で BMI≧25	3つ該当		積極的支援	動機付け支援
	2つ該当	あり	積極的支援	
		なし		
	1つ該当			

（注）　斜線欄は、階層化の判定が喫煙歴の有無に関係ないことを意味する。

①血糖　a 空腹時血糖100mg/dl以上　又は b HbA1cの場合　5.2%以上　又は c 薬剤治療を受けている場合(質問票より)
②脂質　a 中性脂肪150mg/dl以上　又は b HDLコレステロール40mg/dl未満　又は c 薬剤治療を受けている場合(質問票より)
③血圧　a 収縮期血圧130mmHg以上　又は b 拡張期血圧85mmHg以上　又は c 薬剤治療を受けている場合(質問票より)
④質問票　喫煙歴あり　(①から③のリスクが1つ以上の場合にのみカウント)

※1　服薬中の者については、医療保険者による特定保健指導の対象としない。
※2　前期高齢者(65歳以上75歳未満)については、積極的支援の対象となった場合でも動機づけ支援とする。

ている。

　事実、2007、8年（平成19, 20年）に内閣府食育推進室が我が国の20歳以上の成人3000人を対象に面接法（回答率58%）によって実施した「食育に関する意識調査」におけるメタボリックシンドロームの認知度は、2007年には77.3%、2008年には87.8%という驚異的な数字を示している。また、メタボリックシンドロームの予防や改善のための食事・運動の実践比率は半年以上の実践が30.3%であり、「メタボ」という流行語が国民の健康づくりに貢献していることが推察される。また、著者も2007年に我が国の20歳以上の成人を無作為に2000人抽出し、訪問面接法によって調査を実施した結果（回収率60%）、「あなたは、メタボリックシンドローム（内臓脂肪症候群）という言葉やその意味をご存知ですか。」という質問に「言葉も意味も知っていた人」：53%、「言葉も意味もほぼ知っていた人」：34%で内閣府の調査と同様な結果が得られている（未発表）。この言葉も意味を知っている、又はほぼ知っている人87%のうち34%が何らかのメタボリックシンドロームの予防と改善のために何かを実践している人の割合で、その中で最も多い実践の内容（複数回答あり）は、食事量の制限：50%、お菓子や甘い物の制限：39%、バランスの取れた食事を心がける：43%、運動の実施：47%となっている。一方で、「健康日本21（21世紀における国民健康づくり運動）をご存知ですか」という質問に対しては内容を知っている：4%、言葉は聞いたことはあるが内容は知らない：12%で、メタボリックシンドロームやメタボという言葉がいかに知れ渡っているかが解る。

4．健診・保健指導の在り方に関する検討会

　2008年（平成20年）より全国的に開始された特定健康診査・保健指導について、制度導入後に一定の知見が集積されていたのでこれらを踏まえて、厚生労働省健康局にて2011年12月より健診・保健指導の在り方に関する検討会が

開かれた。また、同時期に第2次国民健康づくり運動（第2次健康日本21）が示されており、この内容を踏まえつつ生活習慣病予防に関する今後の在り方も検討することになった。なお、この検討会は5回開催され、2012年4月に中間報告として取りまとめられている。

　短い期間に開催された検討会ではあったが極めて白熱した議論が交わされた。一つ目の論点はメタボリックシンドロームに着目した健診を行い、その対象者に生活習慣を改善するという保健指導に意義はあるのかというものである。それに関して賛否両論があり、賛成派は①前述したようにメタボリックシンドロームの概念が国民に浸透したこと、②保健指導が注目され効果は上がっている、③保健指導を系統立てて行うようになり、医療保険者が健診や保健指導に取り組みようになった、④制度発足後4年目であり、現在は生活習慣の改善効果などのデータの蓄積に努めるべきである、などの意見を主張した。一方、反対は①受診率は低く、制度は定着していない、②メタボリックシンドロームに着目しているために心疾患や脳卒中のリスク管理が不十分、非肥満者でリスクを有する者への介入も検討すべき、③検診項目は少なく、今の健診を老人保健法の健診項目に戻すべき、などであって議論は盛り上がったが結局結論は先送りになってしまったことは残念である。

　二つ目の論点は特定健康診査・保健指導における腹囲基準の在り方で、特定健診においては、腹囲を測定し、特定保健指導の対象となる者を選別・階層化する上でのスクリーニングの第1基準として用いられているが、これについて国際糖尿病連合（IDF）が暫定的に示した新たなメタボリックシンドロームの判定基準において腹囲は判定要素の一つとされていることから、国際暫定基準に合わせて腹囲を第1基準にするにではなく判定要因の一つとすべきであるという意見が多く出された。この検討会の中で特に印象深いのは16万人の医師を擁する日本医師会が「第1基準とされた腹囲は循環器病の独立した危険因子であることが否定されてきており、少なくとも腹囲を第1基準とするような健診は諸外国では見当たらない」と強く反対したことである。また、前述した平

成19年の日本公衆衛生学会意見書を作成時に学会委員会内部で検討した結果、循環器疾患の要素での腹囲とBMIはほとんど変わらないが、受診者から見た場合腹囲という目新しさがある理由（例えて言うならば、白いワイシャツから黄色いワイシャツに着替えるようなもので、黄色いということで関心を呼ぶが機能から見たときは変わらないという意見であった）から受けいれ入れられる健診項目であると指摘していた。腹囲を第1基準とすることに賛成する意見として①腹囲はスクリーニングの手段としては重要であり、メタボリックシンドローム対策として先進的に取り組んでいる以上国際暫定基準にとらわれる必要はない、②保健指導の現場は効果が上がりやすいなどであった。さらに腹囲の現行基準（男性：85cm以上、女性：90cm以上）については今後のデータ収集と研究の推進が必要とされた。

　三つ目の論点は今回最も重要な問題で、現在特定保健指導の対象となっていない者への対応の中で、一番分かりやすい問題の提示として「腹囲の第1基準でスクリーニングされない高血圧者─いわゆるやせた高血圧者」や「喫煙者」をどのようにするかであった。事実、検討会事務局から図1のように池田論文

図1　高血圧者、喫煙者に対する特定保健指導について

○　喫煙及び高血圧は、日本における非感染性疾患・障害による成人死亡率の主要なリスク因子となっている。

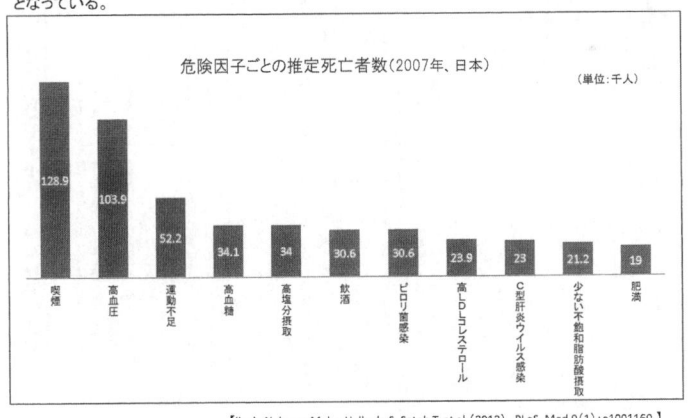

危険因子ごとの推定死亡者数（2007年、日本）　（単位：千人）

危険因子	推定死亡者数
喫煙	128.9
高血圧	103.9
運動不足	52.2
高血糖	34.1
高塩分摂取	34
飲酒	30.5
ピロリ菌感染	30.6
高LDLコレステロール	23.9
C型肝炎ウイルス感染	23
少ない不飽和脂肪酸摂取	21.2
肥満	19

【Ikeda N, Inoue M, Iso H, Ikeda S, Satoh T, et al. (2012)　PLoS Med 9(1):e1001160.】

(Ikeda et al. (2012) PLoS Med 9(1)：e1001160.）が提示され、喫煙及び高血圧者は日本における非感染性疾患・障害による成人死亡率の主要なリスク因子となっていると指摘された。また、今回の検討会で参考人として出席した磯博康氏も「人口寄与危険度からの推計では、高血圧、喫煙の影響がメタボリックシンドロームよりも大きいことから、非肥満者でリスク保有者への保健指導は長期的な効果を期待する上でも重要である」と発言している。さらに、この検討会が開催されている期間内に、前述したように日本公衆衛生雑誌2011年12月号に大橋氏がメタボリックシンドロームを構成するリスク因子と脳卒中発症に関する論文を掲載した。それによると全国10コホート19,173人を平均7.1年追跡し、リスク因子（血圧高値、脂質異常、高血糖）の保有数とBMI25以上で肥満を定義して脳卒中発症の調整（性年齢、喫煙、飲酒、コレステロール値）済みハザード比を算出した。その結果、脳卒中罹患者数の増加に対する寄与は非肥満者でのリスク因子保有の方が肥満者よりも大きいことを報告し、現

資料3

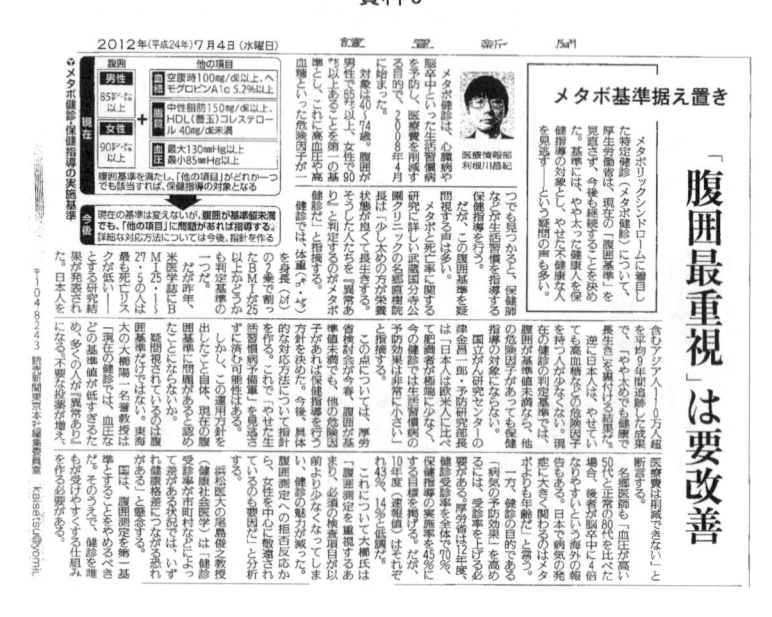

在のメタボリックシンドローム健康診査を実施することに対しての疑問を投げかけた。

最近はこのような批判を反映して、マスコミ論調も特定健康診査の改定に向けての報道が目につく。資料3にあるようにメタボ健診に対して「腹囲最重視」は要改善と疑問を投げかけている。

5．検討会で決定された今後の喫煙対策

今回の検討会で参加者からの異論が全くなかったことは、特定保健指導の対象になっていない腹囲が基準以下の非肥満者のうち高血圧、高血糖、高脂質、喫煙といったリスクを有する者に対して何らかの保健指導が必要だということであった。池田氏や磯氏の指摘したように特に血圧・喫煙が日本人にとって主要なリスク要因になっていることから、この二つのリスクに着目した保健指導は生活習慣病予防する観点から重要であり、健診の機会を捉えて早期に保健指導を実施することは検討会では望ましいとしている。その理由として、血圧・喫煙のリスクの有無は、通常、特定健康診査での計測及び質問紙への記入によりその場で判明するためである。

また、その血圧・喫煙への対処方針として①血圧及び喫煙に着目した保健指導は、特定保健指導の対象者となるかどうかに関わりなく実施すべきものであり、従来の標準プログラムに追加記載し、②禁煙指導については、健診の受診が禁煙の動機付けを促す機会となるよう、対象者の禁煙意向を踏まえ、喫煙者に禁煙の助言や情報提供を行い、禁煙したい喫煙者には、禁煙外来や地域・職域で実施される禁煙指導、薬局・薬店等を紹介するよう努めるべきであることを①と同様に標準プログラムに記載することとした。

いままでの保健指導や動機付け支援では腹囲が基準（男性：85cm以上、女性：90cm以上）にならないと喫煙者はその対象にもならなかった。循環器疾患の最も重要なリスクである喫煙がこのような扱いでは適切でなかったことは

誰もが認めるところであり、新しい特定健康診査・保健指導では喫煙者はその対象者になることは一歩前進したと考える。しかし、喫煙者が今までその対象者にならなかったのかもう一度制度発足の経過を検証する必要があり、日本人の健康を保持するために新たな制度をどのようにすべきかを考えなければならない。

6．標準的な健診・保健指導プログラムの改訂

　厚生労働省健康局は2012年（平成24年）12月から健診・保健指導の在り方に関する検討会が公表した中間とりまとめ（263-277ページ参照）を受けて「標準的な健診・保健指導プログラム」（2006年（平成18年））の改訂を2013年（平成25年）4月に行った。改訂作業は厚生労働省健康局と保険局（平成24年7月13日279-290ページ参照）の健診・保健指導に関する検討会の提言を踏まえ、2012年（平成24年）7月に厚生労働省より発表された健康日本21（第二次）との関連性を明確にしている。

　中間とりまとめで提言された非肥満者への生活習慣病対策としての対応は健康増進法に基づく健診・保健指導とし、高齢者医療確保法で保険者に義務化された特定健診・保健指導とは区別している。健診・保健指導の根拠法令である健康増進法の第4条では「健康増進事業実施者は、健康教育、健康相談その他国民の健康の増進のために必要な事業を積極的に推進するよう努めなければならない。」と規定しており、医療保険者も被保険者や被扶養者に対する健診・保健指導を含めた保険事業に積極的に取り組むことが求められている。従って、今回の「標準的な健診・保健指導プログラム」の改訂では今までの特定健診・保健指導では対応できなかった「やせた高血圧者」や「メタボリックシンドロームに該当しなかった喫煙者」などの保健指導を法的に実施出来ることを明確にしており、従来の制度より前進したことは評価できる。

　標準的な健診・保健指導プログラム（改訂版）では資料にもあるように「保

厚生労働省健康局「標準的な健診・保健指導プログラム（改訂版）」

健診・保健指導と特定健診・特定保健指導の関係

健診・保健指導
- 高齢者医療確保法
- 健康増進法
- 労働安全衛生法
- 健康保険法
- 学校保健安全法
などに基づき実施

特定健診・特定保健指導
○高齢者医療確保法に基づく医療保険者の義務
○40歳から74歳までの被保険者・被扶養者が対象

〈健診・保健指導実施者向け〉
標準的な健診・保健指導プログラム
（健康局作成）

〈医療保険者向け〉
特定健康診査・特定保健指導の円滑な実施に向けた手引き
（保険局作成）

医療保険者の義務ではない健診・保健指導

医療保険者の義務で行う特定健診・特定保健指導

健指導のための禁煙支援簡易マニュアル」及び「禁煙に関するフィードバック文例集」を喫煙者の禁煙を推進するために掲載している。このマニュアルの主旨は健診・保健指導の場での禁煙支援は、メタボリックシンドロームの有無やリスクの大小に関わらず、全ての喫煙者を対象にして行うことが重要としている。

特定健康診査・特定保健指導における禁煙支援の意義と方法

大阪がん循環器病予防センター予防推進部長　中村　正和

1. はじめに

　2013年度からの第2期特定健診・特定保健指導において健診当日からの喫煙の保健指導が強化されることになった。改訂された厚生労働省健康局の「標準的な健診・保健指導プログラム（改訂版）」[1]には、「血圧及び喫煙については、虚血性心疾患や脳血管疾患の発症リスクとして重視すべき項目であるため、健診当日を含め、面接での対応を強化することが求められる。特に喫煙者に対しては、禁煙支援および積極的な禁煙外来の利用を促すことが望ましい。」「一方、検査データの異常はないが、喫煙者である等、生活習慣の改善の余地がある対象者に対しては、喫煙等による生活習慣病発症リスクの高さ等に言及した上で、生活習慣の改善を促すことが望ましい。」と述べられている。メタボリックシンドローム（以下、メタボ）に対する保健指導では減量を目的とした食事や身体活動に重点が置かれることが一般的である。しかし、喫煙は動脈硬化性疾患の独立した原因であり、さらに最近の研究でメタボや糖尿病の発症のリスクを高めることから、メタボ対策において禁煙は重要である。また、肥満やメタボを伴わない場合でも喫煙は多くの病気の原因となることから、すべての喫煙者に禁煙を働きかける必要がある。

　2013年に策定された健康日本21の第二次計画ならびにがん対策推進基本計画の見直しにおいて、成人喫煙率を2022年度までに現状の19.5％（2010年の国民健康栄養調査結果）から12％に低下させることの目標が設定された。この目標は、たばこをやめたいと考えている37.6％の喫煙者全員がたばこをやめることを想定して設定された。この目標を達成するためには、WHOのたばこ規制枠組条約に沿って、たばこ税・価格の大幅な引き上げの継続や受動喫煙防止

のための法的規制の強化などの対策に加えて、喫煙の本質がニコチン依存症という病気であることを踏まえ、健診等の保健事業を含め広く保健医療の場での禁煙推進が必要である。

本稿では、具体的なデータを紹介して特定健診・特定保健指導を中心に保健医療の場における禁煙支援の意義と方法について述べる。

2．メタボ対策における禁煙の意義

特定健診・特定保健指導では、メタボに焦点が当てられており、保健指導の内容は減量指導が中心となるが、喫煙者に対して禁煙について働きかけを行うことが大切である。

その理由は次のとおりである。
① 喫煙は病気の原因として予防できる最大の原因である。
② 喫煙は高血圧、脂質異常、糖尿病と並んで、動脈硬化の独立した危険因子である。
③ 喫煙は糖代謝や脂質代謝の異常を引き起こし、メタボや糖尿病の発症リスクを高める。
④ メタボと喫煙が重なることにより循環器疾患のリスクが相乗的に高まる。
しかも男性ではメタボよりも喫煙の方が原因としての寄与割合が大きい。
以下にこれらの内容についてデータを紹介しながら解説する。

（1）喫煙は病気の原因として予防できる最大の原因

日本人の死亡の原因を分析した研究によると、喫煙による超過死亡数は約13万人で、高血圧の約10万人と並んで、死亡原因としての寄与が大きいことが改めて確認された（図1)[2]。喫煙は、がんと呼吸器疾患死亡の最大の原因であり、循環器疾患死亡については、高血圧に次いで2番目の原因である。毎日、喫煙が原因で約370人の命が失われていることになる。

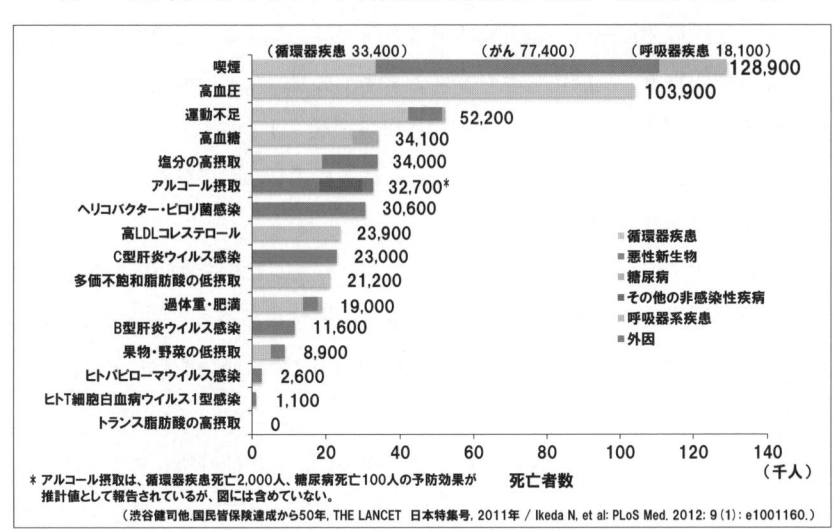

図1 わが国におけるリスク要因別の関連死亡者数－男女計（2007年）

（循環器疾患 33,400）　（がん 77,400）　（呼吸器疾患 18,100）

リスク要因	死亡者数
喫煙	128,900
高血圧	103,900
運動不足	52,200
高血糖	34,100
塩分の高摂取	34,000
アルコール摂取	32,700*
ヘリコバクター・ピロリ菌感染	30,600
高LDLコレステロール	23,900
C型肝炎ウイルス感染	23,000
多価不飽和脂肪酸の低摂取	21,200
過体重・肥満	19,000
B型肝炎ウイルス感染	11,600
果物・野菜の低摂取	8,900
ヒトパピローマウイルス感染	2,600
ヒトT細胞白血病ウイルス1型感染	1,100
トランス脂肪酸の高摂取	0

凡例：■循環器疾患　■悪性新生物　■糖尿病　■その他の非感染性疾病　■呼吸器系疾患　■外因

＊アルコール摂取は、循環器疾患死亡2,000人、糖尿病死亡100人の予防効果が推計値として報告されているが、図には含めていない。

（渋谷健司他.国民皆保険達成から50年, THE LANCET 日本特集号, 2011年 / Ikeda N, et al: PLoS Med. 2012; 9(1): e1001160.）

表1　喫煙による動脈硬化のメカニズム

1. **血管内皮の傷害**
   一酸化窒素やプロスタサイクリンなどの血管拡張物質の産生低下
   酸化LDLコレステロールの増加
2. **凝固・線溶系障害**
   血小板凝集促進、フィブリノーゲンの増加
   PAI-1の上昇を介した線溶系の抑制
3. **糖代謝障害**
   炎症や酸化ストレスなどを介するインスリン感受性の低下
   ※酸化ストレス→アディポネクチンの減少やTNFαの増加
   交感神経の緊張による血糖の上昇
4. **脂質代謝障害**
   交感神経の緊張に伴う遊離脂肪酸の増加とトリグリセライドの合成促進
   リポ蛋白リパーゼの活性の低下による血清のトリグリセライドの増加

（U.S. Department of Health and Human Services. How Tobacco Smoke Causes Disease: The Biology and Behavioral Basis for Smoking-Attributable Disease: A Report of the Surgeon General. 2010などの資料をもとに作成）

（2）喫煙の動脈硬化、糖代謝、脂質代謝への影響

　喫煙は、脳梗塞や虚血性心疾患などの原因となる動脈硬化を促進する。喫煙によって動脈硬化が進行するメカニズムとして、血管内皮の傷害のほか、凝固・

線溶系、糖代謝や脂質代謝を介する作用があげられる（表1）[3]。

まず、喫煙の血管内皮への直接作用については、たばこの煙の中の一酸化炭素が血管拡張物質（一酸化窒素やプロスタサイクリンなど）の産生を低下させ血管内皮を傷害するのに加えて、喫煙による酸化ストレスによりLDLコレステロールなど血清脂質の変性が起こり、それを貪食した泡沫細胞が血管内へ浸潤し動脈硬化が進行する。

喫煙の凝固・線溶系への影響については、ニコチンによる血小板凝集の促進やフィブリノーゲンの増加のほか、血栓を溶かすプラスミノーゲンの作用を阻害するPAI-1（プラスミノーゲン活性化抑制因子-1）の増加を介して、血栓形成を促進する。

喫煙による糖代謝への影響については、喫煙による炎症や酸化ストレス、内臓脂肪の増加などを介してインスリン抵抗性を増加させるほか、交感神経の刺激による血糖の上昇をもたらし、その結果、糖代謝異常や糖尿病を引き起こすと考えられている。喫煙者ではアディポネクチンの低下や、PAI-1やTNF-α（腫瘍壊死因子-α）の上昇がみられるが、これは喫煙による脂肪組織に対する酸化ストレスがアディポサイトカインの産生異常を引き起こすためと考えられている。

喫煙の脂質代謝への影響については、ニコチンの交感神経の緊張作用（体脂肪の分解促進による血液中の遊離脂肪酸の増加、それに伴うトリグリセライドの合成促進）と血清のリポ蛋白リパーゼの活性の低下作用（トリグリセライドを多く含んだリポ蛋白のクリアランスの減少）を介して高トリグリセライド血症をはじめ、高LDL血症、低HDL血症を引き起こすと考えられている。

（3）喫煙とメタボ、糖尿病、CKDの関係

喫煙はメタボの発症のリスクを高めることが複数の国内外の研究で報告されている。わが国で職場の健診受診者約3,000人を追跡した研究によると、喫煙本数に比例してメタボの発症のリスクが有意に上昇し、1日31本以上の喫煙

図 2 喫煙によるメタボリックシンドロームの発症リスク
－追跡調査成績－

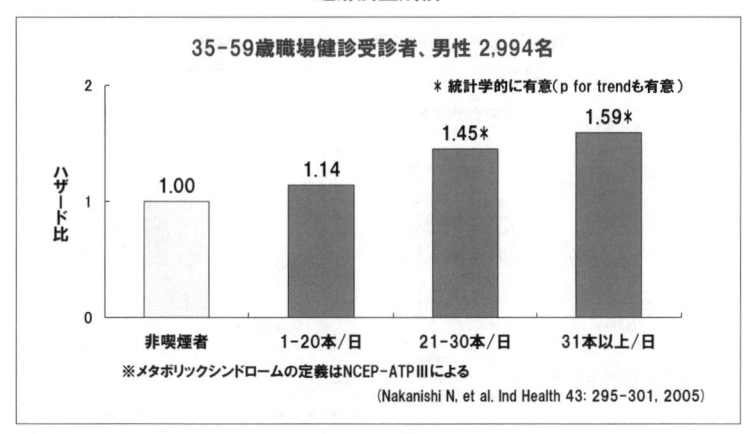

35-59歳職場健診受診者、男性 2,994名

* 統計学的に有意（p for trendも有意）

ハザード比
- 非喫煙者: 1.00
- 1-20本/日: 1.14
- 21-30本/日: 1.45*
- 31本以上/日: 1.59*

※メタボリックシンドロームの定義はNCEP-ATPIIIによる

(Nakanishi N, et al. Ind Health 43: 295-301, 2005)

図 3 喫煙状況別にみた糖尿病の発症リスク
（健康成人, 27のコホート研究のメタアナリシス）

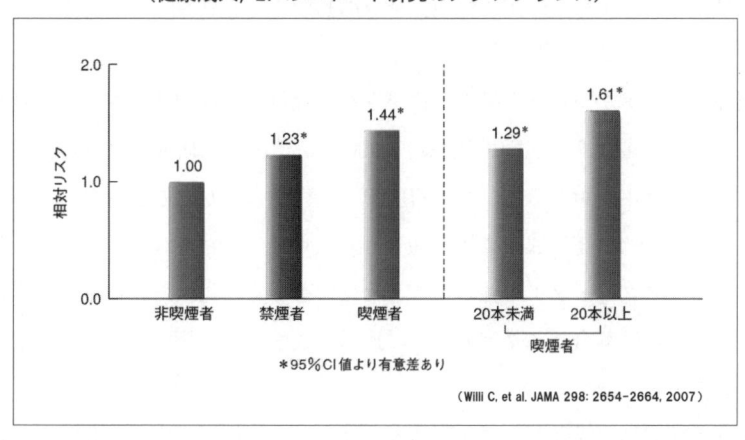

相対リスク
- 非喫煙者: 1.00
- 禁煙者: 1.23*
- 喫煙者: 1.44*
- 20本未満（喫煙者）: 1.29*
- 20本以上（喫煙者）: 1.61*

＊95％CI値より有意差あり

(Willi C, et al. JAMA 298: 2654-2664, 2007)

者では非喫煙者に比べて1.6倍高くなることが報告されている（図2）[4]。また、喫煙が糖尿病の発症リスクを1.4倍上昇させることが世界の25編の研究（国内研究7編を含む）のメタアナリシスにより明らかにされている（図3）[5]。

喫煙がメタボや糖尿病を引き起こすメカニズムについては、上述したように、喫煙の糖・脂質代謝への影響が考えられている。そのほか、喫煙による内臓脂

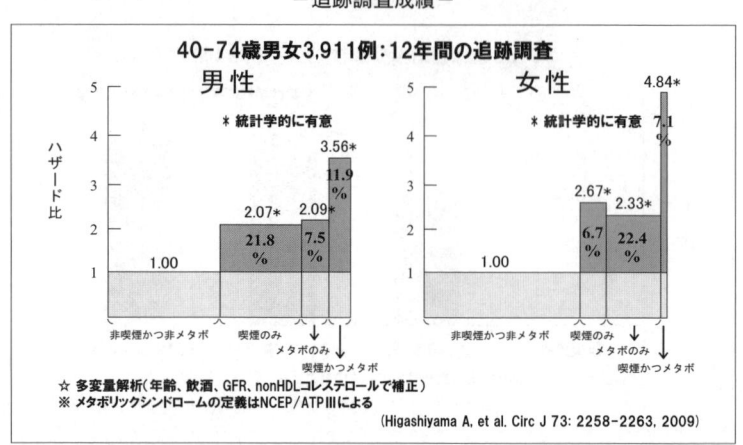

図4 喫煙とメタボの組み合わせによる循環器疾患発症のリスク
－追跡調査成績－

40-74歳男女3,911例：12年間の追跡調査

(Higashiyama A, et al. Circ J 73: 2258-2263, 2009)

肪を増やす作用として、コルチゾールや性ホルモンを介するメカニズム[6]や、喫煙に付随した不健康な生活習慣（身体活動の不足、朝食欠食、早食い、飲酒など）[7-8]を介しての作用が考えられている。

喫煙とメタボが重なると動脈硬化がさらに進行し、虚血性心疾患や脳梗塞の発症リスクが増大する。地域住民約3,900人を追跡した研究によると、男女とも喫煙とメタボが重なると、循環器疾患の発症リスクがどちらも有しない場合に比べて3.6～4.8倍高まることが報告されている（図4)[9]。しかも男女とも喫煙単独のリスクはメタボ単独のリスクとほぼ等しく、男性では喫煙の循環器疾患の寄与危険度割合はメタボのそれに比べて大きく、禁煙の重要性が指摘されている。

喫煙は糖尿病の発症リスクを高めるだけでなく、糖尿病患者において総死亡のリスクを高め、糖尿病の合併症としての大血管障害や細小血管障害のリスクを高める。具体的には、心血管死亡リスクの上昇、糖尿病性腎症の悪化や透析のリスクの上昇などが報告されている。

喫煙による腎機能低下は糖尿病の有無に関わらず認められる。日本腎臓学会発行の「CKD診療ガイド2009」[10]では、「喫煙はCKD（慢性腎臓病）の発症

および進行に関連する独立した危険因子であり、CVD（心血管疾患）の発症リスクを増加させることから、CKD 患者は禁煙すべきである」として、すべての病期において禁煙が推奨されている。

このように、喫煙は動脈硬化、メタボ、糖尿病、CKD の発症やその重症化に深く関係し、重大な合併症を引き起こす。したがって、禁煙の働きかけを先送りして減量の指導に終始していては、特定健診・特定保健指導が目指す動脈硬化性疾患の予防に十分つながらないことが明らかである。

3．喫煙者の生活習慣の特徴と禁煙による変化

喫煙者において、身体活動や運動不足、飲酒や食事の偏りなど、生活習慣の偏りがみられている（図5、6）[7-8]。

健診受診者を対象に喫煙と生活習慣の関係について詳細な検討を行った最近の研究によると、男性の喫煙者は非喫煙者に比べて、運動・身体活動が少なかっ

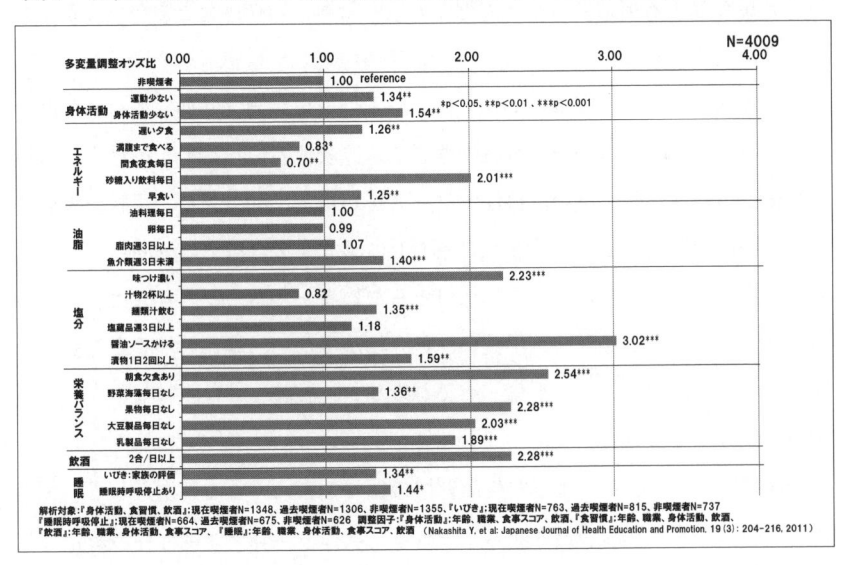

図5　現在喫煙者における各習慣ありの調整オッズ比（非喫煙者を基準）男性

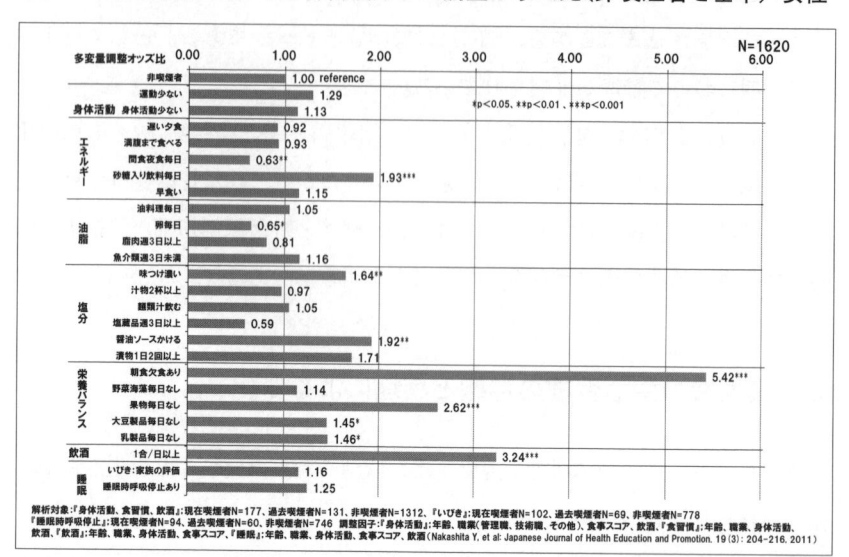

図6　現在喫煙者における各習慣ありの調整オッズ比（非喫煙者を基準）女性

た[8]。女性では有意差がみられなかったが、1つの理由として、女性の喫煙者には、体重コントロールのために喫煙を続けている者が少なくなく、運動や身体活動量を高める努力も合わせて行っているため、非喫煙者と差がでなかった可能性が考えられた。

　喫煙と食習慣、飲酒習慣については、以下の結果が男女共通して有意な関連としてみられた。すなわち、現在喫煙者では非喫煙者に比べて、砂糖入り飲料を毎日とる、味付けが濃い、醤油・ソースをかける、朝食欠食、果物、大豆製品・乳製品が少ないという食習慣の偏りに加えて、2合以上の飲酒者が多かった。一方、間食・夜食については毎日とらない者が多かった。さらに、男性の喫煙者でのみ、夕食が遅い、早食い、魚介類が少ない、麺類の汁を全部飲む、漬物を1日2回以上とる、野菜・海藻が少ない、満腹までは食べないという食習慣の偏りがみられた。

　喫煙者において、このような生活習慣の偏りが考えられる理由として、まず健康全般に対する意識の低さがあげられる。次に、ニコチン依存症の影響とし

て、喫煙行動を優先させるために運動不足となることや、喫煙者では喫煙と相反する薬理作用や喫煙による消化管でのアルコールの吸収率の減少作用のために飲酒量が増加することが考えられる。さらに、喫煙者における抑うつ傾向の影響として、運動不足や食事の偏りを招くことに加えて、喫煙による味覚・嗅覚への影響から、塩分摂取の増加をきたすことが考えられる。

次に、禁煙後の生活習慣の変化を検討すると、禁煙後の年数とともに、上述した運動・身体活動レベルの不足や食習慣の偏り（朝食欠食、味付けが濃い、野菜・海藻や果物の摂取が少ない、砂糖入り飲料の摂取が多いなど）、2合以上の飲酒習慣が改善し、非喫煙者に近づく傾向がみられた。運動習慣については非喫煙者に比べてより望ましい方向に変化していた（図7、8）。禁煙後に運動習慣の顕著な改善がみられる理由の1つには、禁煙後の体重増加に対する体重コントロールの取り組みの影響が考えられる。

著者の禁煙外来での経験からも、禁煙した人は自信がついて何事にも積極的になり、食事の改善や運動に取り組んで禁煙後の体重増加を上手に対処するといった生活習慣改善の「好循環」がみられる方が少なくない。喫煙者において

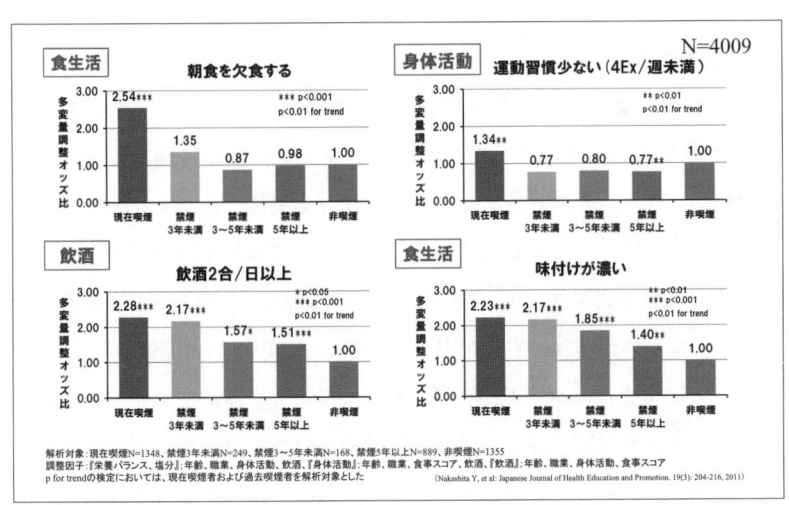

図7　現在喫煙および禁煙年数別にみた各習慣ありのオッズ比－男性

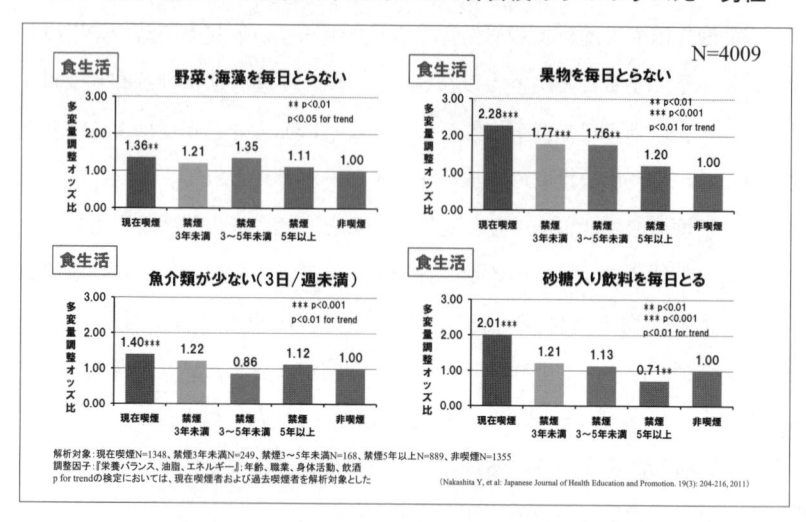

図8 現在喫煙および禁煙年数別にみた各習慣ありのオッズ比－男性

解析対象：現在喫煙N=1348、禁煙3年未満N=249、禁煙3〜5年未満N=168、禁煙5年以上N=889、非喫煙N=1355
調整因子：『栄養バランス、油脂、エネルギー』：年齢、職業、身体活動、飲酒
p for trendの検定においては、現在喫煙者および過去喫煙者を解析対象とした

(Nakashita Y, et al: Japanese Journal of Health Education and Promotion. 19(3): 204-216, 2011)

は、禁煙が「健康生活を開く扉」になる可能性があり、喫煙者が禁煙に関心を持っている場合は、まず禁煙から取り組むことを提案する方法も考えられる。

4．喫煙者における減量指導効果の低下の可能性

2008年度から開始された特定保健指導において、喫煙者は非喫煙者に比べて減量に成功しにくいという研究結果が報告されている（表2)[11]。具体的には、4%の減量成功の要因を分析した結果、支援レベルが積極的支援である、年齢が高い、6ヵ月後に評価のための血液検査を実施することを事前に知らせている、指導を完了しているに加えて、非喫煙と非飲酒が成功要因であった。非喫煙者では喫煙者に比べて、約1.3倍減量に成功しやすかった。喫煙者が減量に成功しにくい理由は必ずしも明らかでないが、以下の可能性が考えられる。すなわち、①喫煙者において、喫煙が原因となって、飲酒や食事の偏り、身体活動の不足がより強固に結びつき、非喫煙者に比べて改善が困難になっている可能性、②ニコチン依存症のため生活の中で喫煙を優先してしまうため、時間

表2　特定保健指導における体重4%減少に対する喫煙等の各要因の影響

	6ヵ月後(N=2977)	
	特性	多変量調整オッズ比(95%CI)
年齢	49.3±6.2歳	1.01 (0.99-1.02)
BMI	26.1±2.6kg/m^2	0.99 (0.96-1.03)
減量ステージ （無関心・関心期/その他）	27.5%	1.00 (0.83-1.22)
血液検査告知あり/なし	7.9%	1.94 (1.45-2.60) **
喫煙なし/あり	47.1%	1.28 (1.05-1.55) *
飲酒なし/あり	25.1%	1.28 (1.05-1.55) *
完了あり/なし	65.7%	1.43 (1.19-1.73) **
支援レベル （積極的/動機づけ）	81.2%	1.25 (0.97-1.61)

(注)　完了ありとは動機づけ支援では6ヵ月評価ができた者、積極的支援では支援ポイントがA160以上、B20以上を満たした者
　　減量ステージの無関心期：「6ヵ月以内に改善するつもりはない」、その他：関心期「6ヵ月以内に改善しようと思う」、準備期
　　「1ヵ月以内に改善しようと思う」、実行期「すでにできてると思う」　**P<0.01、*P<0.05
　　　　　　　　　　　　　　　　（平成23年度　厚労科学　循環器疾患・糖尿病等生活習慣病対策総合研究事業　津下班）

的な余裕の低下（たとえば、1日20本吸う喫煙者では、1本の喫煙に要する時間を5分と仮定すると1日100分の時間を喫煙のために使っていることになる）やたばこの購入のために可処分所得が実質的に減少して食費などを減らしている可能性、③喫煙者では非喫煙者に比べて健康意識が低く、減量をはじめ生活習慣改善全般に対する取り組みの意欲が低いために減量に成功しにくかった可能性などが考えられる。

　先行研究において喫煙状況による減量指導の効果の差について検討した研究は見当たらない。今後さらに検討が必要であるが、本成績は生活習慣の改善としてまず禁煙から取り組むことの必要性を示唆しているのかもしれない。

5．特定健診等の場での効果的な禁煙支援のポイント

　健診は、医療とならんで多くの喫煙者に出会う場であり、かつ医療に比べて若い喫煙者への禁煙勧奨が可能である。健診や保健指導の場で、短時間でもよいので禁煙の働きかけを行い、禁煙の気づきを促し、禁煙のきっかけを提供す

ることが必要である。その方法の詳細については第2部で紹介するが、ここでは短時間で効果的な禁煙の情報提供や支援を行うためのポイントを以下に述べる。

（1）喫煙に関するアセスメント

健診の場での禁煙の働きかけを考えた場合、喫煙状況の質問に加えて、喫煙本数や喫煙ステージ（禁煙の準備性）に関する質問を加えておくとよい。喫煙ステージを把握して対象者の禁煙の準備性にあった働きかけをすることにより、個別的でかつ効果的な禁煙勧奨や支援が可能になる。そのほか、禁煙経験や禁煙の自信などについても把握しておくと、より個別化した禁煙の働きかけが可能となる。

（2）禁煙の情報提供とアドバイス

短時間でできる禁煙の情報提供や働きかけの方法としては、①病歴や検査値等の情報をもとに禁煙することが重要であること、②禁煙治療を受ければ「比較的楽に」「確実に」「あまりお金もかけずに」禁煙できること、の2点をはっきり伝えることである。

① 禁煙の重要性を伝える

まず「禁煙をするべきであること」をはっきり伝え、禁煙が「重要かつ優先順位が高い健康課題であること」を強調することが大切である。明確な禁煙のメッセージを伝えないと、受診者に「たばこは吸っていてもかまわない」という誤った考えを持たせてしまうことになりかねないので、積極的な取り組みが求められる。

病歴や検査値の異常、自覚症状がある場合は、それらと喫煙との関係（表3）を結びつけて、喫煙の影響や禁煙の効果について説明する。病歴や検査値に問題がない喫煙者に対しては、異常がないことをほめた上で、喫煙が取り組むべき重要な健康課題であることを伝えて禁煙を促す。禁煙の情報提供の内容につ

第1部

表3 健診の場での動機付け
－喫煙関連の病歴や検査異常など－

病歴：喫煙関連疾患
　がん、虚血性心疾患（不安定狭心症を含む）
　脳血管障害（脳梗塞、<u>くも膜下出血</u>）、糖尿病
　COPD(慢性閉塞性肺疾患)、消化性潰瘍など

検査異常
　脂質代謝（HDL↓、<u>LDL↑</u>、<u>TG↑</u>）
　糖代謝（血糖↑、HbA1c↑、<u>インスリンの感受性↓</u>）
　<u>メタボリック・シンドローム</u>
　多血症（RBC↑、Hb↑）、白血球増多（WBC↑）

自覚症状
　呼吸器系（咳、痰、息切れ）など、喫煙関連症状

（注）下線は一般にあまり知られていない喫煙の健康影響

（厚生労働省 禁煙支援マニュアル(第二版)、2013年4月）

いては、健康面だけでなく生活面での喫煙のデメリット[12]についても伝えることは喫煙者の禁煙の重要性に対する認識を高める上で有用である。

② 楽に禁煙できる方法があることを伝える

次に、禁煙治療を受ければ「楽に」「確実に」「あまりお金もかけずに」禁煙できることを伝える（図9）。喫煙者の多くは「禁煙は自分の力で解決しなく

図9 禁煙治療の勧め

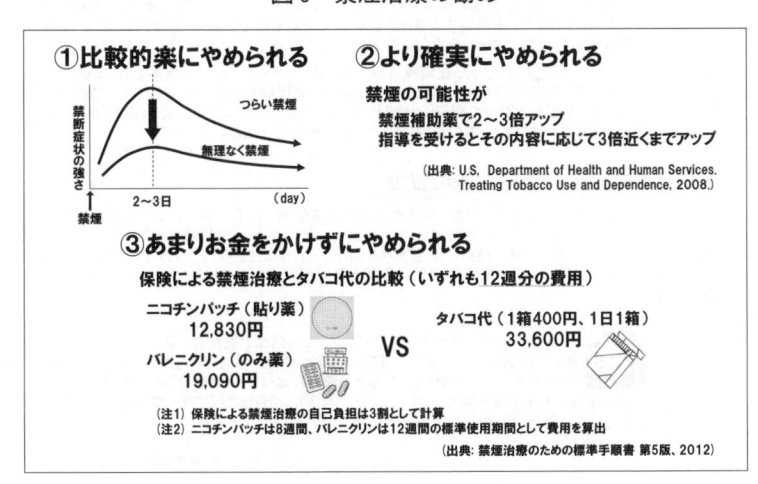

①比較的楽にやめられる
（禁断症状の強さ：つらい禁煙／無理なく禁煙、禁煙2～3日(day)）

②より確実にやめられる
禁煙の可能性が
禁煙補助薬で2～3倍アップ
指導を受けるとその内容に応じて3倍近くまでアップ
（出典：U.S. Department of Health and Human Services. Treating Tobacco Use and Dependence, 2008.）

③あまりお金をかけずにやめられる
保険による禁煙治療とタバコ代の比較（いずれも12週分の費用）

ニコチンパッチ（貼り薬）　12,830円
バレニクリン（のみ薬）　19,090円
VS
タバコ代（1箱400円、1日1箱）　33,600円

（注1）保険による禁煙治療の自己負担は3割として計算
（注2）ニコチンパッチは8週間、バレニクリンは12週間の標準使用期間として費用を算出

（出典：禁煙治療のための標準手順書 第5版、2012）

てはならない」「禁煙はつらく苦しいもの」と思い込んでいる傾向があるので、その思い込みを変え、禁煙には費用がそれほどかからず効果的な解決策があることを知らせることが大切である。

　禁煙に関心のない人には、いきなり禁煙方法について説明しても相手は反発するので、現在禁煙する気持ちがないことを受けとめた上で、「今後の禁煙のために覚えておかれるといいですよ」と前置きをして、上述の禁煙に関心のある人への情報提供と同じ内容を伝える。そうすれば相手は抵抗感なく耳を傾けてくれる。

表4　喫煙に関するフィードバック文例集

1. 禁煙の重要性を高めるための情報提供

血圧高値の場合	喫煙と高血圧は日本人が命を落とす二大原因であることがわかっています。喫煙と高血圧が重なると、いずれも該当しない人と比べて、約4倍、脳卒中や心臓病で命を落とす危険が高まります。この健診を機会に禁煙されることをお勧めします。
脂質異常の場合	喫煙すると、血液中の善玉（HDL）コレステロールが減少したり、中性脂肪や悪玉（LDL）コレステロールが増加することがわかっています。また、喫煙と脂質異常が重なると、動脈硬化がさらに進んで、脳梗塞や心筋梗塞にかかりやすくなります。この健診を機会に禁煙されることをお勧めします。
血糖高値の場合	喫煙すると、血糖値が上昇したり、糖尿病に約1.4倍かかりやすくなります。その理由は、喫煙によって交感神経の緊張が高まって血糖値があがることと、膵臓から分泌されるインスリンというホルモンの効き具合が悪くなるためです。また、喫煙を続けていると、喫煙しない人と比べて、動脈硬化がさらに進んで、約1.5～3倍、脳梗塞や心筋梗塞で命を落としやすくなります。さらに、腎臓の機能もより低下しやすいことが報告されています。この健診を機会に禁煙されることをお勧めします。
メタボリックシンドロームの場合	喫煙すると、血液中の善玉（HDL）コレステロールが減少したり、中性脂肪や血糖値が増加するため、メタボリックシンドロームになりやすいことがわかっています。また、喫煙とメタボリックシンドロームが重なると動脈硬化がさらに進んで、いずれも該当しない人と比べて、約4～5倍、脳梗塞や心筋梗塞にかかりやすくなります。この健診を機会に禁煙されることをお勧めします。
上記いずれもない場合	今回の健診では、血圧値、脂質検査値、血糖値のいずれにおいても異常はありませんでした。しかし、喫煙を続けていると、肺がんなどのがん、脳梗塞や心筋梗塞、糖尿病、COPD(慢性閉塞性肺疾患)など種々の病気にかかりやすくなるため、現在の良い状態を維持できなくなってしまう可能性があります。この健診を機会に禁煙されることをお勧めします。

2. 禁煙のための効果的な解決策の提案

直ちに（1ヵ月以内）に禁煙しようと考えている場合、または情報提供の結果、禁煙の動機が高まった場合	禁煙は自力でも可能ですが、禁煙外来や禁煙補助剤を利用すると、ニコチン切れの症状を抑えることができるので比較的楽に、しかも自力に比べて3～4倍禁煙に成功しやすくなることがわかっています。健康保険の適用基準を満たしている場合、1日20本のたばこ代に比べて1/3～1/2の安い費用で医療機関での禁煙治療を受けることができます。
そうでない場合	現在禁煙しようと考えておられないようですが、今後禁煙の気持ちが高まった時のために、次のことを覚えておかれるとよいと思います。それは、禁煙は自力でも可能ですが、禁煙外来や禁煙補助剤を利用すると、比較的楽に、しかも自力に比べて3～4倍禁煙しやすくなることです。健康保険の適用基準を満たしている場合、1日20本のたばこ代に比べて1ヵ月あたり1/3～1/2の安い費用で医療機関での禁煙治療を受けることができます。

（厚生労働省 禁煙支援マニュアル（第二版）, 2013年）

参考までに、上述した2つのポイントについての具体的な禁煙の声かけについての文例を表4に示す。

(3) 禁煙治療への紹介

禁煙に関する情報提供の結果、禁煙に取り組むことになった場合、次の患者要件をすべて満たしていれば、保険による禁煙治療の実施医療機関を紹介するのがよい。

① ニコチン依存症に関するスクリーニングテスト（TDS）でニコチン依存症と診断された者
② 1日の喫煙本数×喫煙年数（ブリンクマン指数）が200以上の者
③ ただちに禁煙することを望み、禁煙治療プログラムの説明を受け、文書により同意している者

保険による禁煙治療においては、ニコチンパッチか内服薬のバレニクリンが保険薬として処方できる。

保険による禁煙治療の効果については、中医協による結果検証によると、治療を5回すべて受けた喫煙者の約半数が、治療開始1年後時点で少なくとも9ヵ月間以上の禁煙を継続していたことが明らかになっている。

表5 禁煙方法を選ぶ目安

禁煙方法	お勧めのタイプ
医療機関で禁煙治療を受ける	・ニコチン依存度が中程度～高い人 ・禁煙する自信がない人 ・過去に禁煙して禁断症状が強かった人 ・精神疾患など、禁煙が難しい特性がある人 ・薬剤の選択など、禁煙にあたって医師の判断を必要とする人
薬局・薬店でニコチンパッチやニコチンガムを使ってやめる	・ニコチン依存度が低い～中程度の人 ・禁煙する自信が比較的ある人 ・忙しくて医療機関を受診できない人 ・健康保険適用の条件を満たさない人

（厚生労働省 禁煙支援マニュアル（第二版）喫煙者ワークシート（標準的支援用）、2013年4月）

保険適用の患者要件を満たしていても、医療機関にかかる時間がとれないとか、喫煙本数が少なく自分で禁煙する自信のある喫煙者の場合は、薬局・薬店でOTC薬のニコチンパッチやニコチンガムを購入して禁煙するという選択肢もある。表5に医療機関での禁煙治療か薬局・薬店でのOTC薬のニコチン製剤（ニコチンパッチ、ニコチンガム）の購入を選ぶかの目安を示す。ニコチンパッチのOTC薬は3社から発売されているが、いずれも医療用医薬品のニコチンパッチと比べて用量が少なく、ニコチンの補充が不十分となる可能性がある。OTC薬で禁煙できなければ医療機関での治療を勧める。

保険適用の患者要件を満たさない喫煙者に対しては、OTC薬による方法か、自由診療になるが医療機関での禁煙治療を勧める。

（4）禁煙後の体重増加とその対策

禁煙後の体重増加は禁煙者の8割に平均2kg程度みられるが、禁煙2年目以降にはさらに増加する傾向はなく一時的であること、トリグリセライドや空腹時血糖、血圧の値も体重増加に伴って一時的に悪化するものの、その後改善傾向がみられている[13]。

体重増加の主な原因は、ニコチンの離脱症状による中枢性の食欲亢進とニコチンの基礎代謝の亢進作用が禁煙後消失することによる。

体重をできるだけ増やしたくない喫煙者には、禁煙補助薬の使用と禁煙後比較的早期から中等度の活動強度の身体活動[14]（速歩、自転車に乗る、風呂掃除、床磨きなど）をすすめるのがよい。禁煙補助薬を使用するメリットとしては、ニコチン離脱症状の抑制によって、間食等の摂取エネルギー量の増加を抑制できるほか、禁煙直後から運動に取り組む余裕が生まれる。さらにニコチンパッチなどのニコチン製剤では禁煙後の体重増加を遅らせる効果がある。

食事については、禁煙直後からの過度な食事制限は喫煙欲求を高める可能性があるので、禁煙が安定するのを待って、高エネルギーの食品を減らして代わりに野菜や果物を増やし、飲酒量を減らすのがよいとされている[14]。

6．指導者トレーニングに関する情報

　禁煙支援・治療の指導者トレーニングについては、筆者らが開発に関わってきた日本禁煙推進医師歯科医師連盟のeラーニングによる3つのプログラム（「禁煙治療版」、「禁煙治療導入版」、「禁煙支援版」）が有用と考える（表6）。禁煙外来での禁煙治療の方法を学習する「禁煙治療版」については、全国の健康保険による禁煙治療登録医療機関の医師等約900人を対象として効果検証を実施し、その有効性を確認している。また、日常診療の場での短時間の禁煙の働きかけについて学習する「禁煙治療導入版」や健診等の保健事業の場での禁煙支援の方法を学習する「禁煙支援版」についても、2011年度から大阪府の医師会などの関係団体と連携して約1,100人の保健医療従事者を対象にトレーニングを実施しており、有効性を示す結果が得られている。

　禁煙支援の指導者向けの教材として、厚生労働省が第2期特定健診・特定保健指導に合わせて示した「標準的な健診・保健指導プログラム（改訂版）」[1]に掲載された「簡易禁煙支援マニュアル」と本稿で示した「喫煙に関するフィードバック文例集」のほか、禁煙支援の方法をより具体的に解説した「禁煙支

表6　禁煙支援・治療のためのeラーニングプログラム

	禁煙治療版	禁煙治療導入版	禁煙支援版
用途	禁煙外来	日常診療 薬局・薬店	地域や職域の保健事業の場
学習内容	禁煙治療標準手順書に準拠した禁煙治療	短時間でできる禁煙の動機づけや情報提供	短時間でできる禁煙の動機づけや情報提供、禁煙カウンセリング
コンテンツ	1. 講義ビデオ 2. テキスト学習（9単元） 3. バーチャル症例検討 4. バーチャルQ＆A演習（20問） 5. バーチャルカウンセリング（5例）	1. 講義ビデオ 2. テキスト学習（4単元） 3. バーチャルカウンセリング（3例） 4. Q＆A演習（20問）	1. 講義ビデオ 2. テキスト学習（4単元） 3. テキストとビデオによるカウンセリング学習 4. Q＆A演習（20問）
学習時間（目安）	10～12時間	3～4時間	4～5時間

（日本禁煙推進医師歯科医師連盟 J-STOPホームページより）

マニュアル（第二版）」[15]が参考になる。これらの教材作成にあたっては、筆者が研究代表者を務める厚生労働科学研究の研究班の成果が活用されているが、その元になったのが、eラーニング「禁煙支援版」の主要コンテンツである。

　eラーニングでは「禁煙支援マニュアル（第二版）」に掲載されたコンテンツのほか、禁煙支援に必要な知識を学習するコンテンツや禁煙の準備性の異なる喫煙者からの質問に的確に答える演習など、コンテンツが充実しており、eラーニングという特性を生かして自分のペースでインタラクティブな学習が可能である。今後、学会や医師会などの組織を通して普及を図る予定であるが、同連盟の会員であれば、トレーニング（毎年秋に開講）を受けることができる。J-STOPのホームページ[16]では紹介ビデオをはじめ各プログラムの概要を紹介しているので、興味ある方は参照されたい。

7．まとめ

　本稿では、特定健診・特定保健指導を中心に禁煙支援の意義と方法について述べた。その要約を以下に示す。

- 喫煙は病気の原因として予防できる最大の原因であり、動脈硬化の独立した危険因子である。
- 喫煙は糖代謝や脂質代謝の異常を引き起こし、メタボや糖尿病の発症リスクを高める。
- メタボと喫煙が重なることにより循環器疾患のリスクが相乗的に高まる。
- 男性ではメタボよりも喫煙の方が循環器疾患の原因としての寄与の割合が大きい。
- 禁煙の働きかけを先送りすると、特定健診・特定保健指導が目指す動脈硬化性疾患の予防に十分つながらない。
- 短時間でもよいので喫煙する全ての受診者に対して禁煙の情報提供や働きかけを行い、禁煙の気付きを促し、禁煙のきっかけを提供することが必要である。

- 対象者の準備性（ステージ）にあった働きかけをすることで、個別的かつ効果的な禁煙勧奨や支援が可能になる。
- まず「禁煙するべきであること」をはっきり伝え、禁煙が「重要かつ優先順位が高い健康課題であること」を強調する。
- 禁煙には費用がそれほどかからず効果的な解決策があることを知らせる。「比較的楽に」「より確実に」「あまりお金も費用もかけずに」禁煙できるがキーワード。
- 保険適用の患者要件を満たしていれば、保険による禁煙治療の実施医療機関を紹介するのがよい。
- 禁煙後の体重増加については、禁煙補助薬の使用と禁煙後比較的早期から運動を勧めるのがよい。食事の制限は禁煙が安定してから実施する。禁煙治療や禁煙補助薬の利用によって比較的容易に禁煙できることや、将来の健康リスクを大幅に減らすという禁煙のメリットを考えると、喫煙者においては、まず禁煙から取り組むこと（「禁煙ファースト」）を提案して話し合ってみるのがよい。

【引用文献】
1) 厚生労働省 健康局: 標準的な健診・保健指導プログラム（改訂版），2013.
2) Ikeda N, et al: Adult mortality attributable to preventable risk factors for non-communicable diseases and injuries in Japan: a comparative risk assessment. PLoS Med. 2012; 9(1): e1001160.
3) U.S. Department of Health and Human Services. How Tobacco Smoke Causes Disease: The Biology and Behavioral Basis for Smoking-Attributable Disease: A Report of the Surgeon General. Atlanta, GA: U.S. Department of Health and Human Services, Centers for Disease Control and Prevention, National Center for Chronic Disease Prevention and Health Promotion, Office on Smoking and Health, 2010.

4) Nakanishi N, et al: Cigarette smoking and the risk of the metabolic syndrome in middle-aged Japanese male office workers. Ind Health. 2005 ; 43 : 295-301.

5) Willi C, et al: Active smoking and the risk of type 2 diabetes: a systematic review and meta-analysis. JAMA. 2007; 298: 2654-2664.

6) Chiolero A, et al: Consequences of smoking for body weight, body fat distribution, and insulin resistance. Am J Clin Nutr. 2008; 87: 801-809.

7) 加藤育子、他: 喫煙者および飲酒者の生活習慣の特徴. 日本公衆衛生学会誌, 34(11):692-701, 1987.

8) Nakashita Y, et al: Relationship of cigarette smoking status with other unhealthy lifestyle habits in Japanese employees. Japanese Journal of Health Education and Promotion, 19(3): 204-216, 2011.

9) Higashiyama A, et al: Risk of smoking and metabolic syndrome for incidence of cardiovascular disease--comparison of relative contribution in urban Japanese population: the Suita study. Circ J. 2009; 73(12): 2258-63.

10) 社団法人 日本腎臓学会（編）: CKD診療ガイドライン2009. 東京医学社, 2009.

11) 中村正和、他：喫煙習慣に着目した保健指導の効果の検討. 平成23年度厚生労働科学研究費補助金 循環器疾患・糖尿病等生活習慣病対策総合研究事業「生活習慣病予防活動・疾病管理による健康指標に及ぼす効果と医療費適正化効果に関する研究」平成23年度総括・分担研究報告書（主任研究者: 津下一代）. 2012.

12) 中村正和、福田洋監修：禁煙ファースト通信№1～3, 2010. (http://www.osaka-ganjun.jp/effort/cvd/training/teaching-materials/publishing.html, 2013年4月10日アクセス）

13) 中村正和: Question 禁煙とメタボの関係は？. 肥満と糖尿病, 9(5): 682-684, 2010.

14) Fiore MC, et al : Treating Tobacco Use and Dependence: 2008 Update. Clinical Practice Guideline. Rockville, US Department of Health and Human Services. Public Health Service. 2008. 173-176.
15) 厚生労働省 健康局: 禁煙支援マニュアル (第二版), 2013.
16) 日本禁煙推進医師歯科医師連盟: J-STOP ホームページ
 (http://www.j-stop.jp, 2013年4月10日アクセス)

健診・検診や保健指導の場における禁煙支援の事例報告
(1) 地域の事例報告

地方独立行政法人大阪府立病院機構　大阪府立成人病センター　がん予防情報センター
疫学予防課長　　　　中山　富雄
疫学予防課特別研究員　嶋田　ちさ

　健診・検診や保健指導の場は、保健従事者が一般住民の中から喫煙者・喫煙状況を問診票などで把握できるだけでなく、受診者自身も健康意識の高まる場面であり、禁煙指導の絶好の機会である。厚生労働省健康局長通知「がん予防重点健康教育及びがん検診実施のための指針について」(健発第0331058号平成20年3月31日)においては、「肺がん予防健康教育を実施する場合は、肺がん検診の実施会場において同時に実施するなど、他の事業との連携や対象者の利便性に配慮するものとする。」と、位置づけられている。しかし、肺がん検診など集団検診の現場では多数の受診者が集中するため、遅滞なく事業を完結させるため、個々の検査や指導に割り当てられた時間は非常に限られている。そこで我々は約一分間での個別指導による禁煙指導法を開発し、その評価研究を大阪府S市において実施した。その具体的な方法について言及する。

1. 介入の実際

　S市は大阪平野の北部に位置し、人口10万人に満たない住宅・産業都市であり、市民病院を有さず、予防活動に重きを置いている。財団法人S市保健センターでは、特定健診・母子保健とともに、各種がん検診を誕生日月検診の形で毎月行っている。
　受診者の喫煙率は14.3%(平成23年度)であり、国民生活基礎調査などの喫煙率に比べるとかなり低く健康意識の高い集団ではある。
　介入にあたって、待合いスペース、診察室、禁煙指導コーナーに禁煙に関するポスター、パネル、リーフレット等を設置した。検診会場正面玄関入口に設

図1 介入月と非介入月の待合スペース・診察室の設営

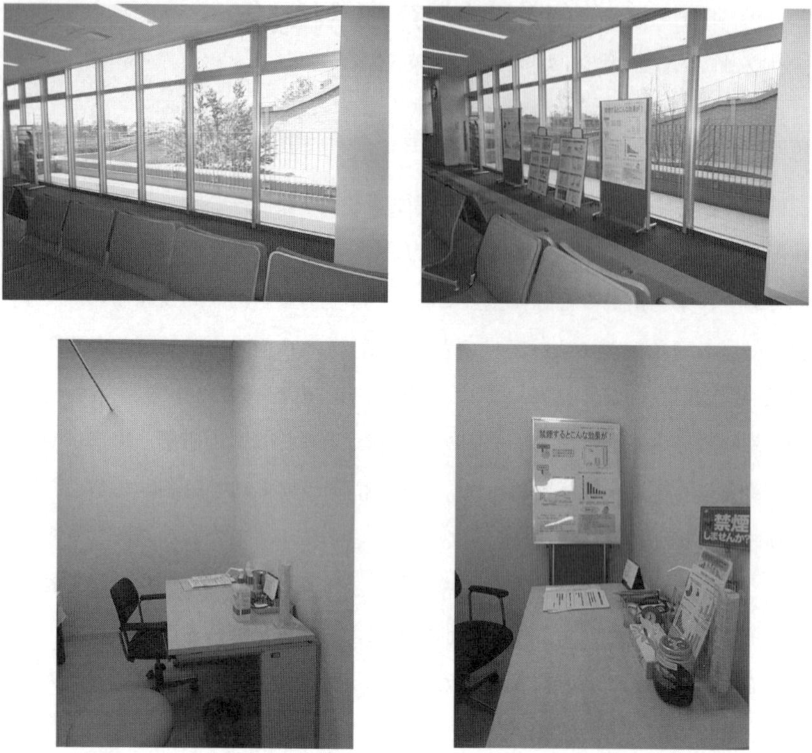

a）非介入月　　　　　　　　b）介入月

置された灰皿は、通年撤去した（図1）。

　肺がん検診の受診者に介入を行った。検診の予約時に問診票とともに喫煙に関するベースライン調査票を同封し、受付時に回収した。喫煙者は診察室で医師の診察後に一言「たばこを吸っておられるのはよくないことですよ。禁煙に関する詳しい説明を聞いてください」との声かけ後、禁煙情報コーナーで禁煙指導を行った（図2）。禁煙指導を行うものは、e-learning指導者トレーニングプログラム（日本禁煙推進医師歯科医師連盟開発によるJ-STOP）の研修を終了したもので、常勤保健師（禁煙相談・禁煙教室・禁煙外来経験者）と非常

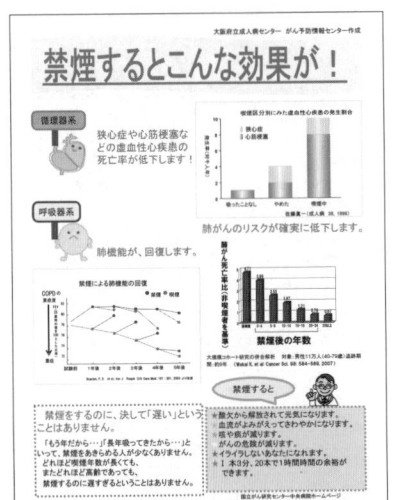

図2　禁煙情報提供コーナーの設営状況と展示資料

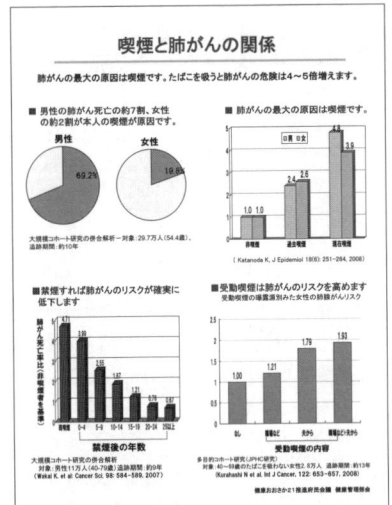

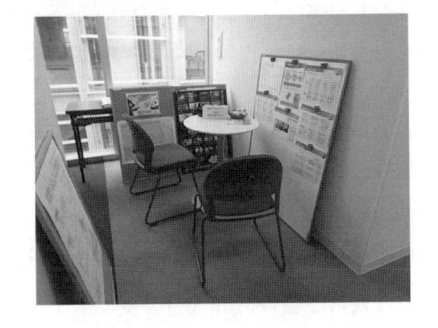

勤保健師2名が交代で行った。A4両面印刷1枚に肺がんと喫煙の関係、禁煙の効果、禁煙方法、禁煙治療に健康保険が使えるS市内の医療機関名・住所・電話番号を掲載した資料を、対象者に配布して、1分強程度で情報提供を行った（図3）。情報の内容は、禁煙の関心度に応じて変更した。禁煙に関心がある場合は禁煙治療・禁煙相談の情報提供と市内の禁煙外来を行っている医療機関リストの説明を行い、関心がない場合は「今後もし禁煙しようと思われた場合」という条件付きで、禁煙治療の紹介を行なった。

図3 禁煙指導時に利用したリーフレット（表・裏）

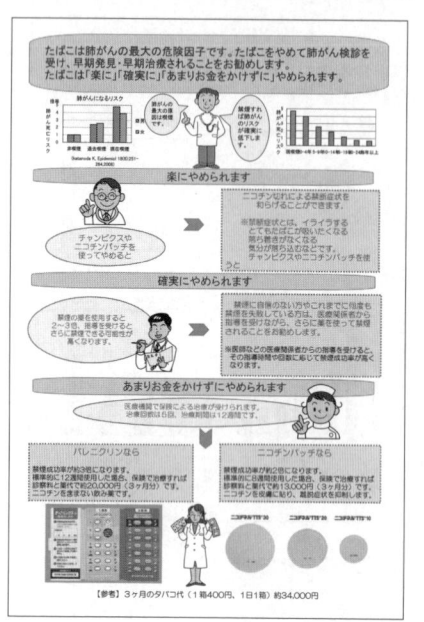

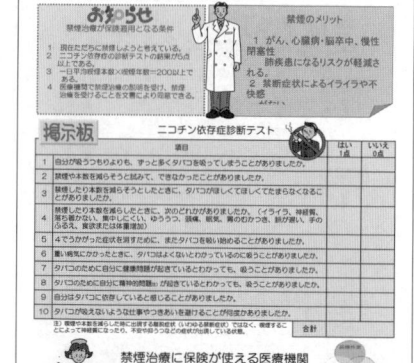

2．介入の評価

　本介入方法の有効性を検証する研究を行った。S市の検診は毎月行われていることから介入月と非介入月を設け、介入月の受診者には前章で述べた介入を行なった。非介入月には介入を行わないとともに、禁煙に関するポスター・パネル・リーフレットの設置も行わなかった。非介入月に受診した喫煙者で、禁煙に関する情報提供の希望者に関しては情報提供を行った。研究計画は大阪府立成人病センター倫理審査委員会で承認を得た上で実施した。

　平成23年4月から研究を開始し、平成24年3月までを登録期間とした。研究参加の同意を取得した介入群は221人（喫煙者への同意取得率　91.7％）、非介入群230人（90.9％）であった。表1に研究参加者の背景因子を示す。非介入群の方がやや男性が多く、年齢では40歳代が多いという偏りはあったもの

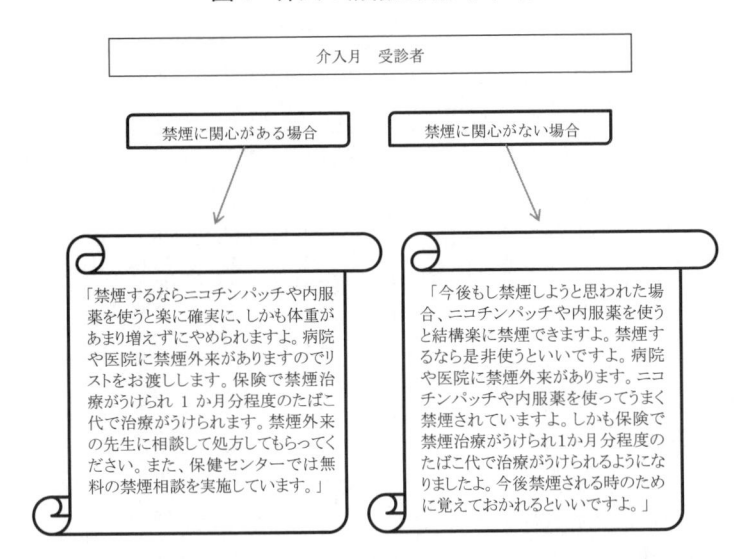

図4　介入の情報提供標準手順

```
           介入月　受診者
      ┌─────────┬─────────┐
禁煙に関心がある場合       禁煙に関心がない場合
```

「禁煙するならニコチンパッチや内服薬を使うと楽に確実に、しかも体重があまり増えずにやめられますよ。病院や医院に禁煙外来がありますのでリストをお渡しします。保険で禁煙治療がうけられ1か月分程度のたばこ代で治療がうけられます。禁煙外来の先生に相談して処方してもらってください。また、保健センターでは無料の禁煙相談を実施しています。」

「今後もし禁煙しようと思われた場合、ニコチンパッチや内服薬を使うと結構楽に禁煙できますよ。禁煙するなら是非使うといいですよ。病院や医院に禁煙外来があります。ニコチンパッチや内服薬を使ってうまく禁煙されていますよ。しかも保険で禁煙治療がうけられ1か月分程度のたばこ代で治療がうけられるようになりましたよ。今後禁煙される時のために覚えておかれるといいですよ。」

の、統計学的有意差はなかった。1日喫煙本数、喫煙開始年齢の差はなかったが、禁煙への関心度では非介入群に前熟考期がやや多く、禁煙歴なしが多かったものの有意差はなかった。

同意の得られたもののうち検診6ヶ月後アンケート調査の回収数（率）はそれぞれ181人（81.9%）、195人（84.8%）であった。

表2に検診後6ヶ月時点での禁煙状況を示す。6ヶ月後禁煙中と回答したものは、介入群で30人（13.6%）非介入群で7人（3.0%）であった。

表3に非介入群の6ヶ月後の禁煙リスクを基準としたときの、介入群の禁煙オッズ比を示す。介入群の非調整禁煙オッズ比は5.00（95%信頼区間：2.27-12.63）、男女別・検診受診時年齢・禁煙関心度・禁煙歴の有無で調整した禁煙オッズ比は5.05（2.24-12.94）であった。いずれも統計学的有意に介入群で禁煙リスクの上昇が認められた。スモーカライザーで呼気一酸化炭素を確認したものに限ると、調整禁煙オッズ比は3.29（1.33-9.36）と低下したものの、統計学的有意性は保たれた（図5）。

表1 介入群と非介入群の背景因子

	介入群 n	(%)	非介入群 n	(%)
男女別				
男	159	71.9	175	76.1
女	62	28.1	55	23.9
年齢				
30-39	1	0.5	0	0.0
40-49	47	21.3	66	28.7
50-59	34	15.4	41	17.8
60-69	83	37.6	77	33.5
70-79	50	22.6	45	19.6
80-	6	2.7	1	0.4
1日喫煙本数				
1- 4	5	2.3	5	2.2
5- 9	12	5.4	8	3.5
10-19	75	33.9	69	30.0
20-29	94	42.5	115	50.0
30-	35	15.8	33	14.3
喫煙開始年齢				
-19	36	16.3	41	17.8
20-24	132	59.7	149	64.8
25-29	28	12.7	16	7.0
30-39	20	9.1	17	7.4
40-	5	2.3	7	3.0
禁煙への関心度				
無関心期	42	19.0	47	20.4
前熟考期	90	40.7	108	47.0
熟考期	52	23.5	40	17.4
準備期	37	16.7	35	15.2
禁煙歴の有無				
あり	128	57.9	117	50.9
なし-	93	42.1	113	49.1

表2 検診後6ヶ月時点での禁煙状況

	介入群 n	(%)	非介入群 n	(%)
研究同意者	221		230	
6ヶ月アンケート回収数	181	(81.9)	195	(84.8)
禁煙と回答	30	(13.6)	7	(3.0)
呼気CO濃度で確認	18	(8.1)	6	(2.6)

表3　ロジステックモデルを用いた禁煙オッズ比
（自己申告に基づく）

	オッズ比	95%信頼区間
非調整オッズ比		
群		
非介入群	1	
介入群	5.00	2.27-12.63
調整オッズ比*		
群		
非介入群	1	
介入群	5.05	2.24-12.94
関心度		
無関心期	1	
前熟考期	2.66	1.01-7.46
熟考期	2.45	1.03-5.79
準備期	17.57	3.24-327.42

打ち切り例（アンケート未回収）は、喫煙継続と見なした。
*；男女別、禁煙関心度、検診受診時年齢、禁煙歴の有無で調整。

図5　禁煙関心度別の6ヶ月後禁煙達成率

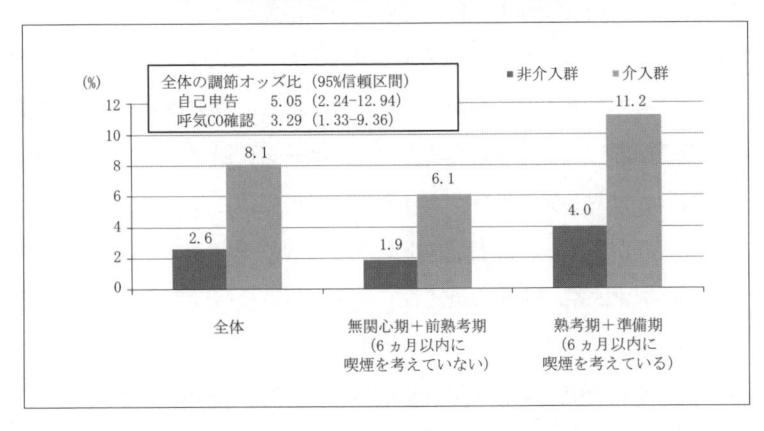

全体の調節オッズ比（95%信頼区間）
自己申告　5.05（2.24-12.94）
呼気CO確認　3.29（1.33-9.36）

	非介入群	介入群
全体	2.6	8.1
無関心期＋前熟考期（6ヵ月以内に喫煙を考えていない）	1.9	6.1
熟考期＋準備期（6ヵ月以内に喫煙を考えている）	4.0	11.2

　禁煙関心度別に6ヶ月後の禁煙達成率を比較したところ、関心度が高いほど両群とも禁煙達成率は上昇したが、関心度が低い高いにかかわらず、介入群の禁煙達成率は非介入群の約3倍であった（図5）。

3. 考察

　禁煙は疾病の一次予防、健診・検診は二次予防として位置づけられている。健診・検診の受診者は、疾病の早期発見よりも異常がないという保証・安心を得ること（ラベリング効果）を目的に受診するものも多く、「検診で異常がないというお墨付きを得たので、安心してたばこを吸う」きっかけとなりうる。適切な健康教育も同時に行い、行動変容につなげていく必要がある。しかし既存の禁煙外来・禁煙教室用に開発されたプログラムは、長時間をかけて丁寧な情報提供・指導を行うものであり、健診・検診の現場で行えるものではない。予約制で時間をかけた介入プログラムの手法は確立しているものの、症状をかかえた患者が病院を受診するのとは異なり、無症状ハイリスク者の予防プログラムの受診率が低いことは、特定保健指導の受診率が低いことから見ても明らかである。今回使用した健診・検診用の禁煙プログラムは、対面での介入時間は1～2分であり、情報提供できる量は限られている。実際に介入群の禁煙達成者に禁煙した理由を問うと、保健師の短時間情報提供だけではなく、医師の診察時の「たばこを吸っておられるのはよくないことですよ。」の一言をきっかけとしているものも少なくなかった。これも決して長い時間をかけた説明ではなく、喫煙を悪いことと断定する短いメッセージに過ぎないものの、医師の言葉は一般の人に対しての影響が大きいことが再確認された。検診の場合は、検査の待ち時間が多く、受診者がストレスを感じやすい。この時間を活用できるような、ポスターやパネルの設置は、検診従事者の時間やマンパワーを要さない方法であり、是非活用することが望まれる。

　このプログラムの中心は、保険診療としての禁煙治療受診に結びつけることが鍵となると想定していたが、実際のところ禁煙達成者の多くは、自力での禁煙であり、保険診療での禁煙治療を受けたものは、介入群の禁煙達成者30名中6名（20%）にすぎなかった。検診の受診者は医療機関への受診機会の乏しい健常者であり、医療機関を受診することへの抵抗感や禁煙治療の費用を懸念

したものではないかと想像される（介入群へ配布した資料にはバレニクリンを使用した場合の禁煙治療の自己負担額を提示した）。

　今回の評価研究で得られた効果は、一人あたりに介入した時間からすれば大変大きいものであった。肺がん検診の場面は受診者が肺がんやたばこの害をまさに心配する場面であり、タイムリーな情報提供が功を奏したのかもしれない。

　本研究への同意取得率は、介入群・非介入群とも90%を超えており、介入後のアンケート調査に関しては2名から同意撤回があったものの、全体からするとごくわずかにすぎない。健診・検診の現場は血液検査や胃がん検診のために絶食で来所されている方であり、時間のかかる介入には不満や抗議が殺到することが懸念されたものの、実際には全くなかった。プログラム自体が短時間で終わるもので、受診者に負担となるものではないからであろう。介入を実施したものは、成人病センターの常勤保健師（禁煙相談・禁煙教室・禁煙外来の経験者）と、非常勤保健師であるが、いずれもJ-STOPのeラーニング指導者トレーニングプログラムの受講者であり、必ずしも長い特別な修練を経たものではない。したがって汎用性は高く、全国の市町村での検診あるいは職場健診での普及は容易であろうと考えられる。

4．まとめ

　肺がん検診の受診者に1分間程度の禁煙指導を行い、約5倍の禁煙リスクの上昇を達成した。本プログラムは簡易で時間やマンパワーを要さないため、健診・診の場面での普及が望まれる。

健診・検診や保健指導の場における禁煙支援の事例報告
(2) 職域の事例報告①

昭和電工㈱塩尻・大町事業所健康管理センター　専属産業医、
信州大学医学部内科学第一講座　非常勤講師　松澤　幸範
信州大学医学部内科学第一講座　准教授　花岡　正幸

＜昭和電工塩尻・大町事業所における喫煙対策＞

1. 喫煙対策のきっかけ

　塩尻・大町事業所は、昭和電工グループの主要製品である各種セラミックスや人造黒鉛電極などの無機製品の開発・製造を行っている。健康管理センターは、事業所の従業員に加え関係会社ならびに場内協力企業を含めた約1300名（男性が9割以上を占める）の健康管理を担当している。

　筆者が専属産業医として就任した1998年当時、男性の喫煙率は50%を超えていた。受動喫煙対策でも、当時としては世間と同様に時間だけ指定した分煙、仕切りや排気が不十分な喫煙コーナー、製造現場の未対策などの問題があり、喫煙対策が健康管理の最重要課題であった。

　2003年の健康増進法施行や2005年にスタートした「昭和電工グループ健康21プラン」をきっかけとして、産業医が中心になり健康保持増進委員会メンバー（産業看護職、衛生担当者、総務部長、環境安全課長、労働組合）とともに本格的に対策に着手した。特徴は、喫煙者全員に対する継続した個別禁煙指導、事業所内禁煙外来などによる禁煙支援などとともに、現在国が進めている労働安全衛生法の改正を先取りして受動喫煙対策の強化を行ったことである。その結果、男性の喫煙率が10年間で約20ポイント低下した[1~4]。本稿では若干の文献的な考察を加えながら、その取り組みの実際と禁煙支援の実例を紹介する。

2．個別禁煙指導と禁煙支援

(1) 定期健診などで喫煙者全員にアプローチ

従業員全員を対象に年2回行われる定期健診後の産業医面談で、禁煙すべき疾患や異常がある場合には「禁煙勧告」を、異常がない場合でも年代別、家庭での喫煙環境、健康状況などに応じて「禁煙勧奨」を喫煙者全員に対し継続して行った（表1）。

表1　健診や結果通知を利用した禁煙指導

1. 禁煙すべき疾患・異常を有する者→禁煙勧告
   - がん全般、呼吸器疾患全般、高血圧、糖尿病、高脂血症、虚血性心疾患、脳血管疾患、胃十二指腸潰瘍など

2. 健診で異常を認めない者→禁煙勧奨（年齢別対応）
   - 20～30代：経済的損失、結婚前にやめる、子供のため、受胎・乳幼児への影響、がんの芽生え、など
   - 40～50代：妻や子のため、がん年齢、など
   - 60代～　：がん年齢、動脈硬化、家族・孫のため、老後のため、など

健診結果の自動判定コメントが「要節煙、1日10本以下に」となっていたため、委託先の健診機関に依頼して「禁煙をお勧めします」に変更してもらった（図1）。また自動判定とは別に、本人だけでなくご家族にも見ていただけるようにという思いを込めて、産業医が健診結果通知や喀痰細胞診結果通知に個々の状況に合わせた禁煙コメントを手書きで付記した（図2）。

禁煙を開始した人には、禁煙継続の思いを新たにしてもらう目的で、禁煙動機・成功の理由・吸いたくなった時どう対応したか、禁煙してよかったこと・喫煙者へのアドバイスなどの「禁煙アンケート」を行った（図3）。結果は集計して広報や健康教育などで紹介し、まだ禁煙できていない従業員への動機づけ介入の一助とした。

保健師や看護師からも、電話連絡や健診・場内パトロールの際に「○○さん、

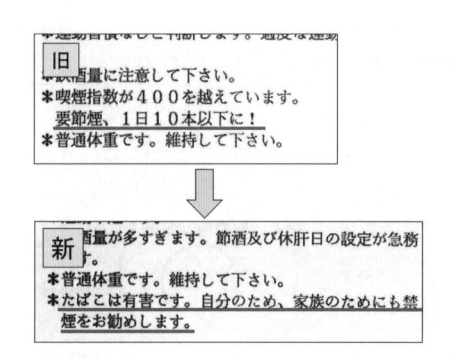

図1 健診結果コメント（健診機関）の変更

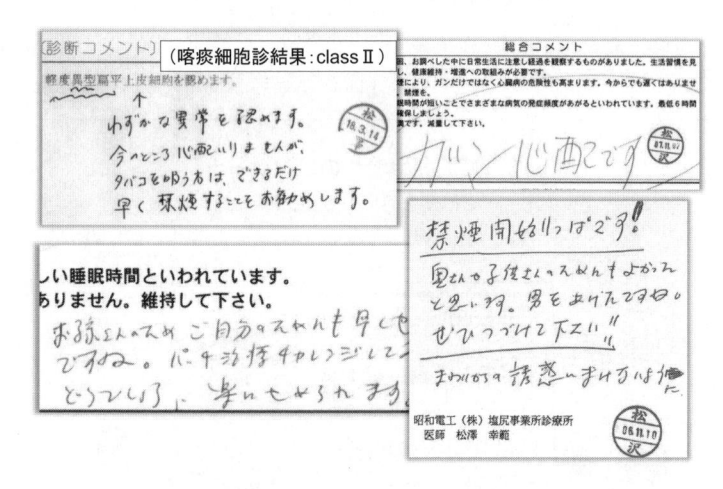

図2 健診結果通知を利用した禁煙コメントの例

よく頑張っているね。えらいね。」などとこまめに声掛けをして再喫煙防止を呼び掛けた[3]。

そのほか、問診票で咳や痰などの呼吸器症状を有する喫煙者等を対象に定期健診終了後に呼び出してスパイロメトリーを実施し、「肺年齢」[5]による禁煙指導を随時行った[3]。

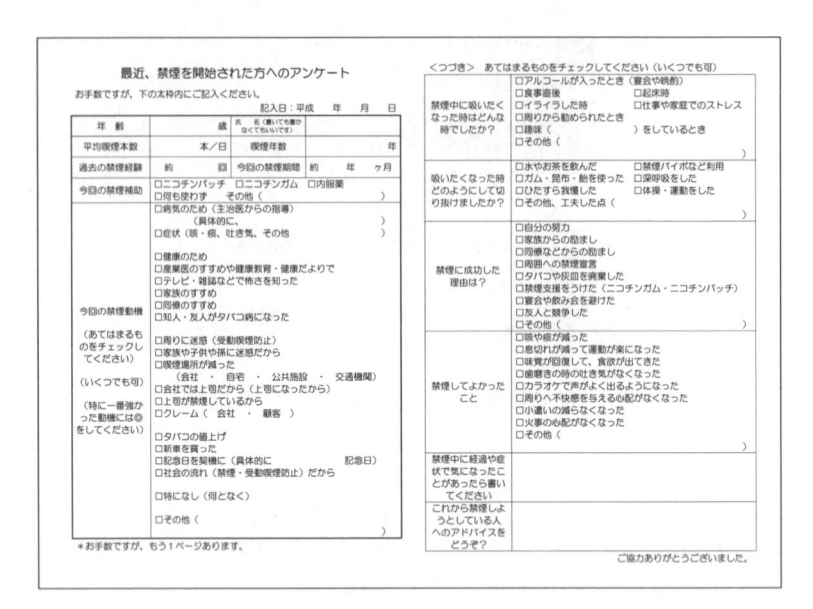

図3　禁煙開始者へのアンケート

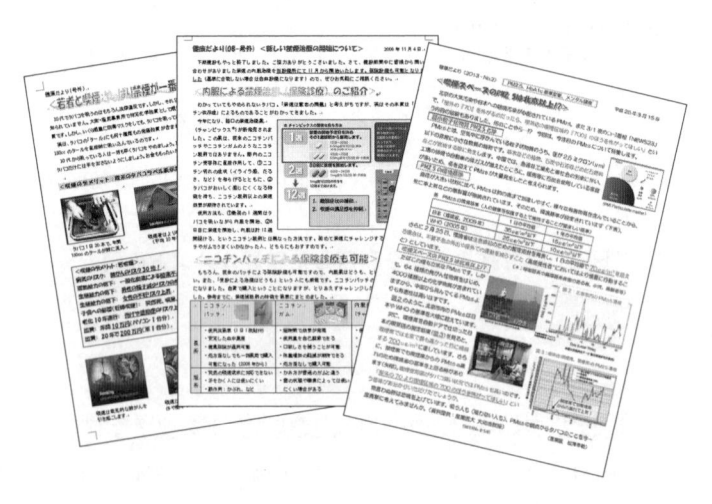

図4　広報による禁煙啓発（「健康だより」隔月発行）

（2）広報による最新情報の提供（図4）

隔月で発行する「健康だより」でたばこに関する最新情報を継続して提供した。ちなみに最近紹介したテーマは、「COPDにご注意を」「たばこは肺がんだけでない」「禁煙保険診療のすすめ」「喫煙スペースのPM2.5は北京以上！」などである。

（3）ニコチンパッチの費用補助制度（図5）

2004年から昭和電工健康保険組合と連携して組合員を対象としたニコチンパッチの費用補助制度を導入した。禁煙導入成功者に限りパッチ費用の一部還元を行う制度で、2008年までの5年間で27名が利用し、1年以上の禁煙継続率は51.9%であった[3]。

（4）禁煙外来の設置（図6）

2006年に禁煙治療が保険適用になり、2008年に経口禁煙補助薬（バレニクリン）の販売が開始されたのを契機に、会社側の理解と協力を得て2008年11

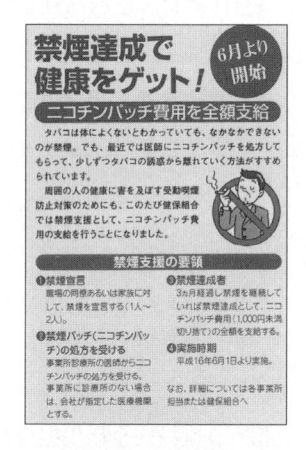

図5　昭和電工健保組合による
ニコチンパッチ費用補助制度
（2004～）

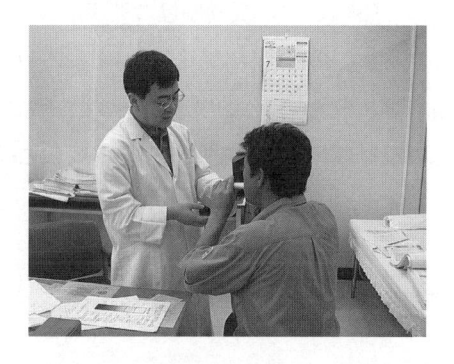

図6　事業所内診療所における禁煙の
保険診療（2008～）

月から事業所内診療所における禁煙の保険診療を開始した[3]。2012年12月までの4年間でのべ64名が利用し禁煙導入率は75%と良好である。

3．受動喫煙対策

健康増進法や2003年の「職場の喫煙対策のためのガイドライン（新ガイドライン）」を受け、健康保持増進委員会メンバーを中心として新たに受動喫煙対策の強化を開始した[1]。活動を推進しやすくするため、昭和電工グループの安全衛生行動計画に「受動喫煙防止対策」を新設してもらい、グループ全体として受動喫煙対策に取り組むことを明確にした。そのうえで、事業所内の管理者会議で受動喫煙対策の重要性を産業医から説明して理解を得るよう工夫した。

（1）受動喫煙対策の内容

新ガイドラインに準じ「漏れのない分煙、それが無理であれば室内禁煙」を基本として、衛生担当者が中心となって製造現場に至るまで対策を計画し実行した[1]（図7、a）。受動喫煙の健康影響についての全体教育・広報活動を行うとともに、総務部が中心となり喫煙ルールを改定し、会議室・応接室などの全面禁煙、喫煙所以外の喫煙禁止などを徹底した。産業医と衛生担当者の巡視により受動喫煙対策の維持管理を継続して行った（図8）。しかし、ガイドラインの基準を満たした分煙を行っても漏れのない分煙化は難しいことが多く、パトロールの際などに非喫煙者から漏れなどの指摘が寄せられることもあり、建物内禁煙化が望まれる状況になっていった[4]。

（2）建物内禁煙化の推進[4]

受動喫煙対策の法制化（労働安全衛生法）を見据え、全社安全衛生担当者会議（本社）において、2007年、2009年、2011年と3回にわたり、「分煙では完全に受動喫煙を防止することはできず健康増進法第25条（受動喫煙防止義

(http://www.mhlw.go.jp/topics/tobacco/houkoku/060300.html)
2003年、ビニールで囲んだキャノピー型
喫煙コーナーを休憩室に設置

喫煙コーナー撤去

屋外喫煙所新設

2012年、喫煙コーナーを撤去し
駐輪場を利用した喫煙所を新設

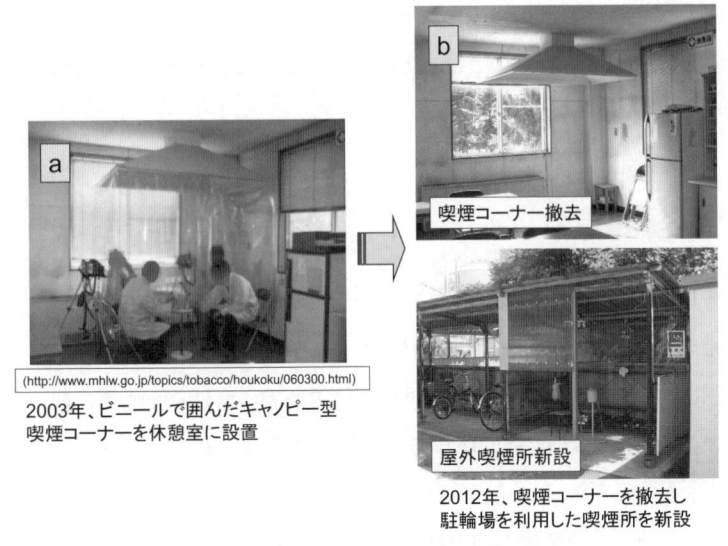

図7 「漏れのない分煙」から「建物内禁煙の推進」へ

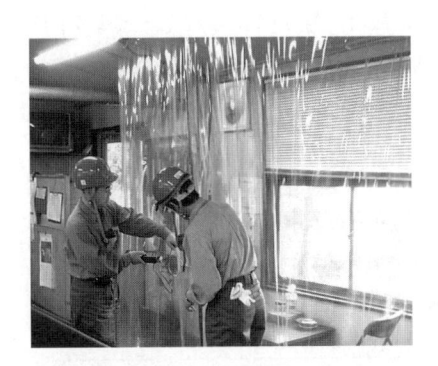

図8 産業医巡視による受動喫煙対策の管理

務）の遵守にならないこと、建物内禁煙が必要であること」を産業医から重ねて提案した[4]。

2012年3月、塩尻事業所では産業医の助言や非喫煙者の声を受け、他事業所に先駆けて総務部から「場内における建物内禁煙化の推進と協力要請」が安全衛生委員会に提案された。会議では特に異論は出ず、2012年12月までに順

次室内の喫煙コーナーが撤去され屋外への移設が終了した（図7、b）。大町事業所でも分煙化されていた事務室・休憩室などが建物内禁煙化へ移行する事例が増えつつある。

4．結果と考察

（1）男性喫煙率の推移（図9）

2002年から2012年にかけて男性の喫煙率は51.7%から33.1%へ低下した（1.86ポイント／年）。これは、全国の男性労働者における喫煙率の低下度1.12ポイント／年（2002年、2007年労働者健康状況調査結果から算出）に比べ良好な結果といえる。

たばこの値上げや禁煙志向の社会の流れも喫煙率低下の要因と思われるが、受動喫煙対策の強化と積極的な禁煙指導・禁煙支援を継続したことが喫煙率のさらなる低下に寄与した可能性が考えられる。禁煙を開始した人への禁煙動機アンケート結果（図10）でも、「産業医のすすめ」「喫煙場所が減った」の2項目が「健康のため」に次いで多かった[3]。

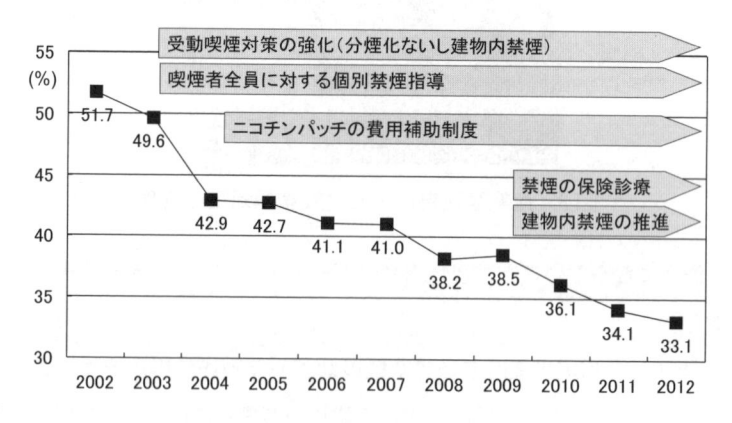

図9　喫煙対策と喫煙率（男性従業員）の推移

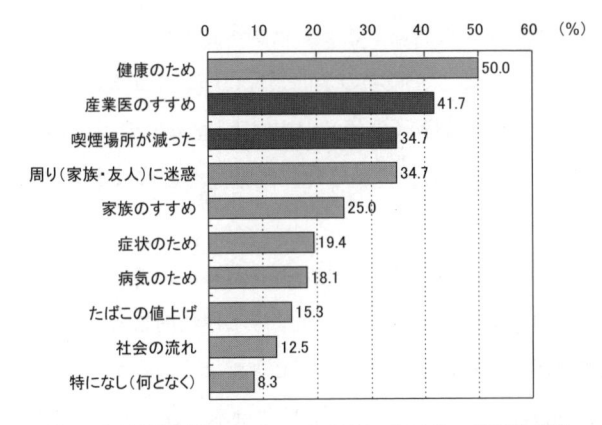

図10 禁煙動機アンケート結果（n=72、複数回答）

項目	%
健康のため	50.0
産業医のすすめ	41.7
喫煙場所が減った	34.7
周り（家族・友人）に迷惑	34.7
家族のすすめ	25.0
症状のため	19.4
病気のため	18.1
たばこの値上げ	15.3
社会の流れ	12.5
特になし（何となく）	8.3

（2）産業医からの個別禁煙メッセージの効果

　多くの研究で、医師から簡単な禁煙アドバイスを行うだけで2.5%の喫煙者が禁煙することが示されている[6]。他の方法に比べ効果は大きいわけではないが、最も費用対効果の高い禁煙介入方法の一つとされる。

　我々の2008年の中間集計結果をみると、2003年当時の喫煙者368名のうち、2007年までに禁煙を開始し2008年においても禁煙を継続している者は76名で、禁煙率は20.7%（4.1%／年）であった[2]。これは禁煙アドバイスのみの効果である2.5%を超えていた。面談時の禁煙アドバイスだけでなく、健診結果通知の手書きのメッセージ、禁煙外来などの禁煙支援、受動喫煙対策など様々な対策を行ったことが今回の好結果につながったものと考えられる。特に手書きコメントを始めた時の反響は大きく、「これで禁煙を決意した」という従業員が続いた。大和らも、健診結果へのコメント書きが禁煙指導に有用であることを報告している[7]。

（3）受動喫煙対策の効果

　職場における受動喫煙対策は、非喫煙者を受動喫煙から守るだけでなく、喫

煙者の禁煙の動機付けにも有効であることが多くの研究で示されている。最近のメタアナリシスによると、職場の全面禁煙は喫煙率を3.8%低下させる[8]。さらに、全面禁煙は部分禁煙（分煙）に比べ喫煙率の低下度が倍増するという[8,9]。当事業所においても分煙から建物内禁煙への移行中であり、喫煙率の経過を見守っていきたい。

受動喫煙防止の観点から今回の活動を振り返ると、時間はかかったが、当初の「漏れのない分煙」から現在の「全面禁煙（建物内禁煙）の推進」に移行する気運や流れが事業所内に年々強くなってきたように感ずる。社会的な流れも要因の一つと思われるが、一貫して「分煙では不十分で全面禁煙が必要である」ことを繰り返し粘り強く会社や職場に説明し続けたことが意識改革の大きな要因になったと思われる。非喫煙者の声に耳を傾けたことも大きな原動力となった。

5．事例紹介

＜事例1：産業医のすすめや妻の支援を受けて肥満の解消と禁煙を実行した例＞
事例：50歳代、男性。身長165cm、体重79.5kg、BMI 29.2、喫煙歴30本×32年、機会飲酒。以前から肥満、脂質異常症、喫煙などがあり、産業医面談で生活習慣改善の必要性を指導されていた（図11、a, b）。

2005年10月から運動（週2回テニススクールへ通う）ならびに妻の支援で食事療法を開始した。内容は、炭水化物（主食）や間食を減らす、野菜中心の食事にする、夕食時間を早める、毎日の体重測定とグラフ化などである（表2）。その結果、2006月2月にはBMI 24.6と正常内まで改善するとともに、血中脂質もすべて正常化した（図12）。

しかし喫煙だけは継続していたため、2006年6月産業医が健診結果通知に禁煙勧奨コメントを付記した（図11、c）。その結果、本人いわく「たばこをどうするかで妻と大ゲンカした」。結局テニス教室を継続する条件で禁煙を決

第1部

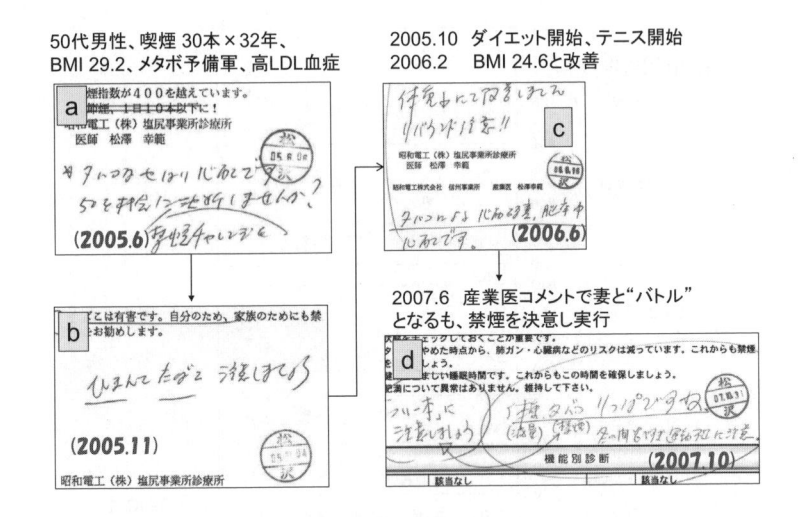

図11 事例1における健診結果コメントの経過

表2 事例1における食習慣や運動改善の内容

- 食事内容：主食を茶碗2杯⇒1杯にした、野菜中心の副菜とした
- 食事時間：7時30分には夕食を終了するようにした
- 間　　食：量を制限した（たとえば、1袋から1/2袋に）
- 運動方法：週3回テニススクール開始（1回1.5時間）
- 成功要因：毎朝体重をチェックし、グラフに残したこと
  （本人談）　夕食の量の制限をしたこと
  　　　　　毎日体重を測定してグラフを作成したこと
  　　　　　妻のサポート（食事の量、野菜中心の食事、
  　　　　　油分を減らす、運動への理解など）

意し2007年6月から禁煙補助薬を使用せず禁煙に成功した。

2007年10月の定健結果通知で禁煙の祝福と再喫煙防止コメントを付記した（図11、d）。血液検査では、運動で上昇したHDLコレステロールが禁煙後さらに上昇しており、禁煙の効果が加わった結果と思われた（図12）。その後も食事療法と運動と禁煙は継続しており、2013年3月現在BMIはやや上昇傾向

145

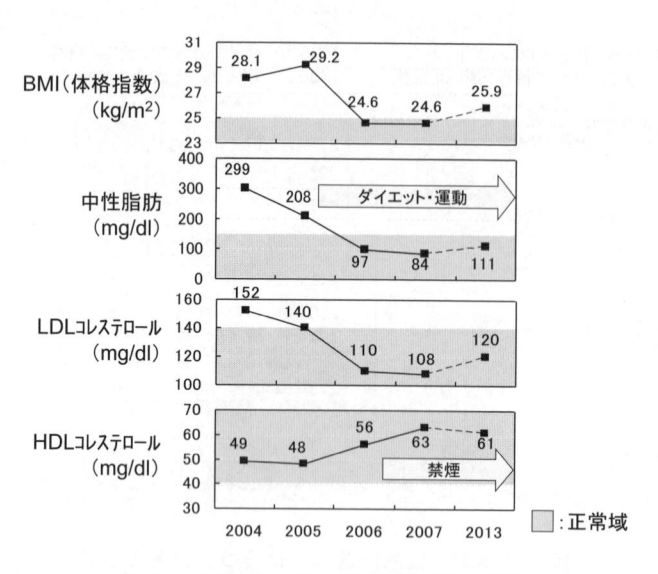

図12　事例1における検査結果の推移

だが血液検査に異常はみられていない（図12）。
　産業医の禁煙メッセージがご家族にも伝わり、禁煙につながった事例と思われる。

＜事例2：肺年齢による動機づけ介入や、家族のすすめで禁煙治療を決意した例＞
事例：60歳代、男性。喫煙歴20本×41年、咳・痰・息切れなどの呼吸器症状なし。

　2007年11月（59歳）、定年で関係会社へ移動する際の健診でたまたまスパイロメトリーを行ったところ、「肺年齢」が75歳と16歳オーバーしていた（図13、a）。フローボリューム曲線も下降脚が下に凸となっており、COPD（慢性閉塞性肺疾患）への移行が危惧される所見であった（図13、a矢印）。そこで、産業医から禁煙勧奨を行ったが（図13、b）、禁煙については「関心がない」状態だった（図13、c）。
　しかし、2009年9月の秋季健診の際、突然「禁煙の保険診療を受けたい」

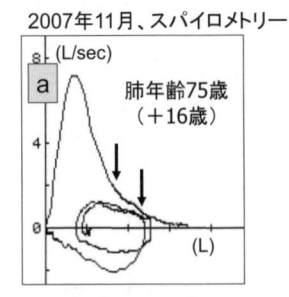

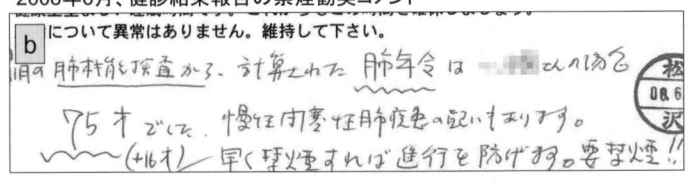

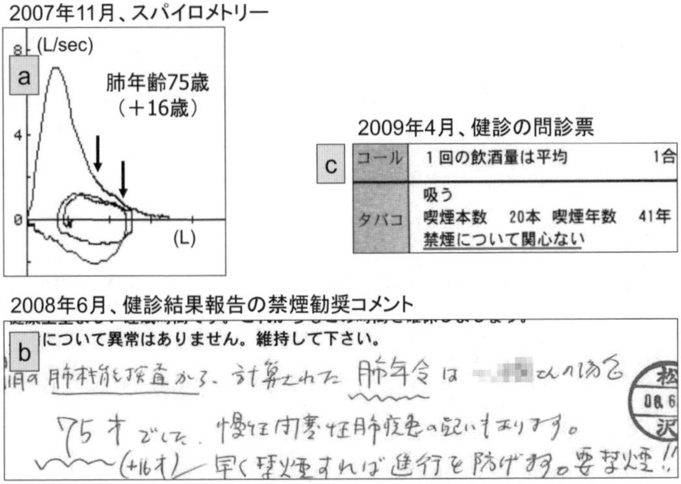

図13 事例2（60代男性）の経過

と産業医に宣言した。動機を聞くと、「実は1人目の孫が喘息で、娘からも妻からも禁煙を勧められていたが仕事が忙しくてやめられなかった。しかし、今年2人目が生まれるのでこれを機会に禁煙すると決めた」とのことだった。2010年1月、内服の禁煙補助薬を使用して見事禁煙に成功した。

「禁煙に関心がない」と無関心を装っていたが、実は「禁煙に関心があった」のであった。あきらめずに粘り強く禁煙指導することやご家族の強い思いが禁煙決断につながった事例と思われる。

6．おわりに

禁煙支援や受動喫煙対策など職場の喫煙対策を推進するためには、会社・健康保険組合・労働組合の理解と協力が不可欠である。今回の活動も、多くの方の支援があったからこそここまで続けてくることができた。2005年からスタートした「昭和電工グループ健康21プラン」は2012年で終了し、2013年から

新たに「昭和電工グループいきいき健康づくりプラン」が始まった。喫煙対策は引き続き重点項目の一つになっている。喫煙対策は、ただ強引に推進しようとするだけではうまくいかないことが多い。今後も引き続き関係者のご協力をいただき、工夫しながら活動を続けていきたいと考えている。

【参考文献】

1) 松澤幸範、藤本圭作、久保惠嗣：職場の喫煙率に及ぼす受動喫煙対策と個別禁煙指導の効果. 日呼ケアリハ学誌 2007; 17: 143-147.

2) 松澤幸範：ガイドラインに準じた受動喫煙対策と継続的な個別禁煙指導の効果. 産衛誌 2009; 51（臨時増刊号、CD版）.

3) 松澤幸範、田中永子、飯島菜穂子、内山ゆき子：健診から禁煙治療まで継続的な禁煙支援で成果. 中村正和編. 禁煙外来ベストプラクティス、日経メディカル開発、東京、2010, pp 218-225.

4) 松澤幸範、久保惠嗣. 昭和電工塩尻・大町事業所における喫煙対策. 安全衛生コンサルタント 2012; 102: 32-35.

5) 相澤久道、工藤翔二. 「肺年齢」を用いたCOPD啓発. *Progress in Medicine* 2007; 27: 2418-2423.

6) Coleman T. Use of simple advice and behavioural support. *BMJ* 2004; 328: 397-399.

7) 大和浩.「禁煙サポート」実践事例. 働く人の安全と健康 2004; 5: 457-450.

8) Fichtenberg CM & Glantz SA. Effect of smoke-free workplaces on smoking behaviour: systematic review. *BMJ* 2002; 325: 188-195.

9) Bauer JE, Hyland A, Li Q, et al. A longitudinal assessment of the impact of smoke-free worksite policies on tobacco use. *Am J Public Health* 2005; 95: 1024-1029.

健診・検診や保健指導の場における禁煙支援の事例報告
(3) 職域の事例報告②

ホンダエンジニアリング株式会社　健康管理センター所長　萩原　真一
同　　　　　　　　　　　　　日本禁煙学会専門看護師　古口　祥子

1．職域禁煙活動の意義

　禁煙活動を職場で展開していく場合には、ハード、ソフト両面から
- 会社の施策として
　　　事業所内の分煙方針策定や喫煙所の設置など
- 健診とその事後指導として
　　　定期健診および特定健診を活用
- 社内の安全衛生活動として
　　　社員全員を巻き込んだ健康増進活動
　　　（THP：Total Health Promotion Plan など）
- 事業所内診療所での治療として
　　　利用しやすさ、費用面での有利さなど

の四つの方向からアプローチが考えられる。これらの活動を統合して行うことにより、より効果的な禁煙につなげることができる。また、職域における禁煙活動を考える際、業種、就労形態、事業場の大小など職場の特性を考慮した対策が有効である。本稿では専属産業医が常駐し労働組合が強く機能し健康保険は組合健保という事業所規模の禁煙活動の内容として、自験例を中心にして述べることとする。

　まず当社の概要であるが、一つの自動車製造会社の中で主に生産技術の革新や効率化などを研究し、また新技術の試作や商品化などを担当する部門で国内当事業所には約2500人が常時働いている。職種の内訳としては研究開発などの専門職が約8割を占め、残りが金型、生産設備などの製造作業や事務業務に従事している。社員構成は90％以上が男性で平均年齢は38.9歳、デスクワー

クの多い職場である。また海外も含め出張が多いのも特徴である。

2．禁煙活動の原点と経緯

　さて2000年4月より当社専属産業医となった著者の新任あいさつはたばこの煙で遠くがかすむような部屋の中、マネージャーミーティングの場で行った。各テーブルには灰皿が置かれ約7割の管理職がたばこを吸っていた。また、時間遅れの昼食を摂りに食堂へ行くとそこは従業員が昼食後に吸い残した後の煙の部屋と化していた。当時、呼吸器内科医から転進したばかりだった著者の目には遠慮して見てもこのような環境は異常に見えたし、非喫煙者が可哀相であった。入社してまもなく、このような光景を目の当たりにして、たばこについては手をつけなければならないとの思いが自然に湧いてきた。

　そこでまず初めに会社に働きかけようとして、マネージャーミーティングで何度か喫煙の害、禁煙・分煙の必要性を説いてきた。しかし、感触的には何となく空回り、手ごたえは薄かった。時には当社の歴史と結びつけながら社員の魂に訴えた。それは1970年アメリカで世界一厳しい自動車排ガス規制（マスキー法）が制定された際、子孫に青い空ときれいな空気を残すためという高い理想に立ち上がり、当時不可能とさえ思われていた排ガス基準を世界に先駆けて達成したのは当社ではなかったのか。それなのに従業員にきれいな空気を吸える権利を保障し、健康を守る環境作りはできないのか、などと。しかし、それでも空気は冷たいものだった。響いてくるものを感じることはできなかった。

　管理職に訴えてもなかなか進まないで悩んでいた頃、ある管理職から貴重な助言をいただいた。労働組合との共闘である。さっそく安全衛生担当者にお願いし、全従業員に喫煙のあり方、分煙に関するアンケートを実施してもらうことにした。結果は、高い回収率とともに過半数以上の従業員が分煙を望んでいることが判明した。しかも喫煙者の中からも少なからず分煙を望む声があったことには勇気づけられた。この結果は組合幹部と共有し具体的で現実的な対策

作りの検討に入った。著者も内容面では譲歩し会社も喫煙者も受け入れられそうな折衷案を作成した。それが会議室禁煙と食堂での時間分煙、すなわち11：00～14：00までのコアタイム禁煙である。この線で組合とは話がまとまり、次に安全衛生委員会で決議までこぎつけた。そして、この後にマネージャーミーティングで再度分煙施策について説明し、原案通り承認され実現に至った。分煙については小さな一歩であったが会社として喫煙や分煙に対して意識を持ってもらうには大きな一歩であったように思える。産業医として赴任しここまでで二年くらい要した気がするが、この後は案外スムーズに分煙、禁煙は進められることになった。わずか十年ほど前のことである。

―その後の展開―

　一度施策が動き出してからは次の行動は起こしやすくなった。周囲の認識と理解が得られるようになったからである。もう一つは非喫煙者の声が大きくなってきたことである。分煙の実施は非喫煙者の声を引き出させる効果もあった。さらに歩を進めようと考えていた矢先に社内に大きな変革が起こった。国内二ヶ所に分かれていた当社が著者の元に集約されることになったのである。従業員数が二倍になるため2003年から2004年にかけて社内敷地内に増築、改築工事が大規模に行われることになった。かねてから分煙の徹底―完全空間分煙を考えていたこともあり、工事に係わって一気に喫煙室を造ってもらう働きかけに出た。具体的には社内の設備管理課の担当者に工事の図面を見せてもらい、現場を見ながら適切と思われる場所に喫煙室を設計し直してもらうことである。併せて、喫煙室の構造と換気条件も指示した。

　以上、著者が産業医として喫煙に係わった原点ともいえる出来事である。以後の活動は分煙の徹底と禁煙推進の施策実行に移っていくが、冒頭で示した四つのアプローチに沿って解説していくこととする。

3. 会社の施策として

　会社による喫煙対策は主に受動喫煙防止という観点から、諸々の法律に呼応する形で進められてきた。2008年から中期三ヵ年計画として空間分煙を徹底した喫煙所設置が全社的方針として進められた。その後の中期三ヵ年では事務所系職場の喫煙所はすべて屋外化、現場系喫煙所は屋内喫煙室という方針が打ち出され、間接喫煙を防止する取り組みが強化して進められた。また、喫煙率については前年度比3%減を目標として打ち出され、この二本の施策を軸に全社共通の目標とされた。実際の禁煙の進め方は、各事業所の事業特性や事情を考慮し現場担当者に委ねられた。当社内では現在屋外喫煙所として、東屋風の建屋の建設が進められている（図1）。

図1　新設した屋外喫煙所への備品配備イメージ

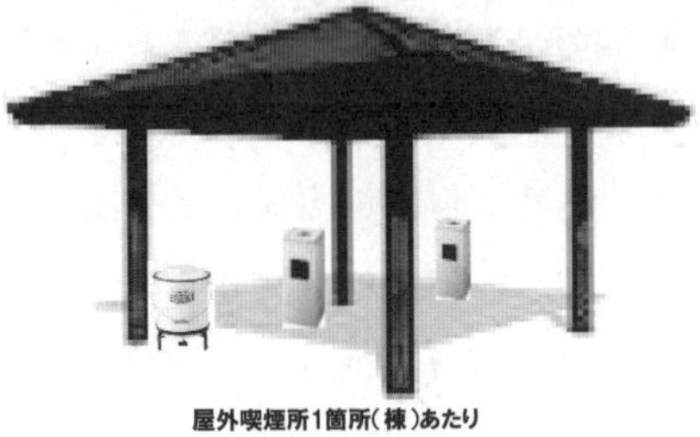

屋外喫煙所1箇所(棟)あたり
・灰皿×2個
・蓋付ペール缶×1個
＜2連棟は灰皿×4個＞

4. 健診とその事後指導として

　従業員は毎年定期健康診断を受け、さらに当社では2008年からは特定健診も導入されている。健康管理センターでは2001年の健診より、健康診断時に肺機能検査を実施してきた。一秒率（$FEV_{1.0\%}$）を算出し、一秒量（$FEV_{1.0}$）の経年変化を観察してたばこ感受性の高い人を見出し、禁煙を促すことを狙いと

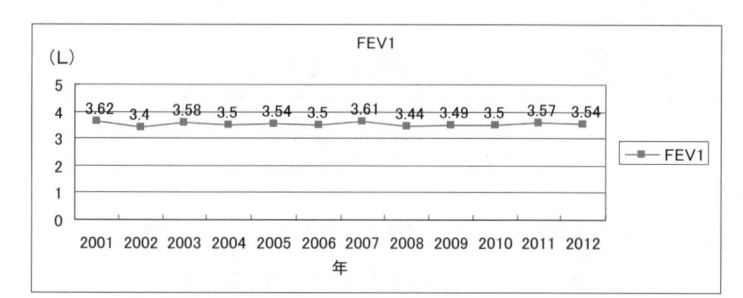

図2 健康診断時測定した一秒量（FEV1）・一秒率（FEV1%）の経年変化図

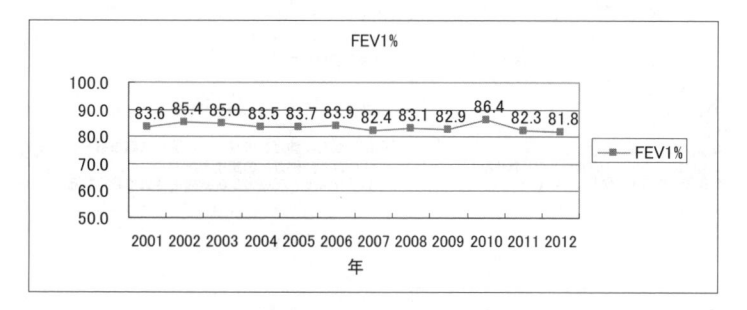

FEV1（L）
2001: 3.62, 2002: 3.4, 2003: 3.58, 2004: 3.5, 2005: 3.54, 2006: 3.5, 2007: 3.61, 2008: 3.44, 2009: 3.49, 2010: 3.5, 2011: 3.57, 2012: 3.54

FEV1%
2001: 83.6, 2002: 85.4, 2003: 85.0, 2004: 83.5, 2005: 83.7, 2006: 83.9, 2007: 82.4, 2008: 83.1, 2009: 82.9, 2010: 86.4, 2011: 82.3, 2012: 81.8

FEV1.0＜80％対予測値であり FEV1%＜70％である場合、慢性閉塞性肺疾患（COPD）と診断される。FEV1.0、FEV1%の経年変化から、今後の肺機能の悪化の程度が予測できる

して行った。また同時に COPD を意識させることも意図していた（図2）。

　まず健診の場では当年の一秒量や一秒率および $\dot{V}_{50}$、$\dot{V}_{25}$ 等の指標について説明し、特にフローボリューム曲線の形態は COPD の可能性を理解してもらうには有益である。ここでは危機感を感じ取ってもらうよう心がけている。それから健診の結果送付時には全喫煙者に対して図2のような肺機能の個人経過表を添えたパンフレットを作成し、さらにもう一つの危険性である肺がんのリスクに関して個人の状況を記載した（図3）。

　一方で40歳代、50歳代では喫煙者でも一秒量の低下はわずかな人がいる。データだけをみれば一秒量の経年変化が少なく、逆に安心を与えかねない場合がみられた。また、肺年齢の算出も取り入れて喫煙者の肺の老化を認めてもら

図3 喫煙者に送付する個人の喫煙量と代表的疾患リスクを載せたパンフレット

たばこを吸われる方へ・・・

ずっと健康でいて欲しいから
ぜひ、知っておいて頂きたいことがあります・・・

ブリンクマン指数 ・・・ 喫煙による肺ガンのリスクを示す指数

a） 1日あたりの喫煙本数 × b）喫煙年数

さんの場合　a） 　本　× b） 　年　＝ 　　となります

＊ 健診時の申告をもとに、算出しています。

どうする？

数値が高くても、たばこを
止めれば それ以上指数はあがりません。
肺疾患の死亡率も低下していきます

理想は、400になる前に禁煙することです
400以上、肺ガンのリスクが急激に高まる
600以上、肺ガンの高度危険群
1200以上、咽頭ガンの危険も極めて高くなる

COPD（慢性閉塞性肺疾患） ・・・ 肺の生活習慣病

世界の死亡原因 第4位であるにもかかわらず
ありふれた症状で、ゆっくりと進行するため
気付かないまま、重症に陥る患者さんが増えています

知らない方が多いので
ちょっと、恐ろしい病気です

症状 ・・・・・・ 息切れ、咳、痰
発症のしくみ ・・・ 慢性的な肺の炎症により気道が細くなり、肺胞が壊れる
発病後の経過

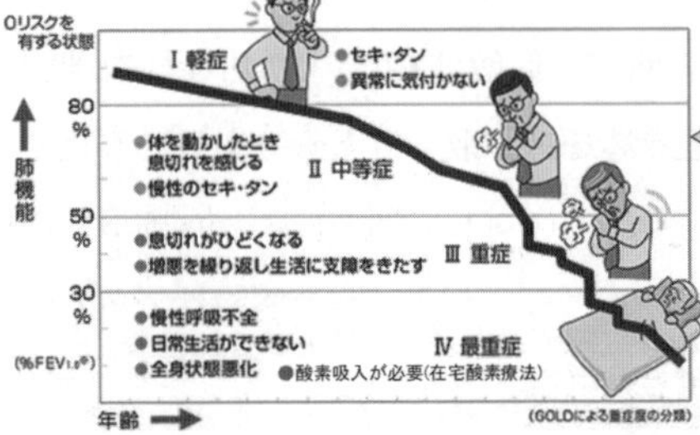

肺機能の変化には、個人差があります。

肺機能（FEV1%） 70% を下回ると
COPDと言われています。

少なくとも、FEV1%が70%以下に
なる前に禁煙が必要です。

禁煙しても、肺機能の改善は望めませんが
悪化のスピードが遅くなります。

肺機能の変化は、健診で行っている呼吸機能検査でわかります。
過去のデータがそろっている方はデータを添付しましたので、ご参考にしてください。
"禁煙しようかなぁ"と思ったら、健康管理センターまでお電話を下さい。（内線 4841）

おうとした。しかし、肺機能検査と同様に狙い通りに喫煙に警告を与えられないケースもある。そこで肺機能検査で良い結果が出たときには、「良かった。たばこは吸っていたけど幸い肺機能は今のところは問題ない。やめるのは今のうち」という解釈をし、また「肺機能は幸い良かったけれど、ガンなどの危険は高まるばかりだから安心はできない」などと説明するようにした。

また、健康診断時には喫煙についてアンケートを実施してきた。喫煙者には問診として
　1．すぐにやめたい
　2．いつかはやめるが今はいい
　3．やめるつもりはない
の意思表示をしてもらった。ある年の集計では818名の常時喫煙習慣者において図4のような回答を得た。ここで「すぐにやめたい」という人に上記パンフレットと健康管理センター受診案内を送付したが、結果は64名の該当者のうち自らの意志で健康管理センターの禁煙外来を受診したのはわずか2名で、そのうち禁煙が成功したのは1名のみであった。この「案内」と「待ち」の方法では全く禁煙につなげられなかった。

ここでの反省点は、すぐにやめたいという行動変容理論的には準備期にあると思われる人に対するアプローチの仕方である。このレベルではあまり専門的な説明は必要とせず、催促も行き過ぎは逆効果。著者らの姿勢が診療所で待ち構えているような印象を与えてしまったのがかえって受診を敬遠させてしまっ

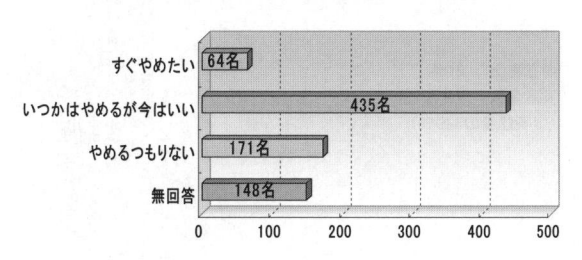

図4　健康診断時の禁煙意識調査結果

すぐやめたい	64名
いつかはやめるが今はいい	435名
やめるつもりない	171名
無回答	148名

たように思える。また、もう一つの理由として診療所を訪れることなく自力で禁煙に挑む者もいるということ。この「すぐやめたい」人々の中からは何人もの薬なしで禁煙に踏み切った者がいる。このような禁煙に取り組む意識が高まっている人には、ちょっと背中を押してやればよく、そのあたりの禁煙への導き方は健診後の個人的な保健指導などが効果的と考えられる。

5．安全衛生活動として

社内では安全衛生活動の中でも禁煙推進は重点活動に位置づけられるようになり、社内活動としてもますます加速させることができた。著者ら健康管理センターと安全衛生部門とでタイアップし、所内の禁煙活動に対して薬剤の補助が出るというキャンペーンを展開した。すなわち、各所属の安全衛生推進担当者を通してすべての従業員に周知し、希望者を募ってから健康管理センターで説明と処方を行うという方法である。内容としては初回の禁煙補助薬を無料で提供し（希望者数により一週間分〜二週間分）禁煙を促すイベントである。2007年の実績は下図の通りである（図5）。

多い年は、年2回のキャンペーンで100人以上と予想以上に禁煙トライ者が集まった。初回の無料導入以降は引き続き健康管理センターでの保険診療継続も併せて案内したが、診療所を訪れる人の割合は少なかった。その後の禁煙達

図5　健康診断時のアンケート結果

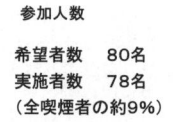

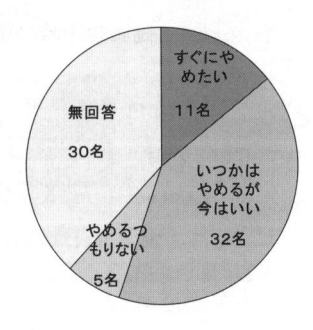

参加人数
希望者数　80名
実施者数　78名
（全喫煙者の約9％）

すぐにやめたい　11名
いつかはやめるが今はいい　32名
やめるつもりない　5名
無回答　30名

図6 禁煙補助薬の使用量

禁煙補助薬は、どの位使用しましたか？

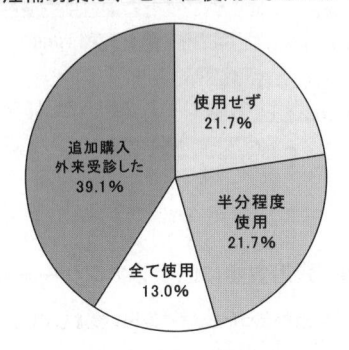

- 使用せず 21.7%
- 半分程度使用 21.7%
- 全て使用 13.0%
- 追加購入外来受診した 39.1%

表1 禁煙イベントと外来診療における薬剤使用量および禁煙達成率の比較

	過去3年間（2007〜2009年）			
	イベント参加（132名）		外来診療（65名）	
使用薬剤	ガム	パッチ	パッチ	内服
人数（名）	108	24	43	22
平均使用日数（日）	4.8	10.5	32	70
1ヶ月禁煙率（%）	29	46		
12ヶ月禁煙率（%）	9	25	25	77

成率を追跡したところ、意外なことに初回配布分の禁煙補助薬のみで禁煙できた者が比較的多く（図6）、一年後の禁煙継続率はニコチンパッチで比較した場合同年の外来診療で治療を受けた者と差はなかった（表1）。

　この施策は禁煙挑戦者を広く多く集めるには適しているが、それほど禁煙達成率は高くない。元々禁煙を医療として求めない人々であるからやむをえないところはある。しかし、これでも実際禁煙できる人たちがいるということであるから、多少、禁煙治療としては不完全でも一つの禁煙手段としては有効なものと思われる。また並行して、禁煙トライ者にアンケートを実施し結果の追跡とともに施策の検証を積み重ねていった。イベントに参加した理由については図7のようになっていた。

図7 禁煙イベントへの参加理由に関するアンケート結果

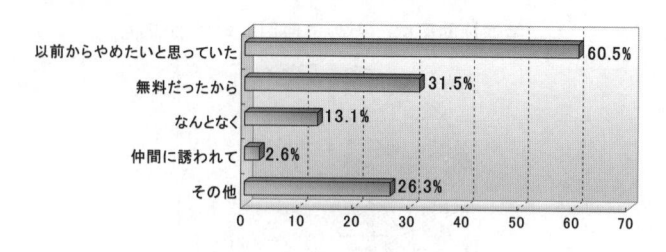

- 以前からやめたいと思っていた: 60.5%
- 無料だったから: 31.5%
- なんとなく: 13.1%
- 仲間に誘われて: 2.6%
- その他: 26.3%

図8 費用負担に関するアンケート結果

自己負担があったら、イベントに参加していた？

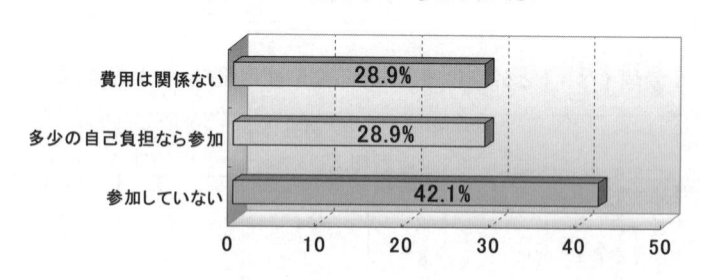

- 費用は関係ない: 28.9%
- 多少の自己負担なら参加: 28.9%
- 参加していない: 42.1%

　やめたいという願望の次に、無料だったからという理由が続いていた。この無料という点に関してさらに深堀していくと図8のようになる。これらから考えられることは、禁煙補助薬の無料キャンペーンに参加する人々はもともと禁煙の意志が高かった人々ではなかろうかということである。それでも診療所に禁煙相談を受けに行こうとするよりは、多くの仲間とプレッシャーを受けることなく禁煙に取り組めるという"気安さ"を選んだものと考えられる。もう一つは禁煙に無料で取り組めるというインセンティブが働いたのではないかと思われる。また、このキャンペーンでは先の健診時の喫煙アンケート中、「いつかはやめるが今はいい」、あるいは「すぐにやめたい」と意思表示していた人々が大部分であるが、なかには「やめるつもりはない」という人も含まれていた。このような気軽さ、安さ、また医療機関との関係の薄さなどが手軽な禁煙への呼び水になっていたのかもしれない。また、この「やめるつもりはない」とい

う人々を禁煙行動に誘えたのは、職場の同僚たちが参加したことによる道連れ的な効果も否定できない。職場での禁煙行動では、同じ職場から芋づる式に禁煙者を出すことができるのもよくある現象である。さらに、安全衛生推進者自身が喫煙者であった場合、役責責任者として自ら範を示さなければならないという動機も働く。

　2012年からは「思い立ったらいつでも」という考えから、これまでの安全衛生活動で行ってきたイベント的な初回導入治療無料キャンペーンをいつでも受けられるように、健康管理センターが随時対応するというやり方で禁煙活動を展開した。これはこれまでの診療所での保険診療と安全衛生活動としての禁煙イベントを融合させた方法として、より禁煙治療が受けやすくなるのではないか、さらに外来での継続治療にスムーズに移行できるのではないかと期待していた。しかし、今のところ見込んだほど禁煙者は出てきていない。その他アンケートの自由意見、感想の中に書いてあったものの一つで、実際の声を聞いて取り入れたものが禁煙トライ者用と健康管理センタースタッフの共有の場である社内イントラネットを用いた禁煙掲示板の運用である。ここでは、禁煙トライ中の従業員の諸々の疑問、相談や苦しさのはけ口にと思いを書いてもらい、健康管理センターの専門スタッフが答えるというスタイルで進めた。

6．事業所内診療所を活用した禁煙治療

　禁煙ガムの時代から外来にて禁煙診療に携わってきた経験から、著者自身は2000年より社内診療所でニコチンパッチによる禁煙診療を開始した。2000年当初は、約1200人の従業員に対し自ら健診後の結果説明と指導を行っていたこともあり、喫煙者すべてに禁煙治療を勧めてきた。当時は、禁煙治療は自由診療であったため当健康管理センターでの治療は薬剤費負担だけとし、安さをアピールした。当時の喫煙率は49.9%であったが、少しずつ健康管理センターでの禁煙治療希望者が現われるようになった。

2006年、禁煙治療は保険診療が適用になり、それまでは国内に散在する各健康管理センターは各々が個別に自由診療として禁煙治療に対応していたが、これを機に全社統一の保険診療適用基準を作成した。それは患者基準のブリンクマン指数≧200の除外、および呼気CO濃度測定の義務化の削除、また施設基準の敷地内禁煙の除外等である。健保常務理事と掛け合いこのような内容でも保険診療として認めてもらうことに了解が得られた。これにより若年者でも、また機器の購入や施設の調整に追われることなく直ちに禁煙診療が受けられる条件を整えることができた。このように診療所での禁煙治療については少しでも多くの喫煙者が取り組みやすいような環境作りも重要なことであるが、健保からもまた事業所からも費用や支援の調整が可能なところに事業所内診療所の強みがある。

7．禁煙にともなう注意点

　さて、禁煙は生活習慣病の抑制に効果的であるが、一方では生活習慣病の増悪因子になりうることにも注意が必要である。その中でも最も経験するのが体重増加である。禁煙者のほとんどが体重増をきたすが、それが過度な場合には他の代謝性疾患の原因になる。また、禁煙による呼吸機能の改善が体重増により相殺されるという報告もある。著者らは禁煙後の代謝や肺機能の変化を検討した。対象者の条件として禁煙以外に運動や食事、飲酒などの生活習慣に変化のなかった者とした。13名が適合しすべてが男性で25歳から59歳、平均年齢45.5±12.4歳であった。早期の変化として禁煙後3ヶ月までの脂質、血圧、血糖値などの生活習慣病の指標、および肺機能検査での一秒量、一秒率の変化、また長期の変化として早期に変動の認められた指標について、2年後までの経過を追跡した。まず、禁煙後3ヶ月までの早期では（図9）体重、体脂肪率が増加傾向を維持する一方、脂質については中性脂肪が禁煙後1ヶ月の間で一過性に上昇するものの3ヶ月目には禁煙前の値に戻っていた。HDLは禁煙1ヶ

月以内に上昇し以後も上昇を維持。血糖値については禁煙後3ヶ月間で持続して上昇傾向を認めたが、インスリン分泌の増加は軽微であった。血糖値の上昇に伴って13名中3名にHOMA-Rで計算したインスリン抵抗性の上昇が認められるようになった。早期で変化の認められた指標についてさらに禁煙後1年、2年目に長期の変化として追跡すると図10のようになる。

　禁煙後2年経過しても体重は増加したままであったが、脂質については中性脂肪、HDLとも禁煙前の値に戻っていた。血糖値については早期の変化がそ

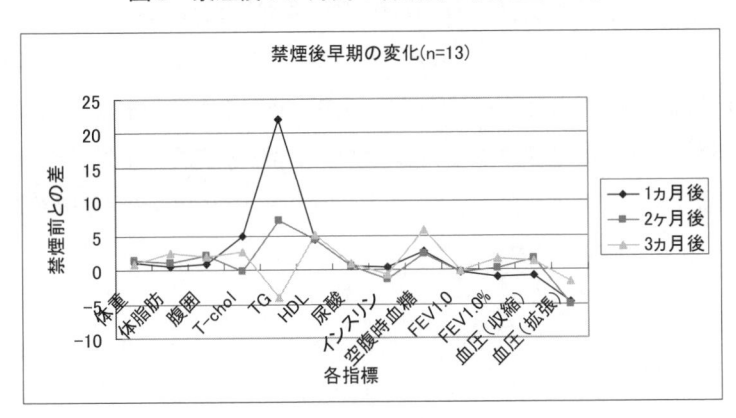

図9　禁煙後3か月間の各指標の変化量の比較

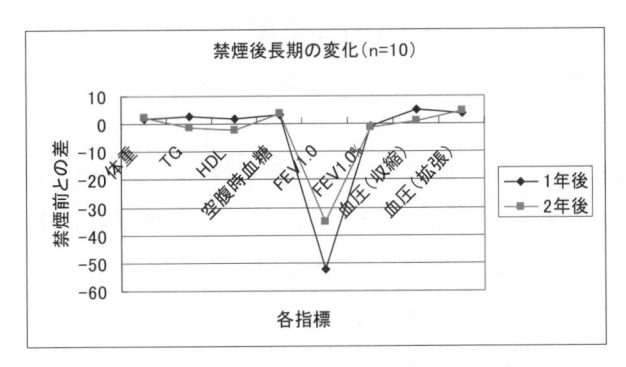

図10　禁煙後1、2年後の各指標の変化量の比較

161

のまま持続している傾向が認められた。また肺機能については禁煙後早期および長期的にも明らかな改善は認められなかった。

　これらの検討から、脂質の変化については中性脂肪の増加は一過性であり経過観察のみでよいと考えられる。コレステロールについてはHDLの増加のみの変化と考えられた。糖代謝については血糖値は禁煙後徐々に上昇する傾向を認め、身体所見との関連では体脂肪率増加との相関が示唆される。血糖値の上昇に伴いインスリン抵抗性を示すものもあることから、禁煙後には糖尿病の発症やその悪化に注意すべきものと思われる。血圧の変化は禁煙直後（1ヶ月以内）に一時的に低下する兆候が認められるが、長期的には特に体重の増加に伴って上昇しやすい可能性が示唆された。したがって禁煙指導においては、禁煙直後一時的な体重増は容認するとしても、長期にわたる体重の増加状態は好ましくないものと考え、禁煙者には体重について禁煙後も監視し適宜指導を行うことが望ましい。このような指導としても、健診後の事後指導や保健指導などを活用するのが効果的と考えられる。

8．まとめ

　治療対象集団としてみると、職域は
　1）患者（従業員）と常に密なコンタクトが取れる
　2）経営から理解が得られれば物的、金銭的支援が得られる
　3）組合健保であるならば健保と診療面での調整も可能で、より利便性を図ることができる
　4）労働組合と協調すればより強力に施策を進めることができる
などの特徴を有する特殊な集団である。以上のような特性をもつ職域において禁煙を進める際には個人的アプローチも集団的アプローチも非常にやりやすいところである。このような対象に対しての禁煙の進め方として、一人一人の禁煙意識のレベルに応じて取り得る手段も多様で、それなりのオプションを用意

できるのが職域での活動のメリットでもある。勧める側にも喫煙、禁煙に関する知識の集積と指導スキルの上達は求められなければならない。

2011年は東日本大震災が起こった。当社も震度6強の激震に襲われ建屋は大きな損壊を被った。従業員は4月まで自宅待機の後、サテライトの職場、他県の事業場、海外などへ分かれて働き、生産レベルが震災前に戻るまでに約半年を要した。この間、従業員は通常とは異なる不規則な就労を強いられた。このような災害や生活環境の変化は、喫煙行動にどのような影響をおよぼすのか。この不規則就労6ヶ月間の新たな禁煙、再喫煙の行動を同じ時期の震災前と比べると表のようになる（表2）。

表2　震災前後の禁煙・再喫煙行動の比較

	震災前	震災後
禁煙実行者	43名	23名
再喫煙者	9名	37名

震災後には、これまで禁煙していた人がかなり再喫煙を始めてしまった。図11にこれまでの当社の喫煙率の推移を示す。安全衛生活動を強化した2007年頃（喫煙率42.7%）から2011年（同33.6%）まで順調に低下してきた喫煙率が1012年でわずかに上昇に転じた（同33.9%）。2011〜2012年禁煙がやや停滞していたのは震災の影響を引きづっていたのかも知れない。2012年から実施している"思い立ったらいつでも禁煙"という活動でも禁煙者増の効果が現れていないのは、これも一つの要因であった可能性がある。

職域で禁煙に携わって感じることは、禁煙に挑戦する人には3通りくらいのタイプの違いがあるように思えることである。一つは医療の助けを借りずに自力で禁煙する人、もう一つは医療機関までは受診せず安全衛生活動で見られたようにサークル活動的な雰囲気で集団的に取り組む人たち。言わば心の中に逃げ道を用意して、禁煙に失敗しても仕方なしと割り切る心境を持ちながら禁煙を試みるタイプである。ここでは医療スタッフからの支援は軽微である。一般

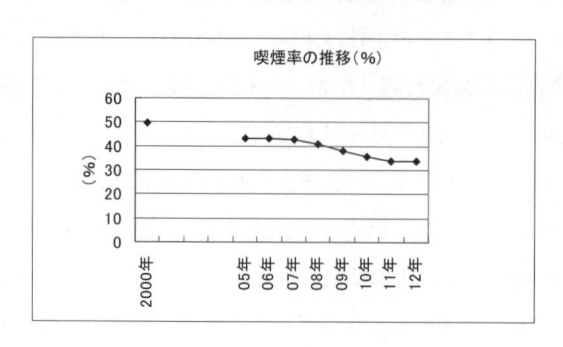

図11 当社における喫煙率の推移

人の中で禁煙用の市販薬を購入して禁煙に取り組む人などもこのタイプに含まれるものと思う。三つ目は意を決して診療所を受診するタイプである。このタイプは意志の固さや義務感なども強く、それだけ禁煙達成率は高い。職域の中ではこの2番目の禁煙活動も効果的であり職域独特のものである。禁煙を促すインセンティブの与え方にはいろいろな方法があると思うが、費用の面でサポートできればそれなりに挑戦者を集めることができる。こうして集めた人たちをどうやって禁煙に結び付けていくかが思案のしどころである。もう一つは再喫煙をいかに減らしていくかということ。昨今の高ストレス職場においては、一度は禁煙しても再び吸い出してしまうことは度々経験する。長期の出張なども再喫煙の誘引になる。また、前述のように災害時のライフスタイルの変化なども同様である。禁煙に携わる専門スタッフは禁煙後も何年かは健診などの場を利用して禁煙継続のフォローアップ指導を行うことは重要なことと思われる。

最後に、当社の喫煙率が20％台にまで近づいてきたが、ここからはいままでのようなイベントや通常保険診療の継続では禁煙実行者の減少が予想される。今後こういった可能性を打開していくには、全く別次元の対策を検討していかなければならない。このような視点で職域として考えられることは、

1）事業所内完全禁煙あるいは就業時間内禁煙の実施
2）採用時に喫煙者にはハンディを負わせる

3）昇進あるいは業績などの人事評価項目に加える
　4）社内診療所での診療費に差をつける
等々。今後、喫煙率低下の鈍化が予想される中、個々の職域で喫煙率を下げることができれば日本社会全体として、本人はもとより職場においてもまた医療経済的にも大きく貢献できるものと思われる。そういった点からも喫煙率低下を推し進める上で職域の果たす役割には大きな意義がある。

健診・検診や保健指導の場における禁煙支援の事例報告
(4) 健診機関の事例報告
社会医療法人敬愛会　ちばなクリニック健康管理センター医長　　清水　隆裕

1. なぜ『マイルドセブン』は『メビウス』に変わったのか

　2013年2月、日本で最も売れているたばこであった「マイルドセブン」の名称が「メビウス」に変わった。メビウスを販売している日本たばこ産業株式会社（通称JT）の発表[1]によれば、それは『ブランドのさらなる進化への意思』『終わりなき進化を続けていくブランドであること』を全世界のお客様に示すためとあるが、新規に立ち上げるブランドの命名理由としてはともかく、1977年以来使い続けた名称を放棄する理由としては説得力に欠ける。本書の読者におかれてはご存じのことであろうが、もちろん'mild'を名指しで「使用すべきではない語句」の例に挙げたたばこ規制枠組み条約（通称FCTC）

図1　たばこのパッケージの国際比較（日本とタイのマイルドセブン）

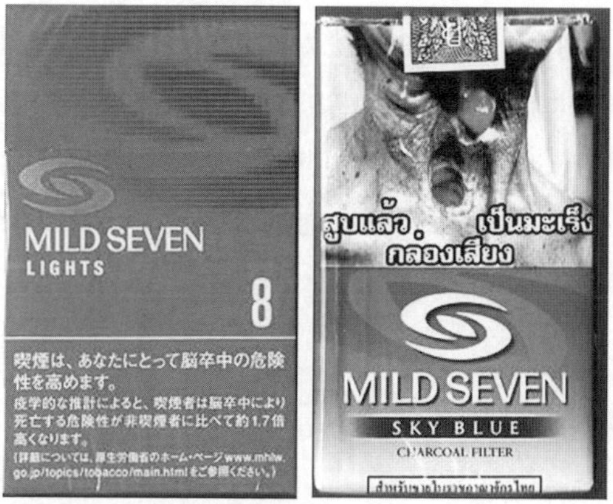

たばこ製品の包装及びラベルについての規制は、FCTC第11条にうたわれている。警告写真の有無に注目しがちだが、「タール量」「Lights」も消去・変更されていることにも注目。同条約によりMildは使用すべきではない語句に指定されており、ブランド名はMEVIUSに変更された。

第11条が関連していることは疑いようがない。

では果たして、どれだけの喫煙者がこのことを……すなわち、マイルドが国際条約でたばこについて使用すべきではない単語に指定されていること、あるいは、そもそもたばこのコントロールを目的とした国際条約が存在することを認識しているであろうか。そして、この疑問は「喫煙者はたばこについて正確な情報を得たうえで喫煙を継続しているのか」と読み替えることができる。さらには、我々は喫煙者からきちんと喫煙継続についてのインフォームド・コンセントを得ているのか、とも。

インフォームド・コンセントは治療選択に限らず、あらゆる法的契約に適用される概念で、行為の目的や内容についてよく説明を受け十分理解した上で(informed)、対象者が自らの意思に基づいて合意する（consent）ことであり、拒否することも含まれている。その視点から、たとえば「喫煙の継続」について喫煙者が合意していると評価するのであれば、喫煙者に対しては「喫煙を継続する場合」において起こりうる結果の説明および、それを回避する方法の説明を受けていることが前提条件となる。むろん、本来それはたばこの製造・販売を行っている各企業が負うべき責任であり、日本で販売されているたばこには「たばこ事業法」およびその関連法により定められているとおりの注意表示（注：たばこ事業法には（注意表示）とあり、警告という語句は用いられていない）がある。しかしたばこ事業法の目的は「たばこ産業の健全な発展を図り」とされており、その存在自体が矛盾を内包しており、たばこの有害性を十分に説明しているとは言い難い。

2．禁煙指導と訴訟リスク

禁煙指導の不徹底についてはいまだ国内判例は見受けられないが、類似例として、アルコール性肝炎から肝硬変となり死亡した患者に飲酒指導を徹底しなかったとして、患者遺族から損害賠償請求をされた医師に対し「飲酒を続けた

患者の責任が大きいが、医師も強く禁酒を指導すべきだった」として889万円余を命じられた事件もある[2]。また、喫煙により肺気腫や肺がんになった患者が原告となり、国やJTを訴えている裁判があり[3]本稿執筆現在において最高裁抗争中であるが、今後はその被告人席に「健康診断時に禁煙指導を徹底しなかった医師」が加えられてしまう可能性も十分にある。

　FCTCが'mild'を使用してはならない語句に指定しているのは、そのような文言の使用が喫煙者に対し、リスクが低いような誤解を与えるからに他ならない。同様に'low tar''light'などの語句も指定されているが、FCTC 11条(a)ではその根幹としてあらゆる語句においても、それが直接的であれ間接的であれ、使用しないように求めている。なぜなら、このような語句で装飾されたたばこであっても、危険性は他のたばこ同等あるいはそれ以上であることが知られているからであり、そのことはたばこ産業も認めている。実際、たばこ自体をよく観察すると『本パッケージに記載されている製品名の「〜」並びに本製品の性質・状態を表す「〜」の表現は、本製品の健康に及ぼす悪影響が他製品と比べて小さいことを意味するものではありません。』などと小さな文字で記載されている。端的にいえば「低タール」や「1mg」などと表示されている製品に変更しても医学的な利益はないことを、たばこ産業自身が認め、広報しているということでもある。

　そもそもパッケージに記載されているニコチン・タール量は機械で測定された結果であり、人体に取り込まれる量ではない[4]。低タールと呼ばれるたばこは、フィルタの横に細かい穴をあけて、測定器に接続したときに空気で希釈されるように細工されているにすぎない。人体においては、一定のニコチンを得るために強く吸い込むようになり（代償喫煙と呼ばれる）より深く、より多くの煙を肺の奥まで吸い込むことになると考えられる。

　そして、1日あたりの喫煙本数を減ずることについても注意が必要である。喫煙の本質的な目的は、血中のニコチン濃度を一定以上に保つことにある。つまり、喫煙本数を減らすことは、一本ずつから得るニコチン量を増やすことを

意味する。国際的には、喫煙本数を減らしても健康被害が減少するという科学的根拠はないと理解されており、本邦で重視されているブリンクマン指数（喫煙本数×年数）が論じられることもほとんどなくなっている。本邦においても日本人における追跡調査で1日あたり1から9本の少数喫煙者においても男女を問わず肺がんリスクが非喫煙者の2倍以上に増えていることが明らかになっており、喫煙には許容量がないという判断するべきとする知見が存在する[5]。

それらの背景を念頭に、本邦におけるたばこの注意表示の変遷を確認してみると、1972～1989年には「健康のため吸いすぎに注意しましょう」、1990～2005年には「あなたの健康を損なうおそれがありますので吸いすぎに注意しましょう」とされていたが、2005年以降には現行のとおり「吸いすぎに注意」という文言は消えている。さらに、喫煙本数を減らせという指導には、少数であれば喫煙が安全であると医療者に保証されたと誤解される危険性をはらんでいることにも注意が必要である。

3．たばこの害は減らしたいのが喫煙者

以上のことを鑑みれば、たばこの害を減らそうと思えば、喫煙をしないこと以外に選択肢はない。しかしながら、多くの喫煙者は低タール・低ニコチンたばこを選択したり（図2）、「吸いすぎ」にならないようにと喫煙本数を減らしたりしている。これらの対応は医学的には利益があるとは言えない行動変容ではあるが「少しでもたばこの害を減らしたい」という喫煙者の健康意識が反映されていると考えることができる。

そのように考えたとき、我々は「標準的な健診・保健指導プログラム」における「行動変容ステージ」を喫煙にあてはめることには疑問を抱かなければならないという結論にたどりついた。なぜならば「半年以内に禁煙をする意思がない」が「低タールたばこに変えた」という喫煙者は、禁煙を唯一の評価点と捉えると無関心期であっても、たばこから受ける害を減らそうとする行動につ

図2

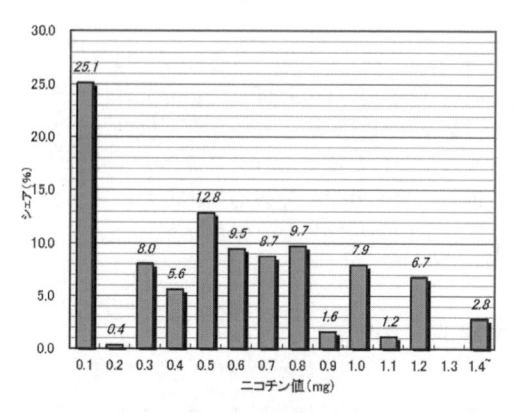

[図: 平成23年販売実績上位100銘柄ニコチン値別シェアの棒グラフ。横軸ニコチン値(mg)0.1〜1.4、縦軸シェア(%)。値：0.1=25.1、0.2=0.4、0.3=8.0、0.4=5.6、0.5=12.8、0.6=9.5、0.7=8.7、0.8=9.7、0.9=1.6、1.0=7.9、1.1=1.2、1.2=6.7、1.3=—、1.4=2.8]

社団日本たばこ協会発表資料（平成24（2012）年5月18日）より引用した『平成23（2011）年（1～12月）販売実績上位100銘柄ニコチン値別シェア』の図。いわゆる低ニコチンたばこのニーズが高いことが分かる。有害性には有意差がないのだが。

いていえば、誤解に基づくとはいえ、すでに実行期あるいは維持期に達していると言えるからだ。

　このような事例においては、いわゆる「たばこの有害性」については相応に認識している。そこで、たばこの有害性を軽減する努力を認める一方で、有害性が軽減できていないことを伝え、対策として具体的な禁煙方法を伝達するとスムーズに禁煙に至る場合が多いようだ（症例1）。

症例1　低タールたばこに切り替えた喫煙者
30代後半　男性　喫煙歴　20本/日×10年以上 禁煙の意志　いつかはやめたいと思うが半年以内ではない（無関心期） 禁煙治療の意思　無料なら受けたい

　職域健診を目的に当センターを受診。身体所見・採血データ等に有意所見は認めなかったが、喫煙があるため診察に当たった筆者により禁煙指導が行われた。たばこの有害性は気にしており、数年前からタール表示値1mgのたばこに切り替えていた。本数は増減ないということだった。そこで国内外のたばこパッケージ写真（図1）を見せ、警告写真の有無以外の違いとして、輸出用のパッケージにはタール値に相当する数字が書かれ

> ていないこと、Light の表現が Sky Blue に変更されていることを見つけさせた。
> 　説明の同意を得て、低タールと称されるたばこはフィルタの横に穴を空けて測定装置に誤認させただけのたばこであり、体内に吸収されるニコチン・タールの量は軽減されないことを伝えた。同時に、たばこの害を減らす方法として最適な手段は禁煙であり、禁煙外来を受診すると禁煙しやすいことを伝え、近隣の禁煙外来一覧表を提供した。後日、当院禁煙外来を受診し、バレニクリン内服を開始し、禁煙に至った。

4．「ストレス解消」の罠

　たばこから受ける被害は減らしたいと考える一方で、やめようとまでは思えない喫煙者が考えるたばこの効能として、もっとも重要なのが「ストレスの解消」ではなかろうか。しかし、喫煙で解消されるのはニコチン切れの症状のみで、仕事や私生活で生じたストレスを解消しているわけではない。つまり喫煙者は常に生活のストレスにニコチン切れ症状が上乗せされている状態にあるので、禁煙することでストレスは減る[5)6)]ことが知られている。

　しかし、だからといって「たばこをやめるとストレスが減りますよ」と説明してみても、多くの喫煙者は納得しない。納得しようとしない喫煙者を相手に治療者が躍起になって説明を繰り返しても徒労に終わるが、気づきを促す質問を加えると突破口とすることができる（症例 2）。磯村が考案したリセット禁煙[8)]は、質問により気づきの連鎖を促す秀逸な禁煙誘導法として知られているので、喫煙者のみならず医療者へも一読をお勧めしたい。

　ところで、症例 2 の会話では、診察にあたった筆者（Dr）が受診者（Pt）から発せられた言葉の内容を組み替えて聞き返しているだけで、説明や説得をしているわけではない。しかし、会話が進むにつれ受診者が自ら矛盾に気づいている。ここで筆者が主に用いた技法は「複雑な聞き返し」と呼ばれる動機づけ面接法の手法の一つである。たとえば冒頭のやり取りでは「職場環境が変わって、また吸い始めた」という言葉を「職場環境を戻そうと思って喫煙した」と

いう言葉に書き換えて聞き返すことにより、患者自身にそれを否定させ、発言の矛盾を拡大させている。

　動機づけ面接法は「行動変容への動機を形成・強化する協働的で来談者中心的な面接スタイル」と定義されているが、こと喫煙のように対象者にさまざまな両価性が見られる問題に対する治療的介入に効果的であるとされている[9]。

症例2　転勤のストレスで再喫煙した県外出身者

50台後半　男性　喫煙歴　20本×30年以上
禁煙の意志　無回答
禁煙治療の意思　無回答

　前地において高血圧・脂質異常・糖尿病などで定期通院しており、数年前に狭心症を発症。手術を受ける際に禁煙治療をうけ、禁煙した。今年度から沖縄に転勤となり職場環境の変化などからストレスを感じ、喫煙再開した。転勤に伴い狭心症後フォロー・高血圧・脂質異常症・糖尿病管理等を目的に沖縄県内の病院に紹介されて通院を継続しているが、現在の主治医からは禁煙については特に何も勧められていない。以下に、診察時の会話を再現する。

Dr　たばこについてはどうでしょう？
Pt　こっちに来るまでは止めていたんですけれどね、心筋梗塞もやっちゃったし。でも、職場環境が変わって、また吸い始めてしまいました。
Dr　なるほど、一度はやめられた。
Pt　ええ
Dr　で……職場環境を戻そうと思って喫煙した。
Pt　あ、いや……そういうわけでは……
Dr　職場環境は戻らなくても、ストレスは明らかに減った。
Pt　そういわれると……
Dr　喫煙を再開してもストレスが減ったと言い切れない。
Pt　あれ、そうか……
Dr　なんか不思議な感じ……
Pt　うーん……
Dr　そのあたり、チョット説明させていただいていいですか？
Pt　あ、お願いします。
Dr　そのまえに一つ、想像していただきたいんですが、いいですか？
Pt　え、はい

Dr 仕事のストレスとかだと見えにくいですけれど、見えやすいストレス……そうですね、車の渋滞なんて、目に見えますよね。で、たとえば、車が渋滞に巻き込まれてイライラした、仕事に間に合わないとか、飛行機に乗り遅れそう、とか……
Pt 嫌ですねぇ。
Dr たばこに手が伸びる？
Pt ええ、間違いなく。
Dr で、たばこを吸ったとします。そうすると気持ちは……
Pt 落ち着きますねぇ。
Dr 気持ちは落ち着く。で、渋滞は……
Pt あ……（含み笑い）
Dr ですよね、渋滞は解消しない。その一方で、気持ちは落ち着く。なんでたばこを吸うと落ち着くのか、というか、なんでイライラしてたんでしたっけ？
Pt 仕事に間に合わないと……いやぁ、でも……
Dr たばこを吸っても仕事には間に合わない。一方で、気持ちが落ち着く。
Pt あ、そうか、たばこが吸いたくてイライラしてたんだ。
Dr では、たばこを吸わない人、あるいは、たばこをやめた人はどうでしょう？たばこを吸いたくてイライラすることは……
Pt あ、そうか。いやぁ、気付かなかったなぁ。吸わない人はたばこが吸いたいってイライラしないんだ。

　この後、受診者自らが過去の禁煙治療（バレニクリン内服）について振り返り、同じ方法で再度禁煙を試みることを宣言した。

5．たばこを「苦しみなくやめる方法」がある

　症例2は、過去の経験から禁煙には有効な治療手段があることを知っている事例であったが、他方には、たばこの有害性を知りつつも、科学的に根拠のある禁煙方法にたどりつけず、禁煙できないものとあきらめてしまっている喫煙者も少なくない。そのような喫煙者にとって、最も有益かつ重要な情報は「たばこをやめる方法」であろう。2006年度（平成18年度）の診療報酬改定によりニコチン依存症管理料が創設され、若干の条件はあるものの、禁煙治療に医療保険が使えるようになっているが、喫煙者はそのことをほとんど認識してい

ないのが現状である（症例3）。

> **症例3　たばこをやめたい管理職**
>
> 50台後半　男性　喫煙歴　30本×40年以上
> 禁煙の意思　すぐにやめたい
> 禁煙治療の意思　絶対にうけたくない
>
> 　職場内では自分しか喫煙者がいない。受動喫煙で周囲に迷惑をかけていることもわかっており、肩身の狭い思いをしている。以前に市販のニコチンガムやニコチンパッチを使用したがやめられなかった。禁煙外来は受診したことがないが、禁煙外来に行っても、薬局で買えるものと同じニコチンパッチしかないと思っている。
> 　そこで、禁煙外来で用いるニコチンパッチには、OTCでは使用できない大型のパッチがあり、それを使うことによりニコチンを十分に補うことができれば禁煙しやすいこと、また、別の選択肢として内服薬バレニクリンが選択できることを説明した。あわせて、専門医からアドバイスを得る価値を説明し、医療保険も使え経済的負担が少ない禁煙外来受診を第一選択とするように勧めた。
> 　すると「日を改めてしまうともう来ないかもしれない、今日処方できるなら、して欲しい」との申し出があり、ドック終了後に当院禁煙外来へ紹介、受診となった。

　図3は当センターで用いている問診表であるが、「たばこをやめたいと思いますか？」とは別に「半年以内に禁煙治療を受けたいと思いますか」という問いを設置している。この問診票を用いて、2011年度上半期に当センターを受信した喫煙者1891名から得られた回答を図4示すが、「いつかは止めたいと思うが半年以内ではない」「やめたくない」と答える無関心期と思えるような喫煙者であっても、禁煙治療については「たばこ代より高くても受けたい」と回答する事例も少なくない。そして、それと同時に「すぐにやめたい」と回答しながら、禁煙治療を「たばこ代より高くても受けたい」と回答する喫煙者が少なくないことも注目に値する。すべての事例においてそうだとする論拠はないが、ここには禁煙外来に関する情報が足りず、受診が経済的に負担になると考えるがゆえに禁煙外来への受診をためらっている喫煙者が含まれていると考え

図 3

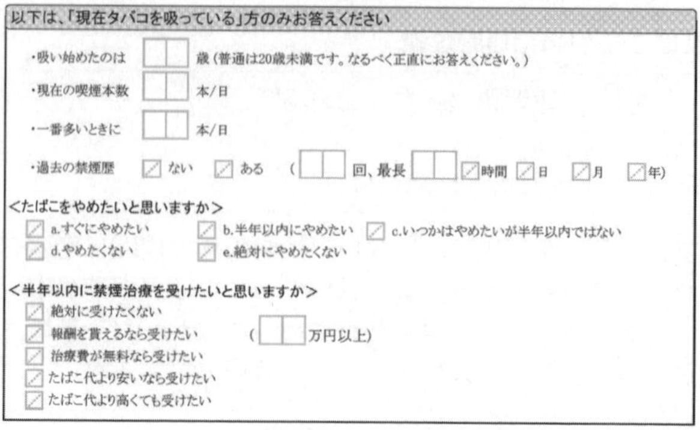
以下は、「現在タバコを吸っている」方のみお答えください

・吸い始めたのは □□ 歳（普通は20歳未満です。なるべく正直にお答えください。）
・現在の喫煙本数 □□ 本／日
・一番多いときに □□ 本／日
・過去の禁煙歴 □ ない □ ある （□□ 回、最長 □□ □時間 □日 □月 □年）

＜たばこをやめたいと思いますか＞
□ a.すぐにやめたい □ b.半年以内にやめたい □ c.いつかはやめたいが半年以内ではない
□ d.やめたくない □ e.絶対にやめたくない

＜半年以内に禁煙治療を受けたいと思いますか＞
□ 絶対に受けたくない
□ 報酬を貰えるなら受けたい （□□ 万円以上）
□ 治療費が無料なら受けたい
□ たばこ代より安いなら受けたい
□ たばこ代より高くても受けたい

ちばなクリニック健康管理センターで用いている喫煙にかんする問診票。喫煙年数・本数の確認とともに「たばこをやめたい気持ち」と独立して「禁煙治療を受けたい気持ち」を確認している。

図 4

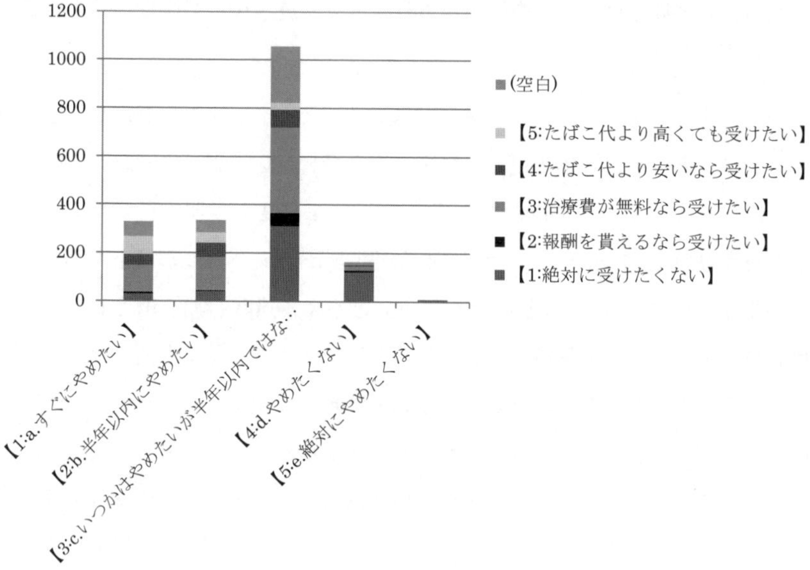

ることもできる。この事実は、すなわち、我々の禁煙治療に関する啓発が不足していることを示唆している。

　ストレスの軽減を含めた禁煙の価値は十分に理解していても、禁煙外来受診に踏み切らない喫煙者も多い。これは禁煙治療を受ける価値が、禁煙治療を受ける手間に見合っていないと解されていたり、禁煙治療を受けられる施設へのアクセスができないと解釈されていたりと、さまざまな背景が見受けられる。ここで「禁煙治療」をひとつの商品にみたてて、マーケティングの視点から再評価してみる。なお、医療現場では往々にして、マーケティングを営利目的の技術と忌み嫌う風潮が見られるが、非営利活動にも十分に応用が可能である。科学性という視点でも、マーケティング理論には、類似の環境・類似の対象者に対して類似の戦略をとれば類似の結果を生みだされるという成果、すなわち再現性が認められている。

　ここでR-STP-4Pと呼ばれるプロセスについて紹介する。Rは市場分析（Research）、Sは市場の細分化（Segmentation）、Tは対象の選定（Targeting）、Pは競合他社との位置づけ（Positioning）を示すものである。ここまでは端的にいえば「誰に商品を提供するのか」を検討するステップであるが、個々の解説は割愛する。残る「4P」は、Product（製品）、Price（価格・負担）、Place（場所＝アクセス）、Promotion（啓発）の4つの要素を確認し、普及に努めるプロセスとなる[10]。

　Product（製品）は、製品価値のことであるが、禁煙そのものの価値とは異なる、禁煙"治療"の価値を確認する必要がある。禁煙治療を受ける価値には(1)効果的な薬物がつかえること (2)適切な教育が受けられること (3)苦しまずにたばこから離れる経験が積めることが挙げられる。類似する事例として自動車教習所の価値を挙げると伝わりやすい。すなわち「一人で頑張るだけではとりにくい運転免許も教習所に行くと (1)練習車があり (2)教えてくれる人がいて (3)安全に練習ができるから取りやすい。禁煙もこれまでは一人で頑張っていたから難しかったのかもしれないが禁煙外来を受診すると禁煙しやすいで

すよ」といった具合である。またこれら3つの要素は（1）道具 Equipment（2）教育 Education（3）経験 Experience という E から始まる3つの言葉に置き換えられ、それに加えてたばこを吸いにくくやめやすい環境（Environment）や家族ら周囲からの応援（Encourage）もまた E から始まる単語で表せることから、筆者はこれらをまとめて「禁煙治療の5E」と名付けている。

　Price として最も伝わりやすいのが、たばこ代との比較であろう。また、経済的負担に限定せず、払わされる心理的な負担も受信者にとっての Price である。禁煙治療を説教をされる治療と考え二の足を踏んでいる喫煙者も少なくないので、治療者は喫煙者自身の味方であり、治療の本質は説教ではないことを伝えると受診につながりやすい。また、Price が相対的な感覚であることにも注意が必要である。Product の価値が十分に伝わっていないとたとえ医療保険が適応される禁煙治療であっても敬遠されてしまうため、禁煙の価値・禁煙治療を受ける価値を並行して伝える必要がある。

　アクセスしやすい場所（Place）で治療を受けられることは重要であるが、必ずしも空間的な「場所」ばかりが Place の要素ではない。受診しやすい時間に設定していることもまた、アクセス向上の要素となる。禁煙外来を提供している医療機関の一覧は、NPO 法人日本禁煙学会ホームページのコンテンツである「禁煙治療に保険が使える医療機関情報最新版」http://www.nosmoke55.jp/nicotine/clinic.html が詳しい。

　どんなに魅力的な商品であっても、その存在を知らない人に欲しがられることがないように、禁煙治療においても啓発（Promotion）は非常に重要である。禁煙治療を特別・特殊な医療だと考えて、毎度のように禁煙を勧める自分自身の主治医が禁煙治療を行っていることを知らないという喫煙者も少なくない。たばこを吸う人は避け、たばこを吸わない人は関心を示そうとしないのが、たばこ対策の難しさでもある。受動喫煙被害の啓発も念頭に、たばこを吸わない人をも対象とした Promotion も検討が必要である。

6．すべての喫煙者に禁煙指導を！

　禁煙に興味を示さないそぶりを見せる喫煙者の中には、さまざまな生活習慣病を合併しているものが少なくない。しかし、それゆえに非常に強い健康不安を持っている事例も数多い。こうして生じた過剰な不安は自信喪失につながり、行動変容を難しくする。想像してみていただきたい、夏休みの最終日に全く手をつけていない宿題が残っていたら、はたしてやる気が出てくるだろうか、と。適正なレベルを超えた危機感は、問題解決パフォーマンスの低下につながるとするこの心理現象は、発見者の名にちなみヤーキーズ・ドットソンの法則（Yerkes-Dodson's law）と呼ばれている。したがって、過度の危機感を抱いているがゆえに治療に抵抗を示す喫煙者には喫煙の有害性を説くよりも、具体的な治療法を伝えることが効果的な場合がある。

　同時に、禁煙治療が成功すると、他の生活習慣を改善する意欲あるいは自信が生じるのか、禁煙を契機にそれまで放置されていた生活習慣病が改善する事例が少なくない。当院における事例には過剰に健康情報に反応するようになり、数々の健康食品に手を出し薬剤性と思われる肝機能障害がみられた事例も存在するが（症例4）、このように過剰に変化する事例は例外的で、適切な生活習慣を獲得し、それまで放置していた疾患に前向きに取り組む事例も見られる（症例5）。

症例4　禁煙治療を契機に"健康オタク"と化した高校教師

40代半ば　男性
喫煙歴　20本/日×25年以上
禁煙の意思　やめたくない
禁煙治療の意思　無回答

　母が高血圧を放置し脳卒中になったことから、以前から血圧が高く心配している。ドック受診時の血圧は収縮期130台後半、拡張期90台前半とやや高い程度。むろん血圧管理も重要であるが、喫煙による脳卒中リスク

のほうが高いことを説明し、後日禁煙外来を受診。ニコチン補充療法にて禁煙に至った。
　翌年度の健診受診時に肝逸脱酵素の上昇が認められた。体重の増加などは認められなかったが、聴取したところ「たばこをやめてから健康オタクみたいになっちゃって、浮いたたばこ代でいろいろな健康食品買っている」ということだった。そこで、健康食品による薬剤性肝機能障害の可能性を第一に考え、いったん健康食品の摂取を中止し、再検査を受けるように勧めた。3カ月後の再検査で肝逸脱酵素値の正常化を認めた。

症例5　禁煙を契機に他の生活習慣病の治療を開始した会社員

40代半ば　男性
喫煙歴　40本×25年以上
禁煙の意思　やめたくない
禁煙治療の意思　無回答

　健診受診時には高度肥満、高血圧、脂質異常、糖尿病を伴っていた。これらの異常はすべて数年来指摘され続けていたが、内科外来を受診したことは一度もない。そこで、喫煙がこれらの悪化因子であり、喫煙をやめるだけでも生命予後が大きく完全されること、適切な薬剤選択と支援により禁煙は可能であることを伝えたところ「とりあえず行ってみる」と、当院禁煙外来を受診した。バレニクリン内服で禁煙に至り、治療期間終了時に内分泌代謝内科に紹介受診となり、各種生活習慣病への治療が開始され、その後、自宅近所のクリニックに紹介となった。
　翌年、当センターの健診を受診した時には禁煙の継続ができており、かつ、体重は大幅に減少し、生活習慣病治療も適切に継続しており、採血データはすべて正常範囲内になっていた。

　また、医療従事者や教員、政治家など、たばこに関する理解が他人に影響を与える職業に就いている受診者の場合、禁煙指導の効果が個人の健康の改善のみならず、周囲への波及効果を生むこともある。なかには自分自身と同じ苦しみを味あわせてはならないと、禁煙治療後に禁煙推進活動に参加してくれる事例も存在する（症例6）。

> **症例6　禁煙治療を契機に、禁煙推進活動へのかかわりを開始した高校教諭**
>
> 30代半ば　男性
> 喫煙歴　20本×15年以上
> 禁煙の意思　やめたくない
> 禁煙治療の意思　無料なら受けたい
>
> 　高校では保健体育を教えており、生徒の喫煙に対しては未成年であることを理由に強く当たっていた。生徒から自分自身の喫煙を責められると、自分は成人であること以外に反論ができず、かえって反発を招くことに気づいていたが、職務上のストレスや、自信のなさから、禁煙に対しては消極的であった。しかし、健診時の禁煙指導を契機に禁煙外来を受診し、禁煙に至った。
> 　禁煙治療の過程でさまざまな誤った情報に翻弄されていたことを痛感し、たばこ問題教育の重要性に気付いた。そして、実際の禁煙治療にあたった医師と、そのきっかけを作った当センター医師を「命の恩人」と呼び、禁煙推進活動に参加するようになった。

　なお、多くの場合において健康保険が使えるとはいえ、若年者などを中心に、喫煙年数が短いなどの理由から保険適応の条件を満たさない事例が存在する。そのような場合においても、当センターでは積極的に禁煙指導を行い、OTC製剤によるニコチン補充療法を中心に指導している。

　また、受診後に発送する結果通知票では、すべての喫煙者に対し「喫煙は各種がんのみではなく、糖尿病・高血圧・脳梗塞・心筋梗塞・十二指腸潰瘍・大腸ポリープなど、様々な病気の原因にもなります。禁煙外来を受診するなど、禁煙への取り組みを開始してください。」とコメントをしている。

7．非喫煙者への情報提供

　2013年初頭から大気汚染の話題にPM2.5が盛んに取り上げられるようになったが、たばこから発生するPM2.5量は異国の大気汚染から受ける影響の比ではない。しかし、たばこ産業を重要なスポンサーとする本邦マスメディアでそ

れが報じられる機会は少なく、周知されているとは言い難い。むろん、PM2.5以外の影響も甚大であるにも関わらず、ほとんど知られていない。このような非喫煙者のたばこに関する理解不足はたばこ対策を遅らせる要因ともなっており、とくに上述したような医療従事者・教員・政治家など、たばこに関する理解が他人に影響を与える職業に就いている場合の影響は計り知れない。

社会心理学者のスーザン・フィスクとシェリー・テイラーは、人間が一度抱いた印象をなかなか改めようとしないのは一般的にみられる性質とし、これを「認知的倹約家」と名付けている。加えて、「たばこ事業法」の存続に代表されるように、いまなおたばこ販売が促進されている本邦では、国家から国民に伝えられている情報も限定的である。そのためたばこに関する知識は、一般的にほとんど更新されていない。そのため、医療現場においてでさえ、いまだに「少しでも軽い銘柄に変えましょう」や「たばこを減らしましょう」という誤った指導を行っている事例が散見される。そこで、まずは少しでもたばこ問題に興味を持つ人に対して積極的に情報提供が行えるよう、問診票に「たばこについての相談がありますか」の項目を設け「はい」と答えた人には非喫煙者であってもその相談内容を聞き出し、助言するよう心がけている。

健康診断は「職域健診」として行われることもあり、同一職場から一定数の受診者を受け入れることがある。同時に、それらの「職場」は、当然ながら社会の一員であり、同時に、社会に対して一定の影響力を持っている。それまでたばこ問題に関心を示さなかった非喫煙者がたばこについて理解を深めれば、彼ら自身が職場環境を変え、そして、それらの影響が及ぶ範囲は我々の想像を超えて広がるかもしれない（症例7）。

症例7　健康診断を契機に喫煙に対する取り組みが大きく変わった病院

以前から通院患者の喫煙に対して積極的な介入が見られなかった近隣の病院の従業員に対し、健康診断（企業健診）受診を目的に来院したのを機に、積極的に情報提供を行った。最初に受診した同院の事務系管理職者によれば、喫煙する医師がいることなどが敷地内全面禁煙にできない理由の

ようだった。そこで、喫煙の本質がニコチンの補充にすぎず、禁煙によりニコチン切れの症状から解放されることで医師のストレス軽減にもつながることなどを伝えた。すると後日、その医師が当センターを受診した時点で、喫煙によるストレス解消が誤解だったと理解されており、すでに禁煙治療をうけはじめていた。

　また、同病院に勤務する看護師は、患者の喫煙を快く思っていなかったが、「タール値の低いものでは害が少ない」「喫煙本数を減らせばよい」と誤解をしていた。そこで、患者に対してそのような説明をすることは「看護師から軽いたばこなら吸ってもよいと言われた」あるいは「少しなら吸ってもよいと言われた」などと説明責任を追及される材料になりかねないことを指摘し、完全に禁煙する以外にはたばこの害を減らす有効な手段がないことを明確に指導し、禁煙外来などを積極的に活用するように提案した。

　その後、同院は敷地内全面禁煙になり、禁煙治療に明るい医師を招き入れることが決まり、執筆時点現在において、近日中の禁煙外来の開設に向けて準備が進められている。

【引用文献】

1) JT News Release, 2012年8月8日, 日本たばこ産業株式会社,
http://www.jti.co.jp/investors/press_releases/2012/pdf/20120808_01.pdf

2) 肝硬変患者に酒許した医師敗訴　遺族に880万円支払え/神戸地裁判決　1994年3月25日　読売新聞（朝刊）

3) 片山：横浜タバコ病訴訟第1審判決についての総括、禁煙会誌 5(2), 28-32, 2010

4) 加濃正人：マイルド、ライトの欺瞞性、日本禁煙学会編、禁煙学、改訂2版, 南山堂, 東京, 2010, 8-10

5) 神奈川県内科医学会：禁煙医療のための基礎知識, 初版, 神奈川県内科医学会, 神奈川

6) 矢野直子：禁煙における短期間のストレス状態の変化. 禁煙会誌 2(5) 55-60, 2007

7) 加濃正人（編）：タバコ病辞典. 初版. 実践社. 蕨市; 2004

8) 磯村毅：リセット禁煙のすすめ, 東京六法出版株式会社, 東京都, 2004.

9) 加濃正人 禁煙をすることに無関心な患者への対処のコツをおしえてください．治療（増刊号）94、2012, 834-837
10) 清水隆裕, 繁田正子：健診現場が日本を救う〜科学的根拠に基づくタバコ対策を健診のメインに〜（抄）. 日本総合健診医学会誌 39(1) 121-122, 2012
11) パトリシア・ウォレス著 川浦康至 貝塚泉訳：インターネットの心理学, NTT出版株式会社, 東京都, 2001

行政機関におけるたばこ対策

静岡市保健所所長　加治　正行

1．はじめに

　行政機関におけるたばこ対策は、概ね以下に示した4つの内容を基本として実施されている。これは、国が「健康日本21」計画の中で、たばこ対策として示した4つの柱でもある。
すなわち、
　①喫煙・受動喫煙の有害性に関する知識の普及
　②未成年者の喫煙防止
　③受動喫煙の防止
　④喫煙者への禁煙支援
である。
　以下、上記の項目に沿って具体例をあげながら概説する。
　特定健診・特定保健指導とは直接関係がないように思われる施策もあるが、たばこ対策はすべて広い意味で国民の生活習慣病予防、健康増進に寄与するものであり、特定健診・特定保健指導の目的に合致するものである。特定保健指導の場においても、このような行政の施策を積極的に活用することが望ましい。

2．喫煙・受動喫煙の有害性に関する知識の普及

（1）世界禁煙デー（World No Tobacco Day）

　世界保健機関（WHO）は毎年5月31日を「世界禁煙デー」と定め、世界中で禁煙を推進する活動を呼びかけている。これは1988年に始まったもので、毎年WHOからその年のテーマが発表されている（表1）。

表1　世界保健機関（WHO）が定めた各年の世界禁煙デーのテーマ

年	WHOのテーマ
1988	Tobacco or health: choose health
1989	The female smoker: at added risk
1990	Growing up without tobacco
1991	Public places and transport: better be tobacco-free
1992	Tobacco-free workplaces: safer and healthier
1993	Health services: our window to a tobacco-free world
1994	The media and tobacco: getting the health message across
1995	The economics of tobacco control
1996	Sports and the arts without tobacco
1997	United for a tobacco-free world
1998	Growing up without tobacco
1999	Leave the pack behind
2000	Tobacco Kills-Don't be duped
2001	Second-hand smoke kills. Let's clear the air
2002	Tobacco Free Sports-play it clean！
2003	Tobacco free films tobacco free fashion-Action！
2004	Tobacco and Poverty
2005	Tobacco control and health professionals
2006	Tobacco: Deadly in any form or disguise
2007	Smoke-free environments
2008	Tobacco-Free Youth
2009	Tobacco Health Warnings
2010	Gender and tobacco with an emphasis on marketing to women
2011	The WHO Framework Convention on Tobacco Control
2012	Tobacco Industry Interference
2013	Ban tobacco advertising, promotion and sponsorship

　日本では、この日から1週間（6月6日まで）を「禁煙週間」と名付け、厚生労働省が毎年記念シンポジウムを開いているほか、全国の自治体や各種団体などが様々なイベントや啓発活動を行っている（図1）。

（2）名古屋市の「禁煙の日」
　名古屋市では2011年6月から毎月22日を「禁煙の日」と定め、市民への啓発活動を行っている。

図1　世界禁煙デーのポスター
（厚生労働省，2012年）

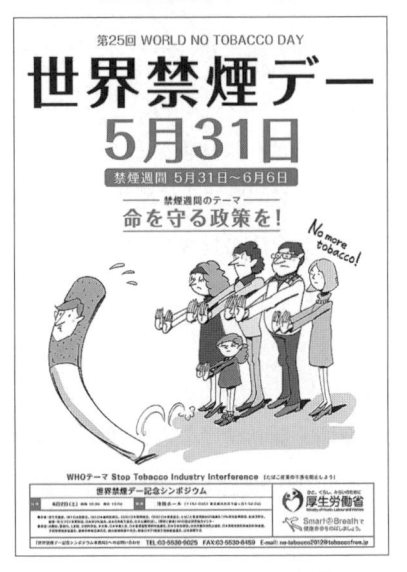

図2　「禁煙の日」ポスター
（禁煙推進学術ネットワーク）

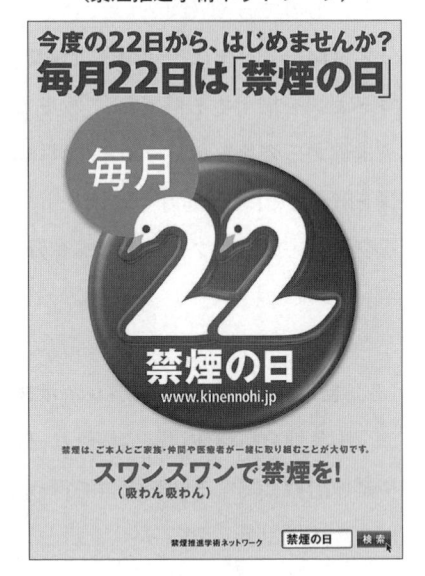

　もともと「禁煙の日」とは、学術団体である「禁煙推進学術ネットワーク」が提唱したもので、2010年（平成22年）2月から「毎月22日は『禁煙の日』」というスローガンを掲げて活動を行っている。

　「禁煙推進学術ネットワーク」には現在19の学会（日本癌学会・日本口腔衛生学会・日本口腔外科学会・日本公衆衛生学会・日本呼吸器学会・日本産科婦人科学会・日本歯周病学会・日本循環器学会・日本小児科学会・日本心臓病学会・日本肺癌学会・日本麻酔科学会・日本人間ドック学会・日本口腔インプラント学会・日本頭頸部癌学会・日本歯科人間ドック学会・日本動脈硬化学会・日本産業衛生学会・日本内科学会）が参加しており、個別に禁煙推進の活動を行いながら学会間で情報を交換・共有し、喫煙・禁煙に関する研究を行う一方、一般市民への喫煙の害、禁煙治療などに関する知識の普及啓発、受動喫煙防止のための社会的活動などを協同で行っている。毎月22日を「禁煙の日」と定めたのは、2羽の白鳥（スワン）が並んだ姿をシンボルマークにして、白鳥の

姿を数字の2に見立て、語呂合わせで「スワンスワン（吸わん吸わん）の日」としたものである（図2）。

　名古屋市では年に1回の「世界禁煙デー」での取り組みだけでなく、このスローガンを借用する形で毎月22日を「禁煙の日」と定め、市民への啓発活動を推進する姿勢を示している。具体的な施策としては、飲食店などでの受動喫煙を防ぐために、全面禁煙に取り組む店舗を募集し、登録店に「禁煙ステッカー」を交付、市のウェブサイトでも登録店を紹介し、飲食店の禁煙化を奨励している。

（3）自治体の広報紙、チラシ、ポスターなど

　全国各地の自治体が、広報紙などの紙面で喫煙・受動喫煙の害に関する啓発や禁煙治療に関する情報提供を行うなど、積極的な広報・啓発活動を行うようになっている。

　また保健センターや公民館などで開催される健康関連の催しなどでの啓発活動も盛んで、このような催しの場で、あるいは普段から様々な工夫をこらしたチラシやポスターが使われている。

　一例として、横浜市では2008年9月に受動喫煙防止を呼びかける大型ポスター（縦28cm×横103cm）を4,000枚作製し、私鉄の電車内に掲示して話題となった（図3）。

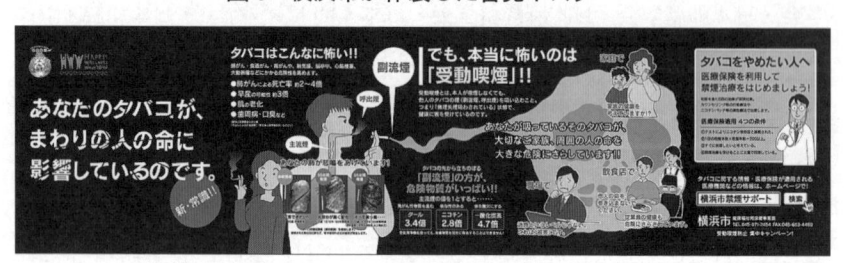

図3　横浜市が作製した啓発ポスター

3．未成年者の喫煙防止

（1）学校での喫煙防止教育

　1998年の文部科学省学習指導要領の改訂で、小学校の体育授業においても喫煙と健康に関する指導を行うよう明記されたこともあって、学校での喫煙防止教育は年々充実してきており、最近は外部講師を招いて授業を行う学校も増えている。

　ちなみに、静岡市では2006年度から市民団体「タバコと健康の会・静岡」（現「タバコのない社会をめざす会・静岡」）に委託して、市内の小中学校での喫煙防止教育を実施しており、講師派遣を要望した学校に対して、市民団体所属の講師を派遣している。学校からは好評で、希望する学校が年々徐々に増えている。報償費は1校当たり9,000円（交通費なども含む）で、年間60校分の予算を計上している。

（2）静岡県の喫煙防止教材「防煙下敷き」

　静岡県では喫煙防止教育の一環として、2005年度から毎年県内の小学5年生全員に「防煙下敷き」（図4）を配布している（最初の2005年度は小学6年生にも配布）。これは、A4サイズのプラスチック製下敷きの表裏全面に、たばこの害について子どもたちに知ってほしい情報・知識を盛り込んだもので、静岡県健康福祉部、県立静岡がんセンター、県医師会、県教育委員会、県学校保健、県対がん協会が協同で作製したものである。

　通常のパンフレットやチラシ類とは異なり、日常的に長期間使用する子どもが多く、また家族が目にする機会も多いため、啓発効果は大きいと考えられる。毎年4万枚を作成し、印刷費、配送費、人件費なども含めて3百数十万円の予算を計上しているが、子どもたちへの喫煙防止効果と、それによる将来のたばこ関連疾患予防効果を考慮すれば、費用対効果は高いと考えられる。また、家庭で子どもたちがこの下敷きを保護者に見せながら禁煙を勧めることも多く、

図4　静岡県の「防煙下敷き」

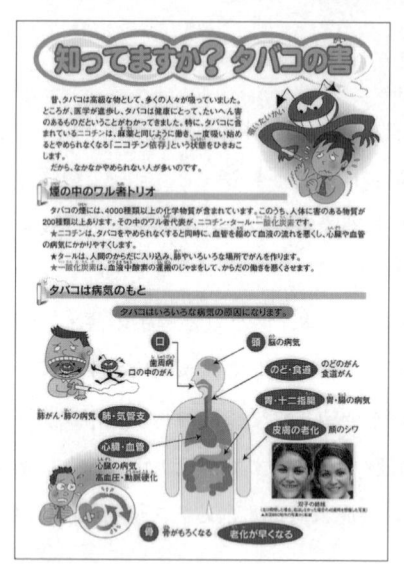

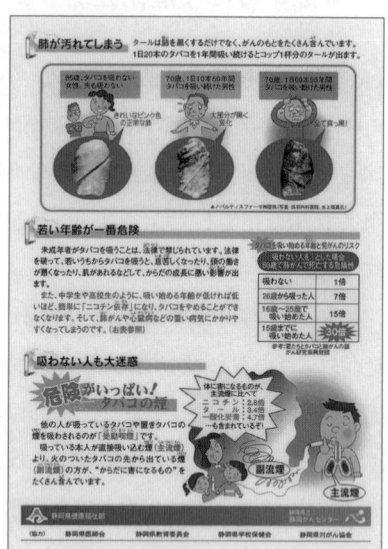

保護者に禁煙を促す効果も期待されている。

　この「防煙下敷き」配布事業に関して、2010年度に県下の養護教諭、学校薬剤師などを対象にアンケート調査が行われたが、その結果、「児童から『喫煙しないようにする』といった発言が聞かれたか？」との質問に対して、「聞かれた」との回答が90.7％、「児童から『受動喫煙しないようにする』といった言動などがみられたか？」との質問に対して、「みられた」との回答が86.4％、「児童から『家庭で話題にする』といった言動などがみられたか？」との質問に対して、「みられた」との回答が82.0％というように、児童の間で大きな反響があったことが確認された（静岡県立静岡がんセンター疾病管理センター「喫煙防止に関する健康教育教材（下敷）の事業評価のためのアンケート調査結果報告」http://www.scchr.jp/gan_joho/smoke_r.pdf）。

（3）学校の禁煙化

　医療機関などと並んで、学校の禁煙化も全国で着実に進んでおり、今や学校は敷地内禁煙が常識となりつつある。

　2002年4月、和歌山県が全国で初めて県内すべての公立学校を敷地内禁煙とする措置をとった。まだ建物内の禁煙さえ不十分な学校が少なくなかった時代に、敷地内の完全禁煙化を、しかも県下すべての公立学校で一斉実施に踏み切ったことは、歴史的な英断であったと言えよう。

　これを契機として全国各地で学校の敷地内禁煙化が進み、今では全国で7つの県（秋田県、茨城県、静岡県、福井県、滋賀県、和歌山県、山口県）が県内公立学校の100％敷地内禁煙化を達成している。ただ、地域による差が大きく、まだ実施率の低い都道府県もあり、また同じ県内でも市町村によって大きな差があるのが現状である。

　全国の都道府県、各市町村における公立学校の禁煙化状況については、国立成育医療研究センター成育政策科学研究部成育医療政策科学研究室・原田正平室長のホームページに詳細な調査結果が公開されている（「全国公立学校禁煙マップ」http://www.kawasaki-disease.net/~kinen/school_map.php）。

　学校の敷地内禁煙化がもたらす教育的効果については、和歌山県で学校の禁煙化に尽力された北山敏和氏（元・和歌山県教育委員会）が以下のように簡潔にまとめている。

① これまで校内の特定の場所に見られたたばこの吸い殻がなくなった。
② 喫煙しながらの生徒指導がなくなり、喫煙生徒に対して毅然とした態度がとれるようになった。
③ 教職員が禁煙する姿を見て、「先生を見直した」と生徒が肯定的に評価している。
④ たばこをやめられない教師が校門から出て吸う姿を見て、喫煙が当たり前のことではなく、否定的に考えられる行動であるというメッセージが生徒に伝わっている。

⑤　学校からたばこ臭が消え、教師も生徒も少しでも喫煙していると、身体や息のにおいですぐに分かるようになった。
⑥　養護教諭や生徒指導担当教諭の指導で、禁煙外来に行く生徒が出てきた。

この③と④から、学校敷地内禁煙化のおかげで「喫煙は格好悪い行為」というイメージが子どもたちに定着してきたことが伺われる。

わが国の中学生・高校生の喫煙率は、2000年前後から確実に低下を続けている。これには学校での喫煙防止教育や社会全体での喫煙規制などとともに、喫煙に対するイメージの低下が大きく寄与していると考えられる。

「校門の外で教師が喫煙している姿はみっともないから、学校内に喫煙場所をつくってほしい」という意見を聞くことがあるが、それは本末転倒である。このような教師の姿は、ニコチン依存症の格好悪さを子どもたちに示し、喫煙防止教育に役立っている、とも言えよう。

かつて学校での喫煙防止教育の要点は、「大人になるまで吸ってはいけない」であったが、喫煙の有害性が明らかになった現在では、「大人になっても吸ってはいけない」と教えることが本当の健康教育である。ところが、学校の敷地内に喫煙場所を設ければ、それは「大人になれば吸ってもよい」と学校が暗に子どもたちに教えることに他ならず、本当の健康教育を否定することになるであろう。

校門の外で喫煙している教師に対しては、喫煙場所を提供するのではなく、禁煙のための情報や支援を提供することが必要である。

（4）和歌山県未成年者喫煙防止条例

わが国の未成年者の喫煙率は近年徐々に低下しているが、それでも未だに多くの子どもたちが自動販売機やコンビニエンスストアでたばこを購入して喫煙している実態がある。このような現状を改善し、子どもたちの喫煙を防止して、子どもたちの健康保護、健全育成に寄与するため、和歌山県では「未成年者喫煙防止条例」を制定した（2008年4月1日施行）。

ここでは、たばこ販売業者に対して（自動販売機を含め）、購入希望者の年齢確認を確実に行うことを強く求めており、従わない業者に対しては県が立入調査を行い、指導、勧告、公表することができる、と定めている。
　また、保護者の責務、そして広く県民の責務として、未成年者の喫煙を防止するとともに、未成年者を受動喫煙からも保護するよう努めなければならない、と明記されている。これは、受動喫煙が子どもの健康に悪影響を及ぼすだけでなく、子ども自身の喫煙を誘発する恐れがあるとの認識に基づいて明文化されたものであり、画期的な条文と考えられる。
　わが国には言うまでもなく「未成年者喫煙禁止法」（1900年4月1日施行）が存在しているが、それを補う形でこのような条例を制定した自治体は和歌山県が初めてで、その効果が注目されるところである。

4．受動喫煙の防止

（1）健康増進法と厚生労働省健康局長通知

　わが国の健康増進法（2003年5月1日施行）では、第25条において、「学校、体育館、病院、劇場、観覧場、集会場、展示場、百貨店、事務所、官公庁施設、飲食店その他の多数の者が利用する施設を管理する者は、これらを利用する者について、受動喫煙（室内又はこれに準ずる環境において、他人のたばこの煙を吸わされることをいう。）を防止するために必要な措置を講ずるように努めなければならない。」と定めている。
　わが国の法律に「受動喫煙」という言葉が登場したのは、これが初めてのことであり、これをきっかけに国民の間で受動喫煙の有害性に関する認識や、公共施設などの禁煙化がかなり進んだ。ただ、ここには罰則規定がないこともあって、未だに受動喫煙を防止するための措置を講じていない施設も少なくなく、特に飲食店での対策が遅れているのが現状である。
　その後、「健康日本21」の中間評価報告書（2007年4月）において、あらゆ

る受動喫煙場面における非喫煙者を保護するための環境づくりの必要性が指摘された。さらに、「たばこの規制に関する世界保健機関枠組み条約」(WHO Framework Convention on Tobacco Control：FCTC) 第2回締約国会議 (2007年7月) において、「たばこの煙にさらされることからの保護に関するガイドライン」が採択された。

これらを踏まえて、厚生労働省では2008年「受動喫煙防止対策のあり方に関する検討会」を立ち上げ、わが国の受動喫煙防止対策をより一層推進するための方策について検討を行った。その結果、2009年3月に提出された検討会報告書には、「受動喫煙が死亡、疾病及び障害を引き起こすことは科学的に明らかである」との認識のもと、「基本的考え方」として「今後の受動喫煙防止対策は、基本的な方向性として、多数の者が利用する公共的な空間については、原則として全面禁煙であるべきである。特に、子どもが利用する学校や医療機関などの施設をはじめ、屋外であっても、公園、遊園地や通学路などの空間においては、子どもたちへの受動喫煙の被害を防止する措置を講ずることが求められる。」と記載された。

本報告書には、特に子どもや妊婦を受動喫煙から守る必要があると明記されており、報告書全文中に「子ども」という単語が9ヵ所も見られることは特筆に値する。さらに、屋内のみでなく、屋外においても子どもたちを受動喫煙の害から守る姿勢を打ち出したことは画期的と言える。

この検討会報告書に沿った形で、厚生労働省は2010年2月25日、健康局長通知「受動喫煙防止対策について」を全国の自治体へ向けて発出した。ここには、「今後の受動喫煙防止対策の基本的な方向性として、多数の者が利用する公共的な空間については、原則として全面禁煙であるべきである。・・・また、特に、屋外であっても子どもの利用が想定される公共的な空間では、受動喫煙防止のための配慮が必要である。」と記載されている。

この通知を受け、たとえば千葉県柏市では2010年4月から市内の公園450ヵ所を含めた市有の公共施設589ヵ所をすべて敷地内禁煙とした。受動喫煙か

ら住民を守るための画期的措置として高く評価できるものである。

　さらに2010年7月30日、厚生労働省健康局総務課生活習慣病対策室長より事務連絡「受動喫煙防止対策について」が発出された。これは施設の出入口付近にある喫煙場所の取り扱いについて注意を促すもので、次のように記載されている。

　「(健康増進)法第25条では、「受動喫煙(室内又はこれに準ずる環境において、他人のたばこの煙を吸わされることをいう。)を防止するために必要な措置を講ずるように努めなければならない。」ことと規定している。

　法第25条の「受動喫煙」には、施設の出入口付近に喫煙場所を設けることで、屋外から施設内に流れ込んだ他人のたばこの煙を吸わされることも含むため、喫煙場所を施設の出入口から極力離すなど、必要な措置を講ずるよう努めなければならないところである。

　なお、施設を訪れる人が、その出入口において、たばこの煙に曝露されることも指摘されているところであり、この点についても、御配慮頂きたい。」

　この事務連絡を遵守して公共施設の出入口付近に喫煙場所を設置しないことを決定した自治体はまだ少ないが、たとえば山口県では「山口県たばこ対策ガイドライン」(2011年3月改定)の中で「10メートルルール」を提唱している。これは、屋外に喫煙場所を設置する場合、通路や出入口などから概ね10メートル以上離すことを推奨したもので、都道府県レベルでは初の先進的な取り組みとして高く評価できるものである。

　(ちなみに、「10メートルルール」の根拠になったのは、James Repace博士が公表しているデータ(http://www.repace.com/pdf/outdoorair.pdf)で、「無風状態の屋外で1人が喫煙した場合、たばこ煙中の有害物質は、喫煙者から周囲半径7メートルの距離まで到達する」という研究報告である。)

　その後、2012年10月29日付けで再び厚生労働省健康局長通知「受動喫煙防止対策の徹底について」が発出された。その内容は、2010年2月25日付けの通知とほぼ同様であるが、その後の社会情勢の変化などを踏まえて、対策の

徹底を求めたものであり、以下のような文面となっている。

「受動喫煙防止対策については、平成22年6月18日に閣議決定された「新成長戦略」では「受動喫煙の無い職場の実現」が目標として設定され、また、平成24年6月8日に閣議決定された「がん対策推進基本計画」や平成25年度から開始される「健康日本21（第二次）」では、受動喫煙に関する数値目標が盛り込まれるなど、これまで以上の受動喫煙防止対策の徹底が求められている。

このような状況を受けて、平成22年健康局長通知において示した基本的な方向性等を踏まえた受動喫煙防止対策の徹底について、改めて、関係方面への周知及び円滑な運用に御配慮をお願いしたい。」

さらに2013年2月12日、厚生労働省健康局がん対策・健康増進課長より事務連絡「受動喫煙防止対策について」が発出された。これは、2010年7月30日付けの事務連絡と同様、施設の出入口付近にある喫煙場所の取り扱いについて注意を促すもので、喫煙場所を出入口から極力離すなど、必要な措置を講ずるよう再度求めている。

（2）受動喫煙防止条例

海外では既に十数年前から、不特定多数の人々が利用する施設は、飲食店やバーなども含め、建物内を禁煙とする罰則付きの法律が各国で次々と施行されるようになっており、2005年FCTCが発効してからは、この動きにさらに拍車がかかった。現在では世界50カ国以上でこのような法律が施行されている（「Global Smokefree Partnership」http://www.globalsmokefree.com/gsp/index.php?section=artigo&id=32)。

一例をあげると、イタリアでは2005年に公共屋内空間での喫煙を禁止する法律が施行され、違反した場合は250ユーロの罰金、さらにその場所に子どもや妊婦がいた場合には罰金が2倍の500ユーロと定められている。このように喫煙しない人、特に子どもや妊婦を受動喫煙の害から守ることを罰則付きで国民に義務づけることが今や世界の常識となりつつあり、また、このような施策

に対する国民の支持率も高い。

　一方、わが国の健康増進法や厚生労働省健康局長通知に盛り込まれた受動喫煙防止措置は努力義務に止まり、罰則規定がないため、対策が不十分な施設も多く、特に飲食店での対策が遅れている。

　本来であれば、FCTC第8条「たばこの煙にさらされることからの保護」の条文と「第8条実施のためのガイドライン：たばこの煙にさらされることからの保護に関するガイドライン」の規定に従って、国が強制力のある受動喫煙防止法を制定すべきであるが、国の動きが鈍いため、都道府県単位で独自に罰則付きの条例を制定する動きが出てきた。その先陣を切ったのは神奈川県で、2010年4月「神奈川県公共的施設における受動喫煙防止条例」が施行された。

　この条例は、当初案では飲食店も含め不特定多数の人が利用する施設をすべて禁煙にしようとするものであったが、飲食店業界などからの反対が強く、最終的に施設を「第1種施設」と「第2種施設」に大別して、規制の強さを変えることで決着した。

　「第1種施設」は、学校、病院、劇場、映画館、観覧場、集会場、運動施設、公衆浴場、物品販売店、金融機関、公共交通機関、図書館、社会福祉施設、官公庁施設などで、施設内の禁煙が義務づけられた。「第2種施設」は、飲食店、宿泊施設、ゲームセンター・カラオケボックスなどの娯楽施設、その他のサービス業を行う店舗（クリーニング店、不動産店、理容所、美容所、旅行代理店、法律事務所など）で、施設内の禁煙か分煙を選択できることになった。これらの施設には入り口に「禁煙」「分煙」などの表示が義務づけられたほか、喫煙所や喫煙区域への未成年者の立ち入りが禁止された。いずれも罰則付きである。

　また、飲食業界、宿泊業界からの強い要望に配慮する形で「特例第2種施設」を設定し、「調理場を除く床面積が100平方メートル以下の小規模飲食店及び床面積が700平方メートル以下の宿泊施設」と「パチンコ店、マージャン店などの風俗営業法対象施設」については、上記規制を「努力義務」に止め、罰則の対象としないこととした。

喫煙規制の面では当初案に比べてかなり後退したものの、本条例施行後は、禁煙が義務づけられていない小規模飲食店の中にも禁煙化する店舗が出てきており、条例の理念が徐々に浸透してきているものと考えられる。

神奈川県に次いで、兵庫県でも同様の「受動喫煙の防止等に関する条例」が2013年4月1日に施行された。他にも現在いくつかの自治体で条例制定の動きがある。

(3) 路上喫煙禁止条例

昨今、路上での喫煙(いわゆる「歩きたばこ」)を禁止する条例が全国の自治体で次々と制定されている。その皮切りとなったのは、2002年東京都千代田区で制定された「安全で快適な千代田区の生活環境の整備に関する条例」である。

この条例では区内の指定地域の路上での喫煙を禁止し、違反する者に2,000円の過料を課すことが定められた。罰則の効果で違反者は劇的に減ったということである。その後、同様の条例が全国各地の自治体で制定され、その多くで罰則(過料)が定められている。

ただし、条例制定の理由として「受動喫煙防止のため」という考え方は希薄であり、むしろたばこの火が周囲の歩行者にとって危険であることや、吸い殻のポイ捨てが美観を損ねることなどに配慮して制定されたケースが多い。自治体によっては、条例で吸い殻のポイ捨てのみを禁止し、路上喫煙については規制していないところもある。

条例の運用実態は自治体によってまちまちで、違反者からの過料も厳格に

図5　静岡市の路上喫煙禁止区域を示す歩道上のマーク

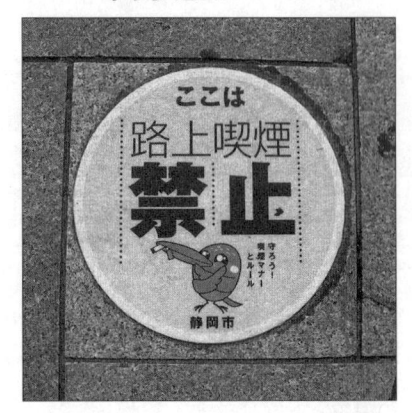

徴収しているところもあれば、そうでないところもある。ちなみに、静岡市では2006年10月「静岡市路上喫煙による被害等の防止に関する条例」が施行され、指定地域での路上喫煙が禁止された。以来2人一組のパトロール隊が3組編成されて路上喫煙禁止区域を交代でパトロールしており、路上喫煙は著明に減っている（図5）。違反者に対しては2,000円の過料が定められているが、喫煙を注意されてすぐに火を消した場合には徴収が猶予されるため、条例施行以来、過料の徴収実績はゼロである（2013年6月現在）。

（4）都道府県庁舎の禁煙化

全国の都道府県庁舎では施設内禁煙化が着実に進んでおり、2013年2月現在33道府県の庁舎が施設内禁煙となっている。中でも大阪府庁は敷地内禁煙である。ただし、議会棟については禁煙化が遅れており、建物内が禁煙となっているのは9府県のみである。

（5）保健所の禁煙化

全国の保健所の禁煙化状況は、2008年度の調査で全体として敷地内禁煙18.0％、施設内禁煙61.5％であった。詳しく見ると、保健所が単独庁舎の場合は敷地内禁煙28.5％、施設内禁煙68.7％で、敷地内・施設内禁煙が合わせて97.2％となっているのに対し、集合庁舎では敷地内禁煙6.7％、施設内禁煙53.3％と、敷地内・施設内禁煙の実施率が低いことが明らかとなった。

（6）静岡県のテレビＣＭ

静岡県では受動喫煙防止の啓発のために「子どもたちをたばこの害から守ろう」と題したテレビ・コマーシャル（15秒間）を制作し、2003年10月の1ヵ月間に民法4社で合計109回放映した。

その内容は次のとおりである。

（和室に座っている女の子が、立ちのぼるたばこの煙をぼんやり見つめながら）

女の子「ねえ、お父さん」

（たばこの煙が「有害物質」という文字になる）

女の子「たばこと私と、どっちが好き？」

喫煙している父親「・・・えっ？」

テロップ「たばこの煙は子どもの発育に深刻な影響を与えます。」

（女の子が煙の文字をフーッと吹き飛ばす）

ナレーション「子どもの前ではたばこを吸わない。おとなの責任です。」

（父親があわててたばこを消す。女の子がニコッと微笑む）

　このコマーシャルの制作、放映には1千数百万円の費用がかかったということであるが、幸い好評で、翌年11月にも約1ヵ月間放映された。

　県として受動喫煙防止啓発のためのテレビCMを制作したのは、これが全国で初めての事例であった。

（7）飲食店の禁煙化推奨

　完全禁煙の飲食店は全国的に徐々に増えつつあるものの、全体から見るとまだ少数派である。そこで、全国各地の自治体では飲食店の禁煙化を進めるために様々な取り組みを行っている。主な取り組みとしては、飲食店に呼びかけて店舗の禁煙化を奨励し、禁煙化した店舗を「公的に認証」して、店頭に「店内禁煙」を表示するためのステッカーを配布したり、自治体のホームページに掲載したりするなどの事例がある。

　静岡県では2010年、禁煙の施設・店舗を募集し、応募した施設・店舗に木製の「禁煙宣言プレート」を配布して、県のホームページに施設名を掲載した（図6）。

　ちなみに、全国の禁煙の飲食店を紹介するウェブサイト（「禁煙スタイル」http://www.kinen-style.com/）が民間で運営されており、3万店以上の飲食店が掲載されている。

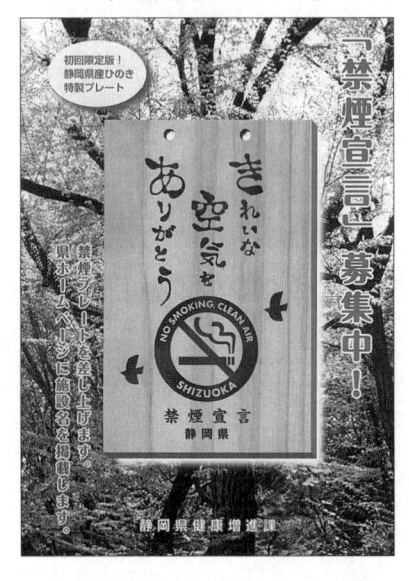

図6　静岡県の「禁煙店認証プレート」

図7　佐世保市の「イエローグリーンリボン」広報ポスター

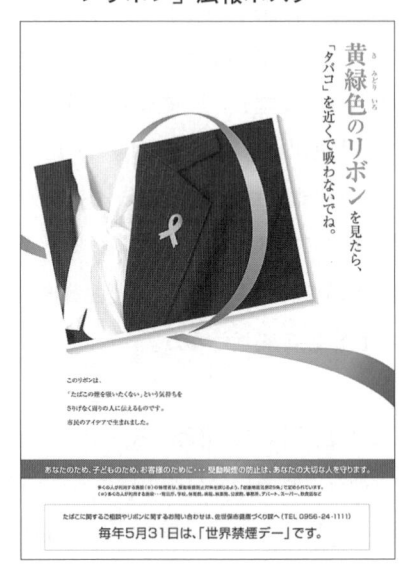

(8) 佐世保市のイエローグリーンリボン

　長崎県佐世保市では、喫煙しない人が「たばこの煙を吸いたくない（受動喫煙したくない）」という気持ちをさりげなく周囲の人に伝えることを目的として、市が「イエローグリーンリボン」を製作して希望者に頒布している（図7）。これは市民のアイデアから生まれたもので、2008年から1個500円で販売されており、ユニークな取り組みとして注目されている。

5．喫煙者に対する禁煙支援

(1) 喫煙率削減目標

　わが国では従来、国民の喫煙率の削減目標値が設定されていなかったが、2012年6月に今後5年間のがん対策の骨格を定めた次期「がん対策推進基本計画」が閣議決定され、その中に成人喫煙率を2022年度までに12％に削減す

る数値目標が初めて盛り込まれた。その根拠としては、2010年度調査で国内の成人喫煙率が19.5%（男性32.2%、女性8.4%）であったこと、そして同調査で喫煙者の37.6%が「禁煙を希望する」と答えたことから、「禁煙希望者が全員禁煙できた」と仮定して算出した数値を使用したものである。

喫煙率削減の目標値を国が設定するのは、これが初めてのことであるが、従来から全国の自治体ではそれぞれ独自に県民・市民などの喫煙率削減の目標値を掲げているところが少なくなかった。たとえば静岡県では2007年、「県がん対策推進計画」の中に「喫煙習慣のある県民を2012年までに半減させる」との目標値を盛り込んだ。

(2) 自治体での禁煙支援

神奈川県では、公益財団法人・かながわ健康財団が自治体や県内医療関係者とタイアップして、2010年から毎年「かながわ卒煙塾」を開催している。これは、俳優の舘ひろし氏が「塾長」に就任したことで話題となったが、広く喫煙者に呼びかけて参加者を募り、様々な支援を行って禁煙（卒煙）を応援する取り組みである。

内容としては、最初に参加者が「禁煙チャレンジ講座」を受講して喫煙の健康影響や禁煙方法などについて学び、自分に合った禁煙方法を選択して「卒煙宣言書」を提出する。そして、自分が選択した方法で禁煙を開始するが、禁煙へのチャレンジ中、希望すれば県内の保健福祉事務所や保健所などでアドバイスを受けることもできる。

そして、数ヵ月後に「卒煙フォローアップ講座」が開催されるが、ここでは卒煙に成功した人が体験談を話したり、参加者同士が情報交換をしたりするほか、参加者からの様々な質問に医師が回答するなど、受講者の禁煙継続を後押しする取り組みとなっている。そして最終日には「卒煙式」が行われ、卒煙に成功した人には「卒煙証」、卒煙を応援した人には「卒煙アシスト賞」、卒煙式までに卒煙できなかった人には「卒煙チャレンジ賞」が授与される。

2010年の参加者の卒煙状況調査によると、「卒煙できた」人が54.1%、「卒煙チャレンジ中」の人が15.1%、「無回答・不明」が30.8%であった。禁煙方法別に見ると、成功率が最も高かったのは医療機関の禁煙外来を受診した人であった。

その後、同様の取り組みは浜松市や大阪市にも広がっている。

（3）自治体と薬剤師会との連携

最近各地の自治体で、薬剤師会や薬局と連携して、住民が地元の薬局で気軽に禁煙の相談ができる体制づくりに取り組むところが増えてきた。

たとえば東京都練馬区では、区と区薬剤師会が協力して2010年から区内に50ヵ所程度の「禁煙支援薬局」を設けており、そこでは無料で薬剤師から禁煙のためのアドバイスを受けることができる。また、ニコチンパッチの使用を希望する人には、最初の2週間分（14枚）を無料で提供しており（それ以降は自費で購入）、その費用は区が年間100人分（約60万円）を助成している。

ここでは2週間分のニコチンパッチを一度に渡すのではなく、最初の相談日には7枚だけ渡して1週間後に再度来店してもらい、そこで再び薬剤師がアドバイスしてニコチンパッチを渡すという形をとっており、きめ細かな禁煙支援を実践している。そのため、医療機関で禁煙治療を受けた人と比べても禁煙成功率は遜色なく、2010年の参加者へのアンケート調査の結果では、禁煙プログラム終了直後の禁煙率は42.5%、6ヵ月後は34.9%と良好な成績であった。

（4）未成年者への禁煙治療

かつては、喫煙している未成年者に対しては補導や叱責、学校での謹慎処分などで対処されることが多かったが、昨今、未成年の喫煙者にも禁煙治療が必要かつ有効であるとの認識が徐々に広がり、公的病院・公的機関でも未成年者への禁煙治療に取り組むところが増えつつある。

静岡県立こども病院では2002年に「卒煙外来」を開設し、たばこをやめら

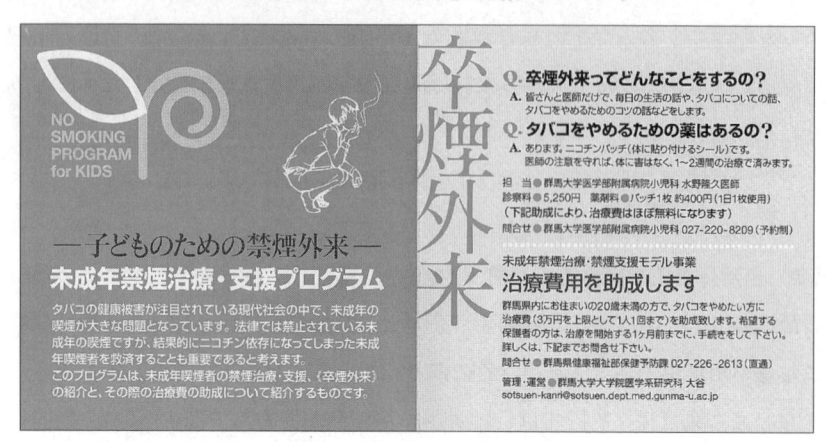

図8 群馬県の「卒煙外来」広報パンフレット

れない子どもたちへの禁煙治療を行っている。子ども専門の禁煙外来は、これが全国初の取り組みであった。治療の中心はニコチンパッチを用いたニコチン代替療法で、比較的短期間（1～2週間）の治療でニコチン依存状態から抜け出せる子どもが多い。医療費に関しては保険適用にならず、自由診療の形をとっており、初診料2,700円、再診料700円となっている。

また、群馬県では群馬大学医学部附属病院小児科が2005年から「卒煙外来」を開設しているが、そこを受診する未成年者に対して、禁煙治療の費用を助成する制度を県が設けており、1人3万円まで、年間20名分の予算を計上している（図8）。治療にかかる費用は通常3万円以下で済むため、助成希望者は事実上無料で治療が受けられる（ただし、医療費は一旦窓口で支払い、治療終了後還付される仕組みである）。

これは、群馬大学医学部附属病院での「卒煙外来」開設を契機として、群馬県健康福祉局保健予防課が未成年者の喫煙防止のための取り組みの一環として創設した制度である。

また、岐阜県多治見市でも市内の中学生・高校生が指定医療機関を受診して禁煙治療を受けた場合、ニコチンパッチ（ニコチネルTTS20）5枚分の費用

を助成する制度を 2005 年から設けている。

　奈良県では未成年者への禁煙治療の普及を目指し、19 歳以下の青少年が県内の医療機関を受診して禁煙治療を受けた場合、1 人 1 回受診ごとに県から医療機関に報奨金を支払う制度を 2013 年 4 月から設けた。未成年者への禁煙治療はほとんどが自費診療のため、医療費の徴収金額は各医療機関の裁量に任されているが、県としては可能な限り未成年者の自己負担を減らして（できれば自己負担なしで）治療が受けられるよう各医療機関にお願いするとともに、上記の報奨金制度を新設したとのことである。

　この制度の画期的な特徴は、受診者が禁煙に成功したか否かに関わらず、1 回受診ごとに報奨金が支払われることと、治療を受ける側ではなく、治療を行う医師の側が県に申請するという点である。このような工夫によって、未成年の喫煙者が面倒な手続きをする必要もなく、少ない負担で禁煙治療を受けることが可能となった。

　わが国では今でも未成年者の喫煙を非行とみなす風潮が強い中で、未成年者の喫煙もニコチン依存症という病気と考え、禁煙治療の必要性を自治体が認めてこのような助成制度を設けたことは、先進的で画期的な取り組みと言える。

（5）乳幼児健診時の保護者への禁煙支援

　わが国の成人喫煙率は、子育て世代にあたる 20 歳代・30 歳代で他の世代に比べて高いのが特徴であり、わが国では多くの子どもたちが家庭で受動喫煙による健康被害を受けているのが実状である。

　そこで、静岡市では禁煙支援のための簡単なマニュアルを作成し、1 歳 6 ヵ月児・3 歳児健診の場で出務医師の協力を得て、2011 年から保護者への禁煙支援（ひと言禁煙の勧め）を実施している。問診票を確認して、家庭内に一人でも喫煙者がいる場合が対象である。ただし、禁煙指導に長時間を割くことはできないため、喫煙の害に関する説明は省略し、具体的な禁煙治療法について解説したプリント（図 9）と「保険で禁煙治療が受けられる静岡市内の医療機関

図9 静岡市の乳幼児健診時配布用パンフレット

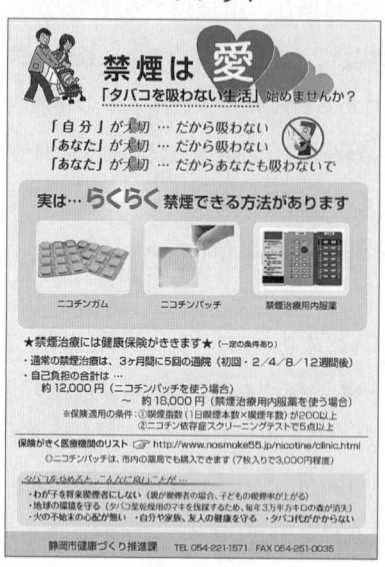

リスト」を保護者に渡して、医師からひと言禁煙を勧めてもらうという方法をとっている。

プリントを持ち帰ってもらうことによって、家庭内の喫煙者ほぼ全員に禁煙に関する情報を届けることができるため、効果が期待されている。

健診の場での医師の負担は多少増えることになるが、小児科医会や個々の医師からの反対などはなく、スムーズに実施されている。

（6）非喫煙者優先採用制度

神奈川県大和市では、2003年度の職員採用試験から、非喫煙者を優先的に採用する方針を打ち出した。これは、喫煙者を採用しないという意味ではなく、採用試験で非喫煙者と喫煙者が合格ライン上に同点で並んだ場合は、非喫煙者を優先的に採用するという方式である。

民間では「喫煙者は採用しない」という企業が最近増えているが、自治体で上記のような方針を打ち出したのは、大和市が初めてであった。

自治体、民間ともこのような動きが進めば、喫煙防止効果とともに、喫煙者に禁煙を促す効果が大きいと考えられる。

市町村におけるたばこ対策

多治見市市民健康部保健センター総括主査
現：中京学院大学看護学部看護学科　道林　千賀子

1. はじめに

　市町村におけるたばこ対策は、「健康日本21」ならびに「健やか親子21」の取組として推進している自治体が多く、また、受動喫煙防止対策に関しては、平成22年2月25日厚生労働省健康局長通知発出以後、国の動きが市町村のたばこ対策の後ろ盾となっている[1~6]。一方で、「健康日本21」最終評価（平成23年10月）[7]において、市町村における健康増進計画策定状況は約76%であり、中間評価と比較して増加したものの計画未策定の市町村もあり、たばこ対策において地域全体の取組としては十分とはいえない自治体も散見される。多治見市では、生活習慣病（NCD）の共通のリスクである「喫煙」について、健康づくり計画の優先課題の一つとしてたばこ対策を明確に位置づけ、平成14年度から地域の関係機関と連携し、継続して総合的にたばこ対策に取り組んでおり、筆者は行政保健師として本市のたばこ対策に関わった。第1次計画の最終評価では、地域全体の喫煙率は全てのライフステージにおいて低下し、成人の喫煙率は約半減した。本稿では、市町村におけるたばこ対策の一例として、本市のたばこ対策について約10年間の主要な取組を紹介する。

2. 多治見市の概要、たばこ対策の位置づけ

　本市は、岐阜県の東南部に位置し、平成24年4月1日現在の人口は115,802人、高齢化率22.9%、美濃焼の里として古くから陶器の生産・流通の中心地として発展し、平成22年には市制70周年を迎えた。一方で、公衆衛生の観点からは、結核やじん肺が多い地域でもある。人口の高齢化や生活習慣の変化によ

り、生活習慣病に係る医療費や介護給付費も年々増嵩する状況であり、厳しい財政状況の中、たばこ対策をはじめとする予防的な保健活動や対策の強化が喫緊の課題となっている。健康都市の取組としては、平成15年6月に「たじみ健康都市宣言」を行い、さらに平成17年7月にWHO健康都市連合に加盟した。

保健事業の体制について、平成25年3月末現在、保健師数は常勤21名であり、衛生部門（保健センター）に17名、その他分散配置されている。業務形態は、グループ制の業務分担が中心であり、「母子保健」・「成人保健」、たばこ対策をリードする「健康づくり」の3つのグループに分かれ、業務内容により一部地区担当を設定している。

たばこ対策は、平成14年3月に策定された健康づくり計画「たじみ健康ハッピープラン」の3つの優先課題「食生活・運動・喫煙」の1つとして位置付け推進してきた。「たじみ健康ハッピープラン」は、「健康日本21」の地方版であり、岐阜大学医学部公衆衛生学教室の指導により本市と岐阜大学の連携地域保健推進モデル事業として第1次計画を策定し、平成18年度に中間評価、平成23年度に最終評価を行い、平成24年度に第2次計画を策定した。市民が健康でいきいきと幸せに暮らすことができるまちを目指し、ヘルスプロモーションの理念のもと、子どもから高齢者までの市民一人ひとりが自らの健康づくりに主体的に取り組むことを推進し、行政のみならず家族・地域・学校・関係団体と協働して進めていくものである。

「たじみ健康ハッピープラン」は、科学的根拠に基づき3つの優先課題に絞って取組を行ったことが特長である。「喫煙」は、喫煙が病気の原因として予防できる最大の原因であり、また、がん・循環器疾患（脳血管疾患、心疾患）・糖尿病・COPDの4つの生活習慣病（NCD）の全ての原因であることから、「食生活」「運動」とあわせて優先的に取り組む課題として選定された[8～9]。地域の多様な主体と相互に連携し、ライフステージ別に各種の取組を総合的に推進することで、地域全体の喫煙率の低下及び受動喫煙の防止を図り、生活習慣

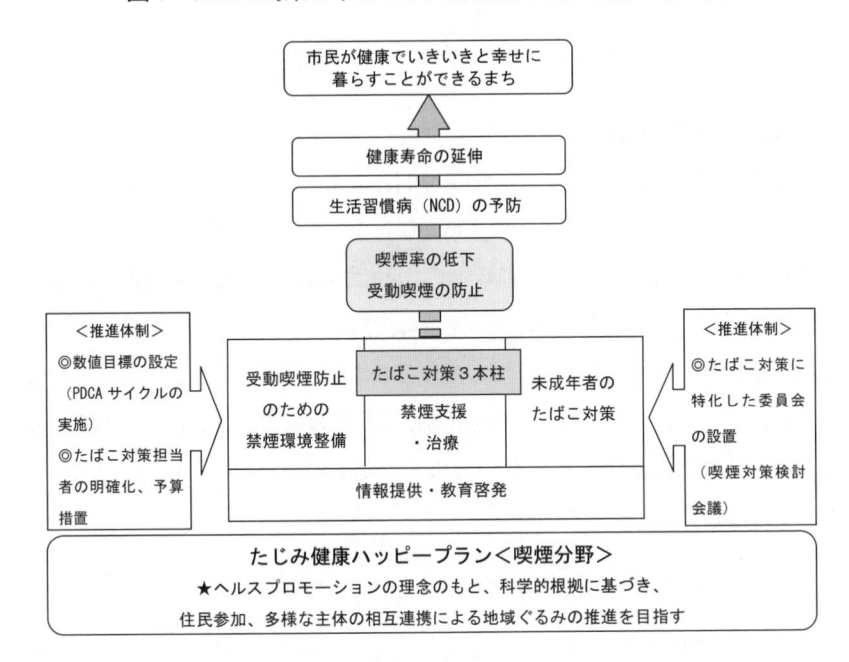

図1 たばこ対策を中心とした計画及び取組全体の概念図

```
                市民が健康でいきいきと幸せに
                 暮らすことができるまち
                          ↑
                    健康寿命の延伸
                          ↑
                  生活習慣病（NCD）の予防
                          ↑
                    喫煙率の低下
                    受動喫煙の防止
```

＜推進体制＞	受動喫煙防止	たばこ対策3本柱	未成年者の	＜推進体制＞
◎数値目標の設定（PDCAサイクルの実施） ◎たばこ対策担当者の明確化、予算措置	のための 禁煙環境整備	禁煙支援 ・治療	たばこ対策	◎たばこ対策に特化した委員会の設置 （喫煙対策検討会議）
	情報提供・教育啓発	

たじみ健康ハッピープラン＜喫煙分野＞
★ヘルスプロモーションの理念のもと、科学的根拠に基づき、住民参加、多様な主体の相互連携による地域ぐるみの推進を目指す

病（NCD）を予防し、健康寿命の延伸を図っていく。たばこ対策を中心とした計画及び取組全体の概念図は、図1のとおりである。

3．「たじみ健康ハッピープラン」に基づくたばこ対策

「たじみ健康ハッピープラン」に基づくたばこ対策の取組の具体的内容について、考察も加えて以下に紹介する。事業内容を説明する際の枠組みは、中村らにより厚生労働省の研究班で開発された「たばこ規制・対策の自己点検票（市町村版）」の調査項目の構成内容を参考にした。「たばこ規制・対策の自己点検票（市町村版）」は、自治体のたばこ規制・対策の到達度を客観的に評価するための方法として提案されたものであるが、それぞれの点検項目は自治体のたばこ対策として望ましいあるべき姿を示しており、今後の推進方策を検討

する上で有用である。「たばこ規制・対策の自己点検票（市町村版）」の詳細は、引用文献を参照されたい[9~11]。

（1）たばこ対策の概要

　本市は、次の3本柱を中心に、関係機関との連携により地域でのたばこ対策を総合的に推進してきた。第1に受動喫煙防止のための禁煙環境整備、第2に禁煙支援・治療、第3に未成年者のたばこ対策である。また、その他情報提供・教育啓発としての地域ぐるみのイベントの実施や、たばこ対策に特化した検討会議を設置し推進体制を強化してきたことも特長である。以下に、第1次計画の取組を中心に、たばこ対策の推進体制、3本柱の取組、情報提供・教育啓発について具体的に説明する。約10年間のたばこ対策の取組の年表（表1）も参照されたい。

表1　約10年間のたばこ対策の取組の年表

取組年度	受動喫煙防止のための禁煙環境整備	禁煙支援・治療	未成年者のたばこ対策	推進体制、情報提供・教育啓発他
H14	・公共施設及び事業所における喫煙対策アンケート調査実施	・禁煙チャレンジ（2カ月月間の通信制禁煙支援講座）開始 ・禁煙相談（予約制）開始	・紙芝居による喫煙防止教育（幼・保、児童館等）開始	・喫煙対策検討会議設置（年2~3回開催）
H15	・公共施設建物内禁煙（5月31日~）		・喫煙防止対策推進モデル校選定（4カ年）	・CD「喫煙と健康~たじみ版」（10月発行） ・WHO健康都市宣言（6月）
H16	・学校関係施設敷地内禁煙（4月1日~） ・事業所における受動喫煙防止対策アンケート調査実施、「空気のおいしいお店」「喫煙対策優良事業所」の認定事業開始		・「未成年禁煙支援システム」（医師会、2月1日~）設置 ・中学校に巡回歯科指導（歯周病と喫煙）※希望校のみ	

取組年度	受動喫煙防止のための禁煙環境整備	禁煙支援・治療	未成年者のたばこ対策	推進体制、情報提供・教育啓発他
H17			・喫煙防止教育多治見オリジナル紙芝居に変更	・WHO西太平洋地域健康都市連合加盟（7月）
H18	・「公共施設禁煙・分煙状況アンケート調査」実施			
H19	・パチンコ及び理美容組合に喫煙対策促進の働きかけ ・JR多治見駅駅南北駅前広場路上禁煙地区指定（10月1日～）		・市内全ての小中学校で（小4～6・中2）統一指導案に基づき喫煙防止教育を実施	
H20		・がん検診等での禁煙支援 ・妊産婦の禁煙支援・再喫煙予防支援の強化（1月～）	・自動車学校での普及啓発（チラシ配布）	・禁煙ボランティア活動を組織化（年2～3回会議） ・「禁煙セミナー」（禁煙支援指導者研修会）開始 ・第4回健康都市連合日本支部総会及び大会
H21	・路上禁煙地区指定2周年記念事業、効果判定実態調査 ・医療機関等の受動喫煙防止対策状況調査実施			・世界禁煙デーに伴う啓発イベント開始 ・母子保健領域の管内の研修会開始（保健所）
H22	・上記調査結果のフィードバック ・公共施設敷地内禁煙115カ所で実施（10月1日～） ・路上禁煙地区3周年記念事業実施（10月1日）	・リセット禁煙「にこニコドライブ」読書療法導入（1月～）	・未成年禁煙支援システム助成内容の見直し（大パッチ3枚→中パッチ5枚へ変更） ・高等学校養護教諭との意見交換会開始（年1～2回） ・中学校及び高等学校を通して児童・生徒及び保護者へのチラシ配布、ポスター掲示	・健康づくり推進員の活動に禁煙啓発活動を位置づける

取組年度	受動喫煙防止のための禁煙環境整備	禁煙支援・治療	未成年者のたばこ対策	推進体制、情報提供・教育啓発他
H23	・禁煙化を推進している事業所等の認定事業の見直し ①事業名変更「喫煙対策推進事業」②認定基準の変更（建物内禁煙又は敷地内禁煙のみとする＊分煙は認めない） ・ぎふ清流国体一年前大会において屋外施設敷地内禁煙試行実施	・市職員の禁煙支援の強化 ①喫煙状況調査 ②健診結果送付時の情報提供 ・禁煙自主用教材の作成及び設置 ・「禁煙サポート薬局」事業にむけての研修会実施（薬剤師会） ・特定保健指導での禁煙支援体制の見直し		・健康都市連合日本支部長就任
H24	・「ぎふ清流国体」本大会において、敷地内禁煙実施（空手道、高等学校野球軟式　9〜10月） ・路上禁煙地区5周年記念事業実施（10月1日）	・「禁煙サポート薬局」事業（薬剤師会）開始	・未成年者の禁煙治療のアクセス向上を図るため「禁煙パスポート」運用開始（高等学校との連携）	・「空気のおいしいお店」マップ作成及び設置（健康づくり推進員） ・保健所との共催による禁煙支援指導者研修会の実施

（2）たばこ対策の推進体制

推進体制として重要なポイントとなる点について説明する。

① 具体的な数値目標の設定及び評価の仕組み

「たじみ健康ハッピープラン」では、ライフステージ別に喫煙率減少の具体的な数値目標を設定した。第1次計画のベースライン値と目標値の例として、成人は、男性47.5%→32%、女性11.7%→8.5%、未成年は、10〜11歳は0.7%→0%、13〜14歳男子2.9%→0%、13〜14歳女子1.4%→0%などである。5年毎に約3000〜6000名を対象とした無作為抽出の市民健康調査を行い、モニタリングするとともに、目標値の達成状況を評価した。最終評価の結果は、「4．第1次計画の評価及び成果の（1）第1次計画の最終評価」で紹介するので参照さ

れたい。具体的な数値目標の設定及び、約5年間隔の市民健康調査の実施は、日頃から多種多様な保健事業を少ないマンパワーで実施する中で、担当課としてさらに大きな労力がかかり、また取組の成果を問われることにもなる。しかし、地域の実態や取組の成果を数値の変化で客観的にとらえ評価することができ、また活動の成果とあわせてたばこ対策の重要性を組織内外に示していくことができる点でも重要なことである。第1次計画の最終評価では、こうした量的データである数値の変化及び、日頃の保健活動や喫煙対策検討会議等での関係者の意見、市民の実態など質的データをあわせて評価することで、現状の課題や今後の取組の方向性が明確となった。保健活動において、PDCAサイクルに基づき保健活動を行うことは基本であり、成果を上げる取組を行い地域住民や関係機関に結果を返していくことは、行政職である保健師としての重要な役割である。前例が少なく組織内外の抵抗も多いたばこ対策を推進していく上で特に意識した点である。

② たばこ対策推進のための委員会の設置

たばこ対策推進のための委員会として、「多治見市喫煙対策検討会議設置要綱」に基づき「喫煙対策検討会議」を設置し、年2～3回検討会議を実施した（図2）。委員定数は15名であり、地域でたばこ対策を推進していく際に中心

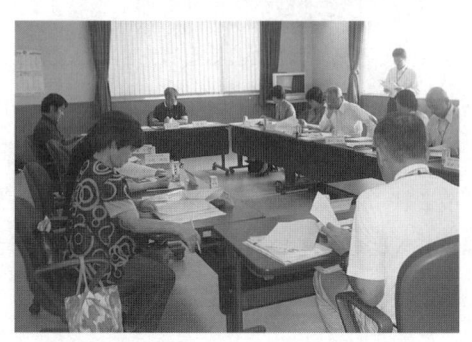

図2 喫煙対策検討会議の様子

となる関係機関等の代表者及び、有識者としてたばこ対策の専門家等で構成される。所掌事項としては、本市におけるたばこ対策を総合的かつ効果的に推進するため、具体的な施策を立案し、計画の評価を行い、課題を共有するとともに地域でのたばこ対策の具体的な推進方策について議論を重ねた。また、先進的な取組を行う際には、科学的根拠に基づいた実効性のある政策提言が行われた。平成22年10月1日から実施した県内初となる公共施設敷地内禁煙の実施、平成24年度に実施された国民体育大会「ぎふ清流国体」での敷地内禁煙及び受動喫煙防止対策の実施にあたり、本会議から市長へ要望書が提出され強力な政策提言が行われた結果、市町村のモデルとして今後につながる先進的な取組が実現した。先行研究[11]では、市町村においてたばこ対策に特化した委員会を設置している自治体は他になく、本市の特長でもあり、また市町村におけるたばこ対策の推進体制として重要な仕組みであると考える。

③　たばこ対策担当者・専従体制、たばこ対策予算

たばこ対策の担当者の設置については、専従ではないが主担当を明確にした。たばこ対策の予算は、健康づくり推進事業費に包括して計上し、平成24年度の予算金額は約100万円であった。

(3) 受動喫煙防止のための禁煙環境整備

禁煙環境整備は、行政として地域全体の社会環境を整えるという点で非常に大きな効果が期待される。受動喫煙による健康影響が大きいことは明らかであり[12]、分煙では完全に受動喫煙を防止できないことから、本市においては、できるだけ灰皿をなくし禁煙環境を整えることで受動喫煙防止を図っていく。また、吸いにくい環境を整えることは喫煙者にとっては禁煙を考える動機づけとなるため、喫煙率の低下につなげることも目指している。禁煙環境整備の主要な取組について以下に説明する。

① 公共施設敷地内禁煙

　平成22年10月1日から公共施設敷地内禁煙を実施した。対象施設は、市が管理する公共施設115カ所であり、具体的には、市役所庁舎・議会関係（市役所内にあり）・保健センターをはじめ出先機関（地区事務所・公民館・福祉施設・文化施設など）についても同様に敷地内禁煙とした。屋外施設（公園・屋外体育施設・霊園等）は現在対象外となっているが、今後十分な周知期間を確保したのち実施する。公共施設敷地内禁煙啓発用ティッシュは図3のとおりである。平成24年9～10月に実施された「ぎふ清流国体」では、本市で行われた競技会場（空手道・高等学校野球軟式）において、屋外の施設についても敷地内禁煙を試行実施した。国民体育大会において敷地内禁煙を実施したことは、後催地や県内外の自治体への波及効果を期待できる先進的な取組であったが、やむを得ず敷地外に喫煙所を一部設置したことで周辺への受動喫煙の曝露があったことは明らかであり、禁煙環境を整えることで受動喫煙防止を図っていくというこれまでの方針を貫き、今後のたばこ対策を推進していくことが課題である。

　敷地内禁煙実施後3カ月の時点で実施した「公共施設敷地内禁煙実施状況調査（平成23年1月）」の結果では、対象施設115カ所のうち90％が市の方針とおり実施できていると回答している。また、学校関係においては、本事業に先立ち平成16年4月1日から市内全ての保育園・幼稚園・小学校・中学校・公

図3　公共施設敷地内禁煙啓発用ティッシュ

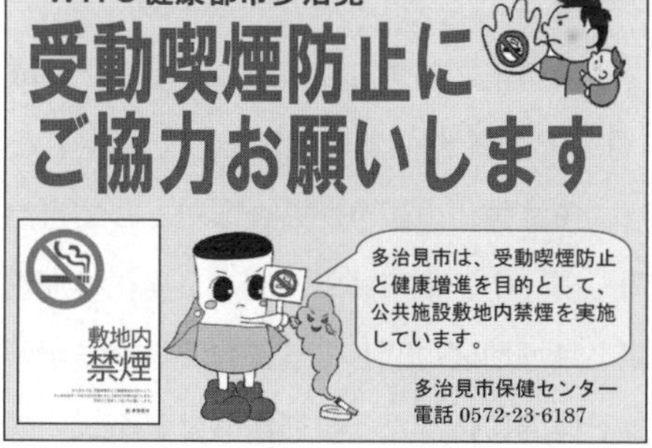

立高等学校の学校・教育施設を敷地内禁煙とし、私立高等学校においても平成21年度から敷地内禁煙となっている。なお、本市の公共施設敷地内禁煙のルールは、全て喫煙場所に関連する関係例規の改正・通知によるものであり、受動喫煙防止条例によっては規制をしていない。

　また、公共施設の禁煙化にあわせて、平成22年度から市職員の禁煙支援体制を強化した。具体的には、職員健診において喫煙状況調査を実施し、健診結果を送付する際に禁煙支援に関するチラシ等を配布するとともに、禁煙支援希望者を個別で支援するなど職員の健康管理の担当部署と連携し、衛生管理者として市の安全衛生委員会での報告・検討も行った。敷地内禁煙の実施による禁煙環境整備及び禁煙支援体制の強化の結果、副次的ではあるが市職員の喫煙率も大幅に減少した。詳細については、「4．第1次計画の評価及び成果（2）公共施設敷地内禁煙の効果」を参照されたい。禁煙環境整備については、本市においてもまずは分煙の徹底、そして建物内禁煙、さらに一歩進めて敷地内禁煙ということで、約10年間で段階的に進めてきた経緯がある。特に、敷地内禁煙の実施については、WHO健康都市としての先進的な取組でもあり、組織内外への強力なメッセージとなる。市の政策として実施していく上で検討すべき課題も多いが、各自治体においても目的や政策的位置づけを明確にした上で、首長の理解と強力なリーダーシップのもと庁内の合意形成を図るとともに、関係部署との連携により効果的に推進していくことが望ましい。

　② 路上禁煙地区の指定

　「多治見市路上喫煙の防止に関する要綱」に基づき、平成19年10月1日にJR多治見駅駅南北駅前広場を路上禁煙地区として指定した。各自治体における禁煙区域の設定は、環境美化の観点からの取組として自治体の中でも環境担当部署が所管する例も多い中、本市においては、美化推進重点地区の一部を路上禁煙地区とし、路上禁煙地区に関しては保健センターが所管し、啓発活動などは環境担当部署と一体的に行った。根拠法令は、市民の喫煙マナーの向上の

観点からの取組として実施し、要綱に基づく規定であり罰則規定は設けていない。実施前後の現地調査では、路上禁煙地区周辺の喫煙者数及び吸殻の本数は激減した。市長はじめ JR 駅長、地元の住民代表、その他関係機関とともに記念事業（1～5 周年）を約年 1 回実施した。また、月 1～2 回定期的に、健康づくりに関するボランティアの地区組織である健康づくり推進員が、路上禁煙地区内で受動喫煙防止のための啓発活動を行うとともに、不特定多数の集客が見込まれる「多治見まつり」でも啓発活動を実施し、受動喫煙防止の必要性や制度の周知、活動の PR などを精力的に行った（図 4）。

③　禁煙化を推進している飲食店、事業所の認定制度

図 4　路上禁煙地区タイルの路面標示、健康づくり推進員の啓発活動の様子

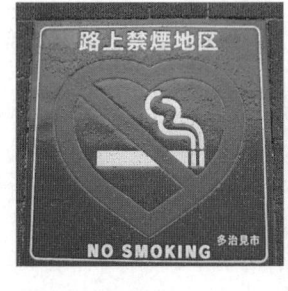

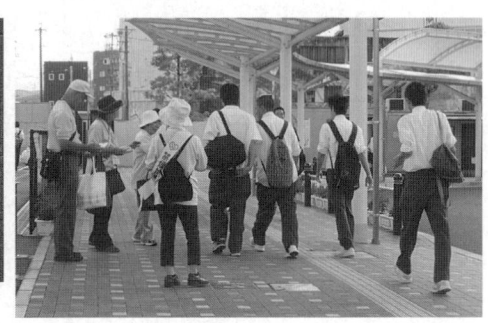

平成 16 年度から「空気のおいしいお店（飲食店）」「喫煙対策優良事業所（事業所）」として禁煙化（建物内禁煙又は敷地内禁煙）を推進している施設の認定制度を市単独で実施した。受動喫煙防止対策の状況を検証した上で、喫煙対策検討会議において認定を行い、認定された施設にはオリジナルの陶板（図 5）を贈呈した。平成 24 年度には、認定制度の周知及び市民への普及啓発のため、健康づくり推進員が中心となり「空気のおいしい禁煙店」マップ（図 6）を作成し、市民及び関係機関に無料配布した。

図5 空気のおいしいお店の陶板

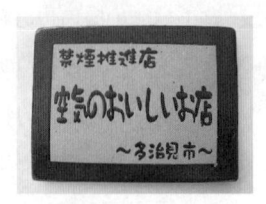

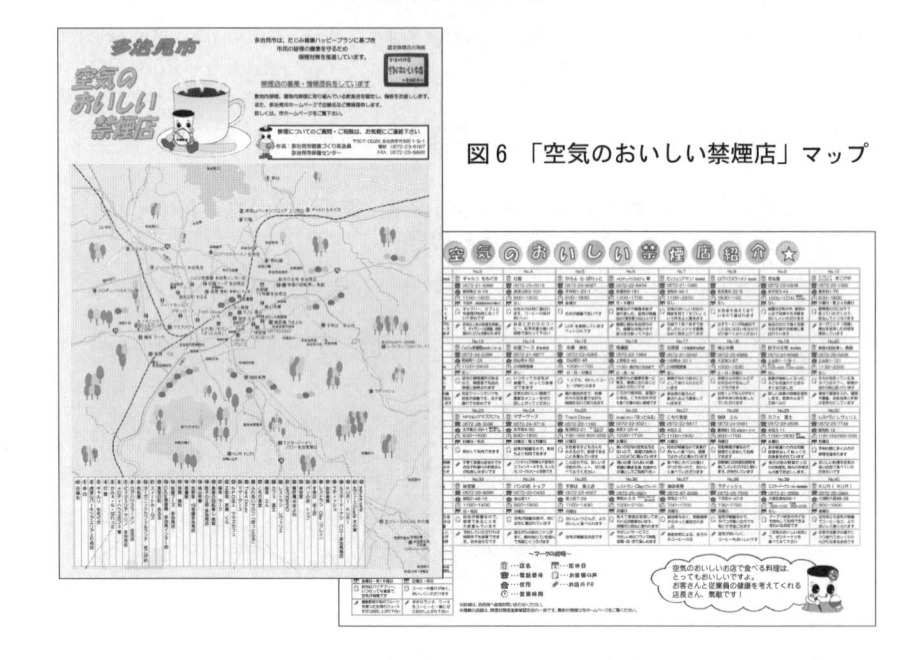

図6 「空気のおいしい禁煙店」マップ

④ 医療機関・歯科医院・薬局の受動喫煙防止対策状況

　医療機関・歯科医院・薬局における受動喫煙防止対策の状況については、平成22年5月の調査の結果では、敷地内禁煙の施設の割合は、医療機関27.9%、歯科医院34.8%、薬局30.5%であった。医療機関等における敷地内禁煙の実施率についてはやや低い状況である。今後は、医師会・歯科医師会・薬剤師会と連携し、第1段階として各施設の建物内禁煙100%、第2段階として敷地内禁煙の拡大を目指す。

（4）禁煙支援・治療

① 健診等の保健事業における取組

保健事業における禁煙支援の取組について、母子保健・成人保健に分けて説明する。

母子保健事業では、あらゆる保健事業の中で継続して妊産婦やその家族の禁煙支援・再喫煙予防支援を体系的に行ってきた[13]。母子保健活動における禁煙支援の取組の概要は表2のとおりである。

表2 母子保健活動における禁煙支援の取組の概要

（★は歯科保健事業）

	母子保健事業種類	具体的な支援内容	使用資料
1	母子健康手帳交付	・マタニティノート（衛生教育配布用冊子）に、たばこ・受動喫煙の害等について掲載。 ・集団指導にて短時間（5分）の衛生教育実施。 ・個別にて、マタニティアンケートによる喫煙状況の把握と禁煙指導を実施。 ・受動喫煙の環境にある妊婦には、家族の禁煙をすすめるリーフレットを配布。（岐阜県保健師部会作成） ・マタニティアンケートで「喫煙している」「妊娠が分かってからやめた」と答えた妊婦を台帳管理（電子・紙）する。（対象者を「たばこ母子」といい、母子管理票にシールをつけて分かるようにしている） ・ハイリスク妊婦のリスクの1つに喫煙を位置づけ、ハイリスクアプローチとして個別支援をする。	・マタニティノート ・マタニティアンケート ・たばこ母子管理台帳 ・リーフレット（岐阜県保健師部会作成）
2	妊娠中の個別支援	・母子健康手帳交付で把握した喫煙妊婦（マタニティアンケートで「喫煙している」と答えた妊婦）について、個別で継続的な禁煙支援（訪問・電話・来所面接・マタニティセミナー参加時など）を実施。主に、母子健康手帳交付で「やめたい」と答えた妊婦や関係機関から相談があった妊婦中心だが、その他の問題を抱えている妊婦が多いので、ハイリスク妊婦への支援の中でたばこについても支援する。	

	母子保健事業種類	具体的な支援内容	使用資料
3	乳児家庭全戸訪問事業（こんにちは赤ちゃん事業）	・産後の赤ちゃん訪問について、たばこ母子のケースについては、たばこ母子に関わる専門スタッフ（保健師5名、助産師1名）で家庭訪問を実施する。 ・たばこ母子専用の訪問記録用紙使用。 ・定期的（1～2カ月に1回）にたばこ母子ケースカンファレンスを実施。	・たばこ母子専用の訪問記録用紙
4	すくすく教室	・乳児家庭全戸訪問後に継続支援が必要な場合、教室参加時に必要に応じて個別面接、禁煙指導を実施。	
5	4か月児健診	・問診票に母親及び家族の喫煙状況の確認項目あり。 ・たばこ母子や受動喫煙の環境にある方について、禁煙指導を行う。（喫煙者にはたばこアンケート実施） ・4か月児健診用ちらし作成及び配布。	・問診票 ・たばこアンケート（子育てを頑張っているお母さんへ） ・4か月児健診配布用ちらし
6	10か月児健診	・問診票に母親及び家族の喫煙状況の確認項目あり。 ・たばこ母子や受動喫煙の環境にある方について、禁煙指導を行う。（喫煙者にはたばこアンケート実施）	・問診票 ・たばこアンケート（子育てを頑張っているお母さんへ）
7	1歳半児健診	・問診票に母親及び家族の喫煙状況の確認項目あり。 ・たばこ母子や受動喫煙の環境にある方について、禁煙指導を行う。（喫煙者にはたばこアンケート実施） ★歯科健診にて歯科医師及び歯科衛生士から個別指導。保護者歯科健診もあり。問診票に家族の喫煙状況確認項目あり。子どもの歯肉の着色（黒い）があれば、受動喫煙の害を説明し、家族の禁煙指導を行う。	・問診票 ・たばこアンケート（子育てを頑張っているお母さんへ） ★歯科問診票
8	3歳児健診	・問診票に母親及び家族の喫煙状況の確認項目あり。 ・たばこ母子や受動喫煙の環境にある方について、禁煙指導を行う。（喫煙者にはたばこアンケート実施） ・3歳児健診用ちらし作成及び配布。 ★歯科健診にて歯科医師及び歯科衛生士から個別指導。歯科用問診票に家族の喫煙状況確認項目あり。子どもの歯肉の着色（黒い）があれば、受動喫煙の害を説明し、家族の禁煙指導を行う。	・問診票 ・たばこアンケート（子育てを頑張っているお母さんへ） ・3歳児健診配布用ちらし ★歯科問診票

	母子保健事業種類	具体的な支援内容	使用資料
9	虫歯予防教室	★1歳半児健診後～3歳まで計4回あり。歯科用問診票に家族の喫煙状況確認項目あり（1歳半と3歳）。子どもの歯肉の着色（黒い）があれば、受動喫煙の害を説明し、家族の禁煙指導を行う。	★虫歯予防教室問診票
10	その他の個別支援	・既存の母子保健事業の時以外でも、随時、来所面接・訪問・電話・メール等での継続支援が必要であれば実施する。 ・対象者の状況に合わせて、禁煙チャレンジの様式による継続的な通信制支援、単発の禁煙相談（問診表、依存度チェック、行動記録など）、禁煙外来の紹介など行う。 ・妊婦・授乳婦で、禁煙外来（禁煙補助薬の使用を含めて）を希望する方については、専門医を紹介。 ★歯科保健事業では、中学校からの依頼に応じて歯科衛生巡回指導時に「歯・ハ・はクイズ」でたばこと歯周病について説明し、受動喫煙の害や家族の禁煙のすすめなど喫煙防止教育を行う。	・たばこ検査（スモーカライザー、尿中ニコチン検査、スパイロメーター） ・禁煙セルフヘルプガイド ・問診票、行動記録票、依存度チェック ・禁煙チャレンジ媒体（レポート、スワンだより、禁煙外来一覧表、役立つHP紹介、禁煙カレンダーなど） ★中学校用「歯・ハ・はクイズ」

　妊産婦への禁煙・再喫煙予防支援の取組は、平成18年度の第1次計画の中間評価において全体の喫煙率が大きく減少する一方、妊婦及び母親の喫煙率が目標値未到達であったことから、後期計画の重点施策として対策を強化した。母子保健事業の中でも母子健康手帳交付時は、全ての対象者にアプローチできる機会であり、また妊娠・子育てというイベントは、妊婦やパートナーをはじめその家族にとって禁煙や受動喫煙防止を意識し、行動変容をおこしやすい重要なチャンスである。本市では、母子健康手帳交付時のアンケートに喫煙に関する項目を加え、「喫煙している」と答えた喫煙妊婦及び、再喫煙予防も視野に入れ「妊娠がわかってやめた」と答えた妊婦をハイリスク妊婦（「たばこ母子」と呼ぶ）として把握・台帳管理した。また、母子管理票にシールを貼付し、妊娠中から産後の乳児家庭全戸訪問、乳幼児健診等で多職種が連携し継続的に支援した。禁煙・再喫煙予防支援の効果的な方法を模索する中、平成22年度

からリセット禁煙のマンガ版小冊子「にこニコドライブ」の読書療法[14]を導入した。

　妊娠しても喫煙を続ける妊婦や、子どものそばで喫煙をするケースは、その背景に複雑な問題を抱えている場合も多い。妊産婦や子どもの喫煙・受動喫煙による影響は深刻であり[15〜17]、低出生体重児の出生、子どもの生活習慣の乱れやう歯、落ち着きのなさなど、子どもの成長発達に何らかの問題を生じる場合も多く、母子保健領域におけるたばこ支援は、まさに母子支援ともいえる。公共の場での禁煙化が進む一方で、家庭での受動喫煙防止対策は十分とはいえない状況である。先行研究[18]においても、家庭で行われている一般的な受動喫煙防止対策では受動喫煙は完全には防げないことが実証されていることからも、今後も対策を強化していく必要がある。

　次に、成人保健事業では、胃がん検診、乳がん検診、大腸がん検診等の際に、問診票において喫煙状況を聞き取り、検診時及び検診結果送付時にチラシ配布等を行った。また、医療機関委託の個別で実施されている特定健診の場での禁煙支援の状況の実態については把握できていないが、医師会と連携し、健診の場での医療従事者からの禁煙の声掛けなど今後対策を強化していく。保健センターで行う特定保健指導においては、健診票の問診において喫煙状況を聞き取り、喫煙者には状況に応じて禁煙支援を行ってきたが、今後は、第二期特定健診・保健指導実施計画における取組とあわせて一体的に行い、平成25年4月に示された「標準的な健診・保健指導プログラム（改訂版）」[19]の内容に基づき全ての喫煙者への禁煙の動機づけを促す機会とするため、禁煙支援体制を見直し、強化する。第1次計画の約10年間の取組において全体の喫煙率が半減した中、それでも吸い続けている喫煙者に対する働きかけとして、健診の機会をとらえた禁煙支援は、ハイリスクアプローチとして非常に重要である。保健医療従事者をはじめ、市民及び関係団体による「禁煙一声運動」の体制づくりを、第2次計画における取組の柱の一つとする。また、今後は福祉部門との連携による低所得者層へのアプローチや、職域との連携によるたばこ対策の推進

についても対策を強化する。

② たばこ対策事業としての取組

たばこ対策事業としての禁煙支援は、平日毎日禁煙相談（予約制）を実施し、また、2カ月間の通信制禁煙支援講座「禁煙チャレンジ」を年1～2回実施した。「禁煙チャレンジ」の内容としては、初回に集団による教室として「スタート式」を行い、専門医の講義・ニコチン依存度検査・ニコチンパッチのお試し処方・講座卒業生からの体験談・グループによる座談会などを実施し、その後は手紙・メール等にて1週間・2週間・1カ月・2カ月のタイミングで個別支援し、3カ月・6カ月でも再喫煙防止のため事後フォローを行った。禁煙達成率は50％以上である。さらに、平成23年度には、禁煙方法や市内の禁煙外来の紹介とともに、禁煙開始前からスタートの1週間を自己の記録によりサポートする「禁煙自主用教材」を作成し、市内薬局・医療機関・歯科医院等に設置した。また、禁煙治療や禁煙補助剤に対する費用補助として、成人対象の禁煙補助剤の費用補助は現在実施していないが、未成年者を対象にした「未成年禁煙支援システム」（図7）を平成17年12月に医師会との連携により設置した。具体的には、市内の指定医療機関（1カ所）においてニコチンパッチ中5枚を処方し、その費用は市が助成する。受診に関する費用は、自由診療（初診300円、再診200円）であり、学校を通さずに直接受診することもできる。

図7 「未成年禁煙支援システム」の流れ

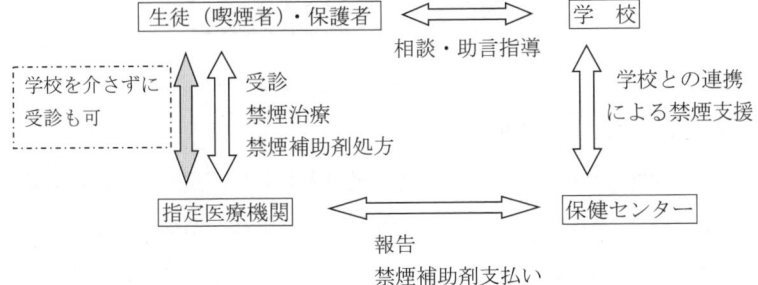

③ 禁煙治療へのアクセス

医療機関による禁煙治療へのアクセスとしては、平成25年3月末現在で、市内で健康保険による禁煙治療を行っている医療機関数（禁煙外来）は6カ所で、医療機関に占める割合は9.7%（人口115,802人）である。全国平均（13%)[20]に比べて低いため、今後禁煙治療実施医療機関を増加する必要がある。

OTC薬へのアクセス数として、「薬局薬店における禁煙支援体制に関する調査（平成23年4月）」では、OTC薬の常設又は取り寄せ可能な薬局数は43カ所で、市内薬局数に占める割合は74.1%である。また、薬剤師会との連携により、認定を受けた薬剤師が薬局において個別の禁煙支援を行う「禁煙サポート薬局」事業（図8）を平成24年度から開始した。登録薬局数は、平成25年3月末現在17カ所（20名の薬剤師）である。医療機関よりも身近な薬局で個人にあった禁煙相談を気軽に受けることができるこの事業は、薬剤師会の主体的な取組として期待される。行政としては、市民への周知、禁煙支援者の育成等において後方支援の役割を担う。

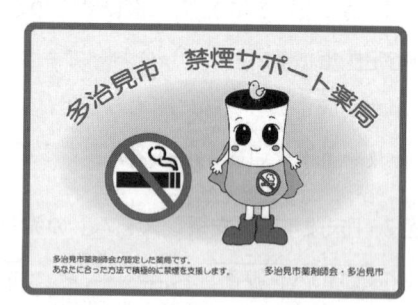

図8 「禁煙サポート薬局」店頭掲示ステッカー

(5) 未成年者のたばこ対策

青少年の喫煙防止のための委員会等の設置としては、喫煙対策検討会議の中で青少年のたばこ対策についても検討している。喫煙対策検討会議では、市教育委員会、高等学校養護教諭、PTA、少年センター、健康づくり推進員、医

師会等の保健医療従事者など未成年者のたばこ対策に関わる関係者間で議論を重ね、ネットワークを形成し、地域全体で未成年者のたばこ対策に取り組む体制の構築を目指す。

　本市の未成年者のたばこ対策の特長は、幼少期からのアプローチを行った点であり、はじめの一本を吸わせないための取組は、たばこ対策の重要な柱として位置付けている。喫煙防止教育としては、市内全ての保育園・幼稚園において紙芝居による喫煙防止教育を平成14年度から実施し、平成17年度には現場の保育士を中心に専門家の助言も得ながらオリジナルの喫煙防止紙芝居（図9）を作成した。小中学校では、4カ年のモデル事業を経て、小学校4～6学年・中学2年生において統一指導案を作成し、平成19年度から市内全ての小中学校において学校の実情にあわせて喫煙防止教育を実施した。また、高校生への取組を強化するため、平成22年度から高等学校養護教諭との意見交換会を立ち上げ、年に1～2回会議を行い、高等学校における生徒や保護者への働きかけや喫煙問題を抱えた生徒への対応のあり方等について検討した。先に紹介した「未成年禁煙支援システム」について、支援が必要な生徒を禁煙治療につなげるために「禁煙パスポート」（図10）を作成し、学校等を通して生徒及び保護者へ周知した。

　未成年者の喫煙は、本市において市民健康調査上は低い数値ではあるが、喫煙対策検討会議においても中高生の喫煙の問題が現実的に話題となる。未成年

図9　オリジナル喫煙防止紙芝居
　　　「スワンマンとたばこのおばけ」

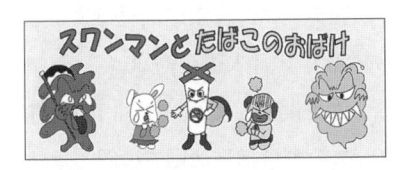

図10　未成年者の「禁煙パスポート」

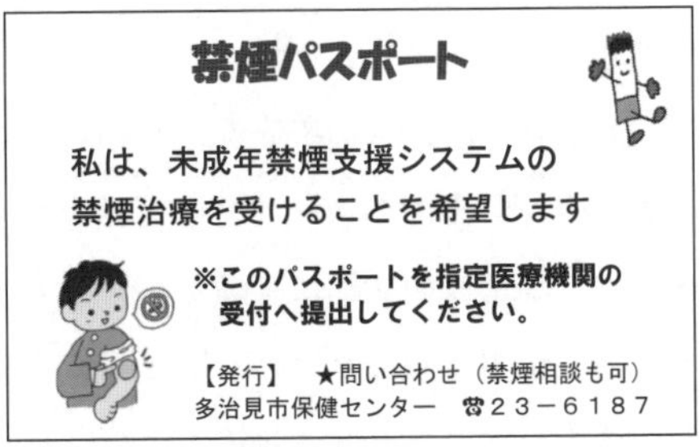

期からの喫煙は、早期にニコチン依存状態になりやすく、健康影響も大きく、将来の喫煙継続につながりやすい[15]。一方で、未成年者への禁煙治療の体制は、十分とはいえない状況である。本市において、ほとんど多くが健康保険による禁煙治療の対象とならない未成年者の禁煙治療の窓口を、「未成年禁煙支援システム」として医師会との連携により設置したことは特筆すべき点であり、他の市町村にはない独自の取組として今後の参考にされたい[21]。未成年者の喫煙の問題を、非行問題でなく病気と捉え、学校をはじめ行政・医療機関・PTA・地域の関係団体等との連携により、喫煙問題を抱える未成年者の禁煙支援体制を今後もさらに強化していく必要がある。

（6）情報提供・教育啓発

情報提供・教育啓発に関する事業としては、「禁煙セミナー」として近隣市町や民間も巻き込み、保健・医療・教育関係者を中心に禁煙支援指導者のスキルアップや一般市民を対象にした研修会を平成20年度から年1回継続して実施してきたことが本市の特長である。講師には、全国のたばこ対策に関する専門家を毎年お招きしており、平成24年度は保健所との共催で研修会を実施した。平成24年3月にまとめられた厚生労働省の地域保健対策検討会報告書「今後の地域保健対策のあり方について」[22]においても求められているように、たばこ対策においても、特に高校生から成人期、職域等へのアプローチとして市町村単位の取組みと圏域単位の広域的な取組が必要不可欠である。保健所との共催でのイベント開催は、「市町村と保健所との重層的な連携協働」といえる取組の第一歩であると考える。また、世界禁煙デーに伴う禁煙推奨運動として、平成21年度から健康づくり推進員（平成25年3月末現在約90名）が中心となり毎年市内のスーパーの店頭等でイベントを開催している（図11）。健康づくり推進員の活動に禁煙ボランティアとしての禁煙推進活動を位置づけ、メンバーが主体的にたばこ対策に関する普及啓発活動を行えるよう支援してきた。今後、本市のたばこ対策をさらに地域で推進していくためにも、行政と地

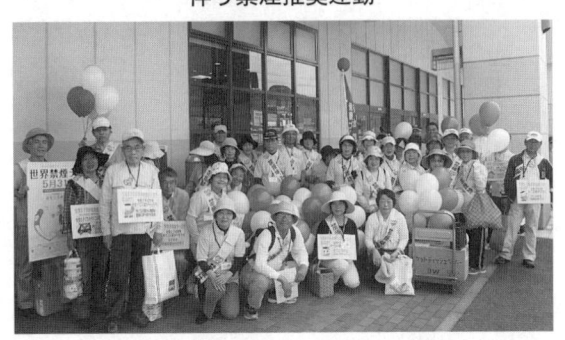

図11 健康づくり推進員による世界禁煙デーに伴う禁煙推奨運動

域をつなぎ地域の健康づくり活動のキーパーソンである健康づくり推進員の活動が、地域ぐるみのたばこ対策推進の鍵となるため、重要なソーシャルキャピタルとして期待される。

4．第1次計画の評価及び成果

（1）第1次計画の最終評価

本市の第1次計画に基づく約10年間のたばこ対策の最終評価[23〜24]においては、大阪府立健康科学センター健康生活推進部長中村正和先生（現大阪がん循環器病予防センター予防推進部長）に依頼してとりまとめを行った。その結果は以下のとおりである。

近年わが国おいては、男性のみならず、これまで増加傾向にあった未成年や若い女性、妊婦の喫煙率が減少傾向にあるため、多治見市でのたばこ対策の評価の際にもこの点を考慮する必要がある。そこで、ベースラインと最終評価の両時点で全国データ（国民健康・栄養調査などの全国的規模での調査結果）が得られる喫煙率について、多治見市と全国のデータで年齢構成が少し異なるなどの問題があるが、多治見市と全国との間で喫煙率の減少率と最終評価値の喫煙率を比較検討した（表3）。

表3 「たじみ健康ハッピープラン」最終評価における多治見市と全国の喫煙率の比較

			ベースライン(H12)	最終値(H22)	減少率
乳幼児期 妊婦	多治見		5.6%	2.8%	50.0%
	全国		10.0%	5.0%	50.0%
思春期 男子	多治見	(13-14歳)	2.9%	0%	100%
	全国	中学2年生	8.2%	2.5%	69.5%
	多治見	(16-17歳)	25.5%	8.4%	67.1%
	全国	高校2年生	29.5%	6.7%	77.3%
女子	多治見	(13-14歳)	1.4%	0%	100%
	全国	中学2年生	5.7%	1.5%	73.7%
	多治見	(16-17歳)	10.9%	0.8%	92.7%
	全国	高校2年生	13.0%	3.4%	73.8%
青年期 男性	多治見	(20-34歳)	54.3%	35.3%	35.0%
	全国	20代	60.8%	34.2%	43.8%
		30代	56.6%	42.1%	25.6%
女性	多治見	(20-34歳)	17.7%	5.2%	70.6%
	全国	20代	20.9%	12.8%	38.8%
		30代	18.8%	14.2%	24.5%
壮年期 男性	多治見	(35-54歳)	52.1%	29.3%	43.8%
	全国	40代	55.1%	42.4%	23.0%
		50代	54.1%	40.3%	25.5%
女性	多治見	(35-54歳)	13.1%	9.8%	25.2%
	全国	40代	13.6%	13.6%	0%
		50代	10.4%	10.4%	0%
全年齢(総数) 男性	多治見		47.5%	26.1%	45.1%
	全国	(20歳以上)	47.4%	32.2%	32.1%
女性	多治見		11.7%	6.4%	45.3%
	全国	(20歳以上)	11.5%	8.4%	27.0%

［全国データの出典］
　妊婦の喫煙率：厚生労働省　平成12年乳幼児身体発育調査
　　　　　　　　厚生労働省　平成22年乳幼児身体発育調査
　思春期の喫煙率（月喫煙率）：
　　　　　　　　Osaki Y, et al: Environ Health Prev Med. 13(4): 219-226, 2008
　　　　　　　　2010年度　厚労科研　大井田班総括研究報告書、2011
　青年期、壮年期、全年齢の喫煙率：
　　　　　　　　厚生労働省　平成12年国民栄養調査
　　　　　　　　厚生労働省　平成22年国民健康・栄養調査
資料：「たじみ健康ハッピープラン」最終評価報告書（平成24年3月）(P77)

まず青少年については、思春期の 16～17 歳の男子を除く、13～14 歳の男子・女子ならびに 16～17 歳の女子において多治見市での喫煙率の減少率が全国に比べて上回り、最終評価値の喫煙率は全国に比べて低かった。成人については、青年期の男性を除く、青年期、壮年期ならびに全年齢の男性、女性のいずれにおいても、多治見市での喫煙率の減少率が全国に比べて上回り、最終評価値の喫煙率は全国に比べて低かった。妊婦の喫煙率の減少率は、多治見市と全国で同じであっが、最終評価値の喫煙率は全国に比べて低かった。

　以上述べたように、多治見市では喫煙による健康被害を短期的に減少させる成人の喫煙率の減少が全国に比べて顕著であるだけでなく、喫煙による健康被害を中長期的に減少させる青少年の喫煙率の減少も全国に比べて顕著であった。また、妊娠・出産のみならず将来の子どもの健康にも悪影響を及ぼす妊婦の喫煙率についても全国に比べて低値であった。このように、各年代層での喫煙率の減少が全国に比べてより顕著にみられたのは、ライフステージに合わせた地域ぐるみの取り組みを行ってきた成果と考える。

（2）公共施設敷地内禁煙の効果

　県内初の取組として実施した公共施設敷地内禁煙が市職員の喫煙にどのような影響を与えたのかを検討するために、市男性職員の喫煙率を指標とし、その

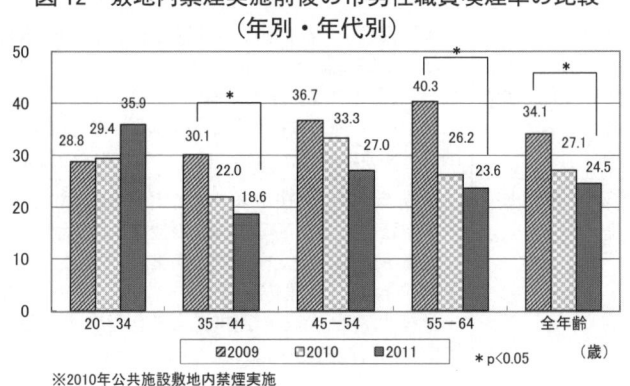

図12　敷地内禁煙実施前後の市男性職員喫煙率の比較
（年別・年代別）

年代	2009	2010	2011
20－34	28.8	29.4	35.9
35－44	30.1	22.0	18.6
45－54	36.7	33.3	27.0
55－64	40.3	26.2	23.6
全年齢	34.1	27.1	24.5

$* p<0.05$

※2010年公共施設敷地内禁煙実施

効果を調べた。その結果、実施前後の全年齢の喫煙率は、実施前の 34.1%（2009 年）から実施後には 24.5%（2011 年）と約 10 ポイント有意に減少し、禁煙環境整備の有効性が示唆されたとともに、副次的ではあるが、労働安全衛生の観点からも効果があったと考える[25]（図 12）。

5．第 2 次計画に基づくたばこ対策における取組の方向性

平成 24 年度に策定した第 2 次計画に基づくたばこ対策における取組の方向性を以下に示す。なお、喫煙対策分野における保健センターの行動計画は、表 4 のとおりである。詳細は、「たじみ健康ハッピープラン（第 2 次）」[26]を参照されたい。

表 4 「たじみ健康ハッピープラン（第 2 次）」における行動計画
［喫煙対策］

	項　目	具体的な内容
1	妊産婦の禁煙支援・再喫煙予防支援体制の強化	・妊娠期からの禁煙支援体制づくり及び、マニュアル・教材の作成。 ・妊婦の夫や周囲の喫煙者へのアンケート（意識調査）の実施及び禁煙支援体制の構築。 ・医療機関（禁煙外来、産婦人科医院等）との連携による妊産婦の禁煙支援体制の構築。 ・吸わない妊婦が自分で自分の身を守るための教育、啓発チラシの作成。
2	乳幼児健診等の機会を利用した禁煙支援・再喫煙予防支援体制の強化	・乳児家庭全戸訪問事業や健診等における喫煙妊産婦等への禁煙支援体制づくり及びマニュアル作成、啓発用資料の統一。（各年代にあった資料の配布） ・歯科検診やむし歯予防教室等において、喫煙している保護者へ働きかける。（にこニコドライブ等の配布）
3	未成年者の禁煙支援の推進	・未成年者禁煙支援システム指定医療機関の拡大。 ・市教育委員会、高等学校との連携による喫煙問題を抱えた児童・生徒への支援体制の構築。 ・未成年者たばこ販売対策。 ・学校や PTA 等との連携による保護者への啓発。（家庭での受動喫煙防止を含む）

	項　目	具体的な内容
4	喫煙防止教育の見直しと実施支援	・市教育委員会との連携による小・中学校における喫煙防止教育の実施状況調査、統一指導案の見直しに向けての支援。 ・幼稚園・保育園、児童館・児童センター等への意識づけ、啓発活動、喫煙防止紙芝居の実施状況調査、紙芝居の内容及び活用方法の見直し。
5	禁煙支援の推進	・禁煙外来、禁煙相談窓口拡大のための支援。（電話無料相談を含む） ・医療機関・歯科医院・薬局等における受動喫煙防止対策及び禁煙支援の取組状況調査。 ・保健医療従事者をはじめ市民及び関係団体による「禁煙一声運動」の体制づくりの支援。 ・通信制禁煙チャレンジ講座の実施（継続）。
6	特定健診・特定保健指導、がん検診等での禁煙支援体制の構築	・健診（特定健診、各種がん検診、30代健診等）の機会を利用した禁煙支援体制の構築。 ・健診後の結果送付の際の情報提供方法の見直し。 ・特定保健指導における禁煙支援体制の強化。（教材、マニュアル作成を含む）
7	福祉部門との連携による禁煙支援	・健康格差の縮小のため福祉部門との連携による低所得者層への禁煙支援の実施。（健診案内にあわせて情報提供を行うなど） ・65歳介護保険説明会での禁煙支援及び受動喫煙防止対策に関する情報提供。
8	職域との連携による喫煙対策の推進	・事業所アンケート調査（職場での受動喫煙防止対策及び従業員等の喫煙状況等の把握）の実施及び、各職場にあわせた働きかけ。 ・喫煙対策検討会議や地域・職域連絡会議等の協議の場の活用、地域と職域との連携による推進体制の構築。 ・企業ならびに労働基準監督署等との連携による職域での受動喫煙防止対策及び禁煙支援体制の強化に向けての支援。 ・協会健保や健診委託機関との連携による健診機会をとらえた禁煙支援体制の構築。
9	受動喫煙防止のための禁煙環境整備	・公共施設敷地内禁煙対象施設の拡大。 ・勤務時間内禁煙導入についての啓発。 ・路上禁煙地区の拡大。 ・喫煙対策推進事業（喫煙対策優良事業所、空気のおいしいお店）の強化。 ・子どもや若い女性が利用する施設の禁煙化に向けての働きかけ。（理美容組合、ゲームセンター等との連携）

	項目	具体的な内容
10	喫煙・受動喫煙の害についての知識の普及啓発	・啓発ポスター・チラシ・グッズの作成（年代や場所にあったもの）。 ・医療機関・歯科医院・薬局・公共施設・民間等における啓発用ポスターの作成及び掲示。 ・健康づくり推進員・母子保健推進員・食生活改善推進員への喫煙対策に関する研修会の実施。 ・一般市民向けの禁煙・受動喫煙防止に関するセミナーや出前講座等の実施。 ・関係機関との連携による禁煙支援指導者のスキルアップセミナーの実施。 ・フリーペーパー・広報・メディア・インターネット等を活用した普及啓発。

「たじみ健康ハッピープラン」の３つの優先課題のうち、喫煙分野については、第１次計画において一定の対策を継続的に推進したことにより、３分野の中でも特に効果をあげた分野である。今後さらに指標を改善していくために、第１次の最終評価から明らかとなった課題を中心に、対象者を絞り込んだアプローチや不十分であった対策の強化など、科学的根拠に基づきより効果的な対策を新たに創出するとともに、行政をはじめ関係団体や市民との協働により地域ぐるみのたばこ対策を講じ、喫煙率の低下及び受動喫煙の防止を目指す。

中心となる具体的な取組は、①受動喫煙防止のための禁煙環境整備、②禁煙支援・治療、③未成年者のたばこ対策、④情報提供・教育啓発である。なお、健康づくり計画推進会議（新設）において、取組の具体化や進行管理を行うとともに、たばこ対策に特化した喫煙対策検討会議を設置（継続）し、取組の評価や専門的見地からの助言、及び政策提言等を行い、たばこ対策の推進体制を強化する。

受動喫煙防止のための禁煙環境整備については、行政による率先行動としての取り組みが地域や事業所等へ与える影響を考慮し、公共施設敷地内禁煙対象施設や路上禁煙地区の拡大、勤務時間中禁煙の制度化、職域や地域との連携による禁煙化を推進するとともに、家庭での受動喫煙防止対策も強化する。

禁煙支援・治療については、保健医療従事者をはじめ市民及び関係団体による「禁煙一声運動」の体制の構築、母子保健事業を活用した妊産婦や家族に対する禁煙支援・再喫煙予防支援体制の強化、特定健診・特定保健指導、及びがん検診等での禁煙支援体制の強化、職域との連携による働き盛りの年代の禁煙支援体制の構築、福祉部門との連携による低所得者層への禁煙支援体制の構築などに重点をおく。

未成年者のたばこ対策については、高校生への働きかけを強化し、医療機関・保健センター・市教育委員会・高等学校・家庭・地域との連携により、喫煙問題を抱えた児童・生徒への禁煙支援体制を構築し、「未成年者の喫煙をなくす」ことを目指す。また、乳幼児期から高等学校までの一貫性のある継続的な喫煙防止教育を推進するための体制を構築し、子どもから家族への禁煙や家庭内の受動喫煙防止にむけた働きかけ、教育と地域の関係団体との連携による取組を推進する。

情報提供・教育啓発については、従来の枠にとらわれることなく、喫煙者のみならず非喫煙者を含めて広く市民や関係団体に周知するインパクトのある方法を選択する。また、内容としては、喫煙や受動喫煙の健康影響だけでなく、喫煙が家族や社会環境に及ぼす影響、社会としてたばこ対策に取り組む必要性や意義についても教育啓発を行う。さらに、禁煙支援指導者の資質向上を図るために、保健所との連携により研修会を広域的に実施する。

6．たばこ対策における行政保健師の役割

市町村におけるたばこ対策においてどのような職種が担当となるかは、事務職・保健師・看護師・栄養士・歯科衛生士など自治体の状況により様々であるが、筆者のこれまでの経験を振り返り、たばこ対策における行政保健師の役割について以下に述べる。

行政保健師としてたばこ対策を担当したことで、多くの壁や困難な事態に直

面し、個別支援で悩むことも多々あったが、行政保健師としての実践能力の向上を日々実感できたことが大きな収穫であった。公共施設敷地内禁煙の実施においては、庁内の合意形成を図り、例規改正等の政策法務や議会対応、区長会への説明など、事務職や上司のサポートを得ながら庁内の組織横断的な取組を行う機会を得て、政策形成を通して行政保健師としての基礎能力や行政能力が向上した。また、たばこ対策の取組をまとめ、活動を評価し、学会等でも発表するなど組織内外に活動の成果を分かりやすく示すために自己研鑽を重ねたことで、情報収集や説明能力、評価・研究能力も高められ、全国のたばこ対策の専門家や教育・研究機関とのつながりができた。たばこ対策全体を通して、保健活動の技術として、禁煙環境整備に代表される地域・集団を対象としたポピュレーションアプローチ、母子保健や特定保健指導等での個別支援やハイリスクアプローチ、両者のスキルを日々の実践を通して向上させることもできた。さらに、個別支援から地域診断につなげ、課題を見出し、施策化し、評価・改善するという一連の過程を通してPDCAサイクルを回すとともに、実践においては、市民や健康づくり推進員、関係機関の方々との協働による取組の大切さと、ソーシャルキャピタルを活用した地域での保健活動の醍醐味を改めて実感した。成果が目に見えることで、行政保健師としての自信となり、公衆衛生看護を担う専門職としての職業的アイデンティティの向上やキャリア発達にもつながった。

行政保健師は、地域住民への直接的な健康支援を行うとともに、個別支援を通してみえてくる地域の課題を市全体のたばこ対策に反映させ、予防的な支援を行うことができる点が他の職種にはない強みである。また、ヘルスプロモーションの理念に基づき、地域住民及び関係者との協働やネットワークを構築しながら地域全体の健康度を上げていくことなど、たばこ対策は行政保健師の専門性を存分に発揮できる分野であり、そこに行政保健師がたばこ対策に関わる意義があると考える。昨今行政保健師を取り巻く社会環境は大きく変化し、平成25年4月には、行政保健師の保健活動の基本的な方向性を示す保健師活動

指針が約10年ぶりに大幅に見直し[27]された。保健師活動の転換期でもある今、たばこ対策においても全国の行政保健師の今後の活躍を期待したい。

7．まとめ

　本稿では、市町村におけるたばこ対策の一例として多治見市のたばこ対策について、「たじみ健康ハッピープラン」に基づく約10年間の取組を紹介した。以下に、本稿を通して本市の取組を振り返り、成果のポイントとして次の4点を示す。①たばこ対策を優先課題の一つとして計画に明確に位置づけ、重点的かつ継続的に取り組んできたこと。②たばこ対策に特化した推進会議（喫煙対策検討会議）を設け、専門家の助言を得ながら科学的根拠に基づき、関係機関等と連携し地域ぐるみで推進してきたこと。③「受動喫煙防止のための禁煙環境整備」「禁煙支援・治療」「未成年者のたばこ対策」の3本柱を中心に、情報提供・教育啓発を含め総合的に取り組んできたこと。④ライフステージ別に、地域の実態に即した具体的な数値目標を設定し評価するしくみとし、組織内外に継続的に発信してきたこと。また、公共施設敷地内禁煙などWHO健康都市多治見として自治体のモデルとなる政策を先進的に行い、県内外の自治体や民間にも波及効果が得られている点についても注目されたい。なお、本市のたばこ対策の取組は、厚生労働省の表彰制度である「第1回健康寿命をのばそう！アワード」において、平成25年3月厚生労働省健康局長賞自治体部門優良賞を受賞した。

　以上、本稿で紹介した本市の取組を参考に、全国の自治体のたばこ対策が今後さらに強化されることを期待する。

　最後に、本稿の内容は、市としての取組を筆者が代表してまとめたものである。これまでの本市の取組にご理解とご協力をいただいた地域住民ならびに関係者の皆様、長きにわたり技術的助言をいただき本市の取組をサポートしてくださった専門家の皆様、そして保健センターの歴代のたばこ対策担当者と上司

をはじめ仲間の職員に対し心から謝意を表する。

【引用文献】
1) 受動喫煙防止対策のあり方に関する検討会報告書
　（http://www.mhlw.go.jp/houdou/2009/03/h0324-5.html，2013年2月12日アクセス）
2) 厚生労働省「受動喫煙防止対策について」（健発0225第2号，平成22年2月25日）
　（http://www.mhlw.go.jp/stf/houdou/2r98520000004k3v.html，2013年2月12日アクセス）
3) 厚生労働省「受動喫煙防止対策について」（事務連絡，平成22年7月30日）
　（http://www.mhlw.go.jp/seisakunitsuite/bunya/kenkou_iryou/kenkou/tobacco/dl/renraku-100730.pdf）
4) 厚生労働省「受動喫煙防止対策の徹底について」（健発1029第5号，平成24年10月29日）
　（http://www.mhlw.go.jp/seisakunitsuite/bunya/kenkou_iryou/kenkou/tobacco/dl/tuuchi-121029.pdf）
5) 職場における受動喫煙防止対策に関する検討会報告書
　（http://www.mhlw.go.jp/stf/houdou/2r98520000006f2g-att/2r98520000006f47.pdf）
6) 厚生労働省「受動喫煙防止対策について」（事務連絡，平成25年2月12日）
　（http://www.mhlw.go.jp/seisakunitsuite/bunya/kenkou_iryou/kenkou/tobacco/dl/renraku-130227.pdf）
7) 「健康日本21」最終評価：平成23年10月健康日本21評価作業チーム
8) 新版喫煙と健康 - 喫煙と健康問題に関する検討会報告書：保健同人社，東京，2002
9) 中村正和：たばこ対策の推進をめざして．保健師ジャーナル，68（6）：474-

481, 2012.

10) 研究代表者中村正和. 発がんリスクの低減に資する効果的な禁煙推進のための環境整備と支援方策の開発ならびに普及のための制度化に関する研究. 平成23年度厚生労働科学研究費補助金（第3次対がん総合戦略研究事業）総括・分担研究報告書

11) 鈴木朋子, 他：自治体レベルにおけるたばこ規制・対策の実態把握の試み. 日本公衆衛生学会誌, 59 (12)：879-888, 2012.

12) 片野田耕太, 他：わが国における受動喫煙起因死亡数の推計. 厚生の指標, 57 (13)：14-20, 2010.

13) 永井絢子：多治見市における母子支援としてのたばこ対策. 保健師ジャーナル, 67 (5)：390-395, 2011.

14) 磯村毅監修：にこニコドライブ - ふたつの禁煙物語. 予防医療研究所

15) 加治正行：喫煙による子どもの健康障害. 小児科臨床, 61：347-354, 2008

16) 林　謙治, 編：青少年の健康リスク. 自由企画出版, 1-71, 2008

17) 大井田隆, 他. 未成年の喫煙・飲酒状況に関する実態調査研究. 平成21年度厚生労働省科学研究費補助金総括研究報告書

18) 纐纈朋弥, 他：家庭における受動喫煙曝露状況に関する調査. 保健師ジャーナル, 68：518-523, 2012.

19) 標準的な健診・保健指導プログラム（改訂版）
(http://www.mhlw.go.jp/stf/shingi/2r9852000002zh4t.html, 2013年4月11日アクセス）

20) 日本禁煙学会：禁煙治療に保険が使える医療機関情報
(http://www.eonet.ne.jp/~tobaccofree/hoken/sokei.htm, 2013年4月3日アクセス）

21) 道林千賀子. 多治見市未成年喫煙対策の効果. 小児保健ぎふ　2011；37：17-20（平成23年度岐阜県小児保健協会総会並びに研究発表会口演発表抄録）

22) 厚生労働省「地域保健対策検討会報告書 - 今後の地域保健対策のあり方に

ついて」(http://www.mhlw.go.jp/stf/houdou/2r98520000027ec0.html)
23)「たじみ健康ハッピープラン」健康調査結果報告（ダイジェスト版）
24)「たじみ健康ハッピープラン」最終評価報告書（平成24年3月）
25) 道林千賀子．多治見市公共施設敷地内禁煙実施前後の市男性職員喫煙率の比較（第2報）．日本公衆衛生雑誌　2012；59(10)：303（第71回日本公衆衛生学会総会示説発表抄録）
26)「たじみ健康ハッピープラン（第2次）」（平成25年4月）
27) 厚生労働省「地域における保健師の保健活動について」（健発0419第1号，平成25年4月19日）
(http://wwwhourei.mhlw.go.jp/hourei/doc/tsuchi/T130424H0360.pdf, 2013年5月25日アクセス）

職場における禁煙支援の実際

静岡市保健所所長　加治　正行

1．はじめに

　喫煙は、がんやメタボリックシンドロームをはじめ、高血圧、虚血性心疾患、脳血管疾患、糖尿病など様々な生活習慣病の危険因子であり、さらに周囲に与える受動喫煙の害も深刻である。喫煙者が禁煙することは、本人や周囲の人たちの健康の維持・増進だけでなく、医療費の節減につながることは言うまでもない。

　これらの観点から、従業員・被保険者への禁煙支援、職場における喫煙規制に取り組む事業所・健康保険組合などは以前から徐々に増えていたが、特定健診・特定保健指導が始まってからは、対象者の喫煙率が正確に把握できるようになったこともあって、組織をあげて取り組む意識が高まってきている。

　特定保健指導の場では栄養と運動に関する指導に時間がかかることが多く、喫煙に関しては通り一遍の指導で終わってしまうことも少なくないと思われるが、最近ではそれぞれの組織で喫煙者個人に対しても様々な工夫をこらした禁煙支援の取り組みが行われるようになっている。

　以下、いくつかの事例を紹介する。
（日産車体九州株式会社については同社専属産業医の岩本謙荘先生から、SCSK株式会社についてはSCS健康相談室専属産業医の齊藤礼郎先生からいただいた原稿に加筆修正いたしました。）

2．株式会社ショーワ

　株式会社ショーワ浅羽工場（静岡県袋井市：従業員数約900人、男女比は約

9：1）では、毎年5月に定期健康診断、7月に社内二次検診を行い、10月から特定保健指導を実施している。特定保健指導は外部の管理栄養士に委託しているが、面談時に喫煙・禁煙に関する話をして、禁煙に関心のある従業員に対しては、社内の看護師（衛生管理者）が個別に禁煙支援に当たっている。

禁煙支援のための面談に際しては、禁煙治療に関して説明し、ニコチンパッチを希望する従業員には1人当たり3枚を無料提供しており（費用は会社とホンダ健康保険組合の折半）、医療機関での禁煙治療を希望する従業員には近隣の医療機関を紹介している。

また、袋井市の健康づくり政策課やホンダ健康保険組合の協力を得て、毎年健康増進のためのイベントを実施しており、これまでにノルディックウォーキング講習会、「血管年齢」測定、「ヨガとリラクゼーション教室」などを開催、今後は「肺年齢」測定や禁煙講話を予定している。

特定保健指導の場だけでなく、このようなイベントの場でも従業員の禁煙への関心を高めて、積極的支援・動機づけ支援の対象者に限らず、従業員全体の禁煙支援につなげるよう工夫されている。

また、従来は工場内に喫煙が許された開放型休憩所が複数あったが、2012年秋にすべて撤去され、現在工場内には密閉型の喫煙室が2ヵ所のみとなった。屋外には開放型の喫煙所が残されているが、喫煙できる場所が徐々に減らされていることから、喫煙者は吸いにくさを感じている様子である。

これらの取り組みの結果、従業員の喫煙率は、この6年間で約10％低下して現在約40％となっている。

3．デンソー健康保険組合

デンソー健康保険組合（愛知県刈谷市：被保険者数約7万人、男女比は約8.5：1）では、被保険者の喫煙率は特定保健指導が始まった2008年には男性44％、女性10％であったが、その後2009年にはそれぞれ42％、10％、2010年に

は 40%、9%、2011 年には 37%、8%と順調に低下してきている。

　特定保健指導での喫煙者に対する個別の禁煙支援のほかに、2008 年からは事業所内の全喫煙所に禁煙啓発ポスターを掲示、2010 年からは「毎月 1 日は『デンソーとデンソーグループ禁煙デー』」をスローガンとして禁煙啓発活動を行っている。

　さらに年に 2 回、禁煙の希望者を募って（被保険者も家族も参加可能）「らくらく禁煙コンテスト」（主催：日本対がん協会、事務局：㈱法研）を実施している。

　これは、参加者が教材での学習とレポート提出をしながら 3 ヵ月間の禁煙達成を目指す取り組みであるが、ユニークな点としてあげられるのは、スタート時点からすぐに禁煙を実行するのではなく、最初の 2 週間を「禁煙準備期間」と位置づけていることである。すなわち、この 2 週間の間にテキスト「らくらく禁煙ブック」を読んで、ステップ 1「禁煙のプロセスを知る」、ステップ 2「禁煙を決心する」、ステップ 3「禁煙の準備をする」の段階を踏みながらレポートを 2 回提出し、この間に「自分に合った禁煙方法を選ぶ」「まず 4 週間の禁煙を目指して準備する」「禁煙を決意し、ごほうびプランを立てる」「自分の喫煙行動を記録し、喫煙パターンを知る」「禁煙しやすい環境を作る」という課題を実行して、その後第 3 週から禁煙を開始する、という方法である。

　禁煙開始後は「禁煙日誌」をつけて禁煙の意欲を持続させ、レポートをさらに 2 回提出することになっている。参加費は無料（4,000 円の参加費を健康保険組合が全額補助）で、禁煙成功者には図書カードがプレゼントされる。2005 年から始めて 2011 年までに述べ 1,022 人が参加し、禁煙成功率（3 ヵ月間）は 48%であった。

　これとは別に、2008 年からは通年でいつからでも参加できる「禁煙チャレンジャー」の募集を始めた（被保険者も家族も参加可能）。参加者は、送られてきた「禁煙手帳」で学習して禁煙を開始し、1 本も喫煙しなかった日には「禁煙手帳」にシールを貼るという方法で、3 ヵ月間のチャレンジである。こ

ちらも参加費は無料で、禁煙成功者には図書カードがプレゼントされる。これまでの参加者は517人で、禁煙成功率は36%であった。

2010年には被保険者や家族から「禁煙川柳」を募集し、さらに川柳の入選作を題材にしたポスターも募集して、ポスターの入選作（図1）を社内に掲示した。

この年の「禁煙川柳」の入選作は、次の3作品であった。

「その一服　となりの私　ご立腹」

「愛煙家　やめる気持ちに　火をつけて」

「禁煙で　増えるは健康・金・時間」

図1　2011年下期デンソーグループ禁煙デーポスター

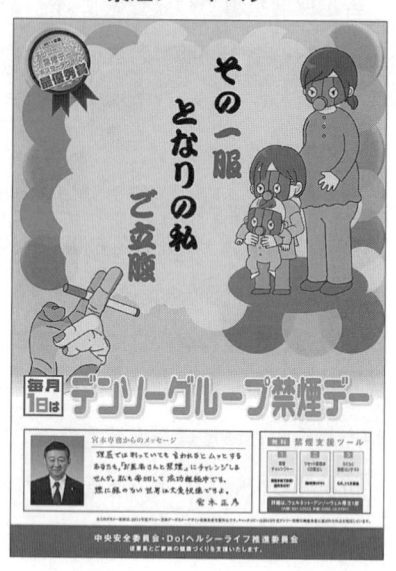

4．管工業健康保険組合

管工業健康保険組合（東京都千代田区）は、水道衛生や冷暖房管工事、それらの機械機器の製造・販売を主たる業務とする全国約950事業所、被保険者数6万人弱（男性85%、女性15%）の総合健康保険組合である。事業所の従業員数は数人から約2千人までと様々であるが、大部分は中小企業である。

管工業健康保険組合健康管理センターでは、被保険者の特定検診・特定保健指導対象者の約半数を担当しており、積極的支援には医師1名、看護師1名、栄養士2名、健康運動指導士2名が、エルゴメーターなども設置したフロアをパーテーションで仕切って、同一フロアで順次指導する体制をとっている。動機づけ支援は4名の保健師が担当している。

積極的支援初回のメニューは、おおよそ以下の通りである。

まず看護師が面接して指導の目的と当日のスケジュールについて説明し、喫煙に関しても話を聞く。次に医師の診察の後、エルゴメーター（目標心拍数の適度な運動の体験を20分間）、再度医師面談、その後栄養士による面接で目標設定、健康運動指導士による面接で目標設定、という流れである。

特定保健指導では時間が限られているため、受診者が少しでも禁煙の実行、禁煙外来受診の方向に向かうことを目標としており、実際の指導は原則的に禁煙外来で行っている。

ここでの保健指導の特徴は、ミラーとロルニックによって開発された「動機づけ面接法」を活用していることである。当センターの高山重光所長（医師）が、動機づけ面接トレーナーである加濃正人医師、磯村毅医師、原井宏明医師たちのトレーニングを受け、スタッフに院内研修の実施、一般研修受講の奨励を行うことで導入してきた。禁煙に関しては看護師が中心となって指導を行っているが、栄養士や健康運動指導士が指導する場面もあるため、スタッフ全員が「動機づけ面接法」の知識を身につけていることが強みである。

「動機づけ面接法」は、一見禁煙に無関心な人への支援に特に有効で、たとえば「禁煙しない」と言い張っている喫煙者でも、心の中では「できれば禁煙したい」という願望を持っていることも多いため、特定の面接スタイルによって禁煙の動機を引き出し、自ら禁煙行動を起こすことを目指す面接法である。

付言すれば、「動機づけ面接法」は禁煙だけでなく、飲酒、食事療法、運動など種々の行動変容に有効であるとのエビデンスが得られており、特定保健指導の場において有用性の高い手法である。

＊参考：動機づけ面接法習得のためのリソース
- ウェブサイト「原井宏明の情報公開」(http://harai.main.jp/)
- 神奈川県内科医学会「今日からできるミニマム禁煙医療　2008年5月暫定版」（ダウンロード可）(http://kieniryo.cocolog-nifty.com/blog/)
- 日本行動療法学会 (http://jabt.umin.ne.jp/)

- 日本認知療法学会（http://jact.umin.jp/）
- 日本禁煙学会（http://www.nosmoke55.jp/）
- 東京認知行動療法アカデミー（http://www.tokyocbt.com）

5．パナソニック健康保険組合

　パナソニック健康保険組合（大阪府守口市：被保険者数約17万人、男女比は約4：1）では、10年以上前から生活習慣病予防、喫煙対策、メンタルヘルスを3本柱に「健康パナソニック21」の活動に取り組んできた。

　喫煙に関しては2003年から「パナソニックグループ禁煙ラリー」を実施して社員の禁煙を支援している。これは、毎年5月31日の世界禁煙デーに合わせて参加者を募集し、60日間の禁煙にチャレンジしてもらう取り組みで、インターネット上で禁煙のためのアドバイスやデータなどを掲載した「禁煙ラリー準備号」「禁煙ラリー通信」などを配信する他、禁煙開始後の日数に応じて「禁煙チャレンジャーへのメッセージ」を配信して参加者を支援している。たとえば、禁煙開始1週間後のメッセージは以下の通りである。

　「禁煙を始めて1週間が経過！　禁煙による離脱症状のピークを突破されました！　まずは、ご自身で『自分はすごい！』と声に出して褒めましょう。

　『吸いたい』衝動は約3分で消失すると言われています。吸いたくなったら、まずは3分タバコ以外のことを考えるようにしましょう。お茶を飲む、ガムを噛む、体操する、深呼吸するなどでもいいですね。体験談への書き込みで禁煙仲間と気持ちを共有するのもgood！

　禁煙は一日一日の積み重ねです。当然のことですが、『今日の禁煙』が『明日の禁煙』につながります。」

　この「禁煙ラリー」への2012年の参加者は約300人で、禁煙成功率（30日間）はアンケート回答者の集計で60.6％にのぼった。

6．丸井健康保険組合

　丸井健康保険組合（東京都中野区：被保険者数約 8,000 人、男女比はほぼ 1：1）では、接客業に従事する被保険者が多いことから、「口臭対策」に取り組む一環として 2003 年から「禁煙キャンペーン」を実施してきた。これは期間を区切って参加者を募集し、一定期間禁煙できた人を「禁煙達成者」として認定する取り組みであったが、喫煙者への働きかけとして、喫煙の有害性を強調して禁煙を勧めるスタンスをとっていたことと、喫煙者自身の自助努力に頼っていたこともあって、参加者数は徐々に減少傾向にあった。

　そこで、2010 年からは喫煙者の気持ちに寄り添って禁煙を支援する「太陽政策」に方針転換をはかり、保健師たち 6 名が日本禁煙科学会の「禁煙支援士」の資格をとって、「おたがいに励まし合いながら、上手に禁煙補助薬を使って、らくに禁煙しよう」と呼びかけて禁煙支援に取り組むようになった。

　重要な取り組みの一つに非喫煙者への働きかけがあり、「吸わない人も仲間の禁煙をあたたかく見守って応援しよう」と呼びかけて、「非喫煙者は周囲の喫煙者 3 人に禁煙を勧める言葉をかける」という活動を提唱して参加者を募ったところ、2010 年には非喫煙者 1,600 人が参加した。「吸っている人に対して、普段はなかなか『禁煙して』とは言えないが、キャンペーンでなら抵抗が少なく、言いやすい。」と好評で、後日の調査では 1,600 人中 1,300 人が「実際に 3 人以上の喫煙者に声をかけた」という結果が得られた。

　現在「禁煙キャンペーン」における喫煙者への支援としては、目標とする禁煙日数に応じて 3 つのコースを用意して参加者を募集している。

　最も短いのは、「まずは 3 日間！お試しコース」で、2011 年秋のキャンペーンでは 350 人が参加して 210 人が目標を達成した。

　次が「目指せ 1 ヵ月！チャレンジコース」で、144 人が参加して 112 人が達成した。

　最長のコースは「じっくり 2 ヵ月！さらばタバココース」で、8 人が参加し

て6人が禁煙に成功した。

また、現在は禁煙治療に要した費用の一部補助も通年で行っている。医療機関で禁煙治療を受けた被保険者に対して、保険適用にならず自費診療となった場合に限って医療費の7割（上限2万円）を支給し、薬局で禁煙補助薬（ニコチンパッチまたはニコチンガム）を購入して使用した場合も、費用の7割（上限2万円）を支給している。

喫煙率は男女とも徐々に低下しており、2011年は男性が38.3%、女性が22.4%であった。

7．ヤマトグループ健康保険組合

ヤマトグループ健康保険組合（東京都中央区：被保険者数約10万人、男性が約85%、女性が約15%）では、2010年に生活習慣病予防、メンタルヘルス、禁煙支援を中心に据えた「ヤマトグループ健康宣言」を発表した。

被保険者には配達業務など現場作業の従事者が多いためか、メタボリックシンドロームの該当率は全国平均よりも低いが、喫煙率が高いため、特定保健指導における積極的支援・動機づけ支援の対象者に限らず、ポピュレーションアプローチを重視する観点から、禁煙支援に力を入れている。

2010年から「禁煙キャンペーン」を実施し、その一環として「禁煙川柳」を募集したところ、非喫煙者からの応募が過半数を占めた。川柳に詠まれた内容は、喫煙者に対して厳しいものも多く、普段は口に出せない非喫煙者の本音を喫煙者が知るきっかけにもなった。

ちなみに、2010年の「禁煙川柳」の入選作は次の通りであった。

・優秀賞

「すいません　もう吸いません　すいません」

「この一本　最後の一本　何度目か」

「一服が　最初の仕事　どうなのさ」

・佳作

　「キレイどこ　鼻からシュワー　二歩後退」

　「禁煙し　むえん（無縁）になった　喫煙所」

　「禁煙で　肺も地球も　クリーン化」

　「その煙　君は天国　俺地獄」

　「十年後　戻った美肌で　同窓会」

　さらに、参加者を募集して3ヵ月間の禁煙に挑戦する「禁煙チャレンジ」を実施したが、その際、参加者一人一人にサポーター（非喫煙者）が一人付いて禁煙を応援してもらう手法をとり、禁煙に成功した場合には多少のインセンティブも付けた。この年の参加者は380人で、終了後のアンケート回答者245人中、禁煙成功者は219人にのぼったということである。

　また、禁煙補助薬を使った禁煙治療の広報にも努めており、製薬メーカーからの派遣講師による禁煙支援講演会を開催するなどの取り組みを行っている。

　これらの取り組みの結果、被保険者の喫煙率が徐々に低下しつつあるだけでなく、「禁煙キャンペーン」参加者へのアンケート調査結果から、喫煙者でも「社内の禁煙化を受け入れる」とする回答が多かったことから、職場の禁煙環境整備へ向けての取り組みが進んでいる。

8．日立健康管理センタ

　日立健康管理センタは、日立製作所グループの約90事業所、約46,000人（男女比約84：16）の従業員の健康管理を担っており、喫煙対策の面ではポピュレーションアプローチを中心とした禁煙支援に積極的に取り組んでいる。

　同センタでは1998年に喫煙対策のための活動グループ「しえんの会（『紫煙』の『止煙』を『支援』する会）」（図2）を立ち上げ、産業医の中川徹医師、草野涼医師、本多融医師や、保健師、看護師、カウンセラー、検査技師、放射線技師、薬剤師、事務担当者がメンバーとなり、様々な喫煙対策活動の中心となっ

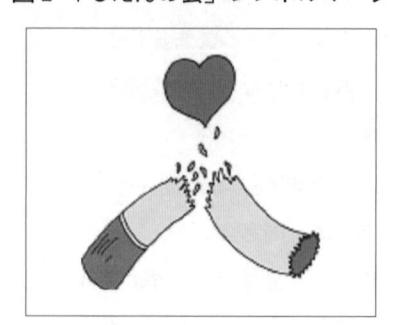

図2 「しえんの会」シンボルマーク

ている。

　禁煙外来は2000年から開設しており、2007年には同センタを敷地内禁煙化とし、保険診療を開始した。同センタだけでなく、管轄事業所の診療所でも禁煙治療を受けることができる。独自の取り組みとして、禁煙開始後、ニコチンの離脱症状が顕著に現れる3日目に、保健師が電話によるフォローアップと指導を行っている。また、診療の度に「禁煙による体重増加や吸いたくなった時の対策を記載したリーフレット」を渡し、初診から3ヶ月目の終了日に、禁煙継続者には「認定証」を発行している。更に1年後にも、アンケートを送付し、禁煙達成者には同様に認定証を発行している。

　2003年より開始した禁煙教室では、講義による禁煙教育だけでなく、薬物療法やカウンセリング手法を組み合わせて成果をあげている。特にグループワークを行うことによって、参加者がお互いに支えあう意識が生まれることが有効と考えられる。また、それぞれに決意表明書を記入し持ち帰ってもらうことや、外来診療の間隔が空く8週目には、教室受講者の状況を記載した禁煙ニュースを送付することも行っている。再診以降の禁煙指導は通常の禁煙外来と同様に個別に実施しているが、禁煙外来のみの受診者と比べると、禁煙教室参加者の禁煙達成率は高くなっており、教室の有効性が実証されている。

　同センタの禁煙外来の受診者または禁煙教室の受講者は、2000年以来2013年1月までで944人にのぼっている。最近の治療成績は、2013年1月時点で

禁煙の 3 ヵ月達成率が外来 63.4%　教室 75.8%、1 年達成率が外来 42.4%　教室 51.0%と好成績をあげている。また、事業所内の男性喫煙率は、1992 年は 58.3%だったが、2012 年には 38.9%と、20 年間で約 20%の低下を認めている。

　職場での喫煙対策が従業員の健康に及ぼす影響に関する研究にも力を入れており、データをまとめて安全衛生委員会や学会報告に提供するなどして、各事業所の喫煙対策、禁煙支援活動をサポートしている。ちなみに最近の検討で、受動喫煙防止対策が過去 5 年間で進行した事業所と、そうでない事業所で従業員（非喫煙者）の血清 HDL-コレステロール値を比較したところ、後者で有意に低下を認めたことから、今後各事業所に対して喫煙対策の推進を強力に働きかける予定である。

9．株式会社 IHI 呉事業所

　株式会社 IHI 呉事業所（広島県呉市：従業員数約 2,500 人、男女比は約 95：5）は、造船と航空機のジェットエンジンを製造する 3 工場から構成されており、2008 年から喫煙対策に注力している（注：2013 年 1 月 1 日より、造船部門は別会社となっている）。

　専属産業医の新見亮輔医師を中心として、2008 年から社内診療所（以下、健康支援センター）での禁煙治療を期間限定で行う禁煙キャンペーンを開始し、春の健康診断で「禁煙に興味がある」と回答した喫煙者 231 人に社内禁煙講習会の案内を送ったところ、103 人が受講して、そのうちの 73 人が一斉に禁煙治療を始めることに同意した。通常の保険診療とは別に、保健師が 4 回（初診の 1・2・6・10 週間後）の面談を行って禁煙支援を継続したところ、禁煙成功率は初診 3 ヵ月後が 89.1%、6 ヵ月後が 59.4%と高率であった。

　この好成績の要因としては、受診しない従業員を放置せず、必ず連絡を取り、受診するよう指導したことが一因となっていると考えられる。時には、従業員の上司に連絡を取り、上司から従業員に健康支援センターに行くよう伝言を依

頼することもあったという。また、最初から「期間限定」と銘打って禁煙治療の希望者を募集したことで、従業員の関心が高まって参加者が増えたこと、さらに、多数の従業員が同時に禁煙を始めたことから、お互いに励ましあうことで禁煙継続率が高まったと考えられる。実際に3ヵ所の工場の従業員の成績を比較したところ、健康支援センターから遠方の工場の方が、禁煙成功率が高い傾向があった。これは、健康支援センターに近い工場の従業員は、徒歩でも来所できるため単独で受診する者が多かったのに対して、遠方の工場の従業員は、数名ずつ自動車に同乗して受診していたため、車内で禁煙談義に花が咲いた効果とも推測される。

ただ残念なことに、健康支援センターでの禁煙治療は、2011年度以降は実施していない。これは、自動車の運転や危険作業に従事する人に対して、禁煙治療薬バレニクリンの処方が困難になったためである。

今後は、職場の環境整備によって喫煙対策を進めることを計画しており、現在は、3工場のうち1ヵ所だけが建屋内禁煙となっているが、他の工場でも喫煙所の縮小や撤廃へ向けて準備中である。

10. 朝日新聞東京本社

朝日新聞東京本社診療所は、約2,500人の従業員（男女比は約82：18）とその家族の健康管理を担っており、専属産業医の谷山佳津子医師をはじめ保健スタッフが喫煙対策に積極的に取り組んでいる。

十数年前までは社内で自席喫煙が当たり前のように行われていたが、2002年に谷山医師と保健スタッフがアドバイザーとなって社内に喫煙対策チームを設置し、喫煙室の撤去や環境改善を促すとともに、労働衛生週間に行われる職場巡視の場で、東京本社代表に喫煙室の実態を示して環境整備の重要性を訴えるなどの取り組みを行ってきた。その結果、自席喫煙はもちろんなくなり、社内の喫煙室の数もかなり減らされてきた。

禁煙治療にも早くから意欲的に取り組んでおり、ニコチンガムが医療用医薬品として発売された翌年の1995年から自由診療で処方を開始、その後、ニコチンパッチ、内服薬バレニクリンと選択肢が広がってきた。診療所に「禁煙外来」という看板を掲げているわけではなく、禁煙治療は産業医面談の時間設定の中で原則予約制としているが、新聞社の特性として勤務時間が不規則な従業員のために、また禁煙を思い立ったらすぐ支援の手が差し伸べられるように、診療時間内であれば随時対応している。

　本社には、健康相談室に3名、診療所に5名の計8名の看護職が在籍しているが、禁煙支援は健康相談室の看護職が担当しており、禁煙相談を常時受け付けている。禁煙希望者には、まずここで看護職が問診し、禁煙方法について情報提供を行う。そして、禁煙補助薬の処方を希望された場合は、産業医による禁煙治療を予約し、薬を使わず自力で禁煙したいという場合には、看護職がメールや面談などで禁煙支援を継続することになる。また、診療所の薬剤師が処方管理と薬剤情報の提供を担当し、適宜スタッフ間で情報共有を行いながら、きめ細やかなフォローを行っている。

　ただ、禁煙治療終了直後の禁煙率は高いものの、1年後の禁煙継続率は50％を切る状況が続き、再喫煙に歯止めをかけることが大きな課題であった。そこで、禁煙継続をサポートするために「インターネット禁煙マラソン」(http://kinen-marathon.jp/)のシステムを導入することになり、「禁煙マラソン」事務局の協力を得て、2002年に「禁煙マラソン朝日新聞社版」を立ち上げた。これは年に1回、世界禁煙デー（5月31日）にスタートするもので、参加者には定期的に（最初は毎日）禁煙支援メールが配信される他、メールの双方向機能があり、アドバイザーからの個別支援も受けられるシステムである。社の禁煙治療スタッフもアドバイザーとして参加している。参加者はハンドルネームで登録するため、匿名の気軽さがメリットであるが、毎月の禁煙状況の定例報告を1年間続ける必要があるため、「同期」の仲間の頑張りが励みになって成功率が非常に高く、例年10〜20名程度の参加者のほとんどが1年後も禁

煙継続に成功している。

　従業員の定期健診は年2回実施しているが、問診時だけでなく、ポスターやチラシなどでも禁煙を勧めている。また、喫煙室の粉塵濃度や換気状況などをデータで示すことによって、環境整備の重要性に関して社内のコンセンサスを得ることができたため、喫煙室の削減に対して反対意見はほとんど聞かれなかった。

　これらの取り組みの結果、従業員の喫煙率は、1995年春に41.6%であったのが、2008年秋には22.8%、2012年秋には14.5%（男性17.0%、女性3.2%）と順調に低下している。

11. 日産車体九州株式会社

　日産車体九州株式会社（福岡県京都郡苅田町：従業員数約1,250人、男女比は約100：1）は、2010年1月に操業を開始した新設の会社である。

　日産車体九州は、同じ敷地内にある日産自動車九州株式会社（従業員数約3,600人、男女比は約30：1）と共に、定期健康診断を各従業員の誕生月に日産自動車健康保険組合・健康推進センターで行っている。同センターには社内診療所が併設され、禁煙外来も開設している。日産自動車九州では、過去10年にわたる禁煙への取り組みを経て、2006年には56.4%であった喫煙率が、2012年には45.5%まで低下した。

　新設の日産車体九州に関しては、従業員のほとんどが男性で平均年齢が35.8歳、30歳台の割合が32.5%と若年層が中心である。そのため、独身者や単身赴任者も合わせると84%が1人暮らしで、生活習慣に問題を抱えやすいという特徴があり、2011年の喫煙率は60.8%と高かった。

　当初、日産車体九州は健康問題とりわけ喫煙問題については関心が低かった。喫煙所は工場内の各所に存在し、10名以上が入れる広さで椅子も数多く設置されており、排煙は換気扇で工場内に排気されていて、分煙の意識も乏しく、

たばこの自動販売機も喫煙所の脇に設置されていた。

　また、喫煙対策を担当する部門でも従業員の喫煙率を十分に把握していなかったこともあり、喫煙対策を進めるためには、まず管理監督者層の意識改革が重要と考えられた。

　そこで、専属産業医である岩本謙荘医師や守田奈穂美保健師などのスタッフが安全衛生委員会において従業員の喫煙率と同業他社での喫煙率の推移を提示して対策の遅れを指摘、また、所属部署別の喫煙率を調査して喫煙率の高い部署での対策に言及、さらに管理監督者向けの講演会を開催して、喫煙者の雇用に伴うコスト増大の問題などを指摘した。また、健康増進法やたばこの規制に関する世界保健機関枠組み条約（FCTC）などに明記されている受動喫煙対策の必要性も強調した。

　これらの活動の成果として、2012年度には喫煙所の脇に設置されていたたばこの自動販売機が撤去された。

　次に、従業員個人に対する取り組みとして、全喫煙所に世界禁煙デーなどのイベント毎に定期的にポスターや社内診療所のスタッフが製作した禁煙関係の掲示物を貼り、喫煙による健康被害についての情報提供を続けている。また、禁煙に成功した従業員からは感謝の声やこれから禁煙に挑戦する従業員に向けたメッセージが多数寄せられており、これらを診療所に掲示して禁煙チャレンジャーを応援している（図3）。

図3　禁煙成功者から寄せられたメッセージ

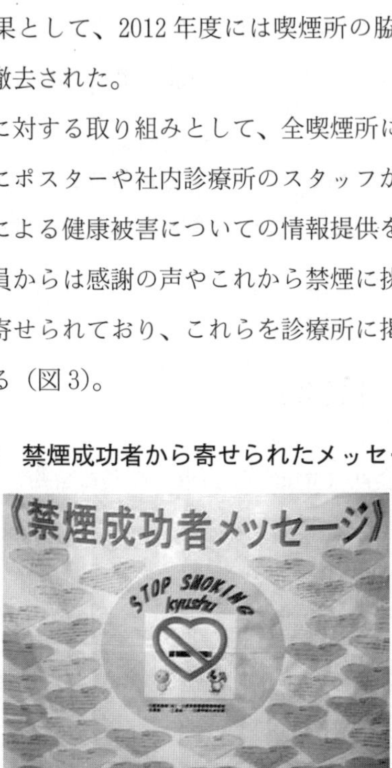

日産車体九州では特定保健指導は外部の業者に委託しているが、40歳未満の従業員についても肥満者を中心に保健師による個別の保健指導を実施している。

　この際、保健指導対象者が喫煙している場合には、指導時に呼気中一酸化炭素濃度測定を併せて行い、健康被害について説明して禁煙外来も紹介している。2012年度には65名に呼気測定を実施し、そのうち7名が禁煙に成功した。

　しかしながら、喫煙率は2012年度60.3%と、前年度比0.5%の低下に留まっているのが現状である。社内診療所では禁煙外来を開設しており、治療薬として内服薬バレニクリンの処方も可能であるが、自動車会社という性格上、機械の運転作業が多く、バレニクリンの選択は慎重に行わざるを得ない状況で、禁煙治療が浸透しにくい一因となっている。

　そのため、2013年度以降の計画として、禁煙に少しでも関心を持つ従業員を集めて講演会とニコチンパッチのお試し配布を行い、禁煙外来へつなげることを企画している。

　そのほか、社内に月1回もしくは週1回の禁煙日を設定することや、将来的な敷地内全面禁煙のために、喫煙所の削減や屋外化を推進することなどを計画中である。

12. トヨタ自動車株式会社

　トヨタ自動車株式会社（愛知県豊田市：従業員数約73,000人、男女比約9：1）は、国内に主に19の工場・事業所を有している。全社的な喫煙対策の方針は本社の安全健康推進部で決定しているが、各工場・事業所ではそれぞれの実情に応じて、産業医による禁煙啓発メッセージの放送や、禁煙挑戦者の募集、禁煙講演会など、多彩な取り組みを実施している。

　2000年代前半までは全社的に喫煙対策は不十分であったが、2005年以降、安全健康推進部の積極的な働きかけによって対策が進み、現在では経営層が

「喫煙対策は従業員を大切にすることである」との考えのもと、全社をあげて喫煙対策に取り組んでいる。基本的な考え方として、敷地内で受動喫煙がない環境を目指すだけではなく、一歩踏み込んで禁煙によって従業員が健康になることを目標としている。

同社における喫煙対策の重要な節目となったのは、2005年から始まった「健康BIP2活動」であった。「BIP」とは「Behavior change Innovation Program（行動変容プログラム）」の略で、「2」は活動の目標が「禁煙」と「肥満対策」であることを示している。ここでは、対象となる従業員をひとまとめではなく、食事、運動、禁煙に関して「無関心期・関心期・準備期・実行期・維持期」という行動変容のステージによって分け、ステージに応じたアプローチを実施している。トヨタ自動車健康保険組合でも「BIP2活動」に呼応して組合員の健康づくりを応援しており、よい生活習慣に対してのインセンティブを提示している。

世界禁煙デーに合わせて毎年5月31日を「全社一斉禁煙デー」、厚生労働省が定める禁煙週間（5月31日～6月6日）を「トヨタ禁煙週間」と名付け、従業員にたばこについて考えてもらう啓発活動を実施している。

かつては社内の至る所で喫煙が許容されていて、会議の場にも灰皿が置かれていたが、2007年からは建屋内での分煙化をはかって喫煙室を設置するとともに、可能な範囲で喫煙所を建物外に出すようにしてきた。2013年3月現在、国内19ヵ所の工場・事業所のうち7ヵ所が建屋内禁煙となっている。また、現在では会議の場だけでなく、会社関係の宴会の場も原則禁煙となっている。

また、以前は社内の売店でたばこが販売され、たばこの自動販売機も設置されていたが、2006年から安全健康推進部が社内でのたばこ販売の廃止を推進し、様々な部門との意見調整の結果、2009年に国内のすべての工場・事業所でたばこの販売が廃止された。

このような取り組みの結果、全社の喫煙率は2004年の51.0%から2012年には30.9%にまで低下した。今でも吸い続けている従業員はニコチン依存が強度

または禁煙に無関心、あるいは様々な理由で禁煙が困難な者が多いと考えられることから、禁煙支援の働きかけには今後一層の工夫が必要となる。

健康診断の場などでの喫煙者個人に対する情報提供や禁煙の勧めだけでなく、今後も全社をあげて「禁煙しやすい環境整備」に取り組む方針で、地道な活動を積み上げることで、無煙環境の実現をめざしている。

13. 東京海上日動火災保険株式会社

東京海上日動火災保険株式会社（東京都千代田区：従業員数約17,000人、男女比は約1:1）では、本店健康管理室と全国46ヵ所の健康相談室、健康保険組合が連携して様々な健康増進関連事業を実施している。中でも喫煙対策は、メンタルヘルス対策、メタボリックシンドローム対策と並んで、同社の健康管理指針「トータルヘルスケア」の重要な柱となっている。

同社では1990年代から毎年10月を「健康増進月間」として、社員が食生活改善や運動不足解消などに取り組むよう促す「健康チャレンジ事業」を約20コース設けており、その中の一つとして「禁煙コース」も設けて社員に禁煙を勧めてきた。そして、その取り組みを発展させた形で、2007年からは「ペアでチャレンジ・ニコチンファイター」というオリジナルの禁煙支援プログラムを実施している。

このプログラムは、参加を希望した喫煙者（ニコチンファイター）が2人1組となって3ヵ月間の禁煙に挑戦し、最終的にはチャレンジ終了後も禁煙の継続を目指すものである。ニコチンパッチまたはニコチンガムを購入して使用した参加者に対しては、その最初の1箱分の購入代金（上限3,000円）を補助している。そして、看護職が禁煙を支援するメールを定期的に送って参加者を心理的にサポートしている。これは、禁煙を開始する前の段階から禁煙のメリットや心構え、禁煙開始後のニコチン離脱症状や体重増加への対処法などについてアドバイスし、禁煙開始後も適宜、禁煙を応援するメールを定期的に送って

励ますもので、きめ細かな支援が禁煙成功率を高めている。ちなみにメールの頻度は、プログラム開始の前日から1週間は毎日、2週目から4週目までは週1回、そして2ヵ月後、3ヵ月後に各1回である。また、喫煙者2人がペアを組んで参加することで、お互いの状況が確認でき、励まし合うことによって、成功率を高める効果を生んでいる。また、ユニークなツールとして、チャレンジ参加者は「禁煙カレンダー」（図4）を自分の机の上に立てておき、禁煙できた日にはビンゴカードのように穴を開けていく。これは、本人に達成感をもたらしてくれるとともに、自分が禁煙に挑戦中であることを周囲に宣言することになり、同僚からの励ましを受けて禁煙の継続につながるだけでなく、周囲の同僚に禁煙を勧める効果もあると考えられる。

図4 「禁煙カレンダー」
（東京法規出版）

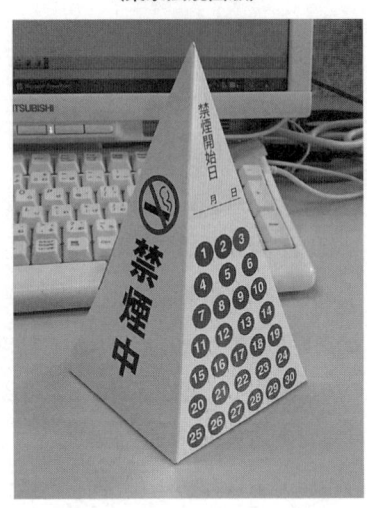

　プログラムの参加者数は、年によって70名から150名前後と幅があるが、ほとんどの年で参加者の半数近くが禁煙に成功している。

　また、2012年度は11月1日を「1日禁煙デー」とし、自主的な禁煙を呼びかけたほか、喫煙室の閉鎖・一部閉鎖に取り組んだ事業所もあった。

　職場の禁煙環境の整備にも継続的に取り組んでおり、各事業所の衛生委員会が中心となって、社内の喫煙所を徐々に減らしている。

　このような取り組みの結果、従業員の喫煙率は徐々に低下して、2011年度は男性27.1%、女性6.5%であった。

14. SCSK 株式会社

　SCSK 株式会社は、2011 年に住商情報システム株式会社（SCS）と株式会社 CSK との合併で誕生した社員数約 12,000 名の IT 企業である。

　合併前の時代から、企業の財産である社員の健康を守るために様々な健康増進施策を推進し、SCS 健康相談室の専属産業医・齊藤礼郎医師を中心に喫煙対策にも力を入れてきた。

　齊藤医師が産業医に就任した 2003 年当時、喫煙率は男性 52.2%、女性 30.7% と全国平均を上回っていたが、社内報、健康セミナー、社内ウェブなどで喫煙の害に関する広報を行い、また産業医や保健師による面談の場で指導に努めた結果、喫煙率は徐々に低下した。ただし、2006 年には、男性では 30%代前半の喫煙率から再上昇の傾向、女性でも下げ止まり傾向が見られた。

　2006 年から 2007 年にかけて数名の社員が急性心筋梗塞や脳血管障害に罹患し、その全員が喫煙者だったこともあり、2007 年秋の役員会で産業医が喫煙対策の重要性を説明し、12 月に社長と産業医の連名で今後の健康増進施策に関する社内通知を出すこととなった。その中で、喫煙対策に取り組むことと、2009 年 4 月から社内を全館禁煙とすることを通知し、以下の施策を実施してきた。

① 禁煙支援プログラム：2008 年 1 月から社内診療所で禁煙治療を開始し、個人の費用負担を軽減、社外の禁煙外来受診費用も同額補助とし、2009 年 4 月の社内全面禁煙に向けて禁煙しやすい環境を整備した。しかし、喫煙率は 2008 年から 2010 年にかけて男性では 36.4%から 32.7%に低下したものの、女性では逆に 5.1%から 7.1%に上昇する結果となった。

② 禁煙＆健康増進（ウォーキング）キャンペーン：2010 年 10 月、本社移転を機に経営層から社員の禁煙をさらに推進したいとの提案があり、2010 年 11 月から 2011 年 4 月にかけて禁煙＆健康増進キャンペーンを実施した。この実施に先駆けて、社長から社員全員の家族あてに趣旨説明の手紙を送

付したことで、会社の意気込みが伝わることとなった。また、社外からも禁煙やウォーキング記録、日記などが閲覧・書込可能な社内専用ＳＮＳサイトを創設して、参加者の意識向上も図った。

　期間中の禁煙治療にかかった費用は全額会社負担とし、さらに禁煙サポーター（監視・サポート役）から禁煙したと承認されると、報奨として5万円相当の福利厚生ポイントも支給されるようにした。

　その結果、参加者529人（喫煙者840人の63%）中の257人（参加者の49%）が報奨を獲得し、11月のアンケートでは236人の禁煙継続が確認され、全社喫煙率もキャンペーン前後で30%から18%（男性が35.1%から22.0%へ、女性が7.9%から3.6%へ）へ低下し、予想以上の成果が得られた。

　禁煙治療の成功率が高かった要因としては、会社トップや上司の勧め、同僚や上司など周りが禁煙していること、サポーターの存在、成功報奨5万ポイント、禁煙治療費の無料化など、会社の理解と協力があったことが第一に挙げられる。また、多くの社員が社内診療所を受診したが、就業時間内に受診が可能で、予約制のため待ち時間も節約できること、来院しない時にも容易に連絡が可能で、予約時間やその変更についても柔軟に対応でき、脱落者が少ないことなど、企業内診療所の利点も功を奏した。

③　さらなる喫煙率の減少を目指して、2013年4月から就業規則による所定就業時間内禁煙が決まり、既に3月1日から前回とほぼ同じ条件で禁煙キャンペーンを開始したが、今回はさらに当社の社会貢献の一環として、禁煙達成者1名につき1万円を国連世界食糧計画REDCUPキャンペーンに寄付することも決定している。

歯科領域における喫煙の影響

日本大学歯学部教授　尾崎　哲則

I．喫煙と歯科領域とのかかわり

　喫煙という行動は、口を通して行われているにもかかわらず、従来歯科からの喫煙への関心は低かった。そのため、喫煙と歯科領域との関連性についての検討は、医科の検討に比べ遅れていたことは否めない。

　しかし、喫煙は、歯科領域においても、歯周病をはじめ、口腔がん、口臭、う蝕（むし歯）、歯や歯肉および歯の修復物（詰めもの）への着色などの大きなリスクファクターであることが、近年積極的に報告[1]されるようになってきた。

　歯科領域の疾患は、歯周病やう蝕といった生活習慣と関連がある疾患の有病

表　喫煙と口腔の疾患や兆候、歯科治療との関係

分類	部位	疾患や兆候、歯科治療
健康影響	顎、顔面	子の口唇口蓋裂（妊婦の喫煙による）
	歯肉、口腔粘膜	歯肉がん、白板症、喫煙者口蓋、歯肉メラニン色素沈着、二次喫煙による子どもの歯肉着色など
	舌	舌がん、黒毛舌、白板症、味覚の減退など
	口唇	口唇がん、喫煙者口唇、口唇の色素沈着など
	歯	歯の着色、充填物の着色、歯根面のう蝕、二次喫煙による子どものう蝕など
	歯周組織	歯周病、二次喫煙による歯周病など
	歯周ポケット	歯石の沈着、バイオフィルム（細菌叢）病原性の強化など
	その他	口臭、唾液の性状変化、口腔顎顔面部の痛みの増加
歯科治療への影響		歯周病治療、プラークコントロール（バイオフィルム病原性細菌の後戻り）
		インプラント失敗、前歯の充填物の着色、義歯の変色・たばこ臭、抜歯後の創傷治癒遅延、根管治療回数の増加、補綴物の再製など

率が高く、他の歯科疾患の多くがこの2つに関連したものである。歯科領域では、この数十年来、歯周病・う蝕の主因である口腔細菌への研究や対策が重点的になされてきた傾向があった。しかし、近年、たばこ煙中の各種物質が歯や口腔粘膜などに、直接あるいは間接的に及ぼす影響の検討から、口腔疾患との関連が、より大きいことが再認識されるようになってきた。

Ⅱ. 喫煙と口腔疾患

　歯科領域における健康障害として量的には歯周病が、質的には口腔がんがその代表例である。この他にも多くの健康障害が挙げられているが、ここでは、喫煙との関連性が考えられている口腔疾患を挙げ、その概要について述べる。

1. 歯周病

　近年、喫煙が歯周病の発症・進行に、強い悪影響を及ぼすことが明らかにされ、歯周病の大きな原因のひとつといわれている。その例としては、喫煙者の歯周病治療後の創傷治癒などは予後が不良で、期待した結果が得られないケースが多いことが挙げられる[2]。

　歯周病に対する喫煙のリスクについての疫学研究は国内外で数多くあり[3,4,5]、リスクに対するオッズ比のほとんどは2〜3以上、なかには10以上を示すものもある。

　喫煙者の1日の喫煙本数と歯周病リスクのオッズ比を図1に示す。非喫煙者（喫煙本数0）を1とした場合、喫煙本数の増加に従って、有意にリスクのオッズ比が増加していた[6]。

(1) 喫煙の歯周病への影響のメカニズム

　歯周病とは、プラーク中に存在する歯周病細菌の産生物質により、歯周組織（歯を支える結合組織（歯根膜など）や骨（歯槽骨））に、炎症が起き、重度化すると、歯を支える歯槽骨が吸収され、歯周ポケット（歯と歯を支える歯周組

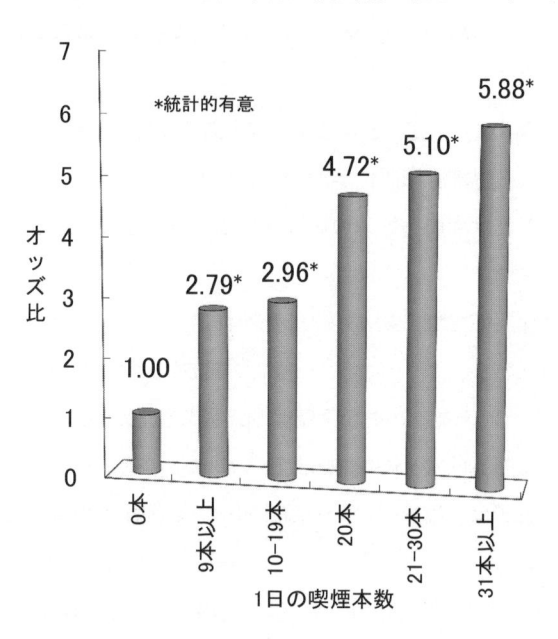

図1　1日の喫煙本数と歯周病の罹患のオッズ比

（Tomar S. L. et al. J Periodontol. 71: 743-751. 2000.）

織の隙間：歯槽骨が吸収すると深くなる）ができ、さらに進行すると、歯を支持できなくなる疾病である。

　喫煙が歯周病を進行させるメカニズムについては、①歯周病細菌の感染・侵襲、②宿主の免疫・炎症反応、③結合組織と骨の代謝、④遺伝子多型（SNP；一塩基多型）による影響などから説明がなされ、明らかになってきた。

　歯周病細菌の感染・侵襲については、喫煙量と *Tannerella forsythia* との間に量依存的な関連がみられることや、現在喫煙者では、元喫煙者または非喫煙者よりも *Aggreatibacter actinomycetemcomitans* が多く検出されることが報告されている。また、喫煙者からは、非喫煙者に比べてBANA分解性歯周病細菌が検出される率が11倍も高いといわれている。さらに、歯周病治療を行うと、非喫煙者では歯周病細菌が減少するが、喫煙者ではあまり減少しない。

喫煙者の歯周ポケットには歯周病細菌が多く定着し、特に浅い歯周ポケットに多くみられることから、喫煙者では初期の歯周病変がさらに進行すると考えられる。

また、歯周病細菌のもつ LPS とニコチンを線維芽細胞（歯根膜に多く存在する）に作用させると、細胞障害性が増強され、サイトカインの産生が上昇することから、喫煙者では歯周病細菌の病原性をより強く受けることが示唆されている。

宿主の免疫・炎症反応では、主にニコチンが作用する。喫煙者の好中球では貪食能や走化性が低下し、マクロファージによる抗原提示能も抑制される。また、喫煙により T リンパ球に対する免疫抑制効果の強化、血清中の IgG 量の減少、歯周病細菌に特異的な IgG_2 や唾液 IgA のレベル低下がみられる。これら免疫系に及ぼす影響は、歯周組織での歯周病への防御能力の低下を起こしていると考えられている。

喫煙による末梢血管の収縮や血流の低下は、歯周組織でも同様に起きており、喫煙者は非喫煙者に比べ、歯肉の酸素飽和度が慢性的に低下し、低酸素状態となっている。また、喫煙者では、歯周ポケットの深さに関係なく、非喫煙者よりも歯周ポケット内の酸素分圧も低下することが示され、このことが歯周病細菌の歯周ポケットでの定着・増殖を促進する可能性が示されている。

喫煙者では、歯周組織に末梢血管の収縮や血流の低下が起きていることにより、歯周病の代表的な自覚・他覚症状の一つである歯肉からの出血（唾液中の潜血試験反応も含めて）がほとんど見られない。そのため、喫煙者の歯周病患者が軽度の歯周病を気付くことなく進行していく（古いテレビコマーシャルであるが、「リンゴを噛じると血が出ませんか」は、この症状が歯周病のひとつ目安として、広く普及した）。その結果、かなり重度になってから歯科へ来院することもある。

また、唾液潜血反応試験は、歯周病のスクリーニング試験としても応用されている。しかし、喫煙者では反応試験の結果は、歯周病を有しているにもかか

わらず、陰性に出ることがほとんどであり、このスクリーニングを難しいものにしている[7]。

　結合組織と骨の代謝では、歯周組織を修復する線維芽細胞は、ニコチンなどの影響を受け、増殖能や付着能、コラーゲンの産生能などの機能が低下したり、細胞骨格が障害されたりするといわれている。また、非喫煙者と喫煙者から歯周炎罹患歯を抜去し、それらに付着する線維芽細胞数を比べると、喫煙者のほうが非常に少ないことが報告されており、ニコチンが根面に沈着することにより、歯周組織の再生・修復に障害を及ぼしていると考えられる。

　また、遺伝子多型については、喫煙由来物質の代謝に関連するCYP1Aやグルタチオン S 転位酵素 Mu1（GSTM1）の遺伝子多型が歯周病のリスクと関連することが報告されていることから、歯周病発症・進行に関連する遺伝子型をもつ喫煙者は特に歯周病のリスクが高くなると推測される。

（2）禁煙と歯周病治療

　禁煙すると、数週間という短期間のうちに歯肉血流量などが非喫煙者のレベルまで上昇し回復する。しかし、歯周病に対する喫煙のリスクが低下するには年月が必要である。禁煙期間が長くなると、リスクが低下し、禁煙2年以内でのオッズ比は3.22であるが、11年以上禁煙するとオッズ比は1.15まで下がり、非喫煙者とほぼ同じレベルになると報告されている[6]。

　また、50歳未満と50歳以上とに分けてみると、集団寄与危険割合は、50歳未満では6年以上の禁煙で5%以下となるのに対して、50歳以上では13年以上の禁煙でも約10%までしか低下しない。このことは、若い年齢のうちに禁煙を始め、禁煙期間が長いほど、歯周病治療や予防に効果的であるといえる。禁煙により、歯周病のリスクは低下し、歯周病治療の効果も非喫煙者と変わらなくなる。したがって、歯周病治療を行う場合には、禁煙により効果が上がることを詳しく説明し、禁煙を勧める必要がある。

2．う蝕（むし歯）

歯科疾患の中で、最も多くの人が関心を持つのがう蝕（むし歯）である。

う蝕のメカニズムは、基質（糖類：ショ糖、グルコースなど）をう蝕病原菌が代謝して有機酸（ほとんどが乳酸）を産生し、この酸により歯が脱灰（エナメル質の構成成分であるハイドロキシアパタイト結晶（ほとんどがリン酸カルシウム）が溶け出す）する疾患である。そのため、通常、「歯（エナメル質）」「基質（糖類）」「う蝕病原菌」の3要因により説明される。

う蝕は生涯にわたって発症するが、人生の中で幾度か罹患しやすい時期がある。特に小児期（乳歯の時期から永久歯に交換が終わる頃まで）にう蝕は多発する。このことから、受動喫煙の曝露と乳歯う蝕との関連を裏付ける疫学研究が、近年多く報告されている。その中でも、Aligneらの報告[8]は比較的よく知られている。この報告は3531人の4歳から11歳の小児を対象として、歯科検診と血清コチニンレベルを測定した結果をもとにしたものである。コチニンレベルで判定した受動喫煙と未処置の乳歯う歯（う蝕に罹っているが治療されていない歯）における調整済オッズ比は1.8（95%信頼限界で1.2－2.7）、同じく乳歯の処置歯（う蝕の治療済み歯）の調整済オッズ比では1.4（1.1－2.0）であり、乳歯う蝕は受動喫煙との間に弱いながら有意な関連性があるとしている。しかし、永久歯のう蝕では、関連が見られなかったとしている。

他の報告からも、受動喫煙の影響を排除すると、乳歯う蝕のリスクは低減している。また、受動喫煙とう蝕の量・反応関係には、う蝕との関係については曝露量に閾値があり、正の相関はあるものの強い関連をもっているわけでないとされている。

喫煙とう蝕発生の関連を3要因から見てみると以下のようになる。

「歯」の要因では、受動喫煙により、エナメル質の形成期にたばこ煙中の金属（カドミウムなど）が影響を及ぼし、歯の表面が粗造となり、う蝕原性細菌が定着しやすくなるとされている。

「基質」については、喫煙する親の非健康的な生活習慣が見かけ上影響する

と思われている。一方で、唾液腺への大きな影響があると考えられる。これは、唾液には、唾液の性状や分泌量といったう蝕の予防に関わる因子に影響を及ぼす様々な要因がある。すなわち、受動喫煙により、唾液の緩衝能（pHの低下を抑制）の低下、う蝕病原菌の増加および歯面への定着能増大、糖類の口内への停留、歯面の再石灰化減少等の影響に関連するとされている。

　この他に、受動喫煙に伴う鼻閉により、小児が口呼吸を行うことが多くなり、その結果、小児の口腔が受動喫煙に曝露される。また、喫煙する母親の母乳からのたばこ煙中の有害物質によって小児の口腔が曝露され、う蝕病原菌が早期に定着し、う蝕感受性が高まるとも説明されており、生物学的説明性の要素を加えて、受動喫煙と乳歯う蝕の因果関係が推定されている。

3．歯肉メラニン色素沈着症（喫煙者メラニン沈着症）

　歯肉（特に付着歯肉：歯肉が骨に付着している部分）におけるメラニン色素の沈着である。これは、非喫煙者にも3割程度見られるが、喫煙者では8割程度見られると言われ、重度のもの（歯肉が全体に黒ずむ）は、喫煙者の1割程度に発生するといわれている。歯肉メラニン色素沈着症は、直接、たばこの煙が接触する口蓋・舌側（口の内側）でなく、唇側（外側）におこる。また、通常、下唇で覆われている下顎の歯肉に起きるために、紫外線による日焼けとは考えにくいものである。これは、たばこ煙に含まれるタールなどにより、口腔粘膜や歯肉でのメラニン産生細胞が刺激され、色素沈着を起こしやすくなると言われている。

　前歯部唇側に著明であり、喫煙本数が多いほど色素沈着が強い傾向にある。ほとんど歯周病に罹患していない20・30歳代に多い色素沈着は、審美的な問題であるが、他の口腔粘膜の疾患のリスクかどうかは不明である。しかし、若い女性には審美は大きな問題であるために、禁煙のきっかけになることもある。色素沈着の濃さあるいは部位の広がりについては、個人差が大きいものの禁煙で色素沈着は薄くなり、範囲も狭くなる。

図2 子どもの歯肉のメラニン色素沈着と親の喫煙との関係

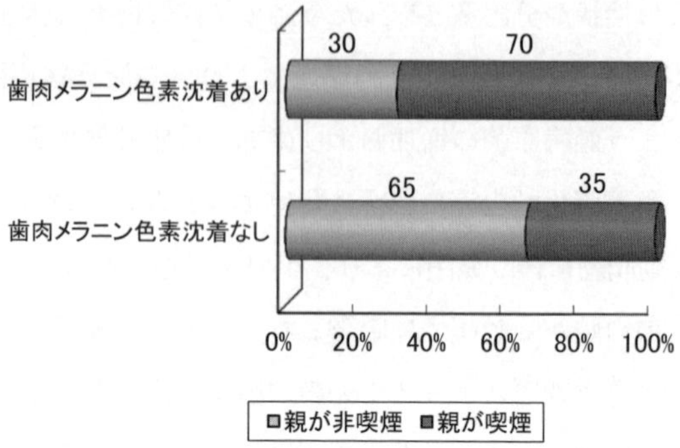

	親が非喫煙	親が喫煙
歯肉メラニン色素沈着あり	30	70
歯肉メラニン色素沈着なし	65	35

(Hanioka T. et al. Pediatrics 116: e186-e190, 2005)

　近年、父母の喫煙による副流煙が原因と考えられる乳幼児の症例が多く報告されるようになってきている。これは、家庭での室内環境下での受動喫煙が原因とされている。小児の歯肉の角化は成人ほど進んでいないために、親の喫煙が小児の歯肉の色素沈着を強めることが指摘されている。かつては北海道で多いと報告されていたが、近年は沖縄県でも多いと報告されている。これは、エアーコンディショナーの普及により、一年を通して閉め切った室内での喫煙が増加したために起きているのではないかとされている。

　図2に子どもの歯肉のメラニン色素沈着と親の喫煙状況を示す。このデータから、親が喫煙していることによって、子どもの歯肉のメラニン沈着の割合が増加していることがわかる[9]。しかし、親の喫煙と関連がなくてもメラニン沈着は見られることがあり、小児の歯肉の色素沈着から、直ちに親の喫煙を疑うのは早計である。

4. 口臭

　口臭は一般的に認識される喫煙の悪影響であるが、禁煙で解消できる。
　一つはタール臭（焦げた木の匂い）で、たばこの成分であるタールなどが、肺や気管支に沈着し、ここからの呼気が臭いの原因となる。

また、口腔由来の病的口臭の原因物質である揮発性硫化水素（VSC）の濃度が高い歯周ポケットの割合が、喫煙者は非喫煙者に比べて高く、病的口臭の面からも口臭を捉える必要がある[10]。

さらに、喫煙者の中には、口腔領域の清掃に関心が低い人も多く、このことも原因とされている。

5．たばこ歯牙色素沈着

喫煙によるタールなどの歯などへの沈着は、外から見える唇側よりも、口蓋（上顎の内側）・舌側（歯の裏側）に見られる。これは、たばこ煙を口腔内に取り込む際に、唇側を経ないで口腔へ取り込むためである。そのため、たばこ煙は、口蓋に直接当たる部分は、場合によってはタールなどにより、ツヤのある黒い部分として見られることもある。

また、口腔内全体では、非金属性材料による修復物（詰め物）の変色、特に修復物の辺縁部、義歯の着色は、審美的に好ましい状態でない。とくに、レジン（樹脂）修復物の辺縁は、他に比べて着色しやすいため、褐色のラインが見られることがある。

6．口腔がん

喫煙による口腔領域で、質的に最も影響が大きいものが口腔がんである。しかし、わが国では年間死亡者数は約5千人と、悪性新生物のうち2%弱であるためか、関心は低い。しかし、発症後の外科処置として舌・顎を切除するため、審美性低下のみならず、摂食・嚥下、構音が直接影響され日常のQOLの大きな低下を招く。

喫煙率に比例して男性が女性の3～4倍高く、そのうち舌がんが約60%を占めている。

喫煙は口腔がんにおける最大の危険因子と考えられている[11]。喫煙とがんについては多くの研究が行われ、たばこ煙に含まれる化学物質の中に発がんのイ

ニシエーターおよびプロモーターとなる物質が存在することが明らかとなっている。最近では、CYP1A1やGSTM1など発がん物質の活性化や解毒にかかわる酵素についてそれぞれ遺伝的多型（SNP）を認めることから、個人において喫煙に対する発がんリスクが異なると考えられている。

我が国でのたばこといえば、紙巻たばこであるが、インドなどの南アジアでは、噛みたばこが中心である。そのため、口腔がんの発生が高く、インドにおける男性の全がんの約20%以上を占めており、がん対策の極めて重要な課題となっている[12]。

7. インプラント義歯治療

インプラント義歯は、顎骨中に人工的構造物（インプラント体）を設置し、インプラント体から支持や維持力を得る。最近、わが国では多くの歯科医療機関で実施されるようになってきている。

インプラント義歯の失敗の割合は、喫煙者では非喫煙者より2倍以上高くなる。これは国の内外・人種にかかわらず同様の成績である。さらに喫煙本数が多いほど失敗の傾向は高くなり、インプラント治療失敗に関与するほかの要因に比べて、喫煙習慣の有無がより密接に関連することが疫学的に明らかになってきている。図3に、喫煙状況によるインプラントの失敗の割合（％）を示す[13]。ここからも明らかのように、インプラント義歯の治療を受ける際には、禁煙は絶対条件であると考えられる。

インプラント義歯失敗の理由は、喫煙による血行障害、血管の収縮などの影響で、歯肉や骨に栄養や酸素が十分に供給されないために歯周組織が修復機能を害することにより、インプラント体と骨との結合が難しくなるためである。禁煙をすればインプラントの失敗の割合が低下することが明らかになっている[14]。以上より、インプラント治療の失敗と喫煙との関連性において、5つの因果関係（一致性・強固性・関連の特異性・時間性・整合性）が確認されている。

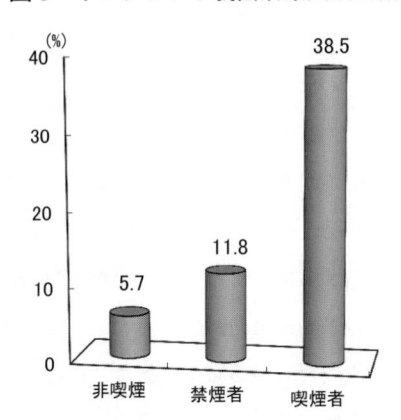

図3 インプラント義歯治療失敗の割合

(Bain C. A. Int J Oral Maxillofac Implants 11: 756-759, 1996)

　また、国内外の19編の関連論文を用いたメタ分析により、非喫煙者と比較した喫煙者のインプラント治療失敗の統合オッズ比は2.17と有意に高く、喫煙の関与が裏付けられている[15]。

8．歯の喪失

　う蝕と歯周病の2大歯科疾患は最終的には、歯を失うことで終了する。

　喫煙と歯の喪失との関連についての日本での調査では、男性喫煙者は、非喫煙者に比べて早く、多くの歯を失う。

　我が国での成人高齢期の歯科保健目標である「8020（ハチマルニイマル：80歳で自分の歯が20本以上ある）」達成見込みのある者、すなわち、現在歯数が20本を超える者の喫煙のリスクは、喫煙率が低い女性でも男性とほぼ同等であった。さらに禁煙者のリスクは、非喫煙者のレベルとほぼ同等であった。また、喫煙を続けると歯を失うリスクはさらに高まる。より多くの歯を失うことで、咀嚼機能が低下し、歯科治療による咀嚼回復の効果が低下する。そのため、非喫煙者と比べ、喫煙者では「何でもかんで食べることができる」と回答する者の割合は少ないとされている[16]。

米国の健康専門家を対象として行われたコホート研究では、禁煙が長くなればなるほど着実に歯の喪失のリスクが低下することが示されている。

9．味覚の減退

喫煙者では、味覚の減退が起きやすいとされている。これは、味覚を司る味蕾に直接、たばこ煙が接触し、タール等によって味蕾にある神経末端を麻痺させていると言われている。さらに、タールなどの付着物や高温の煙が直接舌の表面に接触するために舌の表面に角化が起きるとされている。これらに合わせて、喫煙そのものにより唾液の分泌の減少が起き、口腔内が乾燥しやすい状況になると言われており、これらのために、味覚の閾値が上がるとされている。味覚の閾値が上がると、濃い目の味付けを美味しく感じるようになり、塩分・糖分の摂取量が増加することになる。乳幼児期は、味覚形成の重要な時期に当たり、母親が喫煙者の場合、幼児も濃い味に慣れていくとされている。

10．その他

喫煙と関連性の深いと言われている口腔の症状と疾患としては、他に喫煙者口唇、白板症、ニコチン性口内炎（喫煙者口蓋）、扁平苔癬化などが知られている。

III．おわりに

たばこの直接曝露を最初にうける口腔領域からの禁煙支援は始まったばかりである。しかし、歯科領域とひとくくりにされているが、この領域の疾病は、硬組織に関わるものから軟組織に至るものまで多義にわたっている。そのため、様々な喫煙の影響が見られるのも特徴であるし、国民一人ひとりが日々の生活のなかで観察できる領域でもある。この歯科領域を通して、喫煙による健康被害を身近なものとして知らせていく必要があろう。

【文献】

1) Reibel J.: Tabacco and oral diseases. Update on the evidence, with recommendations. *Med. Princ. Pract.*; 12 (Suppl1): 22-32.2003.

2) 大森みさき, 両角俊哉, 稲垣幸司他：ポジション・ペーパー　喫煙の歯周組織に対する影響. 日歯周誌, 53：40-49. 2011.

3) Do LG, Slade GD, Roberts-Thomson KF, Sanders AE: Smoking-attributable periodontal disease in the Australian adult population, J. Clin Periodontol. 35: 398-404.2008.

4) Ojima M, Hanioka T, Tanaka K, Inoshita E, Aoyama H.: Relationship between smoking status and periodontal conditions: findings from national databases in Japan, J Periodontal Res.; 41, 573-9.2006.

5) 尾崎哲則：生活習慣と口腔保健状況ならびに全身の健康状況との関連性について, 人間ドック, 20：494-499, 2005.

6) Tomar SL, Asma S: Smoking- attributable periodontitis in the United States: Findings from NHANES III. *J Periodontol.* 71: 743-751. 2000.

7) Ozaki T, Ichikawa Y, Terajima T, Yamashita Y: Occult Blood Test of Saliva and Smoking Status; J Dent Res.80: 1328, 2001.

8) Aligne CA, Moss ME, Auinger P, et al: Association of Pediatric Dental Caries With Passive Smoking. *JAMA* 289: 1258-1264. 2003.

9) Hanioka T, Tanaka K, Ojima M, Yuuki K: Association of melanin pigmentation in the gingiva of children with parents who smoke. Pediatrics. 116: e186-190, 2005.

10) Khaira N, Palmer RM, Wilson RF, Scott DA, Wade WG : Production of volatile sulphur compounds in diseased periodontal pockets is significantly increased in smokers. Oral Dis.; 6: 371-5, 2000.

11) Gajendra, S., Cruz, G.D., et al.: Oral cancer prevention and early detection: knowledge, practices, and opinions of oral health care providers in

New York State. *J Cancer Educ*, 21: 157-162, 2006.

12) Dikshit R, Gupta PC, Ramasundarahettige C, et al.: Cancer mortality in India, a nationally representative survey. Lancet, 379: 1807-1816, 2012.

13) Bain CA: Smoking and implant failure-benefits of a smoking cessation protocol, Int J Oral Maxillofac Implants, 11: 756-759, 1996.

14) Baig MR, Rajan M: Effect of smoking on the outcome of implant treatment: A literature review. Indian J Dent Res, 18: 190-195, 2007.

15) Hinode D, et al: Influence of smoking on osseointegrated implant failure: a meta-analysis. Clin Oral *Implants Res*. 17: 473-378, 2006.

16) Hanioka T, Ojima M, Tanaka K, Aoyama H: Relationship between smoking status and tooth loss: findings from national databases in Japan. J Epidemiol, 17: 125-32, 2007.

歯科領域における禁煙支援の意義と方法

福岡歯科大学口腔保健学講座教授　埴岡　隆
大阪大学大学院歯学研究科助教　小島　美樹

1．歯科領域での禁煙支援の意義

　禁煙支援は、歯科領域においても重要な健康問題への対応として位置づけられており、健康専門家の一員としての重要な役割である。一方、歯科は、医科とは分離した形で卒前教育が行われ、卒業後も制度にしたがって地域社会で他の医療機関とは半ば独立して機能している。そこで、まず、歯科領域で禁煙支援を行う理由、特徴、効果についての疑問に答えた。

（1）なぜ、歯科領域で禁煙支援を行うのか？

　この問いかけは、基本的で大切な態度である。米国では口腔で使用される無煙たばこが青少年に広まり、深刻な健康被害が若者の口腔に現れ、歯科領域の専門家は、最初に発見する位置にあった。歯科医療従事者は、早くからたばこ使用の危険性に気づいており、1964年に公衆衛生総監により喫煙による健康被害が報告されてから直ちに組織的な対応を始めた。1990年代後半に喫煙が歯周病の重大なリスク因子であることがわかって以後、日本でも禁煙支援がすすんでいる。質問への回答の要約（表1）を説明すると：
①生命を思う気持ちから
　喫煙する人、たばこを吸わない人の生命、健康を思いやる気持ちから、喫煙、二次喫煙による健康被害を防止したい気持ちから禁煙支援を行う。
②口腔の健康を思う気持ちから
　口腔は、たばこの煙が最初に通過する臓器であるので、喫煙による口腔領域の健康被害は多種多様であり、禁煙によってそのリスクは改善する。歯科領域の健康に責任のある専門家として禁煙支援を行う。

③最高の歯科治療の効果を思い、良好な予後を願う気持ちから

　喫煙を続けると、歯科疾患が重症化し高度な歯科治療に伴う医療費が増加する。最良の歯科治療と患者と医療者の間の信頼関係のために禁煙支援を行う。

④プラークコントロールの成功継続を願う気持ちから

　この項目は、2010年以後に発見された科学的知見をもとに新しく加わった。培養できない口腔微生物の同定技術が適用され、喫煙はバイオフィルムの細菌叢を病原性の強い方向にシフトさせる。プラークコントロールの一層の充実を願う気持ちから禁煙支援を行う。

⑤地域医療の一員としての役割意識から

　超高齢社会の中で歯科の役割が期待されている。医歯薬専門家間の連携性を高めて、地域の喫煙率の減少目標達成に向けて、歯科領域の特徴を活かした禁煙支援を行う。

表1　歯科で禁煙支援を行う理由

①生命を思う気持ちから
②口腔の健康を思う気持ちから
③最高の歯科治療の効果を思い、良好な予後を願う気持ちから
④プラークコントロールの成功継続を願う気持ちから
⑤地域医療の一員としての役割意識から

（2）歯科領域での禁煙支援にはどのような特徴があるか？

　卒前教育の場面で医歯薬の学習内容や場面は分かれており卒業後も互いの理解の場は限られている。そこで、歯科領域の禁煙支援の特徴を明確にし、意識することは医歯薬連携の強化の観点から重要である。

①米国の歯科の介入成功の経験が基本になる

　米国の長年に亘る取組の経験を日本の取組に役立てることができる。喫煙の健康影響に関する1964年の公衆衛生総監報告以来、各州で歯科医師会が中心となって取組がはじまった。22地域の住民300万人を対象とした広範な介入研究（COMMIT）が1980年代に政府機関である全米がん研究所（NCI）の下

で開始されたが、この中に地域の歯科医院への禁煙介入の導入試験も実施された。いくつかの発見の中で、特に、歯科では歯科医師と歯科衛生士の「チームアプローチ」により喫煙者とのコンタクト時間が長くなり、禁煙成功率が高まるなど、歯科の優れた特性が政府に認識されるようになった[1]。その後、数多くの研究成果や障壁を克服した取組の成果についての情報のフィードバック等の経験が蓄積され、ヘルシーピープル2020では、たばこと口腔保健の両部門に歯科固有の3つの数値目標項目が設定された。米国の歯科領域における禁煙の介入の成功の経験は世界に拡がりをみせている[2]。

②歯科領域での禁煙支援の特徴

歯科での禁煙の介入が早くから行われてきた米国では医科で行う禁煙介入との違いも早くから意識されてきた。歯科領域における禁煙支援の特徴を対象者、治療者、診療形態別にまとめた（表2）。歯科は単独の医療機関としては、男女様々な年代の喫煙者にアプローチができる。歯科受診の機会は健康への関心が高まっている時期であり、喫煙者は、喫煙により口腔に現れる様々な健康被害の指摘を受容しやすい状況にある。受診理由の解消のために行われる歯科治療は喫煙との関係が強いため、禁煙の動機づけ支援を受容しやすい。さらに、

表2　歯科領域での禁煙支援の特徴

分 類	内 容
対象者	単独の医療機関で男女あらゆるライフステージの喫煙者が対象となる。 喫煙を開始する年代の患者に喫煙防止の助言をする機会がある。 子どもや孫の歯の治療で受診する機会に二次喫煙の健康被害を説明できる。
治療面	歯科受診の期間と間隔が禁煙支援とフォローに都合がよい。 喫煙の健康影響は口腔のさまざまな部位に表れるので会話の話題が豊富である。 味覚や口臭といった専門的である一方で喫煙者の日常生活などに身近な話題を提供できる。 喫煙の影響を、患者本人の口を直接見せて認識してもらえる。
診療形態	歯科医師と歯科衛生士によるチームアプローチは効果的である。 保健指導や予防処置といった予防的診療行為が日常的に行われている。 口腔保健指導が日常的に行われており禁煙介入の日常診療への導入の準備性が高い。

喫煙による身体の異常に早く気づくことで、歯科疾患の重症化予防や全身性の疾患の予防にも繋がる。特に、最近、口腔と全身の繋がりを国民が認識しはじめており、非感染性疾患（NCDs）との重要な共通のリスク因子である喫煙の健康被害の説明は理解されやすい。

③口腔に現れる喫煙による健康と歯科治療への様々な影響

喫煙による口腔の健康影響は多種多様であることは、単に動機づけ支援に役立つだけでなく、対象者に働きかける機会が多いことも意味している。喫煙との関係の科学的根拠の程度も様々である。口腔がん、前癌病変、歯周病、歯周病に伴う歯根面のう蝕、妊婦の喫煙に伴う子の口唇口蓋裂は米国公衆衛生総監報告に因果関係を推定する科学的根拠があると記載されている[3]。喫煙が歯周病のリスクを高め、歯周病の治療効果を低下させることは、歯の支持組織の破壊をすすめることから、歯の喪失との因果関係も明確になっている[4]。歯科医療従事者は動機づけ支援の患者教育の機会を見逃さず、また、歯科治療の効果と関わる場合には治療計画と喫煙の関係の説明は重要である。

（2）歯科領域における禁煙支援は効果的か？

公衆衛生に占める重要性を考えて、対人サービスと社会全体に及ぼす効果の両面からみるために、米国のヘルシーピープル2020の策定においても着目されたRE-AIMの評価要素に焦点をあてた[5]。

①リーチ（Reach）

全国の719歯科診療所を1日に受診した11,370人の患者の調査票を分析した結果、歯科受診患者の喫煙率は国民健康栄養調査の結果より若干高く、喫煙が歯周病や歯の喪失に及ぼすという疫学研究の結果を反映していた[6]。男女年齢階層別にみると、男性では全年齢層で歯科患者の喫煙率が高く、女性では若年層と50歳代が高かった（図1）。審美的な影響や閉経期の骨代謝機能低下の影響を反映していると考えられる。男性喫煙者の3人にひとり、女性喫煙者の2人にひとりが1年間に1度は歯科医院を受診すると試算された。歯科医院を

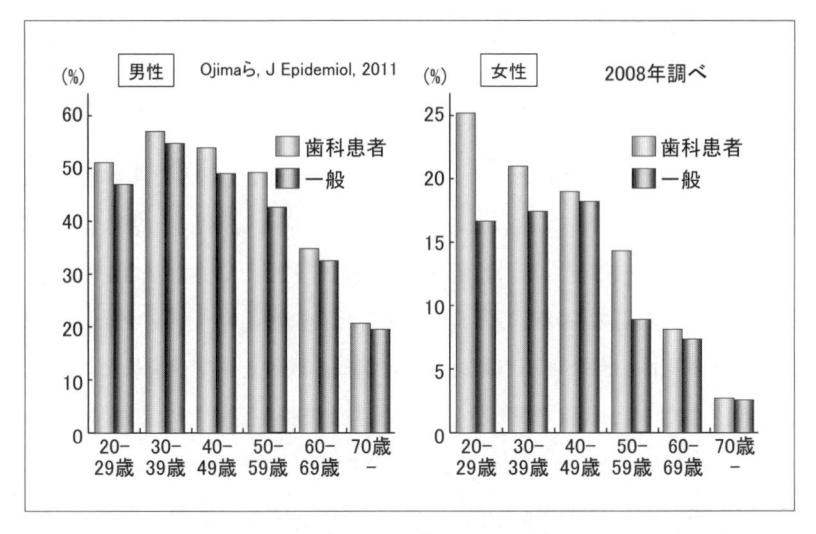

図1　男女・年齢階層別の歯科医院受診患者と国民健康栄養調査による国民の喫煙率の比較

受診する機会は、健康への関心が高まっている時期でもあり、この機会をうまくとらえて多くの喫煙者の禁煙動機を高めることができる。

②効能（Efficacy）

　理想的な条件下での歯科領域でのたばこ使用への介入効果のメタ解析の論文がコクランライブラリーに収載され、2012年の改訂版では、10500人を超える対象者に行われた14の介入研究の結果から、歯科医療従事者による禁煙支援と無煙たばこの中止支援の効果は類似しており、対象者の長期の禁煙成功率を有意に高める（オッズ比1.74 [1.33,2.27]）ことがわかった[7]。米国の診療ガイドラインのレビューでは、異なる領域の専門家が、異なるタイミング・場所で、禁煙介入を行うことは単一領域の専門家だけが介入する場合と比べて禁煙成功率が2.5倍以上高まることがわかっており、禁煙介入の健康システム全体の中で歯科領域の禁煙支援の位置は重要である[8]。禁煙推進の意識が高い歯科医師45名が喫煙による口腔の健康影響を記載したカラーチャートを用いて短時間の介入を行った場合、介入群では10人にひとりが受療期間内に禁煙を試

行し、非介入群と比べて禁煙試行者は 2.8 倍増え、禁煙動機が高まった者を 4 割増やし、禁煙動機の後戻りは半減した[9]。

③適合（Adoption）

2008 年に全国の歯科医師に「患者の喫煙」についての関心度を尋ねたところ、739 名のうち「大変関心がある」と回答した者は 66%で、「少し関心がある」をあわせると 95%だった。診療室を全面禁煙としている割合は 77%で、その他の対策をあわせる 96%だった[6]。2011 年に全国の歯科医院を受診した喫煙者および 1 年以内の禁煙者を対象に「歯科医師が喫煙との関係を告げたり質問したりする」ことについて尋ねたところ、112 施設を受診した 1013 名の患者のうち 60%～70%は「当たり前だと思う」と回答し、告げる内容として「口の状態」「治療計画」「治療効果」の割合は類似していたが「治療効果」に比較的高い傾向がみられた。歯科領域での禁煙支援の適合性は良好であると思われる。

④導入（Implementation）

2008 年～2009 年に歯科診療所の禁煙指導の実施状況に関する調査が行われ全国の歯科医師 5879 名のうち、喫煙状況を必ず尋ねている者は 29%で、禁煙を勧めていたのは 21%だった。これとは別に行われた 2008 年の調査では、患者の喫煙状況を「たいてい（81%以上）」もしくは「ほとんど（61%以上）」把握していた歯科医師は 69%だったが、禁煙意志を把握している者は 18%だった。したがって、今後、歯科領域での禁煙支援をすすめる必要がある。禁煙介入経験の豊富な米国では、トレーニング不足、時間不足、患者の抵抗、診療報酬の欠如等が障壁としてあげられており、時間不足や患者の抵抗を配慮した効果的な禁煙支援の研修が重要である。

⑤継続（Maintenance）

歯科医師および歯科衛生士国家試験出題基準、歯学教育モデル・歯科衛生学教育コア・カリキュラムに 2010 年以後の改定で禁煙介入の項目が単独で含まれるようになり、今後、卒前教育・卒後研修の充実が望まれる。米国では卒前臨床教育の方法や評価、教育機関で共通に利用できる e-learning システムの

開発がすすんでいる。地域の活動をすすめるための制度として、2012年の歯科口腔保健の推進に関する基本的事項にも禁煙介入の内容が含まれている。健康保険制度への適用により歯科領域での禁煙支援に診療報酬が支払われるようになると禁煙支援の継続性が高まる。

2．禁煙支援の手順と方法

世界各国に広まりつつある歯科領域の禁煙支援の手順と方法は米国の禁煙診療ガイドライン[8]が基本になっており、ガイドラインを実践するため、全米がん協会により開発された歯科教育・研修プログラムの活用が禁煙介入の普及を押し進めてきた[2]。

（1）禁煙支援の手順

簡易禁煙支援の基本的構成要素は、5A、動機づけ面接（Motivational Interviewing, MI）、5Rである。5Aは、禁煙の介入の手順をわかりやすく5段階に分類している。患者の喫煙状況の把握（ASK）と禁煙の助言（ADVISE）の後に禁煙試行の意志の評価（ASSESS）、禁煙実行の支援（ASSIST）、継続のフォロー（ARANGE）が続く。この手順は、口腔清掃指導の手順と類似しているので、歯科医療従事者も想起しやすい（表3）。口腔清掃指導と異なる

表3　歯科での禁煙支援に用いられる手順（米国の5A）と
口腔衛生指導の手順との対比

5Aの項目	禁煙支援の内容	口腔清掃指導の内容例
尋ねる（Ask）	喫煙状況を尋ねる	ブラッシングの現状を把握する
助言する（Advise）	禁煙の助言を行う	ブラッシング改善の助言を行う
評価する（Assess）	禁煙意志を評価する	ブラッシング改善の意志を評価する
支援する（Assist）	禁煙実行の支援を行う	ブラッシング改善の支援を行う
手配する（Arrange）	禁煙継続のフォローを行う	ブラッシング改善のフォローを行う

点は、動機づけ支援による禁煙の実行者割合が低いことである。禁煙介入が進んでいる米国でも、禁煙意志の評価以後の3つのAの活動性は十分でなかった。口腔清掃はすでにある習慣を変更する行動変容であるのに対して、禁煙は今までの習慣をなくす行動変容で、たばこ依存やニコチン依存が行動変容の継続を阻む。歯科医療従事者には動機づけ支援のスキルアップが重要である。

患者との面談にかけるコンタクト時間が長いほど禁煙の成功率が高まること[8]と、実際の診療時間を勘案して、米国の歯学教育機関の責任者は、卒業時に10分以上の中程度のカウンセリングの能力が身につく教育を行うことを推奨している[2]。4番目のAの実行支援については、電話相談やFAXによる禁煙治療施設への紹介の試みが始まっている。本編で扱う歯科領域における禁煙支援の手順では、世界に広がりつつある歯科領域での禁煙支援の模範となっている米国の禁煙診療ガイドラインを基本として、日本の公的医療保険制度に適用された医師による禁煙治療の受診紹介と薬局で販売されるOTC医薬品である禁煙補助薬の利用の経路を含めた手順と方法を紹介する（図2）。

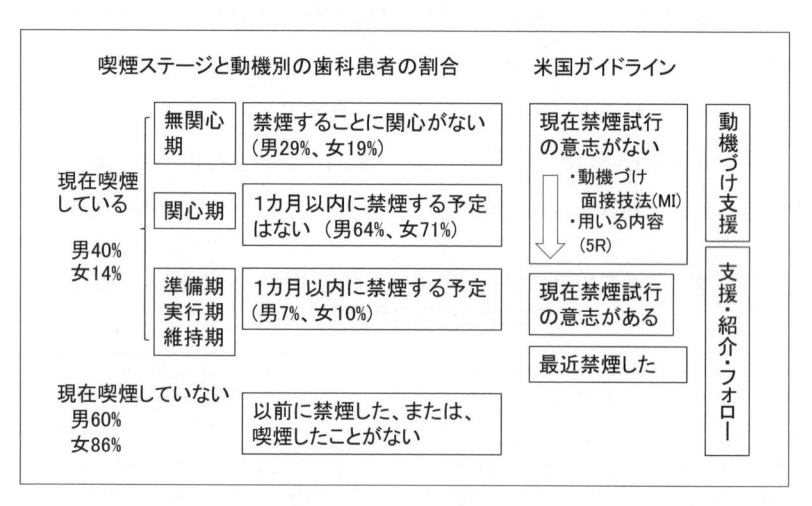

図2　禁煙動機別の歯科患者の割合と米国ガイドラインの対応

（2）禁煙支援の方法の概要

　患者の禁煙試行の意志の有無に対応した2通りの方法と最近禁煙した患者への対応が示されており、本編では、「現在禁煙試行の意志がない」者への禁煙介入を「動機づけ支援」と呼び、簡易禁煙介入（Brief motivational intervention）と同義であり、対象者が自ら生活習慣を振り返り、行動目標をたてることができるよう支援する。「現在禁煙試行の意志がある」者への対応を「実行支援」と呼び、また、「最近禁煙した」者には「継続支援」を行う。

　2008年に全国の歯科診療所739施設を受診した患者11370名の喫煙状況を集計したところ、喫煙率は男性40%、女性14%だった[6]。そして、男性喫煙者のうち93%、女性90%は1か月以内に禁煙する意志はなかった。したがって、歯科医院を受診する喫煙者10人のうち9人が動機づけ支援の対象となり、残りの1人が実行支援の対象者となる。動機づけ支援を継続して行った場合には、実行支援の対象者が増加し、実行支援が効果的に機能すれば禁煙者が増加し、また、たばこ価格の値上げ等の環境整備の進展により実行支援対象者割合も増加するので、この数字は介入前の状況を知る目安である。

（3）外部機関との連携

　禁煙試行の意志がある者には禁煙開始日の相談に向けての準備をはじめる。医師による禁煙治療の健康保険制度の適用になる者も多いことから、医科歯科の連携や禁煙補助薬の使用を勧める場合は薬局等との連携も重要である（表4）。さらに、喫煙を継続した場合、歯科疾患の重症化が予測されたり、禁煙することで歯科治療の効果の回善が見込めたりする場合には、禁煙成功率の高い手段を勧めるなど、積極的な動機づけ支援が重要である。日本での環境整備はすすんでいないが、米国の歯科領域の禁煙支援では、無料電話相談への紹介の経路も利用されている。外部機関との連携で重要なことは、禁煙実行後のフォローを歯科領域で行うことができるということを意識する必要がある。

表4 歯科診療における禁煙支援で推奨されている外部機関との連携

機 関	目的と内容
薬局等	離脱症状の軽減のための OTC 薬の利用
禁煙外来	ニコチン依存症の治療のための医師による禁煙治療
無料電話相談	カウンセリングと禁煙治療（日本では整備が進んでいない）

（4）禁煙支援の日常の歯科診療への導入

　先行国の米国や欧州で、禁煙支援の継続を障害する要因や促進する要因が調べられており、歯科診療への禁煙支援導入の手順が考案された（表5）。最も重要で最初に行う内容は、リーダーシップをとる者を決めることである。さらに、診療所スタッフ全体がチームとなって対応することも重要である。禁煙支援に対する患者の反応について、情報をスタッフ全体で共有し、介入の経験を組織全体の財産として蓄積していく考えは、禁煙支援の継続に大きな助けになる。

　禁煙支援の効果の研究で一貫して示された方法は歯科検査とカウンセリングだった[7]。歯科では位相差（暗視野）顕微鏡を用いて口腔微生物を意識させたりプラークを染色したりして動機づけが行われている。歯ブラシの置く場所を変える（環境改善）、砂糖のかわりにキシリトール入りの間食に変える（代償行動）、寝る前にお風呂で歯を磨く（行動パターン変更）などの行動科学に基づいたカウンセリングも日常的に行われている。行動変容支援に欠かせない基本的なカウンセリング技術のスキルアップのためのスタッフの研修も重要である。

表5 日常の歯科診療への禁煙支援導入の手順

項 目	内 容	ポイント	具体例
コーディネータを指名する。	禁煙支援を日常の業務として円滑にすすめるリーダーの役目をする。	効果的なチームアプローチのためにスタッフ全員が役割を理解する。	日常診療の流れを考慮する。書類や備品を準備する。導入直後の改善や定期的な点検を行う。
診療所の環境を整備する。	診療室全体を禁煙にするとともに、掲示物、配布物等の必要資料をそろえる。	新しい科学的知見に関する情報を随時更新していく。	禁煙に関する情報の待合室への掲示や患者教育用の配布物の入手を行う。
すべての患者の喫煙状況を調べる。	現在と過去の喫煙状況を明らかにする。	現在喫煙していなくても将来のリスクを知る。	現在の状況、禁煙の意志、過去の喫煙状況を調べる。
	たばこ依存、ニコチン依存度を調べる。	禁煙補助薬の使用の相談の資料に用いる。	自力での禁煙、OTC薬の使用や禁煙治療の紹介の参考にする。
	禁煙の経験を尋ね、自信度を調べる。	禁煙の達成を導く資料に用いる。	禁煙の経験があり自信度が高いほど禁煙を達成しやすい。
スタッフの研修を重ね役割を分担する。	歯科医師は主に診断と治療計画との関わりを分担する。	節目に登場して患者の行動変容を強調する。	喫煙と関連する症状、治療方法、予後の説明に関連して助言する。
	歯科衛生士は主に行動変容と動機づけ支援を分担する。	カウンセリングの技法を用いる。	禁煙の自信と重要性を高めるように導く。
	歯科助手、歯科技工士、受付も役割を分担する。	短時間の介入でも禁煙への意志が強まる。	激励や賞賛を行う。禁煙支援を行っていることを告げる。
	研修会や社会的な禁煙イベントに参加する。	日常的な禁煙支援を活性化する。	新しい知識や技術を獲得する。公衆衛生活動に参加する。

3. 喫煙状況の把握と禁煙の重要性の説明

(1) 喫煙状況の把握

　喫煙状況の把握は、歯科領域の禁煙支援の重要な第一歩である。同時に喫煙歴は歯科診療全般に影響を及ぼす重要な患者の背景因子となっている。喫煙の健康被害が遅れて出現することを考慮すると、現在の喫煙状況だけでなく、喫煙歴として総合的にとらえる必要がある。患者背景の医療面接には様々な事項

表6 医療面接の質問の流れと回答への対応

質　問	回　答	対　応
喫煙の経歴	喫煙歴がない	喫煙開始を予測し、喫煙防止の助言を行う。
	喫煙歴がある	現在の喫煙状況の質問内容にしたがって対応する。
現在の喫煙状況 禁煙経過年数 喫煙量 　本数（／日、週） 　喫煙年数	以前に禁煙した	再喫煙防止を助言する。 禁煙してからも高いリスクがしばらく続くことを助言する。
	最近禁煙した	禁煙の維持について話し合う。
	喫煙している	喫煙のリスクと禁煙の効果に関して、禁煙の優先度が高いことを助言する。 歯科治療と関連することを説明する。 禁煙の意志の質問内容にしたがって対応する。
禁煙の意志	禁煙の意志がない	禁煙の動機づけについて話し合う。
	禁煙の意志がある	禁煙の実行について話し合う。

があるため、喫煙状況の把握のための質問が、円滑な流れを妨げないように質問を構成することも重要である（表6）。

　患者の喫煙状況は、関わるスタッフが受診の度に適格に把握できることも重要である。歯科の電子カルテ利用の無作為化比較試験では、電子カルテに導入された喫煙情報を禁煙介入に繋げる仕組みの利用が、禁煙意志の評価、禁煙方法のカウンセリング、無料電話相談の活用を有意に高めることが示された[10]。したがって、患者の喫煙状況を把握する工夫は禁煙支援を効果的にすすめるために非常に重要である。

（2）禁煙の助言、禁煙の重要性の説明

　禁煙の助言では「あなたの健康にとって禁煙することの優先順位は高い」という説明が一般的である。この説明は具体性を欠くことから、次に、患者に固有の説明を加えると良い。禁煙と歯科疾患のリスクの低下との関係（表7）は、禁煙の効果の説明に利用できる[11]。

表7 禁煙によりリスクが低下する口腔疾患の説明に用いる内容

疾患等	禁煙継続でリスクが低下	非喫煙者のレベルになるまで
歯周病	する	10年
歯の喪失	する	10～13年
口腔がん	する	20年以上
前癌病変	する	データなし
う蝕	報告なし	データなし
歯科治療	前歯の充填物の喫煙による着色 喫煙による歯周病治療効果の低下 歯肉メラニン色素脱色手術後の喫煙による色素沈着再発 喫煙による治療歯の喪失（治療歯が維持される）	

4．禁煙の意志の評価と動機づけ支援

「現在禁煙試行の意志がない患者」には動機づけの内容（5R）と動機づけ面接（MI）を組み合わせて禁煙介入を行う。動機づけ面接技法は動機づけに効果的であり推奨される方法である。しかし、禁煙動機が十分に高まった喫煙者を禁煙試行に向かわせるあと一押しに効果的かどうかは明確にはなっていないことには注意が必要である。歯科領域に禁煙支援を導入する際にみられる主要な障壁のひとつに「患者の抵抗への不安」があげられている。「患者の抵抗」は、口腔清掃指導と比べると禁煙支援の方が大きいと想像される。動機づけ面接技法の特徴のひとつに「抵抗する患者への対応」があるので、動機づけ面接技法の修得によるスキルアップは、患者の抵抗への対応について自信を強めることになる。

(1) 動機づけ支援に用いる基本的な内容

動機づけ支援の内容は5つに分類されており、「関連（Relevance）」「危険（Risk）」「報酬（Rewards）」「障壁（Roadblocks）」「反復（Repetition）」の頭文字をとって5Rと呼ばれる。5Rの基本的な内容に対応する歯科領域に固有な内容を表8に示した。患者の価値観は様々であるので、両者を織り交ぜて

動機づけ支援に用いると良い。先に述べたように、喫煙の口腔への影響は、口臭といった対人関係で気になる内容や審美的な兆候から、歯科疾患、そして、生命を脅かす口腔がんまで多様である。また、禁煙することが健康リスクを減じたり、歯科治療の効果を高めたりする。したがって、歯科領域の禁煙支援では、5Rのうち「関連」「危険」「報酬」の内容を話す多くの機会がある。

喫煙者に固有の様々な内容について動機づけ支援を繰り返すことで(「反復」)、より効果的な動機づけ支援を行うことができる。1回の歯科受診の間にも、複数の短時間の異なる内容の介入機会がある。こうした患者教育の機会(Teachable moment)を逃さず積極的に介入することが勧められている。一般に歯科治療は複数回の受診が必要であるため、反復して介入を行える。患者の受診理由に関連した治療効果への喫煙の影響の説明に対する患者の受容性は高い。歯科治療の受診機会は、健康への意識が高まっているので、喫煙が歯周

表8 動機づけ支援に用いる歯科領域と基本的な内容（米国の5Rによる）

5つのR	歯科領域の内容	基本的な内容
関連 (Relevance)	患者の口腔症状や歯科治療と関連づけて示す。	禁煙することとの関連を示す。患者に特別な意味のあることを示す。
危険 (Risk)	口腔症状の悪化や歯科治療効果の低下を示すとともに、全身の健康リスクや受動喫煙のリスクを示唆する。	患者に最も関連するものに焦点が当たるように、喫煙継続のマイナス効果に患者が気づくように尋ねる。
報酬 (Rewards)	禁煙することによる口腔の健康の改善や治療効果の回復を示す。受動喫煙のリスクがなくなることを示唆する。	患者に最も関連するものに焦点が当たるように、禁煙によるプラス効果に患者が気づくように尋ねる。
障壁 (Roadblocks)	口腔清掃や甘味摂取の改善の経験を尋ねる。禁煙への問題解決に繋がることが期待できる。	禁煙への障壁や禁煙を妨害するものを見つけるように尋ねる。問題解決の方法の提案の示唆に繋がることが期待できる。
反復 (Repetition)	歯科受診の機会は、繰り返されるので、反復した介入には都合が良い。	動機づけが不十分な間、繰り返す。禁煙達成までは、禁煙試行を繰り返すことが一般的であることを伝える。

※患者が現在受けている治療に関する内容ついては、関係・危険・反復を強化して行う。

病のリスク要因であることに加えて歯周病と繋がりのある NCDs 等の全身性疾患と共通のリスク要因である説明に対する受容性も高いと思われる。

「障壁」については歯科固有の内容は少ない。内容としては、ニコチン離脱症状、失敗を恐れる、体重増加、支援の不足、抑うつ、喫煙を楽しむ、喫煙仲間、効果的な禁煙方法の知識不足などがある。歯科領域と関連する内容では、離脱症状の一部に口腔の潰瘍があり、禁煙直後から 2 週間以内に約 40%の喫煙者が経験するという報告がある[12]。また、口腔清掃や甘味食品摂取習慣の改善の経験を尋ねることをきっかけにして障壁の会話に繋げることが期待できる。

(2) 口腔の状況との関連づけ

喫煙と関連づける口腔の疾患や症状、歯科診療の内容は、歯科臨床の場面では、医療面接からはじまり、喫煙歴の記録と確認、口腔の診察・検査と診断、治療計画の説明と処置に分けられる（表 9）。動機づけ支援のために用いることのできる内容は多い。歯科受診の主要な目的は歯科治療を受けることなので、歯科治療と喫煙との関連を想起させるメッセージは患者の受容性が高い。

歯周病や歯の喪失、口腔がんといった喫煙による健康被害は、一般に、喫煙を始めてから相当たってからしか自覚されない。このため、喫煙の影響なのか、そうでないのかが明確ではなく、自分自身への関心事として捉えられにくい。一方、口腔の影響には、歯や歯肉の着色や口臭に代表されるように、本人だけでなく、友人など身近な人々にも認知されやすい性質がある。これらの影響は、若者への禁煙の動機づけに用いられる。さらに、親の喫煙が子の健康に及ぼす影響は禁煙の動機づけ支援の内容として重要である。

喫煙の害を言葉だけでなく視覚的に認識することは禁煙の動機づけに効果的である。口腔への影響は喫煙者本人が確認できるという特徴があり、喫煙者にとって健康の専門家から喫煙の影響が自分の身体に及んでいることを認識することの動機づけ効果は高い。米国では口腔がんのハイリスクの患者には、口腔粘膜のセルフチェックを行うように推奨されている。口腔は喫煙者自身が喫煙

表9 歯科臨床の場面ごとに喫煙と関連づける口腔の疾患や症状、歯科診療の内容

場　面		関連づける内容
医療面接（病歴、喫煙歴）		病歴と喫煙歴の関係
診療録、医療記録の確認（喫煙歴）		喫煙歴と診療と関係
口腔の診察・検査	顎関節、顔面	顎関節症のリスク、喫煙者口唇、皮膚の皺
	口腔粘膜、舌	口腔がん、白板症、ニコチン性口内炎等口腔粘膜の異常のリスク、味覚
	歯周組織	歯周組織の破壊（コラーゲン繊維、歯槽骨、アタッチメント）、免疫機能、微小循環、歯肉メラニン色素着色
	歯	歯の喪失のリスク、歯の着色
	その他	口臭、歯周ポケット細菌叢の病原性、歯石、唾液の性状
充填処置、根管治療、補綴物の装着時		前歯部充填物の着色、根管治療、歯の早期喪失に伴う充填物・補綴物の維持
歯周病治療、メインテナンス		歯周病治療の効果、予後の不良、歯の早期喪失、歯周病の進行
インプラント治療		インプラント失敗のリスク
抜歯手術、歯肉膿瘍		抜歯後の創傷治癒、ドライソケット、歯石による歯周ポケット上皮の損傷
子どものう蝕、子どもの歯肉メラニン色素沈着、歯周病		受動喫煙との関連の指摘がある

の健康影響を比較的容易に認識できるため、口腔粘膜に焦点をあてた喫煙の影響のカラー版のスクリーニングガイドが医科でも多く用いられた[13]。

　喫煙者の年齢や性別、職業、家族構成に応じた喫煙の口腔領域への影響の使い分けができる。たとえば、歯への色素沈着、歯肉口唇へのメラニン色素沈着、口唇周囲の皮膚の皺は、審美的な影響として見栄えを気にしやすい若者や女性との会話で話題にするとよい。接客業に従事する喫煙者には、たばこ口臭の話題を用いるとよい。口唇・口蓋裂、子どものう蝕や歯肉のメラニン色素沈着は、子や孫のいる年代や、まもなく、子どもが生まれる喫煙者の意識を刺激する。白板症、喫煙者口蓋、喫煙者口唇などの口腔粘膜への影響は、がんのリスクを想起させる例として用いることができる。歯の早期喪失、歯周病、根面のう蝕（歯周病の進展に伴う歯根面露出が原因と推定される）は、多くの歯科患者に

当てはまる話題である。歯石沈着は歯の表面を舌で触らせる行動で体験でき、歯の着色は鏡で認識できる。禁煙補助薬のニコチンガムのホワイトニング効果が無作為化比較試験により報告されている。日本の市販薬にも同様の成分が含まれており、禁煙の動機づけに有用である[14]。

治療効果に喫煙の影響が及ぶことは歯科の特徴であり、禁煙治療を受ける歯科受診者の禁煙動機に重要である。歯周病の治療、抜歯後の創傷治癒、インプラント治療、前歯の充填物、補綴物の装着に影響する歯の喪失などがある。また、禁煙により歯周治療の効果が向上する。こうした歯科治療の計画説明には喫煙の影響と禁煙の効果の説明は欠かせない。

（3）動機づけ支援の手順と方法

動機づけ支援では、禁煙試行の意志のない患者に対して、5つのRの話題について、禁煙に方向性をもたせた患者中心のカウンセリングを行う（表10）。カウンセリングの技法は動機づけ面接として確立している[8]。

歯の着色を例に挙げる。歯の着色を気にしている受診者には、「喫煙は歯が黒くなる原因になります。（手鏡を見せて）○○さんの前歯の歯と歯の隙間のこうした着色は、たばこを吸っていることが着色を増強しているのでしょう。」などと、5Rの関連づけ（Relevance）の会話を行い、「○○さんは、喫煙を続けると、歯の着色以外に身体の他の部分では、どのような危険があるとお考えですか。」と、少し方向性をもたせ開かれた質問を使って、喫煙のマイナスの可能性を見出すように尋ねることができる。また、「これから○○さんの歯をクリーニングします。歯への色素の再沈着は禁煙することで減少します。」などと歯科治療と関連づけて「禁煙すると他にどのような良いことがあると思いますか。」と尋ねて禁煙のプラス効果の可能性を見つけるように尋ねたりするきっかけにもなる。

動機づけ支援の話題のひとつである「禁煙による恩恵」の典型的な内容には以下のようなものがある。「健康が改善する」「食べ物がよく味わえる」「お小

表10　動機づけ支援の手順

手　順	内　容
喫煙歴記録	すべての患者の喫煙歴を明らかにし受診時にすぐにわかるようにしておく。
助言と評価	禁煙の助言を行い、禁煙試行の意志を調べる。
5つのR	動機づけカウンセリングの内容は5つのR（前述）に分類されて、これらを用いることで将来の禁煙試行を高めることができる。
簡易介入	患者自身が自ら行動を変えようと言葉にするなど、方向性をもち、かつ、患者中心のカウンセリングによる簡易な介入を行う。
両価性の状態	喫煙継続と禁煙の両価性の心理状態の患者に対して、変わろうとするチェンジトークや決意の言葉を選択的に引き出し、支援や強化を行う。
基本の原理	4つの基本となる原理 ①共感の表現：開かれた質問を用いる。聞き返す。基準を一致させる。主体性と権利を尊重する。 ②矛盾の発展：行動の現状と優先度・価値観・目標との矛盾への関心を引き出す。チェンジトークと決意の言葉を支援し強化する。行動変容への決意を構築し深化する。 ③抵抗の手懐け：抵抗をそらし聞き返す。情報提供の許可を得る。 ④自己効力感の支援：以前の成功経験をみつけて組み立てることを助ける。行動変容への第一歩を提案する。 これらに対して用いるカウンセリングスキルは特殊化されている。スタッフが「OARS」（開かれた質問、是認、聞き返し、要約）および「抵抗への応答」（繰り返し、増幅した聞き返し、二面性を持った聞き返し）等のスキルトレーニングを受けることは、診療で用いることができる簡易な動機づけ面接の実践に恩恵がある。

遣いが減らないでお金がたまる」「自分に気持ちが良い」「家、車、服、息の臭いが良くなる」「子どもの良い手本になり、親が禁煙すると子どもが将来喫煙する可能性が減る」「赤ちゃんや子どもがより健康になる」「からだが改善することを感じる」「身体運動がよりよく行える」「皮膚のしわが減ったり歯が白くなったりするなど、見栄えが良くなる」などである。

　患者の関心が高まってきた時には、禁煙を妨げるものが何かを考えてもらうように働きかけると動機が高まる。以下のような展開が予想されるので対処法についての準備をあらかじめしておくと良い。「退薬症状がでる」「失敗への心配や恐怖心がある」「体重が増加する」「禁煙のサポートがない」「抑うつ感が起こる」「たばこを愉しむ」「他の喫煙者と一緒にいる」「効果的な禁煙方法の

知識が限られている」などである。

5．禁煙支援

(1) 歯科における禁煙実行の支援

　歯科治療は比較的受診間隔が短く、定期健診や歯周病メインテナンスで長期にわたって受診する場合も多い。受診のたびに動機づけ支援を繰り返すことは、喫煙ステージの進行を促し、禁煙試行にまで至る症例もある[15]。また、長い受療期間中には、患者本人や家族の生活や健康上の変化があり、前回の受診時とはたばこに対する考え方が一変している場合もある。そのため、歯科受診のたびごとに禁煙の意志を確認することが重要であり、禁煙の意志を示した場合は速やかに禁煙実行の支援に移行する。

　歯科臨床では歯科治療と並行して禁煙支援を行う場合が多い。日常診療で無理なく行うためには、禁煙実行のヒントや禁煙の自信を強化するようなアドバイスを短時間で行う。歯科疾患管理や歯科衛生実地指導における提供文書に、禁煙実行のための個別化した文言を記述して有効に活用することも時間不足を補う方法である。歯科医師と歯科衛生士などのスタッフが連携して患者の禁煙を支援する、いわゆるチームアプローチの導入が、限られた時間の中で成果をあげるコツである。歯科医師がニコチン製剤の説明を行った後、喫煙欲求のコントロール法のアドバイスを歯科衛生士に引き継ぐようにすれば、1回あたりの指導時間が増加するだけでなく、質の高い支援の提供が可能になる。

　短時間の支援のみでは禁煙実行や維持が困難な場合は、患者からたばこについての思いを聴き、じっくり話し合う時間が必要になることもある。スケーリングやルートプレーニングの効果が低い歯周病患者や、インプラント治療や外科手術が予定されている患者は、治療効果の観点から特に禁煙の優先度が高い。忙しい日常診療の現場では、より多くの患者に短時間で行う支援と対象をしぼって集中的に行う支援を、患者や診療室の状況に応じて組み合わせながら実施す

ることが推奨される。

歯科健診における禁煙実行の支援は現時点ではほとんど行われていないが、特定健診と同様に喫煙者に禁煙勧奨をする機会とするべきである。歯科健診で禁煙のアドバイスを受けるという意外性がプラスに働くこともある。日本歯科医師会は行動変容のための保健指導を重視した成人歯科健診を推奨している[16]。

歯科健診は歯科臨床よりもさらに時間的な制約が大きく、受診者のフォローも困難な場合も多いことから、具体的な禁煙方法の情報提供を短時間で行う。受診者への結果通知の工夫や対象に合わせた補助教材の準備が必須である。

（２）禁煙方法の選択と支援

歯科は、口腔清掃指導などの行動変容支援に実績があり、その知識や技術を応用できる反面、現在の医療保険制度では禁煙治療の適用外であり、禁煙補助薬の処方にも制限がある。そのため、医科や薬局・薬店等との連携をとりながら禁煙支援を行うことが推奨される（表11）。現在、歯科で支援できる禁煙実行の方法には、自力禁煙、OTC医薬品の禁煙補助薬を用いた禁煙、医科の禁煙治療の3つの選択肢がある。禁煙方法の選択にあたっては、保健医療の専門家として助言するとともに、患者の希望や思いも考慮しながら話し合って決定するという姿勢が重要である。

自力禁煙を最初に選択する患者は比較的多いが、歯科でも専門的な支援ができることを伝える。長年通院している患者や家族ぐるみで通院しているなど、すでに信頼関係が構築されている患者では、禁煙実行における助言を受け入れやすい。自力禁煙では、禁煙開始日の設定や喫煙欲求をコントロールする方法・禁煙後の離脱症状の対処についてのカウンセリングが中心となる。禁煙のためにできることを見つけ、問題の解決策を検討する。

以前に自力禁煙で失敗した喫煙者や起床直後に喫煙するなど、ニコチン依存度が高いと考えられる喫煙者には禁煙補助薬の使用を勧める。薬局・薬店で購入したOTC医薬品としてニコチンガムあるいはニコチンパッチを用いる方法

表11　歯科での禁煙実行の支援方法

禁煙方法	支援方法	内　容
自力禁煙	禁煙のための行動カウンセリング	禁煙開始日の設定 喫煙欲求のコントロール法 禁煙後の離脱症状の対処法
OTC禁煙補助薬の使用	禁煙補助薬の説明（禁煙のための行動カウンセリングも併用）	薬局・薬店等でOTC禁煙補助薬の購入指示 ・ニコチンパッチ ・ニコチンガム 薬剤の使用法や副作用、注意点を説明
医科の禁煙外来を受診	禁煙治療（保険適用）の説明	禁煙治療の説明 ○保険適用条件 ・ブリンクマン指数（喫煙本数×喫煙年数）が200以上 ・ニコチン依存症のスクリーニングテストが5点以上 ○治療内容 ・12週で5回の禁煙指導 ・禁煙補助剤の処方 　・バレニクリン（非ニコチン製剤） 　・ニコチンパッチ（高用量） ○紹介先医療機関の情報

と、医科の禁煙外来で薬を処方してもらう方法がある。医科の禁煙外来の受診が難しいが動機が高まっている場合は、OTC医薬品の禁煙補助薬を使って禁煙を始めてみることを勧める。ニコチンガムは義歯に付着しやすく、歯周病による動揺歯に影響を与えることもあるため、正しい使用法を説明する。ニコチンパッチは、皮膚のかぶれやかゆみなどの副作用が発現することがあるが、離脱症状を抑えたり、体重増加を遅らせる効果があることを伝える。OTC禁煙補助薬を使用した場合でも、行動カウンセリングは必須である。ニコチン依存症の疑いがある場合で本人が受療を希望する場合は、医科の禁煙外来の受診を勧奨する。医科の禁煙外来では、保険適用の条件を満たす場合に、非ニコチン製剤の飲み薬（バレニクリン）と医療用ニコチンパッチを用いた禁煙治療が可能となることを説明する。精神疾患など禁煙が困難な特性をもつ人やニコチン製剤の使用に医師の判断が必要である人にも医科での禁煙治療を勧める。近隣で禁煙治療を実施している医療機関のリストを作成しておき、受診を希望する

医療機関に電話で確認してから受診するように伝える。受診する医療機関が決まっていて、近いうちに通院可能な場合は、ニコチン依存症の疑いで紹介状（診療情報提供書）を作成する。歯科では Tobacco Dependence Screener (TDS) 5点以上の喫煙者が2/3を占める[6]。また、ニコチン依存度が高い20-30代の女性喫煙者も多く来院しているが、ブリンクマン指数の基準から禁煙治療の保険適用の条件を満たさない場合は、他の方法を選択する。

6．最近禁煙した者への禁煙継続の支援

喫煙の本質はニコチン依存であり再発しやすいため、禁煙の長期維持には再喫煙防止のための支援が欠かせない。継続的な受診が多い歯科では長期のフォローアップが実施できる。歯科治療のための受診時に合わせて支援を行うが、禁煙開始後3ヶ月内は特に再喫煙がおこりやすいことに留意する。禁煙開始直後の患者に対しては、禁煙のメリットに気づかせ、禁煙できていることを褒め、禁煙の継続を勧める。さらに、喫煙の再開につながりやすい状況を把握して、禁煙の持続に当たり発生が予想される問題の解決策を話し合う。再喫煙した場合は、問題点の検討や禁煙への再挑戦の打診を行うが、禁煙がうまくいかなかった患者の気持ちに配慮した支援を心がける。

禁煙後に発生しやすい問題には、支援不足、うつ状態、強い離脱症状、体重増加、吸ってしまった、などがある。これらの問題に対する個別の対処法[17]に加えて、歯科受診の特徴を活かした支援や口腔に関連づけた指導がいくつか考えられる。医科の禁煙治療を受けた場合は、歯科受診時に禁煙状況について尋ねて励ますなどのフォローアップを行い、禁煙開始3ヶ月以降の支援不足を補う。一方、禁煙外来では、禁煙治療終了時にかかりつけ歯科医でもフォローしてもらうよう伝える。禁煙後の離脱症状の一つに口腔内の潰瘍があり[12]、約40%に発現するという報告がある。口腔内の潰瘍の不快感が禁煙の継続の妨げとなる場合は、OTC禁煙補助薬を使用する禁煙方法に変更を助言する。体重

増加への対処では、禁煙による口腔状態の改善と関連づけて食生活の見直しについて話す。

7. 歯科口腔保健の推進

歯科領域における禁煙支援の場としては、歯科診療所における介入を中心に据えて、これまで記載した。歯科診療所以外でも、学校歯科保健、母子歯科保健や職域・地域での歯科検診の場が活用できる（表12）。ライフステージ別の保健事業のさまざまな場面では、その場面ごとに異なった制約があることが一般的である。それぞれの場面で利用できる介入の方法の工夫が重要である。

表12　歯科健診の場でのライフステージ別の短時間の動機づけ支援の例

	健　診	内　容
学齢期・青年期	学校歯科健診	誰もが乳歯の脱落による歯の交換を経験し、歯の生え変わりの記憶が新しいこの時期に、喫煙と歯周病の関係、歯周病による歯の喪失と喫煙の関係を通じた喫煙防止教育を行う。喫煙と口臭や歯肉メラニン色素沈着との関係の知識啓発を行う。
成人期（職域）	職域歯科健診	鏡をもたせて自分自身の口腔の健康への喫煙の影響を短時間で認識することができる。
妊産婦期	妊婦歯科健診 乳幼児歯科健診	口唇口蓋裂のリスクが高まる。受動喫煙は乳歯のう蝕との関連が指摘されており、ニコチンはう蝕原生細菌にも影響を及ぼす。
壮年期以降	歯周病検診、口腔がん検診	歯周病のリスクが高まる、出血が抑えられて歯周病の気づきが遅れる。口腔粘膜の劣化がすすむ。口腔がんのリスクが高まる。

【引用文献】

1) Cohen SJ, et al. Physician and dentist interventions for smoking cessation, In: Cohen SJ, et al. editors. Tobacco and the clinician. Interventions for medical and dental practice, Smoking and tobacco control monograph No.5, Bethesda, MD, USDHHS, PHS, NIH (NIH Publication #94-3693); 1994, p.113-142.

2) Hanioka T, et al. Tobacco interventions by dentists and dental hygienists. Japanese Dental Science Review 2013;49:47-56.

3) U. S. Department of Health and Human Services: The Health Consequences of Smoking: A Report of the Surgeon General. Atlanta, GA: U. S. Department of Health and Human Services, Centers for Disease Control and Prevention, National Center for Chronic Disease Prevention and Health Promotion, Office on Smoking and Health; 2004.

4) Hanioka T, et al. Causal assessment of smoking and tooth loss: A systematic review of observational studies. BMC Public Health 2011;11:221.

5) Glasgow RE, et al. Evaluating the public health impact of health promotion interventions: the RE-AIM framework. Am J Public Health 1999;89:1322-7.

6) Ojima M, et al. Necessity and readiness for smoking cessation intervention in dental clinics in Japan. J Epidemiol 2012;22:57-63.

7) Carr AB, et al. Interventions for tobacco cessation in the dental setting. Cochrane Database Syst Rev 2012;13;6:CD005084.

8) U. S. Department of Health and Human Services, Public Health Service. Treating Tobacco Use and Dependence: 2008 Update. Clinical Practice Guideline. Rockville, MD, 2008.

9) Hanioka T, et al. Patient feedback as a motivating force to quit smoking. Community Dent Oral Epidemiol 2007;35:310-7.

10) Rindal DB, et al. Computer-assisted guidance for dental office tobacco-cessation counseling. A randomized controlled trial. Am J Prev Med 2013; 44:260-4.
11) Warnakulasuriya S, et al. Oral health risks of tobacco use and effects of cessation. Int Dent J 2010;60:7-30.
12) Mills EJ, et al. Adverse events associated with nicotine replacement therapy (NRT) for smoking cessation. A systematic review and meta-analysis of one hundred and twenty studies involving 177,390 individuals. Tob Induc Dis 2010;8:8.
13) Mecklenburg RE, et al. How to help your patients stop using tobacco: a National Cancer Institute manual for the oral health team. Bethesda, Md.: NCI, NIH, PHS, USDHHS (NIH Publication 91-3191), 1991.
14) Whelton H, et al. Randomized controlled trial to evaluate tooth stain reduction with nicotine replacement gum during a smoking cessation program. BMC Oral Health 2012;12:13.
15) 小島美樹ほか. 歯科患者の喫煙への継続的介入に伴う禁煙ステージの移動. 日本公衛誌 2005;52:796-801.
16) 日本歯科医師会「標準的な成人歯科健診プログラム・保健指導マニュアル」https://www.jda.or.jp/program/
17) McEwen A, et al. Part Two: Practical Advice, 3 Brief interventions, 3.4 Reasons why stopping smoking can be difficult, 3.4.3 Tobacco withdrawal syndrome, In: Manual of smoking cessation: a guide for counselors and practitioners, Blackwell Publishing Ltd, Oxford, UK, pp. 47, 2006,

8．教育機会に使うメッセージのヒント集と禁煙支援会話集

　禁煙動機別に対応する3段階に用いるメッセージと会話例を紹介する（図3）。動機づけ支援を行う際の会話の際に用いるメッセージを11の場面を想定して記載した。動機づけ支援から実行支援、継続支援に向かう経路を3名の患者ケースで紹介した。ケース1は、歯周病で受診した患者、ケース2は定期健診、ケース3は補綴物の装着で受診した患者のケースである。

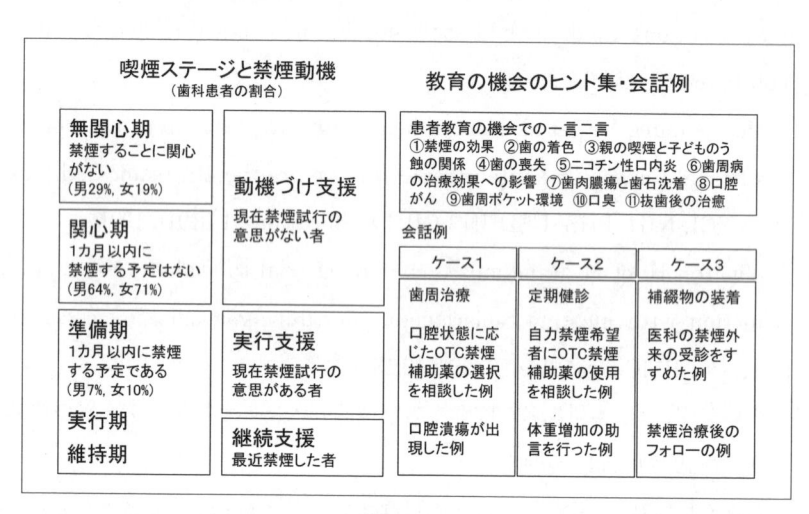

喫煙ステージと禁煙動機（歯科患者の割合）		教育の機会のヒント集・会話例		
無関心期 禁煙することに関心がない （男29%, 女19%）	動機づけ支援 現在禁煙試行の意思がない者	患者教育の機会での一言二言 ①禁煙の効果　②歯の着色　③親の喫煙と子どもの齲蝕の関係　④歯の喪失　⑤ニコチン性口内炎　⑥歯周病の治療効果への影響　⑦歯肉膿瘍と歯石沈着　⑧口腔がん　⑨歯周ポケット環境　⑩口臭　⑪抜歯後の治癒		
関心期 1カ月以内に禁煙する予定はない （男64%, 女71%）		会話例		
		ケース1	ケース2	ケース3
		歯周治療	定期健診	補綴物の装着
準備期 1カ月以内に禁煙する予定である （男7%, 女10%）	実行支援 現在禁煙試行の意思がある者	口腔状態に応じたOTC禁煙補助薬の選択を相談した例	自力禁煙希望者にOTC禁煙補助薬の使用を相談した例	医科の禁煙外来の受診をすすめた例
実行期 維持期	継続支援 最近禁煙した者	口腔潰瘍が出現した例	体重増加の助言を行った例	禁煙治療後のフォローの例

図3　禁煙ステージ別の患者教育メッセージのヒントと禁煙支援の会話例早見表

○患者教育の機会のメッセージのヒント

①禁煙の効果について

ひと言目 禁煙すると、歯の喪失、歯周病、口腔がんのリスクが減少します。
二言目に 禁煙直後から徐々にリスクが低下していきます。そして、禁煙は治療効果を改善することがあります。歯周病の細菌の病原性が弱くなり、治療の治りが良くなります。歯が長く維持できるために、歯の治療効果も長持ちします。
ポイント 特におすすめします。多くの対象者に用いるセリフです。

②歯の着色について

ひと言目 歯の着色の原因になります。歯についたニコチンやタールは歯周病やがんの原因にもあります。
二言目に 歯をきれいにする処置をしました。歯が黒くなる原因にたばこがあることはご存知ですね。口臭も、洗口液や歯磨剤で一時的に消えます。歯と歯の間の着色は消えませんが、特殊な器具できれいにできます。この際、禁煙も考えてみてください。
ポイント 特におすすめします。多くの対象者に用いるセリフです。

③親の喫煙と子どものう蝕の関係について

ひと言目 親の喫煙と子のむし歯：母親がたばこを吸っている場合、子どもがむし歯になる危険は、2倍になっています。
二言目に 親の喫煙と子のむし歯との間に関係があります。親にむし歯が多く、子どもにむし歯菌が早い時期に感染するとか、たばこの煙で子どもの免疫力が下がって、むし歯菌に感染しやすくなったりすると言われています。子どものために禁煙を考えてみませんか。
ポイント 特におすすめします。対象者は限られますが、理由を考えてもらうだけ、個人へのインパクトは大きいのでしょう。疫学研究の結果は原因と結果の証明が必要なことを示しています。

④歯の喪失について

ひと言目 20本以上の歯があると、しっかりと噛めます。たばこを吸と20本以上の歯を維持することが難しくなります。
二言目に 噛む機能を補う処置をしました。歯は20本あればしっかり噛めると言われています。歯は多い方が噛む能力は高まります。たばこを吸うと、早く、多くの歯が失われます。歯を支える組織が傷害されるからですが、たばこをやめることで回復していきます。

ポイント
特におすすめします。8020（ハイマルニイマル）は多くの人が知っています。

⑤ニコチン性口内炎（喫煙者口蓋）について

ひと言目
たばこの熱刺激で、粘膜が変化します。口の上側、奥の粘膜では、つばの出口の管が厚くなって、白い斑点が見えます。

二言目に
口の上側の奥の粘膜は、たばこの刺激の影響が強く現れます。白い斑点が、少し盛り上がったようになっているのは、つばが出でくる管の部分が、たばこの刺激で、ぶ厚くなって目立っているからです。たばこの刺激で、粘膜が変化しているのです。

ポイント
特におすすめします。対象はヘビースモーカーに限られますが、個人のインパクトは大きいことがわかっています。

⑥歯周病の治療効果への影響について

ひと言目
歯周病の治療効果：治療効果が少なくなります。治療効果が、40%～80%劣ります。そのために、検査や治療回数が多くなります。

二言目に
歯周病の治療を続けています。たばこのニコチンは、歯と骨を結びつける繊維を作る細胞を傷害して、歯と骨の結合を弱めます。歯周病の治療をしても、たばこを吸い続けるとその効果が半分以下に落ちることがあります。禁煙を考えてみませんか？

ポイント
おすすめします。科学的根拠の蓄積で治療効果に影響することが明確になりました。禁煙すると治療効果も回復することがわかってきました。

⑦歯肉膿瘍と歯石沈着について

ひと言目
たばこで唾液の性質が変わり、凸凹した歯石がつきやすくなって、その刺激で細菌が歯ぐきに入りやすくなり化膿し歯ぐきが腫れます。

二言目に
歯ぐきの腫れがおさまりました。たばこを吸う方は、歯ぐきがよく腫れると言われています。たばこにはニコチンを吸収しやすくするためにアンモニアが含まれているため唾液がアルカリになり、歯石がつき易くなります。たばこについて考えてみませんか？

ポイント
おすすめします。歯ぐきの腫れの対象者は限られますが、歯石沈着については、多くの患者が対象になります。

⑧口腔がんについて

ひと言目
口腔がんの死亡が5倍になります。ビールやウイスキーを飲むと発がん物質が溶けて粘膜を刺激します。

二言目に
お口の粘膜を診ましょう。たばこを吸っている男の方が口腔がんで亡くなる危険が5倍高まります。ビールやウイスキーを飲むと、さらに危険です。発がん物質が溶けて、粘膜への刺激が強まるからです。

ポイント
おすすめします。リスクの高い方の口腔粘膜の検査は重要です。

⑨歯周ポケット環境について

ひと言目
歯と歯ぐきの隙間の酸素が減り、歯周病菌が増えやすくなります。免疫力が低下し、歯周病の危険が高まり歯周病の重症化がすすみます。

二言目に
歯周病の治療を始めています。歯周病になると歯ぐきは引き締まらずに緩んできます。たばこを吸い続けている方の歯ぐきの色は、血の巡りが悪いので、一見、健康そうにみえていても、奥の方の酸素が少ない環境で、歯周病菌が増え易くなると思われます。最近、歯周病の細菌の病原性が喫煙で高まり、歯周病の治療で細菌が一旦減っても、病原性の強い細菌が復活することが判りました。

ポイント
おすすめします。多くの方が対象になります。細菌の病原性が強化されてバイオフィルムの病原性が高まることは新しい知見です。

⑩口臭について

ひと言目
喫煙は口臭の原因になります。たばこを吸う人はたばこの臭いがわかりません。気づかないまま、相手に不快感を与えます。

二言目に
歯周病細菌を減らし、舌についた細菌を除去する方法を説明しました。たばこによる口臭も独特の臭いがあります。しかし、たばこを吸っている方は、臭いの感覚が一時的に弱っているので気づきません。たばこをやめると臭いの感覚が回復します。

ポイント
おすすめします。多くの方が対象になります。

⑪抜歯後の治癒について

ひと言目
歯を抜いた後の傷口が、うまくふさがらず、歯を抜いた後の痛みが長く続くことがあります。

二言目に
歯を抜きました。抜いた傷が治るのに相当の歳月がかかります。血が肉に替わり傷口をふさぎ、骨で埋まります。治りが悪くなりますのでたばこは吸わないでください。たばこを吸われている方で痛みが続く場合もあります。禁煙を続けませんか？

ポイント
おすすめします。対象者は少ないですが、外科手術への影響のインパクトは高いという結果でした。

○禁煙支援の会話例

ケース1：55歳男性　喫煙本数：20本／日

【動機付け支援】歯周治療の開始時を利用した例
＜歯科医師による検査と診察＞
歯科医師　　歯ぐきの検査の結果、下の奥歯に歯周病が進みかけている兆候があります。
患者　　　　えっ、以前にも歯周病で歯を抜いたことがあるのですが、また歯周病ですか？
歯科医師　　はい。歯ぐきの溝の深さが深くなっており、歯を支える骨が減ってきていることがわかります。
患者　　　　前から疑問に思っていたのですが、歯周病は歯磨きの時に歯ぐきから出血するときいたことがあります。私の場合、それがないのはどうしてでしょうか？
歯科医師　　一般に、歯ブラシ不足で歯垢がたまると歯磨きの時に出血しやすくなります。そういえば、○○さんはたばこを吸われますね。たばこを吸われる場合、歯垢がたまっても歯ぐきに炎症が起きにくくなり、出血も少なく、歯周病になっても気づきにくくなります。
患者　　　　あーそうだったのですか。歯ブラシの仕方とたばこが関係していたのですね。それにしても、今回の検査で歯周病が見つかって本当によかったです。
歯科医師　　そうですね。早期に発見できてよかったです。まだ初期の段階ですので、治療は歯石をとることと歯ブラシの指導が中心となります。それではまず、歯ブラシの正しいあて方について歯科衛生士が説明いたします。
患者　　　　わかりました。お願いします。

＜歯科医師から歯科衛生士への指導内容の指示＞
歯科医師　　○○さんのブラッシング指導をお願いします。歯頸部に歯ブラシがあたるように指導してください。たばこを吸われるのでその影響についてもふれてください。
歯科衛生士　はい、わかりました。

＜歯科衛生士による保健指導＞
歯科衛生士　赤く染まっている部分が磨き残しの部分です。歯と歯ぐきの境目に帯状に残っているのがわかりますか？
患者　　　　はい。朝磨いたのですが、いっぱい残っていますね。
歯科衛生士　○○さんの場合、歯ブラシの動かし方は今のままで結構ですので、当てる場所に注意してください。
患者　　　　歯と歯ぐきの境目に当てることが大事なのですね。
歯科衛生士　はい、そうです。こうやってこの部分の歯垢をこまめに取り除くことは、歯ぐきの治療を成功させ、また治療後も良い状態を保つことに役立ちます。しかし、○○さんの場合はたばこを吸われるので、治療の効果が出にくかったり、再発しやすかったりすることが考えられます。
患者　　　　さっき、先生もたばこのことを言われていました。たばこがそんなに歯ぐきに悪いとは知りませんでした。
歯科衛生士　これから始める歯ぐきの治療のためにも、禁煙されることをお勧めします。

<解説>禁煙の話をいきなり始めるのではなく、口腔に関連する喫煙のリスクや禁煙の効果を自然な会話の流れで話題にする。本例では、歯周検査後の説明では歯肉の出血が少ないこと、保健指導では歯周治療の効果が出にくいことを説明している。

【実行支援】患者の希望や口腔状態に応じた禁煙方法の選択を相談した例
歯科医師　○○さんが禁煙を考えておられると、歯科衛生士からおききしました。
患者　はい、たばこが身体に悪いことは知っていましたが、歯ぐきにも悪いことを先生や歯科衛生士さんからおききして、この機会に止めようかと思っていますが、上手くいくかどうかの自信がありません。
歯科医師　禁煙のお薬を使うと、禁煙の成功率が高くなるだけでなく、禁煙時のつらさも軽くなりますよ。
患者　お薬を使う禁煙方法にはどのようなものがありますか？
歯科医師　お医者さんで処方されるお薬を使う保険治療と、薬局や薬店で購入したお薬を使う方法があります。○○さんは喫煙本数が多くニコチン依存度も高いので、受診を希望されるのであれば禁煙治療を実施している病院を紹介いたします（医療機関のリストを見せる）。治療は3ヶ月で5回の受診になります。
患者　そうですね。いま歯の治療もしていますし、当分、別の病院に行く時間がなかなかとれないと思いますので、どうしたらいいか。
歯科医師　それでは、薬局や薬店で禁煙のお薬を購入して、まず禁煙を始められてはいかがでしょうか。ニコチンパッチとニコチンガムがあります。○○さんは左右の上の奥歯に入れ歯が入っているので、ニコチンガムは引っついてしまい、効果が出にくいかもしれませんので、貼るタイプのニコチンパッチをお勧めします。

<解説>禁煙方法の選択にあたっては、保健医療の専門家として助言するとともに、患者の希望や思いも考慮しながら話し合って決定する。本例では、医科の禁煙外来を受診する時間がない患者に、OTC禁煙補助薬を使用した禁煙開始を勧めている。さらに、義歯装着者であることを考慮して、ニコチンパッチの選択を助言している。

【継続支援】禁煙後に口腔内の潰瘍が出現した例
歯科医師　○○さん、今日は前回の歯ぐきの治療の続きをします。痛みなどはありませんでしたか？
患者　はい、大丈夫でした。
歯科医師　先週の土曜日から禁煙を始められる予定でしたが、どうでしたか？
患者　はい、無事に禁煙を始められました。ニコチンパッチが効いているのか、いまのところ1本も吸っていません。
歯科医師　それはよかったですね。前回、たばこを吸うきっかけを避ける方法もいくつか話し合いましたが、どの方法に効果があったのでしょうか？
患者　アルコールを控えたことがよかったと思います。ただ、口内炎ができてしまったのですが、お薬を使っていることと関係があるのでしょうか？
歯科医師　それは、ニコチンが身体から抜けていく時に出る症状の一つで、禁煙のお薬の副作用ではありません。ニコチンパッチには口内炎の症状を和らげる効果がありますので、続けて使用してください。禁煙後にできる口内炎がひどくはなることは少ないですが、症状が続くようでしたらご相談ください。

<解説>口腔内に発現する潰瘍については、歯科で質問されることも多い。禁煙後の離脱症状の一つであり、禁煙補助薬の副作用ではないこと、ニコチンパッチは離脱症状を和らげる効果があることを説明する。

ケース2：30歳女性　喫煙本数：10本未満／日

【動機付け支援】定期健診の機会を利用した例

<歯科医師による検査と診察>

歯科医師	お口の中をチェックしたところ、下の前歯の裏側に歯石がたまってきています。（鏡を持たせて）ここを見てみてください。
患者	あー、本当だ、ついていますね。歯石ってすぐたまるのですね。
歯科医師	歯石は磨き残した歯垢が硬くなったものです。この部分のように唾液が出てくる場所にはたまりやすいことがわかっています。そういえば、○○さんはたばこを吸われますね。たばこを吸われる場合、口の中が歯石ができやすい状態になるといわれています。
患者	あーそうだったのですか。唾液とたばこが関係していたのですね。それにしても、下の前歯は歯磨きが難しいですね。
歯科医師	そうですね。○○さんの場合、歯がでこぼこしているので磨きにくいようです。それでは今日は、この部分にポイントをしぼって歯ブラシ法を確認してみましょう。
患者	わかりました。お願いします。

<歯科医師から歯科衛生士への指導内容の指示>

歯科医師	○○さんのブラッシング指導をお願いします。下顎叢生部のブラッシング法を指導してください。たばこを吸われるのでその影響についてもふれてください。
歯科衛生士	はい、わかりました。

<歯科衛生士による保健指導>

歯科衛生士	この部分は普通の歯ブラシだけでは難しいので、こういう先が細くなった歯ブラシを使われてはいかがでしょうか。
患者	そうですね。これなら歯がへこんだ部分にもうまく入りますね。この黒くなっているのもとれますか？
歯科衛生士	これはたばこによるものですね。こちらの器械を使用すればとれますが、残念ながら歯磨きだけでとることは難しいです。ニコチンやタールを含んでいるので歯周病やがんの原因にもなります。
患者	思っていた以上にたばこは口に悪いみたいですね。禁煙について改めて考えてみます。
歯科衛生士	そうですね。私たちも禁煙のお手伝いができますので、いつでもおっしゃってください。

<解説>歯科では、口腔状態を見せながら、喫煙の口腔への影響を話題にすることができる。本例では、歯石の付着や歯の着色の説明から、すぐに除去するという処置の説明に移らず、喫煙と関連づけた会話をしている。また、患者が禁煙に関心を示した場合は支援できることを伝える。

【実行支援】自力禁煙希望者にOTC禁煙補助薬の使用を勧めた例

歯科衛生士	○○さん、歯ブラシが歯のでこぼこ部分にうまく当たるようになりましたね。歯ぐきの状態もよくなっています。これを機会に禁煙にも挑戦されてはいかがでしょうか。
患者	はい、吸う本数は多くないのですが、たばこは歯が黒くなるだけでなく、口にもかなり悪いとおききしましたので、きっぱり止めたいと思います。以前に自力で禁煙した時は1週間続きましたので、今回も自力でがんばってみようと思います。
歯科衛生士	自力で1週間の禁煙を続けられたのはすごいですね。ただ、禁煙のお薬を使うと、禁煙の成功率が高くなるだけでなく、禁煙時のつらさも軽くなります。
患者	そうなのですか。お薬を使う禁煙方法にはどのようなものがありますか？
歯科衛生士	お医者さんで処方されるお薬を使う保険治療と、薬局や薬店で購入したお薬を使う方法があります。○○さんの場合は喫煙本数が少ないので、保険適用の条件を満たしませんので、薬局や薬店で禁煙のお薬を購入して試されてはいかがでしょうか。ニコチンパッチとニコチンガムがあり、それぞれの利点と副作用はこれです（禁煙補助薬の比較説明表を見せる）。
患者	突然吸いたくなることがあるので、ニコチンガムを買って試してみたいです。
歯科衛生士	わかりました。それでは、ニコチンガムの使い方を簡単に説明します。

<解説>歯科では自力禁煙を選択する患者も多いが、禁煙補助薬を使うことが効果的であることを説明する。医科の禁煙治療の保険適用条件を満たさない場合は、OTC禁煙補助薬を使って禁煙を始めることを勧める。

【継続支援】体重増加の助言を行った例

歯科衛生士	○○さん、その後、たばこのほうはいかがですか？
患者	はい、いまのところ、吸わないでいられています。吸いたくなったらニコチンガムを使っています。
歯科衛生士	それは良かったですね。1ヶ月の禁煙中に何か問題はありませんでしたか？
患者	禁煙後に食べ過ぎてしまい、体重が2kg増えてしまいました。
歯科衛生士	禁煙するとニコチンの作用がなくなって食欲が増加するのです。体重増加は一時的ですし、2kgくらいであれば心配ありません。ただ、これ以上体重を増やさないような対策を考えておく必要がありますが、何かお考えはありますか？
患者	1回に食べるご飯の量が実際に増えているので、まずこれをもとにもどすようにしてみます。
歯科衛生士	それはよいと思います。また、禁煙がもう少し安定したら、食事バランスも見直されてはどうでしょうか。禁煙により歯ぐきもしっかりして、野菜などもよく噛めるようになると思います。

<解説>体重増加は、禁煙を維持する上で、特に女性で問題となりやすい。歯科では、体重増加への対処として、禁煙による口腔状態の改善と食生活を関連づけた助言もしやすい。

ケース3：40歳男性　喫煙本数：40本／日

【動機付け支援】補綴物の装着の機会を利用した例

<歯科医師による検査と診察>
歯科医師　前回、仮留めした右上奥歯のブリッジの具合はどうですか？
患者　　　特に問題なくかめるようです。
歯科医師　それはよかったです。それでは今日は本留めします。
患者　　　長持ちするでしょうか？
歯科医師　ブリッジを支えている歯がしっかりしていれば長持ちすることが多いですので、歯周病にならないようにすることが第1です。そういえば、○○さんはたばこを吸われますね。たばこも歯周病を進行させる原因となります。
患者　　　あーそうですか。歯周病の予防が大事ということですね。歯ブラシの仕方は今まで通りでいいでしょうか？
歯科医師　今までされていた磨き方だけでは、ブリッジの周りをきれいにすることは難しいので、その部分にあった歯磨きの方法を歯科衛生士が説明いたします。
患者　　　わかりました。お願いします。

<歯科医師から歯科衛生士への指導内容の指示>
歯科医師　○○さんのブラッシング指導をお願いします。右上ブリッジ部分の歯間ブラシの使い方を指導してください。たばこを吸われるのでその影響についてもふれてください。
歯科衛生士　はい、わかりました。

<歯科衛生士による保健指導>
歯科衛生士　この部分は普通の歯ブラシでは難しいので、歯間ブラシを使われることをお勧めします。
患者　　　支えになっている歯と歯の間に入れるのですね。
歯科衛生士　はい、そうです。こうやってこの部分の歯垢をこまめに取り除くことは、ブリッジを支える歯を長持ちさせることに役立ちます。しかし、○○さんの場合はたばこを吸われるので、ブリッジを支える歯が、歯周病によって抜けてしまう可能性は吸わない人よりも高いです。
患者　　　さっき、先生もたばこのことを言われていました。これまで、歯磨き不足が歯に良くないことはなんとなくわかっていたのですが、たばこが口にこんなに悪いとはあまり知りませんでした。
歯科衛生士　そうですね。今日、入れられるブリッジを長持ちさせるためにも、禁煙を考えてみられてはどうでしょうか。

<解説>本例では、ブリッジが長持ちするか？　という患者の質問を始まりとして、歯周病と歯周病による支台歯の喪失にたばこが関連することを会話の流れに組み込み、禁煙を考えるきっかけとしている。

【実行支援】医科の禁煙外来受診の勧奨した例

歯科医師　○○さんが禁煙を考えておられると、歯科衛生士から聞きしました。
患者　　　以前に薬局でニコチンパッチを買って一度禁煙できたのですが、また吸うようになってしまいました。でも、今回はブリッジも大事にしたいですし、なんとかして止めたいと思っています。

歯科医師	○○さんはニコチン依存度が高いので、さらに効果が高いお薬を使った禁煙方法をお勧めします。医科では保険で飲み薬を使った禁煙治療を受けることができますが、現在、歯科は適用外となっています。保険適用の条件は満たされていますので、受診を希望されるのであれば、医科の禁煙外来をご紹介いたしますがいかがでしょうか？（医療機関のリストを見せる）
患者	この病院は一度行ったことがあります。ちょうど仕事が一段落したところなので、禁煙外来を受診してみたいと思います。
歯科医師	わかりました。紹介状をご用意いたしますので、それをお持ちになって受診してください。
<解説>ニコチン依存症の疑いのある患者に、非ニコチン製剤を用いた医科の禁煙治療を受けることを勧めている。紹介状（診療情報提供書）を作成して、禁煙したいという気持ちが高まっている時に受診するように働きかけている。	

【維持支援】医科の禁煙外来を紹介後のフォローの例

歯科医師	○○さん、今日は3ヶ月定期健診ですね。何か変わったことはありませんか？
患者	また歯石がたまってきた気がします。
歯科医師	わかりました。歯肉の検査をしてクリーニングをします。それから、前回、禁煙治療のお話をしましたが、禁煙外来を受診されましたか？
患者	はい、紹介していただいた病院に行ってきました。飲み薬を処方してもらって、来週5回目の受診の予定です。いまのところ、禁煙が続いています。
歯科医師	それはよかったですね。3ヶ月近くも禁煙ができているということで、よく頑張られましたね。禁煙治療を最後まで受けられた方は禁煙成功率が高いといわれています。このまま治療を続けてくださいね。
患者	わかりました。あと1回ですね。
歯科医師	お医者さんでの禁煙治療終了後も、こちらに定期健診に来られた時には、禁煙が続くようにサポートしていきますね。
<解説>医科の禁煙外来の紹介した場合でも、定期健診の機会などを利用してフォローを行うと禁煙治療を継続しやすくなる。また、禁煙開始後3ヶ月以降は、禁煙治療終了後の支援不足を補う目的もある。	

エッセイ「たばこについて最近思うこと」
～受動喫煙を避けるための積極的行動考～

一般財団法人宮城県成人病予防協会学術・研究開発室長　小島　光洋

1．嫌煙権から受動喫煙防止への発展

　平成14年（2002年）に健康増進法第25条が受動喫煙防止を謳ったことで、喫煙がどこでも許される状態ではなくなった。努力義務ではあるが、多数の者が利用する施設の管理者に対し、利用者の受動喫煙を防止するための措置を求めたのである。

　非喫煙者にとっては、受動喫煙の状況に至ったときに、「喫煙者に喫煙を止めてもらう」、「我慢する」、「その場から去る」という当事者間での対応に加え、施設管理者に「困っているから何とかして欲しい」と要求できる選択肢が得られた。

　施設管理者から見れば、受動喫煙の場面が生じた際にその都度対応するのは、手間のかかる仕事である。多くの施設で、「健康増進法の規定により」で始まる掲示が出され、禁煙化が図られた。非喫煙者は、「たばこの煙から逃れたい」という気持ちをその場で表明し喫煙者と交渉するという、本来は必要のない煩わしさから大きく解放された。

　今日からすれば当たり前の内容であるが嫌煙権という概念が1970年代に生まれている。これで理論武装して交渉をしなければならなかった時代からすると、隔世の感がある。嫌煙権が生まれてから四半世紀後に健康増進法が受動喫煙防止を謳い、このことで社会が大きく舵を切ることになったのは評価されるべきと考える。たばこの問題は、個人のレベルを超え社会のレベルへ展開することになった。

2．受動喫煙は紛れもない喫煙

　ところで、特定健康診査・特定保健指導の対象は個人である。社会的には医療費の適正化を謳っているが、予防医学を経済的効果から議論することの意味が小さいとは予防医学の先駆者ジェフリー・ローズ（Geoffrey Rose）の指摘するところである。特定健康診査と特定保健指導が、予防医学の考え方に馴染まないと感じさせる点となっている。特定健康診査と特定保健指導の実施が、伝統的な公衆衛生の推進体制を離れアウトソーシングの対象となったことの一因であろう。

　伝統的な公衆衛生とは、という議論はここでは割愛する。しかし、特定健康診査と特定保健指導を伝統的な公衆衛生の立場から見たときに感じる違和感は、個人ごとのリスク評価とリスク管理に終始していて、個人を超えた部分を切り捨てているかの印象から発する。

　特に、たばこの健康への影響については、その個人の喫煙の問題しか扱えないため、隔靴掻痒の思いが生じる。受動喫煙を含めて喫煙の健康への悪影響は、メタボリック・シンドロームかどうかにかからず、いや健診での所見の有無にかかわらず存在するのではないか。そして、特定健康診査と特定保健指導が糖尿病その他の生活習慣病をターゲットするのであれば、なおのこと受動喫煙対策を前面に出して行なわければならない。

3．積極的な受動喫煙回避の必要性

　禁煙者に対する禁煙指導は、手引きの作成など着実に前進している。しかし、特定保健指導の支援対象になった非喫煙者の場合はどうだろうか。彼らの受動喫煙は能動喫煙と同様に対処すべきであろう。健康増進法に定められたように、受動喫煙防止は環境面を中心にしている。これを特定保健指導のフレームに入れることで個人のレベルでも喫煙曝露を減らせないか、というのが課題として

見えてくる。

　単純にいえば、能動喫煙者が喫煙を自分の意思でやめるのと同じように、「受動喫煙を自分の意思でやめる」ことを目指すことになる。このことは、実は、特定保健指導の支援対象者が受動喫煙防止対策の先頭に立つことを意味する。明らかに個人を対象にしているかに見える特定健康診査と特定保健指導が、支援対象者を介して、環境、すなわち生活の場に働きかけるポピュレーション・ストラテジーに変わるという妙味が生まれるのである。

　特定保健指導の支援対象者がたばこの煙を避けるために採る方法は、一般の人のそれと基本的に異なるものではない。ただ、本人の主張・申し出に保健指導という援護が加わり、「保健指導により受動喫煙を止められているから」という説明が可能となる。「保健指導により」は「医師（病院）から」と言い換えてもよいだろう。このとき、特定保健指導の支援対象者の立場は社会から配慮を受けるべき弱者となる。

4．非喫煙者への配慮は弱者への配慮

　自分が弱者であることを申し出るのは意外に効果的である。筆者自身、バス停でよくこの方法を使う。「（気管支が弱く）ぜんそく気味なので、離れたところでたばこを吸っていただけませんか」と。今日ではバス停は禁煙場所と認識されているはずなのだが、屋外であり、またバスを待つ時間を潰さなければならないという状況なので、しばしば喫煙する者が現れる。「バス停での喫煙はマナーに反する」と言うよりも角が立ちにくいであろう。副流煙の刺激に対しては健康な気管支粘膜であっても抵抗しがたい、ただそのことを言っているに過ぎないのであるが。

　副流煙の刺激でどれだけ粘膜がダメージを受けるかは、飲食店にいるとき近くでたばこを吸われると鼻腔や咽頭の感覚が失われることからも推察することができる。洒落たレストランでワインと料理に舌鼓を打っているとき、隣のテー

ブルに座った新しい客がいきなり喫煙を始め、その煙でそれまでのいい気分がすべて飛んでしまったような経験を非喫煙者はお持ちのことだろう。ワインと料理の香りと味のすべてが副流煙のそれに置き換わり、さらに嗅覚と味覚が失われるという恐ろしい体験の場と化す。

　小規模飲食店は対策の難しい場所の一つである。なるほど健康増進法第25条の対象には飲食店があるものの、多数の者が利用する施設という範疇の話である。馴染みの客がほとんどの小規模な飲食店は、いわゆるお馴染みさんに喫煙者がいるためか、いまだに無頓着な場所を見かける。開業後間もないと思われる店で食事をしていたところ、私たちの後から入って来た客の求めに応じ灰皿を提供していた。幸いにも、料理をほとんど食べ終わり、注文中の料理がなかったため、直ちに席を立った。

5．飲食店の新たな工夫と取り組み

　上記のようなことは昔から営業している飲食店ではよく見かけた光景であるが、ここ数年、状況はかなり変化している。新しく開業した店では、完全に禁煙・分煙とはいかないまでも、客が非喫煙者であるかどうかに配慮するようになってきた。喫煙者を非喫煙者の近くに案内しない、あるいは非喫煙者の近くでは喫煙させないなどである。筆者は自分が非喫煙者であることを申し出ることにしている。こうすることで、馴染みの店では、店から他の客に喫煙を控えるように依頼がなされるようになった。

　このような配慮ができる店には非喫煙者が集まりやすいこともあるが、乗り物などで一定の時間たばこを吸わないという体験を人々が積み上げてきた実績に負うところも多い。健康増進法の成果である。特定保健指導の対象となった非喫煙者が、受動喫煙を忌避する態度を明確に主張することは当然のこととして受け入れられるはずである。弱者の権利に配慮しなければならないことを周囲はすでに承知している。

禁煙をより積極的に進める飲食店も最近増加している。非喫煙者が喫煙者の数を凌駕しているのだから、顧客獲得の点から禁煙は有力な市場戦略となる。「空気もご馳走のひとつだから！」は、そのような店の一つで見つけたキャッチコピーである。たばこの煙のないスペースが、商品となり販売されていることに等しい。「お酒とお料理の味と香りを楽しむために・・・なるべく禁煙です。」では、禁煙は酒と料理に与えられた付加価値となる。

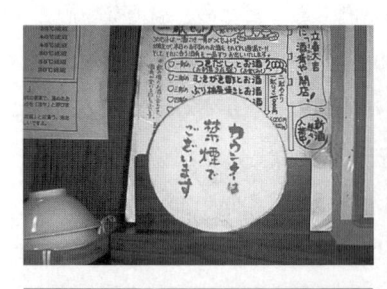

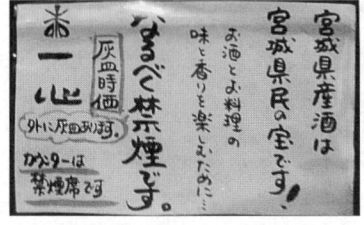

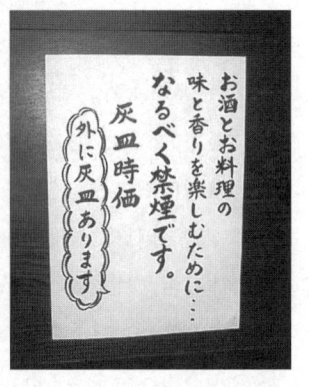

※写真の撮影と掲載に関しては店からご許可をいただいております。

ある居酒屋での禁煙を知らせる掲示（宮城県仙台市）

6．飲食の商品価値を下げるたばこの煙

　喫煙を意に介さない飲食店のこの問題への意識は、非喫煙者がたばこの煙を嫌がっているといった程度である。そう思わせる理由は、日本酒を頼んだときの反応から見て取れる。たいていは、冷蔵庫から出してきた酒瓶からグラスに注ぐか、冷蔵庫で冷やしてある 300ml の小瓶をグラスとともに出してくる。日本酒は冷やして飲むものと決めている。

　燗を頼むと、良くて、徳利に酒を入れて電子レンジで加温するか、1升瓶を

逆さに立てて置くとボタン一つで徳利1本分の加温した酒が出てくる自動酒燗器からの酒である。悪くすると、手間がかかるということで嫌な顔をされる。それどころか、場合によっては燗酒を飲むなんてとんでもないことと説教されることもある。

　実は日本酒には、温めて香りと味を楽しむという文化がある。香りも味も温度によって変化していくのである。そのため、日本酒には温度を表現する表現がある。もともと日本酒は温めて飲む酒であったため、温めない酒を「冷や」と言った。従って、「冷や」は常温のことであり、「冷酒」ではない。

　飲み頃の温度をどうするか。その決め手の一つが香りである。徳利に酒を注ぎ70℃ぐらいで湯煎する。すると酒の温度の上昇とともに香りがゆっくりと膨らんでくるのであるが、ある時点でちょうど花開くように一気に香りが開く瞬間がある。筆者はそのときを飲み頃の目安としている。専門的に燗酒を提供する店では温度計を用いた温度管理をしているところもある。

　味覚の受容体は舌だけでなく、軟口蓋など広く口と喉に分布している。風邪を引いて喉や鼻が腫れたときに味が分からなくなるのは、そのためである。江戸小咄に鰻の匂いの代金を巡る話があるように、食物を味わうには嗅覚も大きな役割を果たしている。日本酒、とりわけ燗酒の味わいは香りに依るところが大きく、口に含む前、口の中、のど越しとそれぞれを味わえるところに価値がある。決して酔うことを目的としたアルコール摂取ではない。

　たばこの煙はその価値を台無しにするのである。そのため、日本酒の燗を専門にする店のほとんどが禁煙とするか喫煙に厳しい制限を加えるのである。味わうために手間暇かけたものをたばこの煙は一瞬にして破壊してしまう。

　日本酒を例に出したが、なにもこれは日本酒に限ったことではない。飲食物すべてに当てはまることである。その点からは、食育で喫煙問題が充分扱われているとは言いがたい現状がある。公衆衛生に携わる者としては、この部分を補っていきたいところである。

　飲食店で、自分が公衆衛生関係者であることを明らかにしながら喫煙してい

る人間はもはや稀少種になったと思う。そう思いたい。飲食店では、必ず料理や飲み物の話題が出るだろう。そのときに、たばこの煙が飲食物の価値を台無しにするということを、（蘊蓄としてでも）添えて欲しい。周囲がそれを聞いている。インターネットブログの影響力に見られるように、口コミは有効なプロモーション戦略である。

日本酒の温度の呼称

呼び名	温度	目安
ゆきびえ 雪冷え	5℃	冷蔵庫内
はなびえ 花冷え	10℃	手や顔を洗うことはできるが、これ以上冷たくなると抵抗を感じる
すずびえ 涼冷え	15℃	気持ちの良いヒンヤリ感
ひや 冷や	常温（20℃前後）	室温
ひなたかん 日向燗	30℃	屋内プールの水温
ひとはだかん 人肌燗	35℃	冷たさは感じないが、暖かさを感じることもない
ぬるかん ぬる燗	40℃	風呂の湯温
じょうかん 上燗	45℃	熱く沸かしすぎた風呂の湯
あつかん 熱燗	50℃	一呼吸冷ましたくなる
とびきりかん 飛切燗	55℃〜	素手で徳利を持つのが難しい 少し熱くしすぎてしまったという感じ

温度はおおよそを示している。目安は筆者の感覚である。参考として記載した。

7．健康行動を導く要素
〜マーケティングとポピュレーション・ストラテジー

　Rose G は 1981 年の論文で、人々が健康行動をとるのは、病気の予防のためというよりも社会的圧力（social pressure）、経済性（economics）、利便性（convenience）のためと指摘した。禁煙や体重コントロールは人の目を気にするためであるし、バターからマーガリンへの切り替えが進んだのは、マーガリンの方が安価でまた冷蔵庫で保存しても固くならないためと解説している。

　健康増進法は社会的圧力を後押ししてくれる。それに対し、客としては、同じ値段であるならば、きれいな空気というご馳走が追加されたり、酒や料理の

味と香りが引き立つ方がよい。飲食店としては、非喫煙者と喫煙者との調整に気をかける必要がなくなるのは利便性の向上である。喫煙者が来店するのであれば、灰皿を準備しなければならないし、清掃の手間もより多くかかる。コスト削減の点からは廃止したい作業である。要するに、店内禁煙は、飲食店側にとって経済性と利便性の双方から好ましいはずである。

　Rose が提示した上記の考え方は当時画期的であり、その後のポピュレーション・ストラテジーの原型となった。今日に至るまで、予防医学の方法論として私たちに大きな影響を与えてきているのである。要となっているのは、人口集団の生活を調べることで介入方法をさがすと指摘している点である。病気の原因を求めそれを取り除くという医療者的考え方から離れ、集団として健康的な生活をもたらしている社会の力、すなわち人々が生活の中で行使している価値観や規範に目を向けるという考え方の転換があった。つまり、医療の枠を超えた生活の観察を基本に置いたのである。生活を観察することで介入の可能性は大きく広がる。

　ポピュレーション・ストラテジーについて、意外なところでその例が見つかった。日本海軍の脚気対策である。司馬遼太郎の小説で NHK がドラマ化した「坂の上の雲」では、1905 年の日本海海戦で日本海軍がロシア海軍主力のバルチック艦隊を破った歴史的事実を、一人の軍人の生涯を軸に描いている。主に、軍事と外交の視点からの描写である。

　しかし、もう一つこの海戦を決した要因に栄養問題があった。当時、長期の航海で乗組員たちを苦しめた疾患として壊血病と脚気があった。日本海海戦の時に、ロシア海軍は壊血病に悩まされていたのに対し、日本海軍は脚気を克服していたのである。

　明治期の日本は陸軍も海軍も脚気に悩まされていた。長い航海の時には、艦艇の乗組員のほとんどが罹患し航海に差し支えた。水兵の代わりに艦長自らが釜に石炭をくべたという記録まで残っている。ところが、外国の港に寄港するとパッタリと発病は止まり、患者も治癒するという事実から、食事内容に原因

があるのではないかと考えた。そこで、海軍では洋食化を進め、脚気をほとんど起こらなくすることに成功したのである。生活の観察から出発した対策である。鈴木梅太郎が、米糠から、のちにビタミンB1と命名されるオリザニンを抽出したのは1910年であった。

　この対策の中心人物が海軍軍医の高木兼寛で、慈恵医大の前身を創始したほか、日本で最初の看護学校を創立したことでも知られている。陸軍と海軍の脚気論争は、陸軍軍医だった森鷗外の医学者としての面をも明らかにして面白い。脚気が感染症であるとして食事対策を行わなかった陸軍の日露戦争での脚気による死亡者は3万人近くで、従軍者110万人の2.5%にのぼる。一方、海軍では従軍者3万9千人で、脚気による死亡者は0であったと言う。

8．予防医学や健康教育を一見離れたように見える対策の効果

　海軍がどのようにして洋食化を進めたのかは、興味深い。時代は明治の初期、しかも海軍に徴兵された水兵たちの出身は主に農家であり、洋食は見たこともないものであったはずである。そこで海軍が用いた方法は、一見しただけでは予防医学的対策とは思えない方法であった。洋食を日本人向けに調味したのである。そこから生まれたものの一つが、「肉じゃが」で、言ってみれば醤油と砂糖で味付けしたシチューである。「肉じゃが」の考案者は日本海海戦時に連合艦隊司令長官だった東郷平八郎であるという説があり、そうだとすると東郷平八郎は予防医学的に戦功があったと言えるかもしれない。

　なお、日本海軍では壊血病は問題にならなかったそうである。壊血病はビタミンCの不足で起こるが、海軍食では当初からジャガイモを多く用いていたためビタミンC不足には陥らなかったようである。ジャガイモが日本で普及したのは明治以降であるが、これには海軍食が一役買っている。海軍の兵士が除隊後にジャガイモを食べる習慣を故郷に持って帰ったということらしい。海軍がカレーライスの普及に一役買ったことは、多くの人が知っている通りである。

海軍がジャガイモを食事に採用したのが壊血病対策であったかどうかは定かではないが、洋食化による脚気対策やジャガイモによる壊血病予防対策が、ビタミンの概念が見いだされる30年以上も前に行われていたのである。疾病予防のポピュレーション・ストラテジーとしてばかりでなく、子供がカレーライスを好み、家庭や居酒屋の料理として肉じゃがが定番メニューとなっている我が国の食文化を考える上で看過できない出来事である。

日本におけるじゃがいもの普及

- じゃがいものルーツは南米ペルー（アンデス高地）
- 16世紀以降ヨーロッパの飢饉を救う
- 日本人がじゃがいもを食べるのは明治以降である
    - 1871年　北海道で栽培開始（黒田清隆）
    - 1907年　函館郊外でアイリッシュ・コブラー種の栽培開始
        - 川田龍吉男爵に因んで「男爵いも」と呼ばれる
- 日本でのじゃがいも普及には海軍が一役買っている
    - 海軍割烹術参考書. 1908年（明治41年）
        - 肉じゃが、カレーライス
        - じゃがいもを用いた食事の一般への普及
    - 日本海軍では壊血病の発生はなかった
        - じゃがいもを常食としていた
        - ビタミンCの発見は1920年

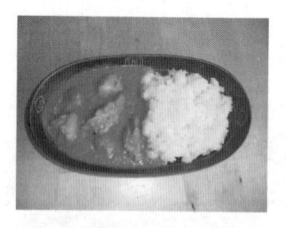

明治初期のカレー
1872年（明治5年）、料理書「西洋料理通」「西洋料理指南」で紹介される。
生姜・ニンニク・長葱を使用、鶏のエキスでダシをとっている。

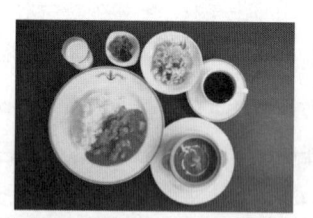

明治後期の海軍カレー
1908年（明治41年）、「海軍割烹術参考書」にカレイライスのレシピが掲載される。
カレー風味のシチューを、日本人の味覚に合うように小麦粉を加えてトロミをつけて、炊飯米にかけた。栄養バランスを考え、牛乳とサラダが添えられている。

提供：横須賀商工会議所

9．健康教育、マーケティング、法律の相補性

　Rose の考察には、マーケティングの考え方が色濃く含まれている。「健康な生活を売ります」というのがマーケティングである。今日の健康産業の拡大を見るまでもなく、マーケティングにとって健康は関心の対象である。

　Rothschild は、1999 年にマーケティングの雑誌に発表した論文で、人を健康的な行動に導く方法を、教育、マーケティング、法規制による方法に大別し、それぞれについて効果や適応について整理した。それに倣えば、教育的方法では病気の予防法を理解する、マーケティングでは経済的・利便的理由に惹かれる、法規制では人の目や罰則を恐れる、ということになる。

　教育的方法、マーケティング、法規制のどれが有効かは、消費者側の3つの要因から決まる。3つの要因とは、消費者の持つ欲求・意欲（Motivation）、消費者が利用できる機会（Opportunity）、消費者が実行するために必要な能力（Ability）、である。これら3つの要因に対し、教育は能力を高め、マーケティングは欲求を高めながら機会を増やし、法規制はどうにも欲求が生まれな

健康行動を導く3つの方法
(Rothschild ML. 1999)

- 教育的方法
  - 対象が利益に気づき自主的に行動するように、メッセージを送る。
  - 作用
    - 動機を少し高める
    - 機会が存在することを知らせる
    - 能力を高める
- マーケティング
  - 対象に自主的な変化を促すために、対象を取り巻く環境における刺激や結果を強める
  - 作用
    - 動機を適度に高める
    - 機会を創出する
    - 新しい技能の獲得を支援する
- 法規制
  - ある行動を強制する。不適切な行動に罰を与える
  - 作用
    - 動機が生じない時に法律が要求される
    - 法律で市場に介入する（補助金など）ことを通して、機会を創出する
    - 行動がとれない（能力に欠ける）人に欲求不満を生じさせる

3つの方法のどれが有効か？

- 方法の有効性に影響する3つの要因
  - 消費者の持つ欲求・意欲があるか？
    - Motivation
  - 消費者が利用できる機会があるか？
    - Opportunity
  - 消費者が行動するために必要な能力を有しているか？
    - Ability
- 8通りの組み合わせと方法の有効性
  - 次表

Rothschild ML: Carrots, sticks and promises: a conceptual framework for the behavior management of public health and social issues. J Marketing; 63:24-37. 1999

表：意欲・機会・能力のレベルから見た行動変容の方法

	意欲	機会	能力	健康行動への態度	適した方法
1	＋	＋	＋	行動する	教育
2	＋	＋	－	行動できない	教育 マーケティング
3	＋	－	＋	行動できない	マーケティング
4	＋	－	－	行動できない	教育 マーケティング
5	－	＋	＋	抵抗する	法律
6	－	＋	－	抵抗する	教育 マーケティング 法律
7	－	－	＋	抵抗する	マーケティング 法律
8	－	－	－	抵抗する	教育 マーケティング 法律

(Rothschild ML. 1999を改編)

いときに強制力を働かせる、という作用を主に持つ。

　欲求、機会、能力の有無の組み合わせで8通りのパターンが生まれるが、それぞれのパターンに対し、教育、マーケティング、法規制をどう組み合わせる

とよいかを表に示した。たとえば、パターン7のようにたばこの害を理解してもなお喫煙する人には、禁煙すると給料が上がるというように禁煙に踏み出すチャンスを与えながら、職場での喫煙を規制する、というようにマーケティングと法規制を組み合わせる。若い女性の喫煙率がなかなか下がらないのは、この両者ともに乏しいからではないだろうか。

10. 文化への働きかけ

マーケティングは「健康な生活を売る」活動であり、消費者に「健康な生活を買ってもらう」ことを目指す。これは個人レベルの生活習慣を越えて、文化に働きかけることである。

米国の文化人類学者でUCLAで公衆衛生学の教鞭を執ったFosterは、文化を「集団の構成員によって共有されている生活の共通様式」と定義し、用具, 技術, 社会制度, 行動様式, 態度, 信仰, 意欲, 価値体系などの総合体であるとした。そして、健康水準は、文化的な面の改善や変化の結果として変化すると述べている。

先年公開された映画「ALWAYS 三丁目の夕日」シリーズは昭和30年代の東京を描いているが、喫煙シーンが数多く出てくる。たばこが文化として生活の中に入り込んでいた時代であったことが回想できる。たばこが庶民にとって、ささやかな、しかし大きな楽しみであったのだろう。筆者の子供心の記憶では、喫煙の健康影響を話す人は誰一人いなかった。覚えているのは、「たばこを吸うのは大人になってから」という厳然たるルールである。そのルールの下で、子供が親の使いでたばこを買いに行かされるのは日常の光景で、そのたばこを吸うのは大人であることを誰も疑わなかった。

文化を変えるとは、旧い習慣の代わりに新しい習慣を住民が受け入れることである。実際には、新しい習慣を受け入れるようになった結果、旧い習慣が忘れ去られるという現象のようである。この点から、「健康な生活を買ってもら

う」というマーケティングの視点は重要である。消費者、すなわち住民が主体となり、自らの意志で新しい習慣を選択するからである。

11. 文化を変える住民の選択

　「健康のために」という推奨だけでは、住民が主体となるための押しが弱いという印象が拭えない。健康が具体的にイメージできないからである。一服のたばこに癒される人にとっては、一服することが健康のためなのかもしれない。すなわち、「健康な生活を買ってもらう」ことは、健康の具体的イメージを同時に買ってもらうことになる。Foster の言葉を借りれば、健康の価値体系と言える部分である。この中には Rose が利便性や経済性とした点も含まれてくる。

　非喫煙によって得られる健康に、病気に罹りにくくなるということがある。疾病罹患の危険度の問題である。この解釈が人によって異なることが、選択に際して問題となる。たとえば肺がんに関して、日本人男性喫煙者の1年間の肺がんでの死亡率が人口10万対150、非喫煙者の死亡率が10万対30であると考えてみよう。これは、日本人男性において、「肺がんでの死亡に関する喫煙の非喫煙に対する相対危険度は5である」一方で、寄与危険度から言えば「喫煙をする人の場合、吸わない場合に比べて、肺がんによる死亡は10万人当たり120人多くなる」ということを意味する。

　解釈は、その人の置かれた状況によって異なるだろう。身近にいるヘビースモーカーが肺がんになれば、喫煙により危険度が5倍になることを心配するだろうが、そうでなければ、「たばこが原因で肺がんになるのは、800人に1人に過ぎない」、「たばこを吸っても肺がんにならない人がたくさんいる」という反発が出てくるかもしれない。

　健康を自分のこととしてイメージしてもらうための材料を数多く用意し、住民の選択の幅を広げてあげる必要がある。健康について、住民の選択肢となり

うる具体的表象（イメージ）を示していくことであり、この部分を担うのがマーケティングである。

12. 私たちの挑戦　～既存の思考を越えて～

　特定健診・保健指導では、喫煙は保健指導の階層化の追加リスクの一つであり、喫煙対策の対象は主に喫煙者に向けられている。非喫煙者が受動喫煙することによるリスクの増加がこの制度では考慮されないこと、とりわけ喫煙しない特定保健指導の支援対象者が曝される受動喫煙を看過してはならないことはすでに述べた通りである。

　非喫煙者が受動喫煙を積極的に避けることは、喫煙者が禁煙するのと同等の意味がある。とりわけ、特定保健指導において積極的支援・動機付け支援を受けている対象者にとっての意味はことのほか大きい。受動喫煙の積極的な回避を彼らに対する指導に含めることは、この問題に対しての現実的な第一歩となりうる。特定保健指導を受けることから推察されるように、彼らは行動を変えることに意欲があり、また行動を起こす能力も持ち合わせていると思われるからである。

　「病院から止められている」などの口上の使い方を始め、受動喫煙を回避する行動がとりやすくなってきていることは確かである。飲食店を例としても、受動喫煙を積極的に回避しようという機運は高まっている。受動喫煙回避行動を保健指導の中に含める環境はすでに整っている。それと同時に、彼らが行動しやすくなるように環境面からの支援を行うことを、保健指導に携わる者、公衆衛生に携わる者として、視野に入れておきたい。飲食店を訪れた際には、禁煙・分煙の状況を必ず聞く。何も配慮がなければ、それが理由であることをはっきり伝えて入店しない。私たちには実行可能な行動である。彼らの行動と相まってマーケットを動かし受動喫煙防止活動を進めてくれるはずである。こうなれば、特定保健指導の対象者は受動喫煙防止の心強い仲間となる。

今なお、居酒屋と喫茶店は喫煙できる場所の代表のように考えられている。その考えは誤りである。本項で、たばこの煙が存在する場所では酒もコーヒーも味わうことができないことをご理解いただけたことと思う。たばこを吸えるようになっていれば、そこは「喫茶店」ではなく「喫煙店」である。「居酒屋では当然たばこを吸える」はずはなく、「たばこを吸える店は居酒屋と呼べない」のである。

　私たちが禁煙支援や受動喫煙防止で目指す先にあるのは、たばこの煙に隠れて見失ってしまっている自然の価値の再発見である。きれいでおいしい空気は、その代表であろう。「たばこの煙がない」ことで、「人生はもっとお得になる」はずである。

【参考文献】

1) Rose G: The Strategy of Preventive Medicine. 1992. Oxford University Press(New York)
（曽田研二・田中平三監訳：予防医学のストラテジー. 1998 年. 医学書院）
2) 小泉武夫: 日本酒百味百題. 2000 年. 柴田書店
3) 尾瀬あきら: 知識ゼロからの日本酒入門. 2001 年. 幻冬舎
4) Rose G: Strategy of prevention: lessons from cardiovascular disease. Br Med J (Clin Res Ed); 282(6279): 1847-1851. 1981
5) 加賀乙彦: 鷗外と茂吉. 1997 年. 潮出版社
6) 吉村昭: 白い航跡. 2009 年. 講談社文庫
7) 髙森直史: 海軍食グルメ物語. 2003 年. 光人社
8) Rothschild ML: Carrots, sticks and promises: a conceptual framework for the behavior management of public health and social issues. J Marketing; 63: 24-37. 1999
9) Foster GM: Guidelines to community development programs. Public Health Reports; 70(1): 19-24. 1955

第2部

健診等の保健事業の場における禁煙支援のための指導者用学習教材（全面改定版）

目　次

I．本教材のねらいと特徴 329

　　1．本教材のねらいと特徴 330

　　2．本教材の構成 330

II．知識編－講義「健診や保健事業の場で短時間でできる禁煙支援」 333

　　1．非感染性疾患(NCDs)対策における禁煙の意義 334

　　2．健診・保健指導などでできる短時間支援法 347

III．実践編－カウンセリング学習「短時間でできる禁煙の効果的な働きかけ」 374

　　1．健診や保健事業での禁煙支援の取り組み方 375

　　2．禁煙支援の実際－短時間支援（ABR方式） 377

　　3．禁煙支援の実際－標準的支援（ABC方式） 389

　　4．喫煙に関するフィードバック文例集 406

　　5．短時間の禁煙アドバイス－お役立ちセリフ集 409

IV．資料編－禁煙支援に役立つ教材や資料 425

　　1．保健指導のための禁煙支援簡易マニュアル 426

　　2．喫煙に関する質問票 437

　　3．喫煙者用リーフレット（短時間支援用） 438

　　4．喫煙者用ワークシート（標準的支援用） 440

Ⅰ．本教材のねらいと特徴

1. 本教材のねらいと特徴

本教材は、地域や職域の健診等の保健事業の場で、短時間で禁煙支援に取り組むための知識や方法を保健医療従事者に習得してもらうことを目的にした学習教材です。

知識編では、メタボリックシンドローム対策やNCD対策における禁煙支援の意義、健診や保健事業の場での禁煙支援の方法について講義を通して学習します。

実践編では、特定健診の場を例として、メタボリックシンドロームの有無に関わらず、喫煙者に対して短時間で行う禁煙支援の具体的な方法を学習します。

本教材の特徴は、①自己学習が可能な教材となっていること、②これまでの研究成果や経験を踏まえ、健診等の時間が限られた場面で実施可能な方法を提案していること、③カウンセリングの動画のほか、保健事業の場で使えるお役立ちセリフ集が紹介されるなど、実践的な内容であることです。

2. 本教材の構成

本教材は、印刷教材とDVD教材の2つから構成されています。それぞれの構成は、下記の表1の通りです。印刷教材に連動した講義やカウンセリングの動画がある場合は、印刷教材に合わせてDVD教材の動画を視聴しながら学習を進めてください。保健指導実施者用の簡易マニュアル、質問票、喫煙者用の教材については、DVD教材にPDFファイルとして提供しました。ご活用ください。

本学習時間の目安は約2～3時間です。

表1. 印刷教材とDVD教材の構成

学習内容	印刷教材	DVD教材
知識編－講義		
「健診や保健事業の場で短時間でできる禁煙支援」	○	○（動画）
実践編－カウンセリング学習		
1. 健診や保健事業での禁煙支援の取り組み方	○	
2. 禁煙支援の実際－短時間支援（ABR方式）	○	○（動画）
3. 禁煙支援の実際－標準的支援（ABC方式）	○	○（動画）
4. 喫煙に関するフィードバック文例集	○	
5. 短時間の禁煙アドバイス－お役立ちセリフ集	○	
資料編－禁煙支援に役立つ教材や資料		
1. 保健指導のための禁煙支援簡易マニュアル	○	○

2．喫煙に関する質問票	○	○
3．喫煙者用リーフレット（短時間支援用）	○	○
4．喫煙者用ワークシート（標準的支援用）	○	○

　DVD教材の内容は、表2の通りです。本DVD教材は、Macintoshのパソコンでの稼働を保証しておりません。Windowsのパソコンでご使用ください。

表2．DVD教材の内容

テキストのタイトル	内容	ファイル名
動画1	講義（前半） 「健診や保健事業の場で短時間でできる禁煙支援」 　1．非感染性疾患（NCDs）対策における禁煙の意義	講義（前半）
動画2	講義（後半） 「健診や保健事業の場で短時間でできる禁煙支援」 　2．健診・保健指導などでできる短時間支援法	講義（後半）
講義スライド	講義スライド 「健診や保健事業の場で短時間でできる禁煙支援」	同左
動画3	ケースⅠの鈴木さんの場合 「短時間の禁煙アドバイス－重要性の強化」	ケースⅠ「禁煙アドバイス－重要性の強化」
動画4	ケースⅠの鈴木さんの場合 「短時間の禁煙アドバイス－解決策の提案」	ケースⅠ「禁煙アドバイス－解決策の提案」
動画5	ケースⅡの田中さんの場合 「短時間の禁煙アドバイス－重要性の強化」	ケースⅡ「禁煙アドバイス－重要性の強化」
動画6	ケースⅡの田中さんの場合 「短時間の禁煙アドバイス－解決策の提案」	ケースⅡ「禁煙アドバイス－解決策の提案」
動画7	ケースⅠの鈴木さんの場合 「禁煙治療のための医療機関等の紹介」	ケースⅠ「医療機関等の紹介」
動画8	ケースⅠの鈴木さんの場合 「禁煙実行・継続の支援－初回面接」	ケースⅠ「禁煙実行・継続の支援－初回面接」
動画9	ケースⅠの鈴木さんの場合－禁煙治療編 「禁煙実行・継続の支援－2週間後のフォローアップ（シーン1）」	ケースⅠ－治療編「禁煙実行・継続の支援－2週間後」
動画10	ケースⅠの鈴木さんの場合－禁煙治療編 「禁煙実行・継続の支援－1ヵ月後のフォローアップ（シーン2）」	ケースⅠ－治療編「禁煙実行・継続の支援－1ヵ月後」

動画11	ケースⅠの鈴木さんの場合－禁煙治療編「禁煙実行・継続の支援－6ヵ月後のフォローアップ（シーン3）」	ケースⅠ－治療編「禁煙実行・継続の支援－6ヵ月後」
動画12	ケースⅠの鈴木さんの場合－OTC薬編「禁煙実行・継続の支援－2週間後のフォローアップ禁煙できている場合（シーン4）」	ケースⅠ－OTC薬編「禁煙実行・継続の支援－2週間後」(禁煙できている場合)
動画13	ケースⅠの鈴木さんの場合－OTC薬編「禁煙実行・継続の支援－2週間後のフォローアップ禁煙できなかった場合（シーン5）」	ケースⅠ－OTC薬編「禁煙実行・継続の支援－2週間後」(禁煙できなかった場合)
簡易マニュアル	保健指導のための禁煙支援簡易マニュアル	同左
喫煙に関する質問票	喫煙に関する質問票	同左
喫煙者用リーフレット	喫煙者用リーフレット（短時間支援用）	同左
喫煙者用ワークシート	喫煙者用ワークシート（標準的支援用）	同左

Ⅱ. 知識編－講義
「健診や保健事業の場で短時間でできる禁煙支援」

1. 非感染性疾患(NCDs)対策における禁煙の意義【動画1】

> # 健診や保健事業の場で短時間でできる禁煙支援
>
> 1. 非感染性疾患(NCDs)対策における禁煙の意義
>
> 2. 健診・保健指導などでできる短時間支援法

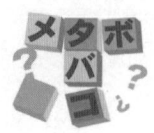

この講義では、禁煙支援に取り組む意義と健診・保健指導などの保健事業の場で、短時間でできる禁煙支援について解説する。

まず、最初に非感染性疾患(Non-Communicable Diseases: NCDs)対策における禁煙の意義について解説する。

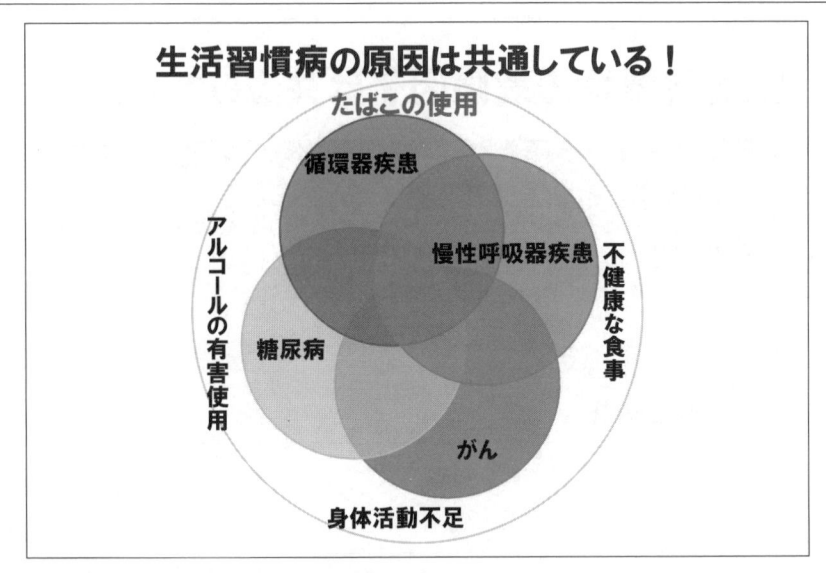

非感染性疾患(NCDs)対策における禁煙の意義

生活習慣病の原因は共通している！

- たばこの使用
- アルコールの有害使用
- 不健康な食事
- 身体活動不足
- 循環器疾患
- 慢性呼吸器疾患
- 糖尿病
- がん

2011年9月に国連において非感染性疾患(NCDs：Non-Communicable Diseases)対策を国際的に推進していくことが採択された。

NCDsは、がん、循環器疾患(脳卒中、心疾患等)、糖尿病、慢性呼吸器疾患(慢性閉塞性肺疾患(COPD：Chronic obstructive pulmonary disease)等)を含む疾病の概念であり、わが国では生活習慣病と言われるものである。

国際的にも、NCDsの予防管理対策として、共通の原因である生活習慣に着目した対策が重視されている。

NCDsの原因となる主な生活習慣としては、たばこの使用(喫煙等)の他に、不健康な食事、身体活動不足、アルコールの有害使用が国際的には示されている。

出典) Political Declaration of the High-level Meeting of the General Assembly on the Prevention and Control of Non-communicable Diseases　(http://www.who.int/nmh/events/un_ncd_summit2011/political_declaration_en.pdf)
2008-2013 Action plan for the global strategy for the prevention and control of noncommunicable diseases.
(http://whqlibdoc.who.int/publications/2009/9789241597418_eng.pdf)

生活習慣病の危険因子は共通している！

	たばこの使用	不健康な食事	身体活動不足	アルコールの有害使用
循環器疾患	○	○	○	○
糖尿病	○	○	○	○
がん	○	○	○	○
慢性呼吸器疾患	○			

たばこの使用（喫煙等）、不健康な食事、身体活動不足、アルコールの有害使用への対策を進めることによって、NCDs全体の予防管理につながることが期待されている。

喫煙はがん、循環器疾患（脳卒中、心疾患等）、糖尿病、慢性呼吸器疾患（COPD等）の4つの疾病のすべての危険因子であり、その関連が強いことから、喫煙への対策により大きなNCDs予防管理効果が期待できる。

出典）Political Declaration of the High-level Meeting of the General Assembly on the Prevention and Control of Non-communicable Diseases. (http://www.who.int/nmh/events/un_ncd_summit2011/political_declaration_en.pdf)
2008-2013 Action plan for the global strategy for the prevention and control of noncommunicable diseases. (http://whqlibdoc.who.int/publications/2009/9789241597418_eng.pdf)

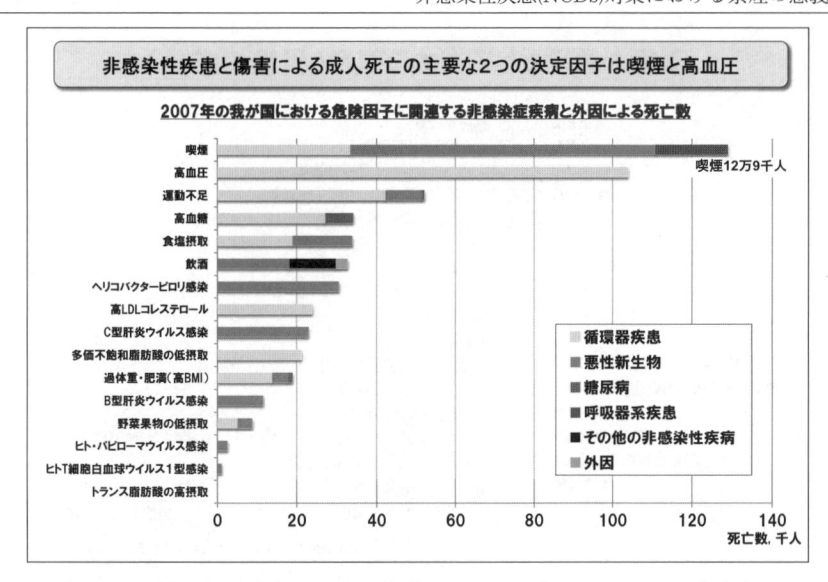

非感染性疾患(NCDs)対策における禁煙の意義

非感染性疾患と傷害による成人死亡の主要な2つの決定因子は喫煙と高血圧

2007年の我が国における危険因子に関連する非感染症疾病と外因による死亡数

(グラフ:喫煙12万9千人、凡例:循環器疾患、悪性新生物、糖尿病、呼吸器系疾患、その他の非感染性疾病、外因)

日本では、現在、能動喫煙によって年間12-13万人が死亡していると推定されている。

渋谷らや池田らの検討によると、能動喫煙によって、がん死亡7.7万人、循環器疾患死亡3.3万人、呼吸器疾患死亡1.8万人で、合計12.9万人が死亡しており、この値は年間の全死亡者数の約1割に相当すると推定されている。

喫煙による推定死亡者数に匹敵する危険因子は高血圧のみであり、喫煙と高血圧が日本人の死亡に大きく寄与していることが示されている。

また、がん死亡に限ると、能動喫煙によるがん死亡者の数は他の危険因子を大きく引き離して第一位であり、がん死亡の中心的な危険因子であることがわかる。

出典)Ikeda N, et al: Adult mortality attributable to preventable risk factors for non-communicable diseases and injuries in Japan: a comparative risk assessment. PLoS Med. 2012; 9(1): e1001160.
池田奈由,他.国民皆保険達成から50年, THE LANCET 日本特集号: 29-43, 2011年

非感染性疾患(NCDs)対策における禁煙の意義

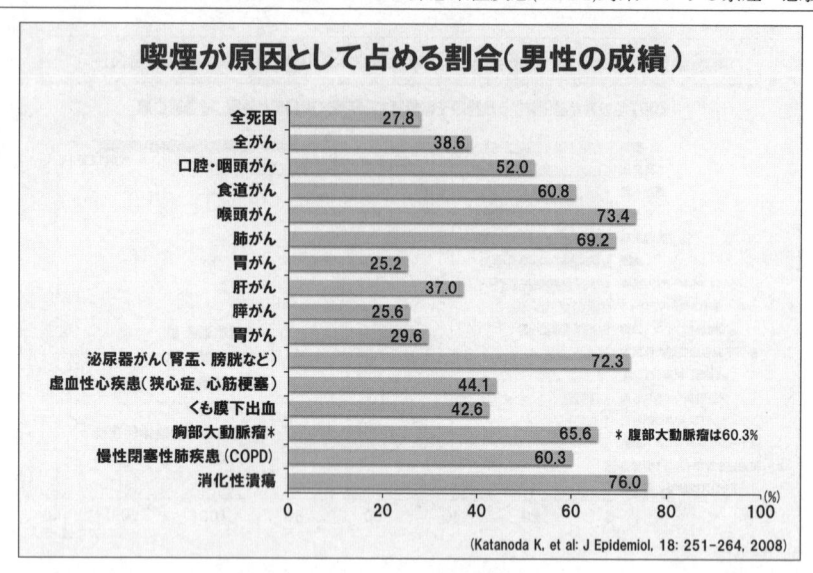

喫煙が原因として占める割合（男性の成績）

項目	%
全死因	27.8
全がん	38.6
口腔・咽頭がん	52.0
食道がん	60.8
喉頭がん	73.4
肺がん	69.2
胃がん	25.2
肝がん	37.0
膵がん	25.6
胃がん	29.6
泌尿器がん（腎盂、膀胱など）	72.3
虚血性心疾患（狭心症、心筋梗塞）	44.1
くも膜下出血	42.6
胸部大動脈瘤*	65.6
慢性閉塞性肺疾患（COPD）	60.3
消化性潰瘍	76.0

*腹部大動脈瘤は60.3%

(Katanoda K, et al: J Epidemiol, 18: 251-264, 2008)

喫煙と生活習慣病との関わりについて、わが国の大規模コホート研究の統合した結果（男性の成績）を示す。

がん全体の4割が喫煙が原因として寄与していることがわかっている。

がんの部位別にみると、喫煙の寄与割合は、肺がんや喉頭がんの7割をはじめ、主要ながんでは3割以上を占めており、喫煙との関連は密接である。

虚血性心疾患、くも膜下出血の4割は、喫煙が原因である。

COPDも6割が喫煙が原因であり、胸部・腹部大動脈瘤、消化性潰瘍でも喫煙との関係が深いことがわかっている。

喫煙による死亡数は毎年約13万人と推定され、喫煙は成人死亡の最大の危険因子である。

出典）Katanoda K, et al. Population attributable fraction of mortality associated with tobacco smoking in Japan: a pooled analysis of three large-scale cohort studies. J Epidemiol 2008; 18: 251-264.

非感染性疾患(NCDs)対策における禁煙の意義

たばこの発がん性について(WHOによる分類)

○ 国際がん研究機関（IARC）は、たばこ、アスベスト、ホルムアルデヒドなど１０７種について、人に対する発がん性を示す十分な根拠がある（グループ１）としている。

分類	例
グループ1	**発がん性がある**(Carcinogenic to humans) ヒトへの発がん性を示す十分な証拠がある場合等（107種）	たばこ（能動・受動）、アスベスト、ホルムアルデヒド、カドミウム、ダイオキシン、太陽光、紫外線、エックス線、ガンマ線、アルコール飲料、ヘリコバクター・ピロリ 等
グループ2A	**おそらく発がん性がある**(Probably carcinogenic to humans) ヒトへの発がん性を示す証拠は限定的であるが、実験動物への発がん性を示す十分な証拠がある場合等（63種）	PCB、鉛化合物（無機）、ディーゼルエンジン排気ガス 等
グループ2B	**発がん性があるかもしれない**(Possibly carcinogenic to humans) ヒトへの発がん性を示す証拠が限定的であり、実験動物への発がん性に対して十分な証拠がない場合等（271種）	クロロホルム、鉛、コーヒー、漬物、ガソリン、ガソリンエンジン排気ガス、超低周波磁界、高周波電磁界 等
グループ3	**発がん性を分類できない**(Not classifiable as to carcinogenicity to humans) ヒトへの発がん性を示す証拠が不十分であり、実験動物への発がん性に対しても十分な証拠がないか限定的である場合等（509種）	カフェイン、原油、水銀、お茶、蛍光灯、静磁界、静電界、超低周波電界 等
グループ4	**おそらく発がん性はない**(Probably not carcinogenic to humans)（1種） ヒトへと実験動物への発がん性がないことを示唆する証拠がある場合等	カプロラクタム（ナイロンの原料）

国際がん研究機関（International Agency for Research on Cancer：IARC）が公表している発がん性の分類では、能動喫煙および受動喫煙は、アスベストやホルムアルデヒドと並んで、「ヒトへの発がん性を示す十分な証拠がある」とするグループ1に区分されている。

たばこ煙には4000種類以上の化学物質が存在し、その中の60種類以上の物質については発がん性が指摘されている。

たばこ煙は、DNAの損傷、炎症、酸化ストレス等のメカニズムを介して、がんや循環器疾患、呼吸器疾患等の健康リスクを高めることが指摘されている。

受動喫煙のようにたばこ煙への曝露が低いレベルであっても、血管内皮の機能障害や炎症が生じ、このことが急性の循環器疾患の発症や血栓形成へとつながるとされている。

参考）International Agency for Research on Cancer (IARC) とは、世界保健機関（WHO）のがん研究の専門機関であり、ヒトへの化学物質の発がん性評価等を実施している。
出典）http://monographs.iarc.fr/ENG/Classification/index.php
U.S. Department of Health and Human Services. How Tobacco Smoke Causes Disease: The Biologyand Behavioral Basis for Smoking-Attributable Disease: A Report of the Surgeon General, 2010.

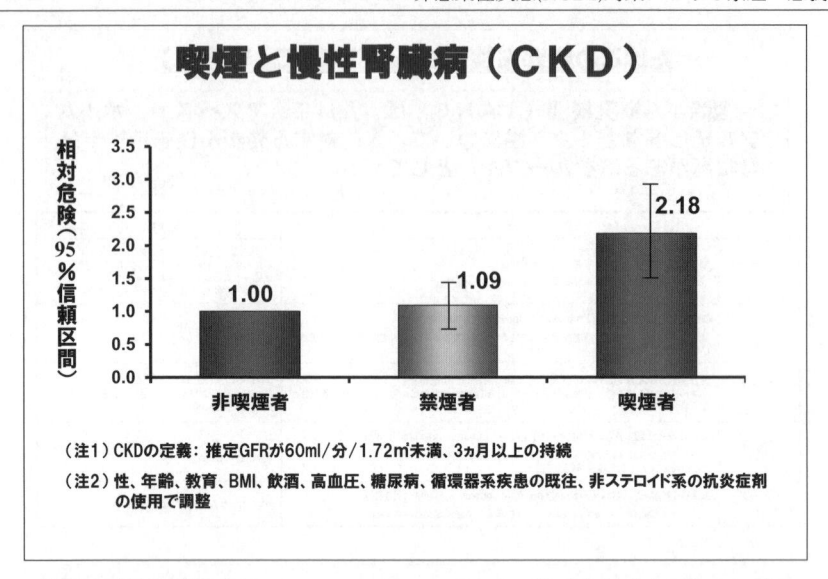

非感染性疾患(NCDs)対策における禁煙の意義

喫煙と慢性腎臓病（CKD）

相対危険（95％信頼区間）
- 非喫煙者：1.00
- 禁煙者：1.09
- 喫煙者：2.18

（注1）CKDの定義：推定GFRが60ml/分/1.72㎡未満、3ヵ月以上の持続
（注2）性、年齢、教育、BMI、飲酒、高血圧、糖尿病、循環器系疾患の既往、非ステロイド系の抗炎症剤の使用で調整

喫煙は慢性腎臓病（Chronic Kidney Disease: CKD）の発症と重症化の一因である。

喫煙者は非喫煙者に比べて約2倍CKDになりやすいとの報告がある。

また、糖尿病の人が喫煙すると、腎臓の機能がさらに低下してCKDや透析に至るリスクが高まり、透析に至る期間が短くなるという報告もある。

出典）Shankar A, et al. The association among smoking, heavy drinking, and chronic kidney disease. Am J Epidemiol 2006; 164: 263-271.

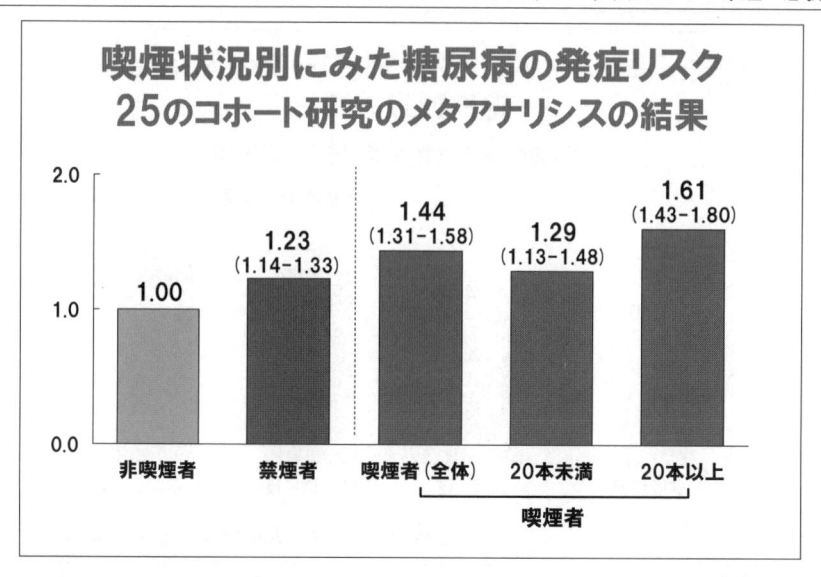

喫煙状況別にみた糖尿病の発症リスク
25のコホート研究のメタアナリシスの結果

非喫煙者	禁煙者	喫煙者（全体）	20本未満	20本以上
1.00	1.23 (1.14-1.33)	1.44 (1.31-1.58)	1.29 (1.13-1.48)	1.61 (1.43-1.80)

（喫煙者：喫煙者（全体）、20本未満、20本以上）

喫煙していると糖尿病を発症しやすいことが、25のコホート研究（日本の研究7編を含む）のメタアナリシスの結果から明らかになった。

喫煙本数が多いほど糖尿病を発症しやすく、非喫煙者に比べて、喫煙者全体で1.4倍、20本以上の喫煙者では1.6倍糖尿病にかかりやすいとの報告がある。

また、糖尿病患者においても、喫煙が合併症を進展させやすくなることから、禁煙治療や禁煙支援を行うことが重要である。

参考）糖尿病の予防管理に視点をおいた禁煙支援については、「中村正和編著．糖尿病の治療も予防も禁煙が大切です（http://www.osaka-ganjun.jp/effort/cvd/training/teaching-materials/pdf/tou_kinen_01.pdf）」をご参考ください。
出典）Willi C, et al. Active smoking and the risk of type 2 diabetes: a systematic review and meta-analysis. JAMA 2007; 298:2654-2664.

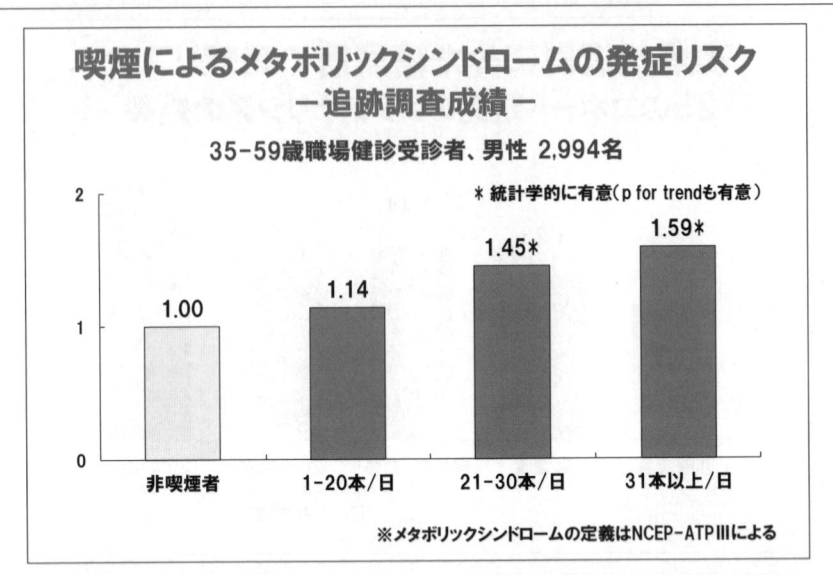

非感染性疾患(NCDs)対策における禁煙の意義

喫煙によるメタボリックシンドロームの発症リスク
-追跡調査成績-

35-59歳職場健診受診者、男性 2,994名

＊統計学的に有意（p for trendも有意）

- 非喫煙者：1.00
- 1-20本/日：1.14
- 21-30本/日：1.45＊
- 31本以上/日：1.59＊

※メタボリックシンドロームの定義はNCEP-ATPⅢによる

喫煙は糖代謝障害（血糖の上昇、インスリン感受性の低下など）や脂質代謝異常（HDLの低下、中性脂肪やLDLコレステロールの上昇）を引き起こす。

職域の健診受診者を追跡した研究によると、メタボリックシンドロームの発症リスクは、喫煙本数が多いほど高まることが報告されている。

出典）Nakanishi N, et al. Cigarette smoking and the risk of the metabolic syndrome in middle-aged Japanese male office workers. Ind Health 2005; 43: 295-301.

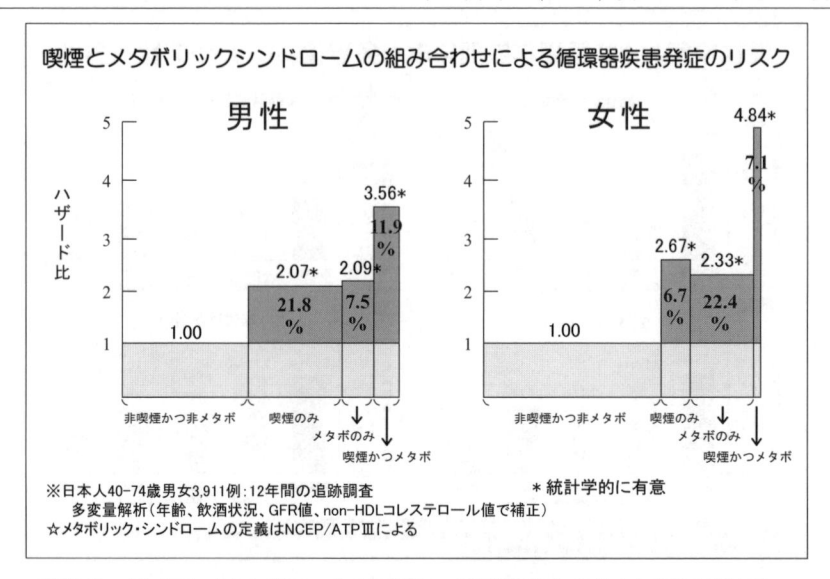

非感染性疾患(NCDs)対策における禁煙の意義

喫煙とメタボリックシンドロームの組み合わせによる循環器疾患発症のリスク

男性

区分	ハザード比	%
非喫煙かつ非メタボ	1.00	
喫煙のみ	2.07*	21.8%
メタボのみ	2.09*	7.5%
喫煙かつメタボ	3.56*	11.9%

女性

区分	ハザード比	%
非喫煙かつ非メタボ	1.00	
喫煙のみ	2.67*	6.7%
メタボのみ	2.33*	22.4%
喫煙かつメタボ	4.84*	7.1%

＊ 統計学的に有意

※日本人40-74歳男女3,911例：12年間の追跡調査
多変量解析（年齢、飲酒状況、GFR値、non-HDLコレステロール値で補正）
☆メタボリック・シンドロームの定義はNCEP/ATPⅢによる

喫煙は、メタボリックシンドロームと同様に、循環器疾患のリスクを約2倍高める。喫煙とメタボリックシンドロームが重なると、循環器疾患のリスクがさらに高くなる。

喫煙とメタボリックシンドロームの組合せ別に循環器疾患の寄与危険度割合をみると、喫煙率の高い男性では、メタボリックシンドロームを有しない喫煙者から循環器疾患が多く発症している。

このことは、循環器疾患の予防のためには、メタボリックシンドローム対策だけではなく、喫煙対策にも取り組むことが重要であることを示している。

参考）寄与危険度割合とは、一定の集団において、ある因子が曝露した結果、ある疾病が発生する時、もし曝露が除去されたと仮定した場合に曝露者における罹患率が減少するであろうと思われる割合のことである。
出典）Higashiyama A, et al. Risk of smoking and metabolic syndrome for incidence of cardiovascular Disease – comparison of relative contribution in urban Japanese population: the Suita study. Circ J 2009; 73: 2258-2263.

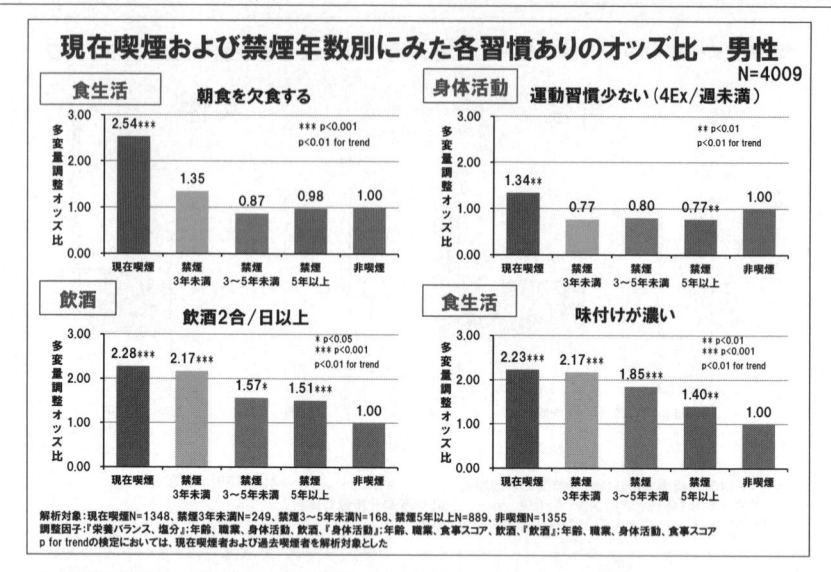

非感染性疾患(NCDs)対策における禁煙の意義

現在喫煙および禁煙年数別にみた各習慣ありのオッズ比－男性

N=4009

食生活 — 朝食を欠食する (*** p<0.001, p<0.01 for trend)
- 現在喫煙: 2.54***
- 禁煙3年未満: 1.35
- 禁煙3～5年未満: 0.87
- 禁煙5年以上: 0.98
- 非喫煙: 1.00

身体活動 — 運動習慣少ない（4Ex/週未満） (** p<0.01, p<0.01 for trend)
- 現在喫煙: 1.34**
- 禁煙3年未満: 0.77
- 禁煙3～5年未満: 0.80
- 禁煙5年以上: 0.77**
- 非喫煙: 1.00

飲酒 — 飲酒2合/日以上 (* p<0.05, *** p<0.001, p<0.01 for trend)
- 現在喫煙: 2.28***
- 禁煙3年未満: 2.17***
- 禁煙3～5年未満: 1.57*
- 禁煙5年以上: 1.51***
- 非喫煙: 1.00

食生活 — 味付けが濃い (** p<0.01, *** p<0.001, p<0.01 for trend)
- 現在喫煙: 2.23***
- 禁煙3年未満: 2.17***
- 禁煙3～5年未満: 1.85***
- 禁煙5年以上: 1.40**
- 非喫煙: 1.00

解析対象：現在喫煙N=1348、禁煙3年未満N=249、禁煙3～5年未満N=168、禁煙5年以上N=889、非喫煙N=1355
調整因子：『栄養バランス、塩分』：年齢、職業、身体活動、飲酒、『身体活動』：年齢、職業、食事スコア、飲酒、『飲酒』：年齢、職業、身体活動、食事スコア
p for trend の検定においては、現在喫煙者および過去喫煙者を解析対象とした

喫煙者は様々な病気にかかりやすいだけでなく、他の生活習慣においても問題があることが多く報告されている。

喫煙者は、非喫煙者と比べて、食生活の偏り、身体活動量の不足といった、生活習慣の乱れを併せ持つことが報告されている。

具体的には、喫煙者は非喫煙者に比べて、朝食欠食が2.5倍、運動不足が1.3倍、2合以上の飲酒が2.3倍、味付けが濃いことが2.2倍とそれぞれ多いことが報告されている。

また、禁煙年数が長いほど、これらの生活習慣の乱れの多くは、少ないことが報告されている。

出典）Nakashita Y, et al. Relationship of cigarette smoking status with other unhealthy lifestyle habits in Japanese employees. JJHEP 2011; 19: 204-216.

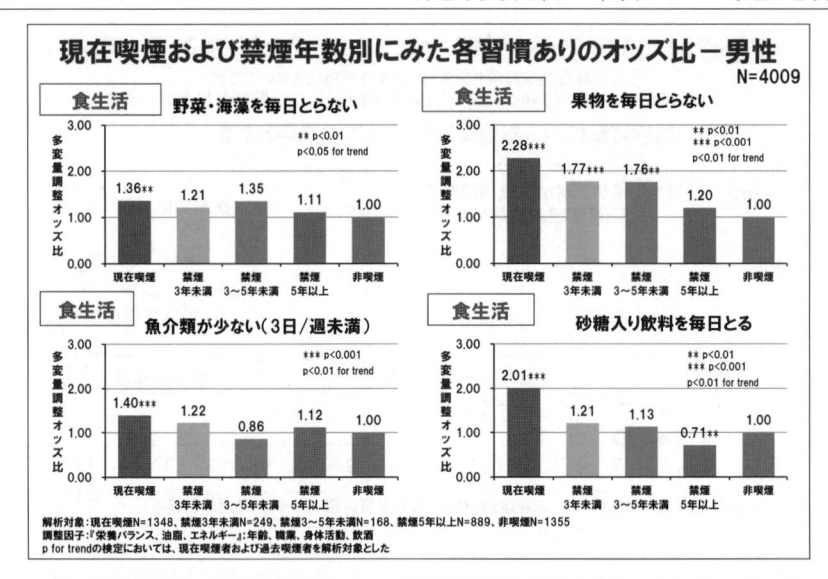

非感染性疾患(NCDs)対策における禁煙の意義

現在喫煙および禁煙年数別にみた各習慣ありのオッズ比 — 男性
N=4009

食生活 野菜・海藻を毎日とらない
- 現在喫煙: 1.36**
- 禁煙3年未満: 1.21
- 禁煙3～5年未満: 1.35
- 禁煙5年以上: 1.11
- 非喫煙: 1.00

** p<0.01, p<0.05 for trend

食生活 果物を毎日とらない
- 現在喫煙: 2.28***
- 禁煙3年未満: 1.77***
- 禁煙3～5年未満: 1.76**
- 禁煙5年以上: 1.20
- 非喫煙: 1.00

** p<0.01, *** p<0.001, p<0.01 for trend

食生活 魚介類が少ない（3日/週未満）
- 現在喫煙: 1.40***
- 禁煙3年未満: 1.22
- 禁煙3～5年未満: 0.86
- 禁煙5年以上: 1.12
- 非喫煙: 1.00

*** p<0.001, p<0.01 for trend

食生活 砂糖入り飲料を毎日とる
- 現在喫煙: 2.01***
- 禁煙3年未満: 1.21
- 禁煙3～5年未満: 1.13
- 禁煙5年以上: 0.71**
- 非喫煙: 1.00

** p<0.01, *** p<0.001, p<0.01 for trend

解析対象：現在喫煙N=1348、禁煙3年未満N=249、禁煙3～5年未満N=168、禁煙5年以上N=889、非喫煙N=1355
調整因子：「栄養バランス、油脂、エネルギー」；年齢、職業、身体活動、飲酒
p for trendの検定においては、現在喫煙者および過去喫煙者を解析対象とした

また、喫煙者は、非喫煙者に比べて、野菜・海藻を毎日とらないことが1.4倍、果物を毎日とらないことが2.3倍、魚介類が少ない（週3日未満）ことが1.4倍、砂糖入り飲料を毎日とることが2.0倍とそれぞれ多いことが報告されている。

禁煙年数が長いほど、これらの生活習慣の乱れの多くについても、少ないことが報告されている。

出典）Nakashita Y, et al. Relationship of cigarette smoking status with other unhealthy lifestyle habits in Japanese employees. JJHEP 2011; 19: 204-216.

非感染性疾患(NCDs)対策における禁煙の意義

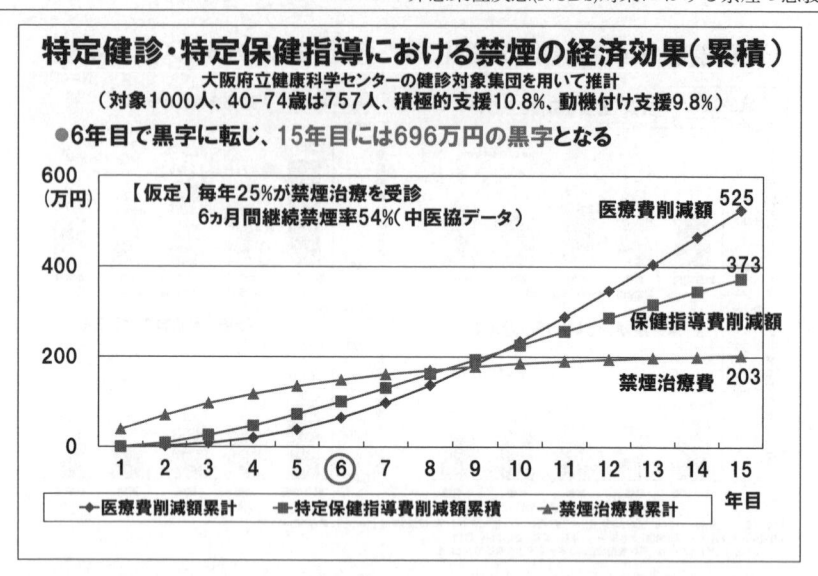

特定健診・特定保健指導における禁煙の経済効果(累積)
大阪府立健康科学センターの健診対象集団を用いて推計
(対象1000人、40-74歳は757人、積極的支援10.8%、動機付け支援9.8%)

●6年目で黒字に転じ、15年目には696万円の黒字となる

【仮定】毎年25%が禁煙治療を受診
6ヵ月間継続禁煙率54%(中医協データ)

- 医療費削減額 525
- 保健指導費削減額 373
- 禁煙治療費 203

禁煙に取り組むメリットとして、医療保険者における経済効果が期待できる。特定健診・特定保健指導の場で禁煙治療の受診を促すことによる経済効果のシミュレーションでは、15年目には1000人の集団で約700万円の黒字になるという試算結果となった。

このシミュレーションでは、メタボリックシンドロームの有無に関わらず、特定健診・特定保健指導の場で禁煙の働きかけをして、4人に1人が禁煙治療を受け、5割が禁煙に成功したと仮定している。

取り組みの費用として、禁煙治療の費用が必要となるが、喫煙者の減少により、保健指導の費用の削減効果が期待できるだけでなく、中長期的には医療費が削減できると推定された。

参考) 上記検討の対象集団における喫煙率は男性32.7%、女性4.6%、男女計20.4%であった。
保険者の視点で経済効果を試算した。禁煙治療費や医療費削減額については、総費用の7割を保険者が負担すると仮定して、推計した。医療費削減額は、禁煙後の医療費の観察結果に基づいて算出された。
出典) 中村正和. 禁煙を効果的に推進する保健医療システムの構築に関する研究. 平成19年度厚生労働科学研究費補助金第3次対がん総合戦略研究事業「効果的な禁煙支援法の開発と普及のための制度化に関する研究」(主任研究者中村正和). 平成19年度総括・分担研究報告書. 2008.

2．健診・保健指導などでできる短時間支援法【動画2】

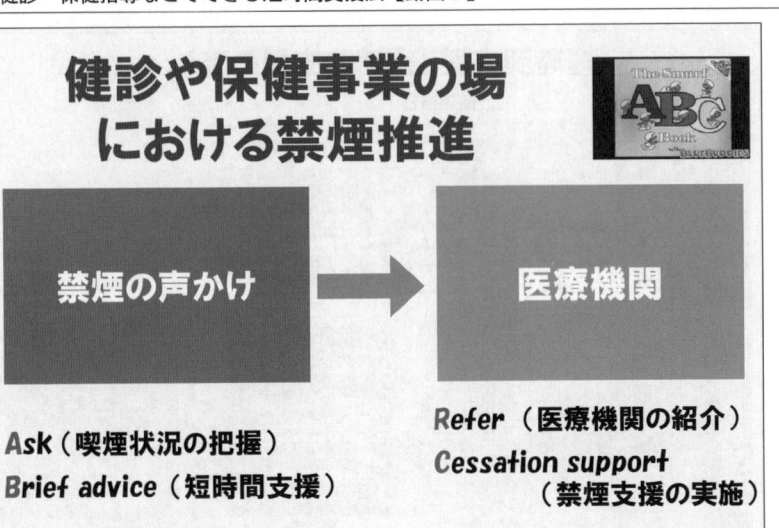

健診や保健事業の場における禁煙推進

禁煙の声かけ → 医療機関

Ask（喫煙状況の把握）
Brief advice（短時間支援）

Refer（医療機関の紹介）
Cessation support（禁煙支援の実施）

医療従事者や健診・保健指導の実施者は、日常業務で出会う喫煙者に対して、禁煙の声かけを行うことが重要である。

そのためには、喫煙しているかどうか、禁煙したいと考えているのかを把握（Ask）しておく必要がある。

次に、原則として喫煙者全員に、短時間の禁煙のアドバイス（Brief Advice）を行う。

禁煙したい人に対しては、健診・保健指導の場で十分な時間がない場合は、医療機関での禁煙治療の受診や禁煙補助剤の利用を勧める（Refer）。

十分に時間が取れる場合は、医療機関での禁煙治療等を紹介しながら、禁煙に向けての具体的な禁煙支援を行う（Cessation Support）。

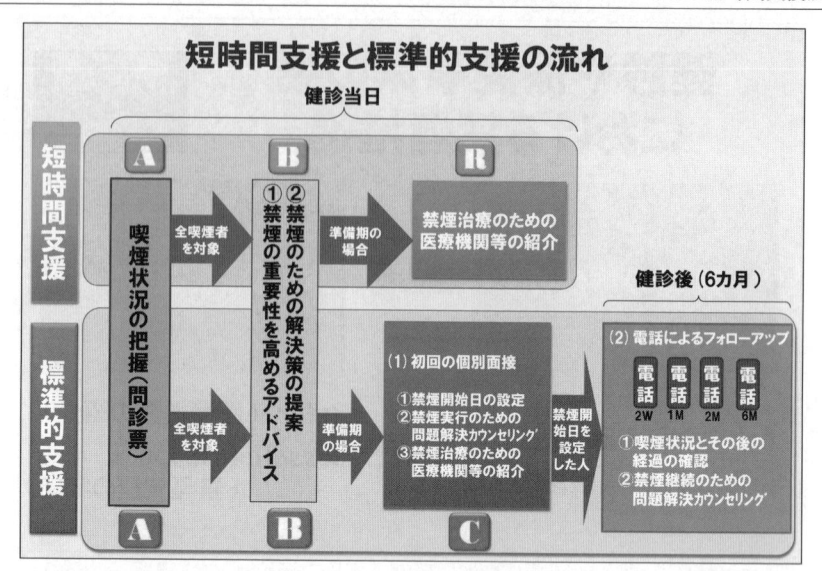

健診・保健指導などでできる短時間支援法

短時間支援と標準的支援の流れ

短時間支援（健診当日）
- A：喫煙状況の把握（問診票）／全喫煙者を対象
- B：①②禁煙のための解決策の提案／禁煙の重要性を高めるアドバイス
- R：準備期の場合 → 禁煙治療のための医療機関等の紹介

標準的支援
- A：全喫煙者を対象
- B：全喫煙者を対象
- C：準備期の場合
  - (1) 初回の個別面接
    - ①禁煙開始日の設定
    - ②禁煙実行のための問題解決カウンセリング
    - ③禁煙治療のための医療機関等の紹介
  - 禁煙開始日を設定した人 → 健診後（6カ月）
  - (2) 電話によるフォローアップ（電話 2W、1M、2M、6M）
    - ①喫煙状況とその後の経過の確認
    - ②禁煙継続のための問題解決カウンセリング

健診当日を想定し、短時間で支援する方法と、時間をかけて支援する標準的方法の流れを説明する。

まず、短時間支援（ABR）の流れを説明する。

A（Ask）では、健診時に問診票を用いて喫煙状況や禁煙の関心度を把握する。

B（Brief Advice）では、喫煙者全員を対象に、禁煙の重要性を高めるアドバイスを行い、禁煙のための解決策を提案する。

R（Refer）では、すぐに禁煙したいと考えている喫煙者（喫煙のステージが準備期）を対象に医療機関等の紹介を行う。

標準的な支援（ABC）の流れのうち、AとBの内容は、短時間支援と共通である。C（Cessation Support）では、準備期の喫煙者を対象に禁煙実行・継続にむけての具体的な支援を行う。禁煙開始日を決めた喫煙者には、フォローアップとして健診受診日から2週間後、1カ月後、2カ月後、6カ月後に電話による支援を行う。

参考）準備期については379ページの「喫煙ステージの分類について」を参照。

Ask（喫煙状況の把握）　喫煙状況に関する問診項目の例

Q1. 現在、たばこを吸っていますか？
　　□吸う　□やめた（　　年前／　　ヵ月前）　□もともと吸わない

以下の質問は、吸うと回答した人のみお答え下さい。

Q2. 吸い始めてから現在までの総本数は100本以上ですか？　□はい　□いいえ

Q3. これまで6カ月以上吸っていますか？　□はい　□いいえ

Q4. 最近1ヵ月間、たばこを吸っていますか？　□はい　□いいえ

Q5. 1日に平均して何本たばこを吸いますか？　1日（　　）本

Q6. 習慣的にたばこを吸うようになってから何年間たばこを吸っていますか？（　　）年間

Q7. あなたは禁煙することにどのくらい関心がありますか？
　　□関心がない
　　□関心はあるが、今後6ヵ月以内に禁煙しようとは考えていない
　　□今後6ヵ月以内に禁煙しようと考えているが、直ちに（1ヵ月以内に）禁煙する考えはない
　　□直ちに（1ヵ月以内に）禁煙しようと考えている

Q1からQ4までは、喫煙者を把握するための質問項目である。

Q5からQ8までは、健康保険で禁煙治療を受けるための条件確認の項目である。

Ask（喫煙状況の把握）　喫煙状況に関する問診項目の例（続き）

Q8.下記の質問を読んであてはまる項目に✓を入れてください。

設問内容	はい 1点	いいえ 0点
1. 自分が吸うつもりよりも、ずっと多くたばこを吸ってしまうことがありましたか。		
2. 禁煙や本数を減らそうと試みて、できなかったことがありましたか。		
3. 禁煙したり本数を減らそうとしたときに、たばこがほしくてほしくてたまらなくなることがありましたか。		
4. 禁煙したり本数を減らしたときに、次のどれかがありましたか。（イライラ、神経質、落ちつかない、集中しにくい、ゆううつ、頭痛、眠気、胃のむかつき、脈が遅い、手のふるえ、食欲または体重増加）		
5. 問4でうかがった症状を消すために、またたばこを吸い始めることがありましたか。		
6. 重い病気にかかったときに、たばこはよくないとわかっているのに吸うことがありましたか。		
7. たばこのために自分に健康問題が起きているとわかっていても、吸うことがありましたか。		
8. たばこのために自分に精神的問題(注)が起きているとわかっていても、吸うことがありましたか。		
9. 自分はたばこに依存していると感じることがありましたか。		
10. たばこが吸えないような仕事やつきあいを避けることが何度かありましたか。		

（注）禁煙や本数を減らした時に出現する離脱症状（いわゆる禁断症状）ではなく、喫煙することによって神経質になったり、不安や抑うつなどの症状が出現している状態。

　　　　　　　　　　　　　　　　　　　　　　　　　合　計

Q9.今までたばこをやめたことがありますか？　□はい　　回、最長　　年間／　ヵ月　日間）　□なし

Q10.たばこをやめることについてどの程度自信をもっていますか？「全く自信がない」を0%、「大いに自信がある」を100%として、0～100%の間であてはまる数字をお書きください。（　　　）%

Q9の禁煙経験やQ10の禁煙の自信についても把握しておくと、より個別化した禁煙支援が可能となる。

健診・保健指導などでできる短時間支援法

禁煙の効果的な声かけ
Brief advice（短時間支援）

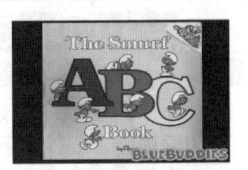

1．禁煙の重要性を伝える
※禁煙すべきであることを「はっきり」と伝える
※禁煙が「重要かつ優先順位が高い健康課題である」ことを強調する
※喫煙の健康影響、禁煙の効果について「個別的に」情報提供する

2．禁煙のための解決策を提案する
※自力で禁煙するよりも、禁煙補助剤や禁煙外来を利用した方が「楽に」「より確実に」「費用もあまりかからずに」禁煙できることを伝える

Brief Adviceは、禁煙の重要性を伝えること、禁煙の解決策を提案することの2つの内容からなる。

まず、禁煙の重要性を伝える。ポイントは、禁煙が健康上必要で優先順位が高いことをはっきり伝えることと、喫煙の健康影響や禁煙の効果について個別的な情報提供を行うことである。

「禁煙したほうがいいよ」という言い方をすると、喫煙者は禁煙してもしなくてもどちらでもいいと解釈しがちであるので、「禁煙することが必要です。お手伝いしますので、この機会に禁煙しましょう。」といったような言い方で、禁煙の優先順位が高いことを明確に伝えることが重要である。

喫煙の健康影響や禁煙の効果に関する情報提供については、その人の健康状態や関心事、仕事などと結び付けて、心にひびくようなメッセージを送ることが大切である。

> **禁煙の重要性を伝える―健診の場**
>
> **病歴：喫煙関連疾患**
>   がん、虚血性心疾患（不安定狭心症を含む）、脳血管障害（脳梗塞、くも膜下出血）、糖尿病、COPD（慢性閉塞性肺疾患）、消化性潰瘍など
>
> **検査異常**
>   脂質代謝（HDL↓、LDL↑、TG↑）
>   糖代謝（血糖↑、HbA1c↑、インスリンの感受性↓）
>   多血症（RBC↑、Hb↑）、白血球増多（WBC↑）
>   ※メタボリック・シンドローム
>
> **自覚症状**
>   呼吸器系（咳、痰、息切れ）など、喫煙関連症状
>
> （注）何も該当しない場合の対応

喫煙が関係している病歴や検査異常、自覚症状を示した。

これらの情報は、喫煙の健康影響を病歴や健診データと結び付けて、個別的に伝える際に役立つと考えられる。なお、健診結果ごとに、個別に伝えるべき情報の例としては、406～408ページに掲載した「喫煙に関するフィードバック文例集」を参照されたい。

何も該当しない場合は、健康で検査上も異常がないことを賞賛したうえで、現在の状態を維持するためには、喫煙が改善すべき課題であることを伝え、禁煙に目をむけてもらうように働きかけることが大切である。

5つの「もったいない」－生活編

①時間を奪われる
- 1本5分の喫煙でも15本で1日1時間以上の時間を奪われている
- 禁煙すると、吸っていた本数が多い人ほど時間にゆとりができる

②老けてみえる
- 皮膚が黒ずんだり、皮下のコラーゲンが壊れてしわが増える
- 乾燥肌にもなりやすい

③たばこ代がかかる
- たとえば1箱(20本入り)410円のたばこを、1日に1箱吸っている場合、たばこ代は1ヵ月で約12,000円、1年で約15万円かかる

④病気になって医療費がかかる
- たばこは万病の元
- 糖尿病やメタボにもなりやすい
- インフルエンザにかかりやすく重症化しやすい(免疫力の低下)

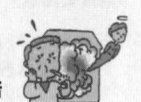

⑤家族も道連れにする
- 受動喫煙により家族も病気になりやすい
- 換気扇の下など家の中で吸う場所を配慮しても受動喫煙は完全には防ぐことができない
- 親が喫煙すると子どもは、親が喫煙しない子どもに比べて将来2-3倍喫煙しやすくなる

健康面だけでなく、生活面からも喫煙のデメリットや禁煙した場合の効果を伝えると動機付けがなされ、禁煙への意欲が高まりやすい。

喫煙の美容への影響に関する情報提供は、特に女性で有用と思われる。

そのほか、喫煙による生活時間の損失や経済損失、家族の健康への影響、将来の医療費などを切り口に情報提供を行うとよい。

出典) 中村正和、福田洋監修:禁煙ファースト通信№1; 2010.
(http://www.osaka-ganjun.jp/effort/cvd/training/teaching-materials/pdf/kinen_f_no1.pdf)

5つの「もったいない」－仕事編

①知らないうちにお客様に嫌がられている
- たばこを吸わない人はたばこのにおいに敏感
- せっかくの接客態度をたばこが台無しにしている可能性がある

②仕事をさぼっているようにみられる
- 最近では勤務時間中の喫煙は仕事を離れているとみなされる
- 喫煙による労働生産性の損失は喫煙者1人で年間平均約20万円にもなる

③病気で休みがちになる
- たばこを吸う人は吸わない人に比べて約2倍会社を休みやすい
- 喫煙はアルコール依存症などの深刻な薬物依存症の入り口になる
- たばこを早く吸い始めた人で、お酒が強い人は要注意

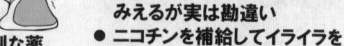

④ストレスがさらに増える
- たばこを吸うとストレス解消になるようにみえるが実は勘違い
- ニコチンを補給してイライラを一時的に抑えただけ
- 禁煙するとストレスがむしろ減ることがわかっている
- 喫煙している人ではうつや自殺の危険が2倍以上高い

⑤火事の原因にもなる
- たばこは放火に次いで火事の原因の第2位
- たばこの火の不始末で職場でも火事の原因になり人命も含めて大きな損失につながる

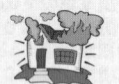

仕事をしている人向けには、喫煙の仕事への影響を切り口とした情報提供が効果的である。

具体的には、たばこのにおいが非喫煙者の顧客に不快感を与えること、勤務中の喫煙が労働生産性上問題になること、喫煙で病欠が増える可能性が高まること、たばこでストレスを増やしていること、などを伝えるとよい。

出典）中村正和、福田洋監修：禁煙ファースト通信No.1；2010.
（http://www.osaka-ganjun.jp/effort/cvd/training/teaching-materials/pdf/kinen_f_no1.pdf）

禁煙の効果的な声かけ
Brief advice（短時間支援）

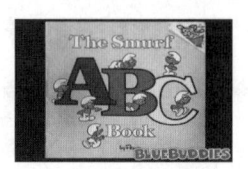

1．禁煙の重要性を伝える

※禁煙すべきであることを「はっきり」と伝える
※禁煙が「重要かつ優先順位が高い健康課題である」ことを強調する
※喫煙の健康影響、禁煙の効果について「個別的に」情報提供する

2．禁煙のための解決策を提案する

※自力で禁煙するよりも、禁煙補助剤や禁煙外来を利用した方が「楽に」「より確実に」「費用もあまりかからずに」禁煙できることを伝える

禁煙の解決策として、自力で禁煙するよりは、禁煙外来や禁煙補助剤を利用するほうが、「比較的楽に」、「より確実に」、「費用もあまりかからずに」禁煙できるという情報を提供する。

喫煙者の多くは「禁煙は自分の力で解決しなくてはならない」「禁煙はつらく苦しいもの」と思い込んでいる傾向があるので、その思い込みを変える情報提供が必要である。

禁煙の解決策に関する情報は、やめようと思っていない喫煙者にとっても関心のある情報であり、健診当日などで時間があまりとれない場合でも、この情報だけでも提供しておくと、今後の禁煙に役立つと思われる。

禁煙を手助けする薬剤の情報提供が重要！

■ 禁煙しようと思っている、または関心がある場合
「禁煙するなら禁煙の薬を使うと結構楽に、しかも確実に禁煙ができますよ。私達は水曜日午後に禁煙外来を実施していますが、皆さん禁煙の薬を使ってうまく禁煙されています。しかも保険で禁煙治療が受けられるようになって1～2ヵ月分程度のたばこ代で治療が受けられるようになりました。医療機関や産業医の先生に相談して処方してもらって下さい。」

■ 禁煙に関心がない場合
「今のところ、禁煙に関心をお持ちでないようですが、今後禁煙しようと思われた場合に、これからお話しすることを覚えておかれるときっと役にたつと思いますよ。それは、禁煙する際には自力でなく、禁煙の薬を使うと、結構楽に禁煙できるということなんです。私達は水曜日午後に禁煙外来を実施していますが、皆さん禁煙の薬を使ってうまく禁煙されています。しかも保険で禁煙治療が受けられるようになって1～2ヵ月分程度のたばこ代で治療が受けられるようになりました。今後禁煙する時のために覚えておかれるといいですよ。」

禁煙のための解決策に関する情報提供として、健診の診察場面で喫煙者に対して行われている具体例を紹介する。

情報提供の内容は、禁煙の関心度に関わらず共通であり、禁煙には費用がそれほどかからず、効果的な解決策があることを知らせる。

禁煙に関心のない人に、いきなり禁煙のための解決策について説明すると、相手は反発するので、現在禁煙する気持ちがないことを受けとめた上で、「今後の禁煙のために覚えておかれるといいですよ」と前置きをして、禁煙に関心のある人への情報提供と同じ内容を伝える。そうすれば相手は抵抗感情を持たずに耳を傾けてくれることが多く、今後の禁煙にむけた情報提供が可能となる。

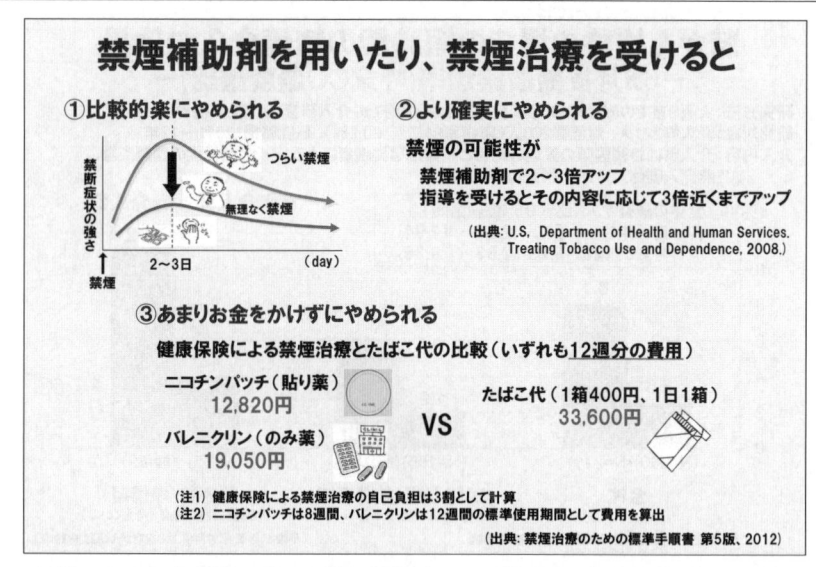

禁煙補助剤を用いたり、禁煙治療を受けると

①比較的楽にやめられる

つらい禁煙
無理なく禁煙
禁断症状の強さ
↑禁煙　2～3日　(day)

②より確実にやめられる

禁煙の可能性が
禁煙補助剤で2～3倍アップ
指導を受けるとその内容に応じて3倍近くまでアップ

(出典: U.S. Department of Health and Human Services. Treating Tobacco Use and Dependence, 2008.)

③あまりお金をかけずにやめられる

健康保険による禁煙治療とたばこ代の比較（いずれも12週分の費用）

ニコチンパッチ（貼り薬）
12,820円
バレニクリン（のみ薬）
19,050円

VS

たばこ代（1箱400円、1日1箱）
33,600円

(注1) 健康保険による禁煙治療の自己負担は3割として計算
(注2) ニコチンパッチは8週間、バレニクリンは12週間の標準使用期間として費用を算出

(出典: 禁煙治療のための標準手順書 第5版、2012)

禁煙のための解決策に関して情報提供すべき具体的な内容のポイントを図にして示す。

その内容は、①禁煙の補助剤を使うことにより、離脱症状が抑えられるため、比較的楽にやめることができること、②薬やカウンセリングによって禁煙成功率がそれぞれ2～3倍高まること、③医療機関で禁煙治療を受ける費用は、健康保険がつかえる場合、1日1箱喫煙する場合のたばこ代に比べて安いことである。

出典) Fiore MC, et al. Treating tobacco use and dependence:2008 update. Clinical Practice Guideline.Rockville: US Departmentof Health and Human Services. Public Health Service, 2008.
日本循環器学会ほか. 禁煙治療のための標準手順書第5版, 2012.

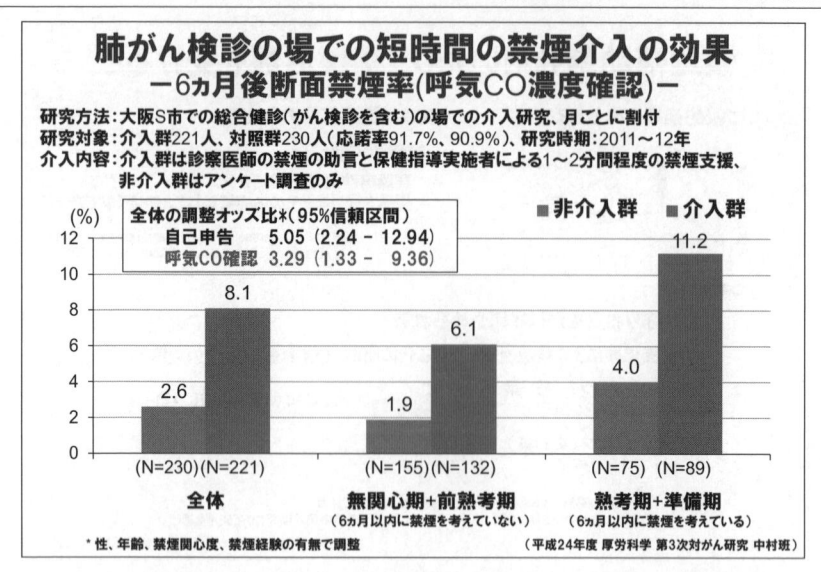

肺がん検診の場での短時間の禁煙介入の効果
－6ヵ月後断面禁煙率(呼気CO濃度確認)－

研究方法：大阪S市での総合健診(がん検診を含む)の場での介入研究、月ごとに割付
研究対象：介入群221人、対照群230人(応諾率91.7%、90.9%)、研究時期：2011〜12年
介入内容：介入群は診察医師の禁煙の助言と保健指導実施者による1〜2分間程度の禁煙支援、
　　　　　非介入群はアンケート調査のみ

全体の調整オッズ比＊(95%信頼区間)
　自己申告　　5.05 (2.24 − 12.94)
　呼気CO確認　3.29 (1.33 − 9.36)

	非介入群	介入群
全体 (N=230)(N=221)	2.6	8.1
無関心期+前熟考期 (6ヵ月以内に禁煙を考えていない) (N=155)(N=132)	1.9	6.1
熟考期+準備期 (6ヵ月以内に禁煙を考えている) (N=75)(N=89)	4.0	11.2

＊性、年齢、禁煙関心度、禁煙経験の有無で調整

(平成24年度 厚労科学 第3次対がん研究 中村班)

健診(がん検診を含む)の場で、診察医師の禁煙の助言と保健指導実施者による1〜2分間程度の禁煙支援を組み合わせた効果を調べた。

呼気一酸化炭素濃度の確認による6ヵ月後の禁煙率は、禁煙支援を実施した介入群で8.1%、実施しなかった非介入群で2.6%であり、介入群の方が、禁煙率が3倍高かった。

禁煙支援の効果は、喫煙者の禁煙の関心度に関わらずみられており、健診当日に喫煙者全員に禁煙の支援を行うことの大切さが確認された。

出典）中山富雄．がん検診の場での禁煙推進方策の開発と制度化に関する研究．平成24年度厚生労働科学研究費補助金第3次対がん総合戦略研究事業「発がんリスクの低減に資する効果的な禁煙推進のための環境整備と支援方策の開発ならびに普及のための制度化に関する研究」(研究代表者　中村正和)．平成24年度総括・分担研究報告書．2013

やめたい人への禁煙支援のポイント

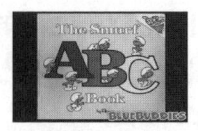

Refer / Cessation support

【ポイント】
1. 禁煙開始日を話し合って決める
2. 禁煙実行に向けての問題解決カウンセリング
   ※禁煙に当たっての不安や心配事を聞き出して解決策を一緒に考える（「傾向と対策」）
3. 禁煙治療のための医療機関の受診や禁煙補助剤の使用を勧める
   ※禁煙治療が受けられる医療機関のリストの提供

今すぐに禁煙したいと考えている喫煙者（準備期）にはABCのC（Cessation Support）として、禁煙開始日の設定、禁煙に向けた問題解決カウンセリング、医療機関の受診や禁煙補助剤の使用の勧め、の3つを行う。

問題解決カウンセリングは禁煙率を高める上で重要な指導要素である。喫煙者から禁煙に当たっての不安や心配ごとを聞き出して解決策を一緒に考える。

問題解決カウンセリングにより、禁煙に当たっての不安や心配が解決されることにより、禁煙の自信が高まり、結果として禁煙が成功しやすくなる。

なお、健診当日などで時間がとれない場合はABRのRとして、禁煙治療のための医療機関の受診や禁煙補助剤の使用を勧め、禁煙治療が受けられる医療機関のリストを提供する。

AHRQ「たばこ使用・依存の治療ガイドライン」(2008年)
禁煙カウンセリングの効果

【レビュー方法】
- 1975～2007年の8700編の英文論文を対象
- 一定の条件(*)を満たした論文について、35以上のテーマでメタアナリシスを行い、ガイドラインの作成の基礎資料とした。
   - *選定条件：比例対照研究、禁煙開始日以降5ヵ月以上のフォローアップ、ピアレビューの雑誌に掲載

【結果】
- 3分以内の禁煙アドバイスで禁煙率が1.3倍有意に増加する。
- 治療の1回あたりの時間、治療を行った総時間、治療に関わるスタッフの数にそれぞれ比例して禁煙率が2-3倍近くまで増加する。
- 有効なカウンセリング内容は、問題解決カウンセリングとスキルトレーング、治療の一環としてのソーシャルサポート(周囲の者や医療者からの励ましや賞賛)である。
- 薬物治療と禁煙カウンセリングを組み合わせると、それぞれ単独に比べて効果が高く、単独の場合に比べて禁煙率が1.4-1.7倍増加する。

アメリカの禁煙治療ガイドラインでは、禁煙の動機が高まっている喫煙者に対して、禁煙の効果を高めるカウンセリング内容として、問題解決カウンセリングと治療の一環として指導者が提供するソーシャルサポート(周囲の者や医療者からの励ましや賞賛)の2つが重要であることが述べられている。

出典) Fiore MC, et al. Treating tobacco use and dependence:2008 update. Clinical Practice Guideline. Rockville: US Department of Health and Human Services. Public Health Service, 2008.

自信の強化

1. 達成可能な目標設定と成功体験の積み重ね
2. 「傾向と対策」(問題解決 / スキルトレーニング)
3. あなたならできると言う / 禁煙できたらほめる
4. うまくいった身近な事例を紹介する
5. 禁煙の思いこみを変える
   「自分は意志が弱いから無理」
   「何度やってもできないから自分には無理」
   「1本でも吸ったら禁煙は失敗」

禁煙に対する自信を高める方法として、①達成可能な目標を設定し、小さな成功体験を積み重ね、自信を強化する、②問題解決カウンセリングやスキルトレーニング、③言語的賞賛(「あなたならできる」、禁煙できていたらほめるなど)、④禁煙に成功した事例の紹介、⑤禁煙に対する誤った思い込みを変えるための働きかけ、がある。

禁煙に対する誤った思い込みを変えるための働きかけとしては、1)禁煙は意志の問題ではなく、ニコチン依存症という病気なので、薬物療法やカウンセリングを受けることで達成しやすくなること、2)禁煙経験のある人ほど学習をしているので禁煙しやすく、これまで自力での挑戦であれば、次回はより確実な禁煙方法を使えば禁煙しやすいこと、3)1本吸っても失敗ではなくて、足踏みしているだけなので気にしなくてよいことを伝える。

AHRQ「たばこ使用・依存の治療ガイドライン」（2008年）
禁煙の薬物療法の推奨

【レビュー方法】
- 1975～2007年の8700編の英文論文を対象
- 一定の条件（＊）を満たした論文について、35以上のテーマでメタアナリシスを行い、ガイドラインの作成の基礎資料とした。
    ＊選定条件：比例対照研究、禁煙開始日以降5ヵ月以上のフォローアップ、
    　　　　　ピアレビューの雑誌に掲載

【結果】
- 第1選択薬
    ニコチン製剤（1.5～2.3倍）、ブプロピオン（2.0倍）、バレニクリン（3.1倍）
- 第2選択薬　　※有効性はあるが、副作用の報告があり、FDAでは非承認
    クロニジン（2.1倍）、ノルトリプチン（3.2倍）
- 併用療法
    ニコチンパッチの長期治療＋ニコチンガムまたは鼻腔スプレー（3.6倍）、ニコチンパッチ＋ニコチン吸入薬（2.2倍）、ニコチンパッチ＋ブプロピオン（2.5倍）など

アメリカの禁煙治療ガイドラインによると、第1選択薬としてニコチン製剤とバレニクリンが推奨されている。

わが国では現在、ニコチン製剤のニコチンパッチとニコチンガム、非ニコチン製剤の内服薬のバレニクリンが使用できる。

有効性については、ニコチン製剤であれば約2倍、バレニクリンであれば約3倍、対照群に比べて禁煙しやすいことがわかっている。

また、ニコチンパッチとニコチンガムなどを組み合わせることで、バレニクリンに相当した有効性が得られることも報告されている。

出典）Fiore MC, et al. Treating tobacco use and dependence:2008 update. Clinical Practice Guideline. Rockville: US Department of Health and Human Services. Public Health Service, 2008.

ニコチン離脱症状

症状	持続期間	頻度
イライラ・易攻撃性	<4 weeks	50%
抑うつ #	<4 weeks	60%
落ち着きのなさ	<4 weeks	60%
集中困難	<2 weeks	60%
食欲亢進	>10 weeks	70%
軽度の頭痛	<48 hours	10%
夜間覚醒	<1 week	25%
便秘	>4 weeks	17%
口腔内の潰瘍	>4 weeks	40%
喫煙欲求 #	>2 weeks	70%

喫煙の再開と関連あり

禁煙に伴う主なニコチン離脱症状を表にまとめた。

主な症状として、喫煙欲求、イライラ、抑うつ、落ち着きのなさ、集中困難などがある。

離脱症状の多くは禁煙後4週間以内におさまることが多い。ただし、食欲亢進や便秘などのように2ヵ月以上続くものもある。

なお、これらの離脱症状を抑えて禁煙しやすくするために、禁煙補助剤を使用することが有効である。

出典) McEwen A, et al. Manual of smoking cessation: a guide for counselors and practitioners. Blackwell Publishing, 2006.

禁煙補助剤の種類の特徴

名称	入手場所	特徴	ニコチン依存症
ニコチンガム	薬局、薬店	短時間で禁断症状が抑えられる。間違ったかみ方をすると胃の不快感が出やすい。	低〜中依存の人向き
市販のニコチンパッチ	薬局、薬店	パッチを貼るだけで簡単。突然の欲求に対処できない。皮膚がかぶれることもある。	低〜中依存の人向き
医療用ニコチンパッチ	医療機関	高用量のものが使え、24時間貼るので、起床時も含めて禁断症状をより抑える。	中〜高依存の人向き
内服薬	医療機関	ニコチンを含まない。服用中に喫煙しても満足感が少なく再喫煙しにくい。	中〜高依存の人向き

わが国で使用可能な禁煙補助剤の入手場所、特徴、適応となるニコチン依存症の程度の目安を示した。(#1)

薬剤の特徴に示したように、ニコチンガムは、ニコチンパッチに比べてニコチンをより速く吸収できるので、急な喫煙欲求に対応することができる。

ニコチンパッチは、ニコチンを安定して体内に補給でき、使用方法も貼るだけと簡単なことが特徴である。

バレニクリンは、離脱症状を抑えるだけでなく、喫煙した場合の満足感を抑える効果があり、服用中は再喫煙を防ぐ効果も期待できる。(#2)

#1)わが国ではニコチンパッチ、ニコチンガムと飲み薬のバレニクリンが使用可能である。医療機関の禁煙外来では医療用医薬品のニコチンパッチとバレニクリンを処方できる。薬局では一般医薬品のニコチンパッチとニコチンガムが販売されている。ニコチンパッチは医療機関と薬局・薬店の両方で入手できるが、高用量の剤型は医療機関でしか処方できない。

#2)喫煙本数があまり多くなくニコチンの依存度が高くない場合は、薬局・薬店のニコチンパッチでも十分効果があるが、依存度が高い場合は医療機関で医療用のニコチンパッチか、バレニクリンの処方を受けて禁煙する方が禁煙につながりやすい。

禁煙補助剤の主な副作用と対処法

	副作用	対処法
ニコチンパッチ	皮膚の発赤や痒み	貼る場所を毎日変えるよう指導。抗ヒスタミン剤やステロイドの外用剤を必要時投与。水疱形成など皮膚症状が強い場合は使用を中止し、他剤の使用や禁煙補助剤なしでの禁煙を検討。
	不眠	貼り替えている時間を確認し、朝起床時に貼り替えるように指導。それでも不眠が見られる場合は、朝貼って就寝前にはがすよう指導。
ニコチンガム	口腔内・咽頭刺激感、嘔気、口内炎、腹部不快感	かみ方を確認し、正しいかみ方を指導。症状が強い場合は、他剤の使用や禁煙補助剤なしでの禁煙を検討。
バレニクリン	嘔気	飲み始めの1～2週で最も多いことを説明。対処法としては飲水や食後服用を徹底させるとともに、必要に応じて標準的な制吐剤を処方するか、用量を減らすことを検討。
	頭痛、便秘、不眠、異夢、鼓腸	標準的な頭痛薬、便秘薬、睡眠薬を処方するか、用量を減らすことを検討。

(注1) ニコチンパッチおよびバレニクリンの副作用については、添付文書で5%以上の発現率の副作用を示した。ニコチンガムについては、5%以上の副作用がみられなかったため、3%以上の発現率の副作用を示した。なお、ニコチンガムの一般医薬品の添付文書では副作用の発現率が報告されていないので、ここでは医療用医薬品当時の添付文書を参考とした。
(注2) 禁煙は治療の有無を問わず、不快、抑うつ気分、不眠、いらだたしさ、欲求不満、怒り、不安、集中困難、落ち着きのなさ、心拍数の減少、食欲増加、体重増加などを伴うことが報告されており、基礎疾患として有している精神疾患の悪化を伴うことがある。バレニクリンを使用して禁煙を試みた際にも、因果関係は明らかではないが、抑うつ気分、不安、焦燥、興奮、行動又は思考の変化、精神障害、気分変動、攻撃的行動、敵意、自殺念慮及び自殺が報告されている。また、本剤中止後もこれらの症状があらわれることがあるため、本剤を投与する際には患者の状態を十分に観察すること。また、これらの症状、行動があらわれた場合には本剤の服用を中止し、速やかに医師等に連絡するよう患者に指導する。
(注3) バレニクリンについては、めまい、傾眠、意識障害等があらわれ、自動車事故に至った例も報告されているので、自動車の運転等危険を伴う機械の操作に従事させないよう注意すること。

わが国で使用可能な禁煙補助剤の主な副作用とその対処法を示した。

これらの副作用は一般に軽度であるが、症状が持続したり程度が強かったりする場合には表に示した対処法が役に立つ。

なお、市販後、バレニクリンを服用した患者に、頻度は少ないものの、意識消失などの意識障害がみられ自動車事故に至った例も報告されているため、服薬中に自動車の運転等危険を伴う機械の操作に従事させないよう注意することが必要である。

出典）日本循環器学会ほか. 禁煙治療のための標準手順書第5版, 2012.

行動療法の手順と行動技法

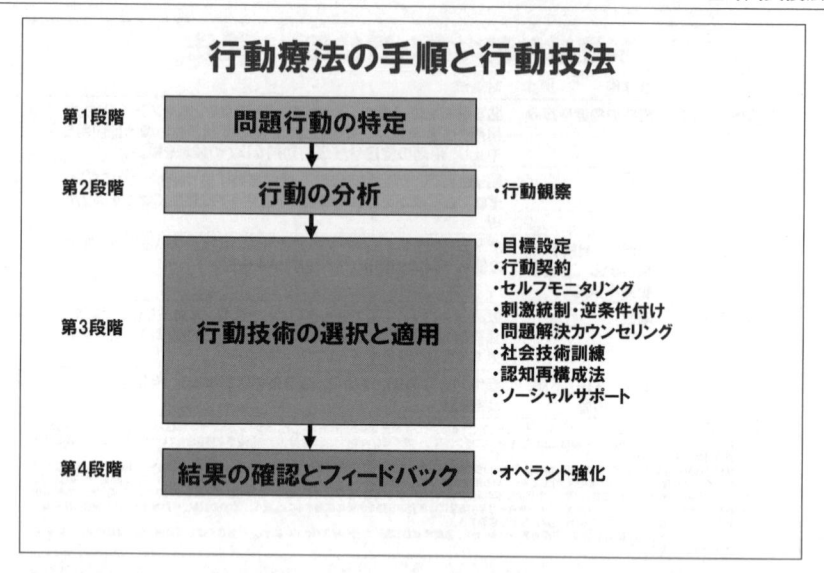

段階	内容	行動技法
第1段階	問題行動の特定	
第2段階	行動の分析	・行動観察
第3段階	行動技術の選択と適用	・目標設定 ・行動契約 ・セルフモニタリング ・刺激統制・逆条件付け ・問題解決カウンセリング ・社会技術訓練 ・認知再構成法 ・ソーシャルサポート
第4段階	結果の確認とフィードバック	・オペラント強化

行動療法とは、1950年代に体系づけられた心理療法であり、「行動科学を人の不適切な習慣や行動の修正に応用するための方法の総称」である。

初期の行動療法はオペラント学習理論に基づいた方法論であったが、その後、社会的認知理論をはじめ、多くの行動科学の理論的基礎を取り入れた方法論として発展している。

行動療法の手順は、図に示すように、①問題とすべき行動を具体的に捉え（問題行動の特定）、②その起こり方を刺激と反応の関係の中で捉えて相互の関係を明らかにし（行動の分析）、③解決に効果がありそうな方法を試して（行動技法の選択と適用）、④結果を確認しながらうまく続くように支援する（結果の確認とフィードバック）、の4段階で構成される。

出典）中村正和．行動科学に基づいた健康支援．栄養学雑誌　2002;60: 213-222.（図を一部改変）

禁煙支援・治療で用いられる主な行動療法の技法

技法	具体例
行動観察	禁煙に先立ち喫煙行動を手帳などに記録して自己観察する
目標設定	禁煙開始日を決める
行動契約	禁煙宣言書を取り交わす
セルフモニタリング	禁煙の達成状況を手帳などに記録して、達成状況をモニタリングする
刺激統制	喫煙のきっかけとなる環境や状況を避け、喫煙の頻度や欲求をコントロールする
逆条件づけ	たばこが吸いたくなったら、たばこに代わる別の健康的な行動をして、喫煙の欲求をコントロールする
オペラント強化	禁煙できたら、まわりからほめる 自分で自分をほめたり、自分にほうびを与える
問題解決カウンセリング	禁煙にあたっての問題点を聞き出し、解決策や対処法を一緒に考える
社会技術訓練	
自己主張訓練	タバコを勧められた時に上手な断り方を身につけておく
再発防止訓練	喫煙を再開しやすい状況をあらかじめ予測し、その対処法を練習しておく
認知再構成法	禁煙の妨げになっている思い込みを把握し、その修正を行う
ソーシャル・サポート	
周囲の者	家族や友人・同僚などの協力が得られるようサポート体制をつくる
治療者	治療の一環として指導者としての励ましや賞賛などの情緒的な支援を行う

禁煙支援・治療で用いられる行動療法の技法について具体例を示した。

禁煙の動機が高まった患者に対する支援においては、行動療法の技法が役立つと考えられる。

行動療法の技法のうち、目標設定、セルフモニタリング、オペラント強化法は基本的な技法であるが、問題解決カウンセリングや社会技術訓練は現実場面での対処に直接役立つ実践的な技法である。ソーシャルサポートには治療の一環として行うサポートと周囲の者からのサポートがあり、両者を組み合わせて用いるのがよい。

参考）中村正和. 禁煙治療への導入と非薬物治療. 藤原久義, 編. 各科領域における禁煙治療の実際. 東京;医薬ジャーナル社, 2010;46-55.（表を一部改変）

禁煙後の体重増加は一時的

禁煙すると、禁煙者の約8割に平均2kgの体重増加がみられます。しかし、禁煙2年目以降には体重がさらに増加する傾向はなく、血糖や中性脂肪などの検査値の悪化も一時的であることがわかりました。体重が3kg以上増加した人は禁煙者の約4人に1人（27％）にみられましたが、5kg以上増加した割合は禁煙者の7％と少数でした。体重増加の主な原因として、ニコチン離脱症状としての中枢性の食欲亢進と、ニコチンによる基礎代謝の亢進作用がなくなることがあげられます。

図．禁煙後の体重変化－大阪府立健康科学センターの調査成績

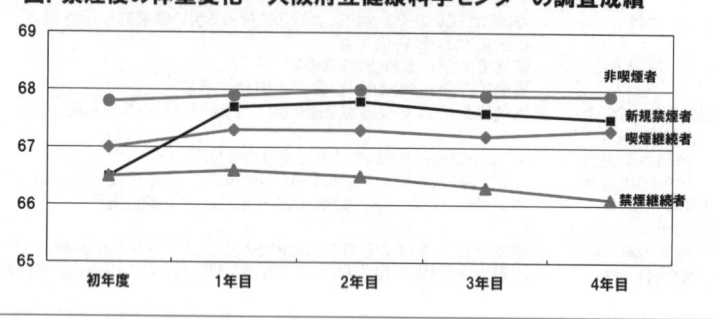

（グラフ：初年度から4年目までの体重変化。非喫煙者、新規禁煙者、喫煙継続者、禁煙継続者の4群）

禁煙後の問題点として体重増加がある。

その理由は、離脱症状としての中枢性の食欲亢進が続くことと、ニコチンによる基礎代謝の亢進作用がなくなることが原因と考えられている。

体重増加は、禁煙者の約8割にみられ、平均2Kgの増加である。一般にヘビースモーカーでは体重がより増加しやすい。

体重増加は禁煙後1年以内にみられることが多く、その後は持続的に増加する傾向はない。

データには示していないが、体重増加に伴い、血圧、中性脂肪やLDLコレステロールなどの検査値も一時的に悪化する傾向がみられるが、体重増加が落ち着く禁煙2年目以降改善することについても示されている。

出典）禁煙がメタボリック・シンドロームの構成因子に及ぼす長期的影響に関する検討（研究代表者　中村正和）．平成19年度文部科学省科学研究費補助金研究成果報告書，2008．
中村正和: Question 禁煙とメタボの関係は？．肥満と糖尿病　2010; 9: 682-684．

禁煙後の体重増加を防ぐ－まず身体活動から始める

禁煙後の体重増加を抑制するためには、まず身体活動を増やすことから始めましょう。身体活動の強度は中等度がおすすめです。身近にできる中等度の身体活動の具体例としては、速歩、水中歩行、床磨き、風呂掃除、自転車に乗る、子どもと遊ぶ、庭の草むしり、ゴルフ、野球などです。

禁煙後の体重増加を防ぐ－禁煙が安定したら食事に取り組む

禁煙開始から1ヵ月以上経過し、禁煙が安定してきたら、食生活の改善にも取り組みましょう。食べ過ぎないようにする、肉類や油料理などの高エネルギーの食事を減らす、間食を減らす、代わりに野菜や果物を増やす、飲酒量を減らす、などがおすすめです。禁煙直後から食事制限を厳しくすると、たばこを吸いたい気持ちが強く出る場合があるので、注意が必要です。

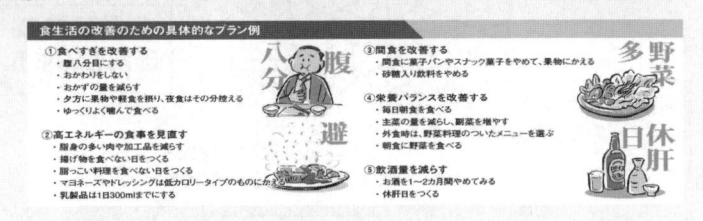

食生活の改善のための具体的なプラン例

① 食べすぎを改善する
- 腹八分目にする
- おかわりをしない
- おかずの量を減らす
- 夕方に果物や軽食を摂り、夜食はその分控える
- ゆっくりよく噛んで食べる

② 高エネルギーの食事を見直す
- 脂身の多い肉や加工品を減らす
- 揚げ物を食べない日をつくる
- 脂っこい料理を食べない日をつくる
- マヨネーズやドレッシングは低カロリータイプのものにかえる
- 乳製品は1日300mlまでにする

③ 間食を改善する
- 間食に菓子パンやスナック菓子をやめて、果物にかえる
- 砂糖入り飲料をやめる

④ 栄養バランスを改善する
- 毎日朝食を食べる
- 主菜の量を減らし、副菜を増やす
- 外食時は、野菜料理のついたメニューを選ぶ
- 朝食に野菜を食べる

⑤ 飲酒量を減らす
- お酒を1〜2ヵ月間やめてみる
- 休肝日をつくる

八分腹避　多野菜　日休肝

禁煙後の体重増加への対処は、禁煙が安定してからでも遅くはない。

体重増加を最小限に抑制したい場合は、体重増加の抑制効果のある禁煙補助剤を使いながら、禁煙直後から速歩などの運動を増やして身体活動量を高める方法が勧められる。

運動にはニコチン離脱症状の抑制効果があり、禁煙継続にも役立つ。

食事については禁煙直後から取り組むと、離脱症状のコントロールがうまくいかない場合があり、禁煙が安定するまで待ってから取り組むのがよいとされている。

出典）中村正和ほか編著. 脱メタバコ支援マニュアル., 2008.（http://www.osaka-ganjun.jp/info/ohsc/files/metabako.pdf）

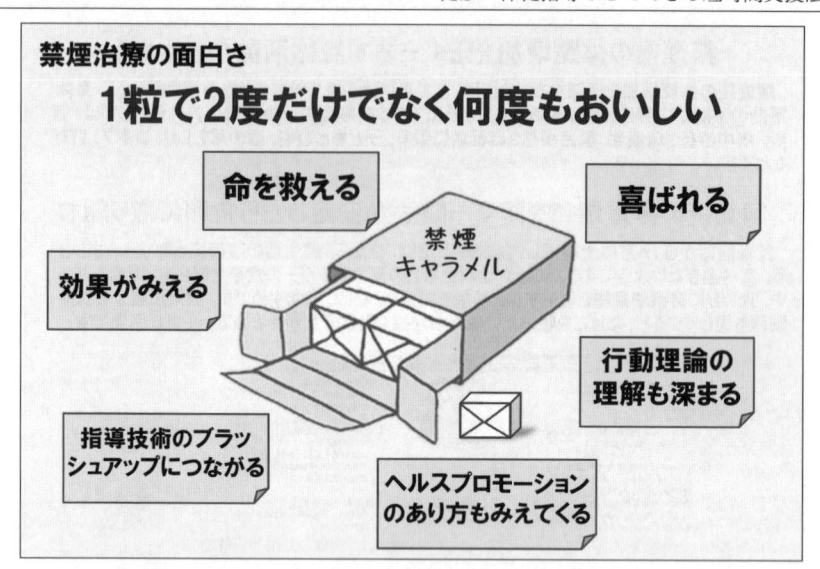

健診・保健指導などでできる短時間支援法

禁煙治療の面白さ
1粒で2度だけでなく何度もおいしい

- 命を救える
- 喜ばれる
- 効果がみえる
- 禁煙キャラメル
- 行動理論の理解も深まる
- 指導技術のブラッシュアップにつながる
- ヘルスプロモーションのあり方もみえてくる

保健指導実施者が禁煙支援・治療に取り組むメリットとしては、指導の効果がみえる、喜ばれる、効率的に命を救えるほか、指導技術のブラッシュアップにもなる、行動理論の理解が深まることがあげられる。

さらに、たばこ対策として、禁煙支援・治療という個別的な取り組みだけでなく、社会全体として、さらにどのように取り組みが必要かといった問題意識も生じやすく、環境整備を含めたヘルスプロモーションの理解や健康政策についての見識が深まることが挙げられる。

> 以上をまとめると、
> 1. 喫煙は動脈硬化をはじめ、多くの病気と関係があり、禁煙は健康の大前提である
>
> 2. 喫煙していると、食事の偏りや身体活動の不足など、他の生活習慣の乱れを伴う可能性がある。
>
> したがって、禁煙を先送りせずに、まず禁煙から取り組むことが大切である。

以上のまとめとして、①喫煙は多くの病気と関係があり、禁煙は健康の大前提である、②喫煙していると、他の生活習慣の乱れを伴う可能性がある。

したがって、本講義で紹介したような方法を用いて、健診をはじめ種々の保健事業で出会う喫煙者に対して、禁煙を先送りせずに、まず禁煙から取り組んでみませんか、と声をかけることが重要である。

健診・保健指導などでできる短時間支援法

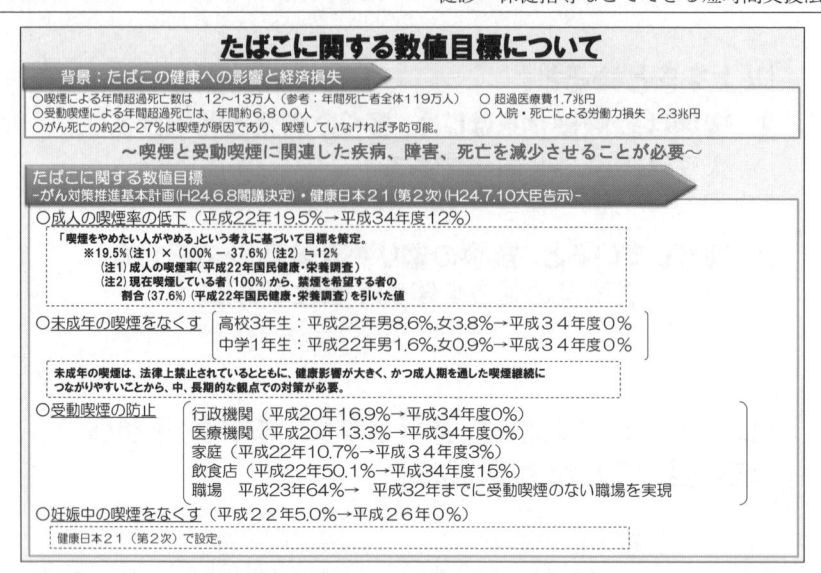

```
┌─────────────────────────────────────────────────────────┐
│              たばこに関する数値目標について              │
│  ┌─ 背景：たばこの健康への影響と経済損失 ──────────┐  │
│  │ ○喫煙による年間超過死亡数は 12〜13万人(参考：年間死亡者全体119万人)  ○超過医療費1.7兆円  │
│  │ ○受動喫煙による年間超過死亡は、年間約6,800人         ○入院・死亡による労働力損失 2.3兆円  │
│  │ ○がん死亡の約20〜27%は喫煙が原因であり、喫煙していなければ予防可能。  │
│  └──────────────────────────────────────────────────┘  │
│       〜喫煙と受動喫煙に関連した疾病、障害、死亡を減少させることが必要〜  │
│  ┌─ たばこに関する数値目標 ─────────────────────┐  │
│  │  -がん対策推進基本計画(H24.6.8閣議決定)・健康日本21(第2次)(H24.7.10大臣告示)- │
│  │ ○成人の喫煙率の低下（平成22年19.5%→平成34年度12%）  │
│  │   「喫煙をやめたい人がやめる」という考えに基づいて目標を策定。  │
│  │   ※19.5%(注1) ×（100% − 37.6%)(注2) ≒ 12%        │
│  │     (注1)成人の喫煙率(平成22年国民健康・栄養調査)   │
│  │     (注2)現在喫煙している者(100%)から、禁煙を希望する者の  │
│  │         割合(37.6%)(平成22年国民健康・栄養調査)を引いた値  │
│  │ ○未成年の喫煙をなくす │高校3年生：平成22年男8.6%,女3.8%→平成34年度0%│ │
│  │                      │中学1年生：平成22年男1.6%,女0.9%→平成34年度0%│ │
│  │   未成年の喫煙は、法律上禁止されているとともに、健康影響が大きく、かつ成人期を通じた喫煙継続に  │
│  │   つながりやすいことから、中、長期的な観点での対策が必要。  │
│  │ ○受動喫煙の防止　 行政機関（平成20年16.9%→平成34年度0%）  │
│  │                   医療機関（平成20年13.3%→平成34年度0%）  │
│  │                   家庭　 （平成22年10.7%→平成34年度3%）  │
│  │                   飲食店（平成22年50.1%→平成34年度15%）  │
│  │                   職場　 平成23年64%→ 平成32年までに受動喫煙のない職場を実現  │
│  │ ○妊娠中の喫煙をなくす（平成22年5.0%→平成26年0%）  │
│  │   健康日本21（第2次）で設定。  │
│  └──────────────────────────────────────────────────┘  │
└─────────────────────────────────────────────────────────┘
```

国としては、がん対策推進基本計画や健康日本21（第二次）において、①成人の喫煙率低下、②未成年者の喫煙をなくす、③受動喫煙の機会を有する者を減らす、④妊娠中の喫煙をなくす、ことについて具体的な数値目標を設定した。

成人の喫煙率低下については2007年の「がん対策推進基本計画」に記載した「喫煙をやめたい人に対する禁煙支援を行っていくこと」を踏襲する形で、成人喫煙率を平成34年までに12%にすることが設定された。

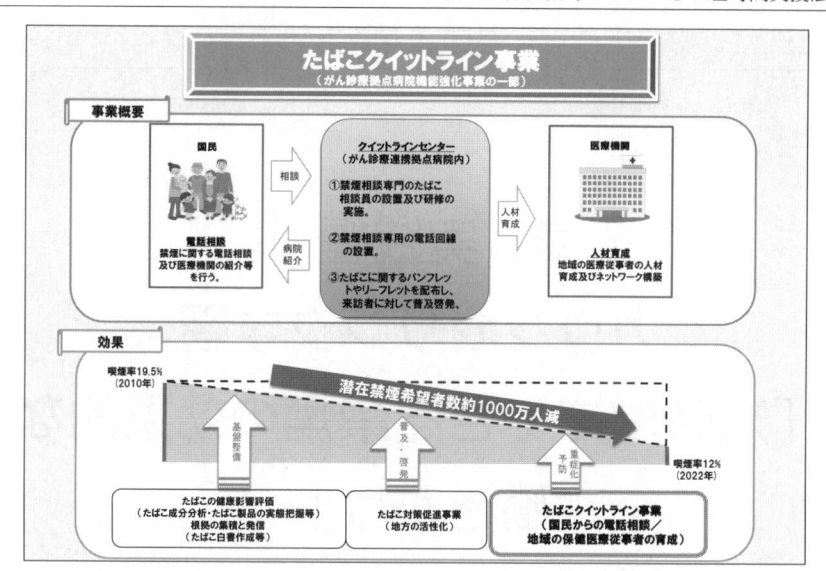

たばこクイットライン事業
(がん診療拠点病院機能強化事業の一部)

事業概要

国民 — 禁煙に関する電話相談及び医療機関の紹介等を行う。

クイットラインセンター(がん診療連携拠点病院内)
① 禁煙相談専門のたばこ相談員の設置及び研修の実施。
② 禁煙相談専用の電話回線の設置。
③ たばこに関するパンフレットやリーフレットを配布し、来訪者に対して普及啓発。

医療機関 — 地域の医療従事者の人材育成及びネットワーク構築

効果

喫煙率19.5%(2010年) → 喫煙率12%(2022年)

潜在禁煙希望者数約1000万人減

- 基盤整備：たばこの健康影響評価(たばこ成分分析・たばこ製品の実態把握等)根拠の醸成と発信(たばこ白書作成等)
- 普及・啓発：たばこ対策促進事業(地方の活性化)
- 重症化予防：たばこクイットライン事業(国民からの電話相談／地域の保健医療従事者の育成)

禁煙支援・治療を推進する具体的な対策としては、健診・保健指導の標準的な健診・保健指導プログラム(改訂版)において禁煙支援の記載を充実させることを通して、保健指導の場での禁煙支援を推進していくこととしている。

また、たばこクイットライン事業として、がん診療連携拠点病院にたばこ相談員を設置し、面談や電話による無料の禁煙相談やたばこに関する普及啓発活動を進めると共に、医療、地域、職域の禁煙支援や禁煙治療に関わる人材や資源を有機的につなぐことで、たばこをやめたい人がやめられるような社会環境を整備していくことにしている。

これらの事業を活用することで、効果的・効率的な禁煙支援が行われることを期待している。

III. 実践編－カウンセリング学習「短時間でできる禁煙の効果的な働きかけ」

1. 健診や保健事業での禁煙支援の取り組み方

健診・保健指導の場での禁煙支援は、メタボリックシンドロームの有無やリスクの大小に関わらず、全ての喫煙者を対象として行うことが重要です。

特定健診やがん検診の場など、禁煙支援の時間が確保できない場合は「短時間支援」、事後指導の場など禁煙支援の時間が確保できる場合は「標準的支援」を行います。短時間支援と標準的支援の流れを図表1に示します。

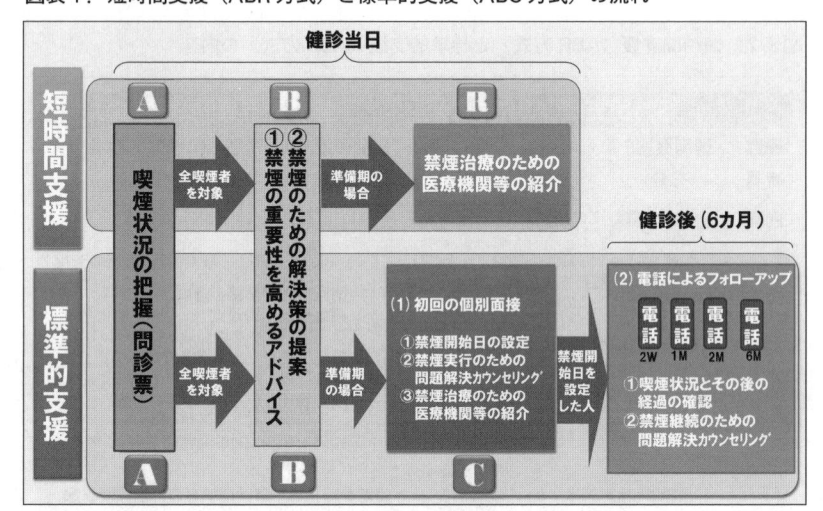

図表1．短時間支援（ABR方式）と標準的支援（ABC方式）の流れ

- 短時間支援は、「ABR方式」で個別面接の形式で実施します。A（Ask）では、問診票を用いて喫煙状況を把握します。B（Brief advice）では、喫煙者全員を対象に(1)禁煙の重要性を高めるアドバイスと(2)禁煙のための解決策の提案を行います。R（Refer）では、準備期（1ヵ月以内に禁煙しようと考えている）の喫煙者を対象に、禁煙治療のための医療機関等の紹介を行います。

- 標準的支援は、「ABC方式」で(1)初回の個別面接と(2)電話によるフォローアップの組合せで実施します。A（Ask）とB（Brief advice）の内容は、短時間支援と同様です。C（Cessation support）では、(1)初回の個別面接で、準備期[1]の喫煙者を対象に、①禁煙開始日の設定、②禁煙実行のための問題解決カウンセリング、③禁煙治療のための医療機関等の紹介、を行います。

禁煙開始日を設定した喫煙者には、初回面接後に禁煙実行・継続を支援するため

---

[1]準備期については、379ページの「喫煙ステージの分類について」をご参照ください。

の(2)電話によるフォローアップを行います。電話フォローアップを行う時期の目安は、初回の個別面接から2週間後(2W)、1ヵ月後(1M)、2ヵ月後(2M)、6ヵ月後(6M)です。フォローアップでは、①喫煙状況とその後の経過の確認、②禁煙継続のための問題解決カウンセリング(困難な状況をあらかじめ予想し、その解決策を一緒に検討する)を行います。

短時間支援(ABR方式)と標準的支援(ABC方式)の特徴を図表2に整理しました。どのくらい時間が確保できるかによって、いずれの方式を採用するかを決めるとよいでしょう。[2]

図表2．短時間支援(ABR方式)と標準的支援(ABC方式)の内容

	短時間支援(ABR方式)	標準的支援(ABC方式)
回数	個別面接1回	個別面接1回と電話フォローアップ4回
時間	1〜3分	初回面接10分、フォローアップ5分
内容	**A**sk(喫煙状況の把握) **B**rief advice(短時間の禁煙アドバイス) 　①禁煙の重要性を高めるアドバイス 　②禁煙のための解決策の提案 **R**efer(医療機関等の紹介)☆準備期のみ	**A**sk、**B**rief adviceは左記と同様 **C**essation support(禁煙実行・継続の支援) (1) 初回の個別面接☆準備期のみ 　①禁煙開始日の設定 　②禁煙実行のための問題解決カウンセリング 　③禁煙治療のための医療機関等の紹介 (2) 電話によるフォローアップ☆禁煙開始日設定者のみ 　①喫煙状況とその後の経過の確認 　　※禁煙に対する賞賛と励まし 　②禁煙継続のための問題解決カウンセリング
支援の場	各種健診(特定健診やがん検診など)	特定保健指導や事後指導等の各種保健事業

なお、喫煙者用にリーフレット(438〜439ページに掲載)とワークシート(440〜445ページに掲載)を作成しました。短時間支援(ABR方式)では喫煙者用リーフレットを、標準的支援(ABC方式)では喫煙者用ワークシートをご活用ください。[3]

---

[2] ここに記載した所要時間は、個別面接や電話フォローアップにかかる時間の目安です。質問紙の記載には時間を必要とする人もいます。A(Ask)で問診票を用いて喫煙状況を把握する前に、事前に質問紙を配付して記載してもらうことで、効率的に禁煙支援を進めるようにしましょう。
[3] その他、禁煙支援に利用可能な資料としては、以下のものが挙げられます。
- 「脱メタバコ支援マニュアル」(中村正和 他．編著)
　http://www.osaka-ganjun.jp/effort/cvd/training/teaching-materials/pdf/nosmoking_01.pdf
- 「健診や保健指導などにおける簡易な禁煙支援マニュアル」(中村正和著)
　http://www.osaka-ganjun.jp/effort/cvd/training/teaching-materials/pdf/nosmoking_03.pdf

2．禁煙支援の実際－短時間支援（ABR 方式）

短時間支援の ABR 方式の A（Ask）、B（Brief advice）、R（Refer）を解説します。

A 喫煙状況の把握（Ask）

まず、短時間支援（ABR 方式）の A（Ask）にあたる「喫煙状況の把握」の具体的方法について解説します。質問票を用いて喫煙状況や健康保険による禁煙治療の患者要件を満たしているかどうかを確認します。質問票を図表 3 に示します（印刷用の質問票を 437 ページに掲載）

Q1 から Q4 までは、喫煙者を把握するための質問項目です。

Q5 から Q8 までは、健康保険で禁煙治療を受けるための条件確認の項目です。

禁煙経験（Q9）や禁煙の自信（Q10）についても把握しておくと、より個別化した禁煙の支援が可能となります。

図表 3．喫煙に関する質問票

喫煙に関する質問票

Q1. 現在、たばこを吸っていますか？
□吸う　□やめた（　年前/　ヵ月前）　□もともと吸わない

以下の質問は、吸うと回答した人のみお答え下さい。

Q2. 吸い始めてから現在までの総本数は 100 本以上ですか？　□はい　□いいえ

Q3. これまで 6 ヵ月以上吸っていますか？　□はい　□いいえ

Q4. 最近 1 ヵ月間、たばこを吸っていますか？　□はい　□いいえ

Q5. 1 日に平均して何本たばこを吸いますか？　1 日（　）本

Q6. 習慣的にたばこを吸うようになってから何年間たばこを吸っていますか？（　）年間

Q7. あなたは禁煙することにどのくらい関心がありますか？
□関心がない
□関心はあるが、今後 6 ヵ月以内に禁煙しようとは考えていない
□今後 6 ヵ月以内に禁煙しようと考えているが、直ちに（1 ヵ月以内に）禁煙する考えはない
□直ちに（1 ヵ月以内に）禁煙しようと考えている

Q8. 下記の質問を読んであてはまる項目に✓を入れてください。該当しない項目は「いいえ」とお答え下さい。

	設問内容	はい 1点	いいえ 0点
問1.	自分が吸うつもりよりも、ずっと多くたばこを吸ってしまうことがありましたか。		
問2.	禁煙や本数を減らそうと試みて、できなかったことがありましたか。		
問3.	禁煙したり本数を減らそうとしたときに、たばこがほしくてほしくてたまらなくなることがありましたか。		
問4.	禁煙したり本数を減らしたときに、次のどれかがありましたか。（イライラ、神経質、落ちつかない、集中しにくい、ゆううつ、頭痛、眠気、胃のむかつき、脈が遅い、手のふるえ、食欲または体重増加）		
問5.	問 4 でうかがった症状を消すために、またたばこを吸い始めることがありましたか。		
問6.	重い病気にかかったときに、たばこはよくないとわかっているのに吸うことがありましたか。		
問7.	たばこのために自分に健康問題が起きているとわかっていても、吸うことがありましたか。		
問8.	たばこのために自分に精神的問題(注)が起きているとわかっていても、吸うことがありましたか。		
問9.	自分はたばこに依存していると感じることがありましたか。		
問10.	たばこが吸えないような仕事やつきあいを避けることが何度かありましたか。		
	合　計		

(注) 禁煙や本数を減らした時に出現する離脱症状（いわゆる禁断症状）ではなく、喫煙することによって神経質になったり、不安や抑うつなどの症状が出現している状態。

Q9. 今までたばこをやめたことがありますか？
□はい（　回、最長　年間／　ヵ月　日間）　□なし

Q10. たばこをやめることについてどの程度自信をもっていますか？「全く自信がない」を 0%、「大いに自信がある」を 100%として、0～100%の間であてはまる数字をお書きください。（　）%

氏　名＿＿＿＿＿＿＿＿　記入日＿＿年＿＿月＿＿日

- Q1～Q4 喫煙者の把握

　喫煙者を特定するための質問項目です。

　喫煙していると回答した全ての人に次のステップで示す短時間の禁煙アドバイスを行いましょう。また、禁煙していると回答した人には、禁煙していることを賞賛し、禁煙を継続するよう伝えましょう。なお、禁煙して 1 年以内の人に対しては、再喫煙防止のためのフォローアップを行いましょう。

　Q1～Q4 の 4 項目を用いて特定健診で定義された喫煙者を把握することが可能です。特定健診の標準的な質問票では「現在、習慣的に喫煙している者」の定義として、「合計 100 本以上、又は 6 ヵ月以上吸っている者であり、最近 1 ヵ月間も吸っている者」と定めています。従って、Q1 で「吸う」と回答し、かつ Q4 で最近 1 ヵ月間たばこを吸っているに「はい」と回答した人で、さらに Q2 のこれまでの喫煙総本数が 100 本以上の喫煙に「はい」と回答するか、または Q3 のこれまで 6 ヵ月以上の喫煙に「はい」と回答した人が特定健診では喫煙者と定義されます。しかし、保健指導では喫煙者の定義に関わらず、Q1 で「吸う」と回答した喫煙者全員に短時間の禁煙アドバイスを行いましょう。

- Q5～Q8：健康保険による禁煙治療の受診条件の確認

　健康保険による禁煙治療を受けるためには、下記の 3 つの条件を全て満たす必要があります。[4]

① 1 日喫煙本数 × 喫煙年数 が200 を超えること
② いますぐに禁煙したいと考えており、禁煙治療を受けることを文書により同意していること
③ TDS のスクリーニングテストでニコチン依存症と診断されていること

　条件①は、Q5 と Q6 の回答結果から計算します。たとえば、喫煙本数が 1 日 10 本で 30 年間喫煙している人は、10×30＝300 となり、200 を超えているので条件を満たしていることになります。

　条件②は、Q7 の喫煙のステージに関する質問の回答結果から確認します。Q7 の「直ちに（1 ヵ月以内に）禁煙しようと考えている」に回答していること（準備期の喫煙者）が条件になります。

　条件③は、Q8 の 10 項目の質問のうち、「はい」と回答した項目が 5 項目以上あれば、ニコチン依存症と診断されるための条件を満たしていることになります。

- Q9：禁煙経験の把握

　禁煙経験の有無とこれまで最も長い禁煙期間を把握します。禁煙経験がある人には、過去に用いた禁煙方法や出現した離脱症状の強さ、再喫煙のきっかけなどについて確認しておきましょう。今回の禁煙支援に役立つ情報を得ることができます。

---

[4] 平成 25 年 3 月現在。

● Q10：禁煙に対する自信

　禁煙に対する自信を0から100%の数値で把握します。「全く自信がない」を0%とし、「非常に自信がある」を100%とした場合の自信の程度を明らかにします。禁煙の自信が低い人には、禁煙治療や禁煙補助剤についての情報提供のほか、後述する問題解決カウンセリングにより禁煙の自信を高めます。

喫煙ステージの分類について

質問票Q7の質問の回答結果により、禁煙の準備性を以下のように定義します。

- 「禁煙に関心がない」または「禁煙に関心はあるが、今後6ヵ月以内に禁煙しようとは考えていない」：前熟考期　（注）
- 「今後6ヵ月以内に禁煙しようと考えているが、直ちに（1ヵ月以内に）禁煙する考えはない」：熟考期
- 「直ちに（1ヵ月以内に）禁煙しようと考えている」：準備期

（注）日本では前熟考期の喫煙者の割合が多いため、前熟考期を2つに分類して、「禁煙に関心がない」を無関心期、「禁煙に関心はあるが、今後6ヵ月以内に禁煙しようとは考えていない」を関心期とする場合がある。また、関心期と熟考期を合わせて広義の関心期（「禁煙に関心はあるが、今後1ヵ月以内に禁煙する考えはない」）と呼ぶ場合もある。
　ここでは、上述の前熟考期、熟考期、準備期の3分類を基本とし、必要に応じて前熟考期を無関心期と関心期に細分類する方法を用いて以下の解説を行う。

図表4．喫煙ステージの分類

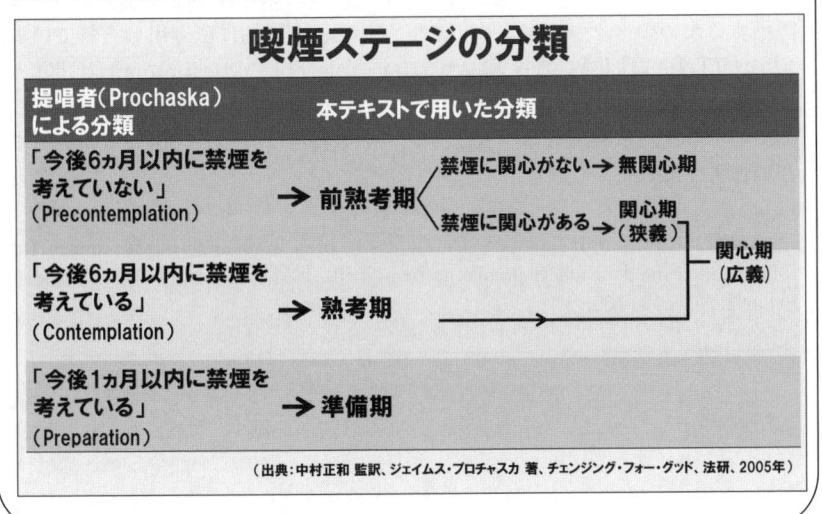

提唱者(Prochaska)による分類	本テキストで用いた分類		
「今後6ヵ月以内に禁煙を考えていない」(Precontemplation)	→ 前熟考期	禁煙に関心がない → 無関心期 禁煙に関心がある → 関心期（狭義）	関心期（広義）
「今後6ヵ月以内に禁煙を考えている」(Contemplation)	→ 熟考期		
「今後1ヵ月以内に禁煙を考えている」(Preparation)	→ 準備期		

（出典：中村正和 監訳、ジェイムス・プロチャスカ 著、チェンジング・フォー・グッド、法研、2005年）

ニコチン依存症のスクリーニングテスト「TDS」について

　ニコチン依存症治療の保険適用の対象患者を抽出するために実施するニコチン依存症のスクリーニングテスト（Tobacco Dependence Screener: TDS）は、世界保健機関（World Health Organization: WHO）の「疾病及び関連保健問題の国際統計分類、第10版」（ICD-10）やアメリカ精神医学会の「精神疾患の分類と診断の手引き」の改訂第3版および第4版（DSM-III-R、DSM-IV）に準拠して、精神医学的な見地からニコチン依存症を診断することを目的として開発されたものです。

　このテストは、10項目の質問で構成されています。「はい」を1点、「いいえ」を0点とし、合計得点を計算します。質問に該当しない場合は、0点と計算します。TDSスコア（0～10点）が5点以上をニコチン依存症と診断します。このテストは日本人を対象に信頼性と妥当性の検討がなされており、WHOの統合国際診断面接（WHO-CIDI）を用いたICD-10の診断結果をgold standardとした場合のTDSの感度は95％、特異度は81％と報告されています。ファーガストロームのニコチン依存度指数（Fagerstrom Test for Nicotine Dependence: FTND）は生理学的な側面からニコチン依存症の程度を簡易に評価するためのスクリーニングテストとして、国際的に広く用いられていますが、FTNDの旧版であるFagerstrom Tolerance Questionnaire(FTQ)とICD-10との相関はTDSに比べて低く、精神医学的な立場から薬物依存症としてのニコチン依存症をスクリーニングする場合はTDSを用いるのが望ましいと考えられています。

（参考文献）Kawakami N, et al. Development of a screening questionnaire for tobacco/nicotine dependence according to ICD-10, DSM-III-R, and DSM-IV. Addict Behav 1999;24:155-166.

B 短時間の禁煙アドバイス（Brief advice）

　短時間支援（ABR方式）の中のB（Brief advice）にあたる「短時間の禁煙アドバイス」の具体的方法について解説します。

　ここでは、喫煙のステージや健診結果にかかわらず、全喫煙者を対象に短時間の禁煙アドバイスを行います。短時間の禁煙アドバイスでは、1）病歴や検査値、自覚症状、本人の関心事などを切り口に禁煙が重要であること（①禁煙の重要性を高めるアドバイス）、2）禁煙には効果的な禁煙方法があること（②禁煙のための解決策の提案）を伝えます。

　禁煙に対して気持ちが高まっている喫煙者に対しては、①禁煙の重要性を高めるアドバイスよりも②禁煙のための解決策の提案にウエイトを置くことが一般に有用です。一方、まだ禁煙しようと考えていない喫煙者に対しては、個々人の喫煙者に合った情報提供で禁煙の重要性を高めることが大切です。しかし、禁煙しようと考えていない喫煙者においても、禁煙のための解決策の提案を行うことで、禁煙に対する動機が高まることも少なくないので、忘れずに情報提供しましょう。喫煙者用リーフレット(438〜439ページに掲載)を使用すると短時間の禁煙アドバイスをするのに効果的です。ご活用下さい。

（1）禁煙の重要性を高めるアドバイス

　質問票で喫煙状況を把握した喫煙者に対して、診察や問診、保健指導の場を活用して禁煙の重要性を伝えます。複数の保健医療関係者が連携をとりながら声をかけることが効果的です。

　まず、「禁煙する必要があること」をはっきりと伝え、さらに、「禁煙が優先順位の高い健康課題であること」を伝えます。

　喫煙者に病歴や検査値の異常、自覚症状がある場合は、それらと喫煙との関係を結びつけて、喫煙の影響や禁煙の効果について説明します。喫煙関連疾患としては、がん、虚血性心疾患（異型狭心症を含む）、脳血管障害（脳梗塞、くも膜下出血）、糖尿病、COPD、消化性潰瘍などがあります。喫煙に関連した検査値の異常としては、脂質異常[5]（HDLコレステロールの低下、LDLコレステロールやトリグリセライド（中性脂肪）の上昇）、糖代謝異常（血糖値やHbA1cの上昇、インスリン感受性の低下）、血球異常（多血症、白血球増多）などがあります。

---

[5] 喫煙の血清脂質への影響のうち、HDLコレステロールについては喫煙で低下、禁煙で増加することが認められ、両者の関係は明らかです。また、中性脂肪やLDLコレステロールへの影響についても下記のメタアナリシス研究や2010年の米国公衆衛生総監報告書において、喫煙との関係が指摘されています。
- Craig WY, et al. BMJ 1989; 298: 784-788.
- U.S. Department of Health and Human Services. How Tobacco Smoke Causes Disease: The Biology and Behavioral Basis for Smoking-Attributable Disease: A Report of the Surgeon General, 2010.

病歴や検査値に問題がない喫煙者に対しては、異常がないことを賞賛した上で、喫煙が取り組むべき重要な健康課題であることを伝えて禁煙を促しましょう。また、喫煙者本人の関心事や家族状況、生活背景などが把握できている場合は、それらを切り口として禁煙の重要性を高めるアドバイスをするとさらに効果が高まります。

ここでの働きかけは、喫煙者全員に対して行いますが、特に禁煙に対して気持ちが高まっていない喫煙者に対しては、禁煙の重要性を高めることが大切です。個々人にあったメッセージで喫煙者の気持ちが禁煙に対して高まるようアドバイスしましょう。

（2）禁煙のための解決策の提案

次に、禁煙治療を受ければ「比較的楽に」「より確実に」「あまりお金もかけずに」禁煙できることを伝えます。喫煙者の多くは、「禁煙は自分の力で解決しなければならない」「禁煙はつらく苦しい」と思い込んでいる傾向があります。禁煙は、治療を受けて薬を使うことで、苦しまずに楽にやめることができる[6,7]ことを伝えます。これまでに何度も禁煙を失敗するなど、禁煙に自信がない喫煙者に対して、禁煙のための効果的な解決策を情報提供することは、禁煙に対する自信を高めることにつながり、有効です。

禁煙に関心のない人に、いきなり禁煙の効果的な解決策について説明しても抵抗や反発を招くだけです。このような人に対しては、現在禁煙する気持ちがないことを保健指導実施者が受けとめ、「今後の禁煙のために覚えておかれるといいですよ」と前置きした上で情報提供するとよいでしょう。前置きをすることで相手は抵抗感なく耳を傾けてくれます。

＜短時間の禁煙アドバイスや情報提供－お役立ちセリフ集＞

特定健診や特定保健指導の場で役立つ禁煙の情報提供のためのセリフを「喫煙に関するフィードバック文例集」としてまとめました（406～408ページに掲載）。

そのほか、健診等の各種保健事業の場における短時間の禁煙アドバイスの例を、409～424ページに示しています。それぞれの事業の場で喫煙者に禁煙の声かけをする際の参考にして下さい。

- ・母子保健事業　　・がん検診
- ・健診・保健指導　・その他の保健事業の場

---

[6] Royal College of Physicians. Nicotine addiction in Britain. A report of the Tobacco Advisory Group of the Royal College of Physicians, London: Royal College of Physicians, 2000.
[7] Nakamura, M., et al. Efficacy and tolerability of varenicline, an α4β2 nicotinic acetylcholine receptor partial agonist, in a 12-week, randomized, placebo-controlled, dose-response study with 40-week follow-up for smoking cessation in Japanese smokers. Clin Ther, 2007; 29: 1040-1056.

（禁煙について関心はあるが、今後 6 ヵ月以内に禁煙を考えていない喫煙者）の受診者に対して、禁煙の重要性を高め、禁煙のための解決策を提案する方法を具体的に紹介します。

<登場人物の紹介>

保健指導実施者（佐藤さん） 健診センターの保健師	35 歳。 健診センターに勤務する保健師。 健診業務について 3 年目。 生活習慣病対策としてたばこ対策の大切さを認識している。 健診等の保健事業の場で出会う喫煙者に禁煙の情報提供やアドバイスを行うことを心がけている。
ケースⅠ（鈴木さん） 直ちに禁煙しようと考えている太り気味の喫煙者	49 歳　男性　会社員 平均喫煙本数 30 本/日 中等度の肥満があり、腹囲も 85cm 以上。 血圧は正常範囲。 血糖・中性脂肪は軽度異常、健康のために何かしなければいけないと考えている。 減量だけでなく、禁煙の準備性が高まっている（準備期）。ただし、禁煙する自信は高くない。
ケースⅡ（田中さん） 6 ヵ月以内に禁煙を考えていない喫煙者	46 歳　男性　会社員 平均喫煙本数 20 本/日 自覚症状や検査値の異常はなく、メタボリックシンドロームにも該当していない。 禁煙について関心はあるが、6 ヵ月以内に禁煙しようとは考えていない（前熟考期）。

※ 禁煙支援の具体例

ケース I の鈴木さんの場合

B 短時間の禁煙アドバイス

　直ちに禁煙したいと思っている鈴木さんに対する支援の例を「禁煙の重要性を高める話しあい」と、「禁煙の解決策を提案する話し合い」の 2 つに分けて紹介します。

　1）禁煙の重要性を高める話し合い
　鈴木さんは禁煙の重要性がすでに高いので、禁煙実行にむけて意思決定ができるようアドバイスを行うことがポイントとなります。

【動画 3】ケース I「禁煙アドバイス－重要性の強化」

保健師	昨年もお話させていただいたかもしれませんが、健診結果によると鈴木さんはメタボリックシンドロームの状態ですね。
喫煙者	自分でもよくわかっています。もっとやせないと駄目って話ですよね。
保健師	実は、メタボ[8]の方は心臓病や脳卒中にかかるリスクが高いことがわかっています。鈴木さんはたばこを吸われているので、さらに心臓病や脳卒中のリスクが高くなります。減量することも大切ですが、一方で吸っているたばこをやめることもとても重要なことなんです。保健師として鈴木さんには、1 日も早く禁煙されることをお勧めします。
喫煙者	たばこについては、ずっと気になっています。そろそろたばこを止めないといけないと思っています。だんだん吸っている人も少なくなってきましたしね。でも、私の場合は太っていますからまずは減量優先で考えるべきでしょう。
保健師	鈴木さん、必ずしも減量優先で考えることはないですよ。禁煙に対する気持ちが高まっているのでしたら、まず禁煙から始めてみてはいかがですか。そして禁煙ができてから、減量にじっくり取り組まれたらいいと思いますよ。

---

[8] メタボリックシンドローム

2）禁煙のための解決策を提案する話しあい
　禁煙の動機が高まっている鈴木さんが禁煙に踏み出せるよう、効果的な禁煙方法についてアドバイスをすることがポイントとなります。

【動画4】ケースⅠ「禁煙アドバイス－解決策の提案」

保健師	禁煙には、よく効く薬がありますので、案外楽に禁煙できるんですよ。しかも、医療機関で禁煙のための治療を受けることができます。禁煙治療には健康保険が使えますから、1ヵ月あたりの費用はたばこ代よりも安いですよ。
喫煙者	禁煙治療ねえ、ああテレビのコマーシャルで見たことがありますよ。お医者さんで禁煙っていうやつでしょう。
保健師	そうです。禁煙治療では、飲み薬や貼り薬が使えます。飲み薬のほうが貼り薬よりも効果が高いといわれています。鈴木さんのように1日30本吸われるヘビースモーカーの方は医療機関で治療を受けるほうがお勧めですね。
喫煙者	たばこを止められるものだったら、止めたいなあ。一度治療を受けてみようかな。

※ 禁煙支援の具体例

ケースⅡの田中さんの場合

B 短時間の禁煙アドバイス

　禁煙に関心はあるが、6ヵ月以内に禁煙しようと考えていない田中さんに対する支援の例を「禁煙の重要性を高める話し合い」と「禁煙の解決策を提案する話し合い」の2つに分けて紹介します。

1）禁煙の重要性を高める話し合い
　禁煙の動機があまり高まっていない田中さんに対しては、今後の禁煙にむけた支援として、まず禁煙の重要性を高めることが大切です。

【動画5】ケースⅡ「禁煙アドバイス－重要性の強化」

保健師	田中さん、今回の健診では特に異常はみられませんでした。
喫煙者	ありがとうございます。安心しました。
保健師	実は、これからもこの状態を維持するために、是非田中さんに取り組んでいただきたい課題があります。
喫煙者	何でしょう。
保健師	それはたばこです。たばこを吸う人は、がんだけでなく、いろいろな病気にもかかりやすいことがわかっています。是非この機会に禁煙されることをお勧めします。

2）禁煙の解決策を提案する話し合い

　禁煙の動機があまり高まっていない田中さんに対しては、今後禁煙の動機が高まった時に役に立つように、抵抗感情が生じない方法で、禁煙の効果的な解決策について情報提供しておくことが重要です。

【動画6】ケースⅡ「禁煙アドバイス－解決策の提案」

保健師	田中さんは、今は禁煙に対しては関心がないとお答えいただいていますね。
喫煙者	ええ、今は禁煙なんてあんまり考えていません。仕事も忙しいですし、禁煙してストレスがたまるとかえって健康に悪いんじゃないかな。まあ、病気になったら別ですけどね。
保健師	田中さんのたばこに対するお気持ちは、わかりました。では、今後禁煙しようと思われた際に役立つと思いますので、上手な禁煙方法をここで簡単にご紹介しておきますね。
喫煙者	ああ、はい。
保健師	実は、たばこは、「ニコチン依存症」にかかっているからやめにくいことがわかっています。今は、禁煙の薬を使って医療機関で治療を受ければ、「比較的楽に」「確実に」しかも、「あまりお金もかけずに」禁煙できますよ。禁煙治療には健康保険が使えますから、みなさん結構うまく禁煙されていますよ。

喫煙者	健康保険で禁煙の治療が受けられるなんて知らなかったですね。
保健師	田中さんの場合、保険が使えますので、使う禁煙補助剤にもよりますが、月4000～6000円程度の費用で禁煙治療が受けられます。たばこ代よりも安く治療が受けられるので、お勧めです。今後、禁煙しようと思った時にぜひ、利用することを考えてみて下さい。
喫煙者	そうなんだ、まあ今は禁煙する気持ちがないけど、覚えておきますよ。

禁煙治療のための医療機関等の紹介（Refer）

短時間支援（ABR方式）の中のR（Refer）にあたる「禁煙治療のための医療機関等の紹介」の具体的方法について解説します。

質問票で直ちに（1ヵ月以内に）禁煙しようと考えていると答えた喫煙者や、短時間の禁煙アドバイスの結果、禁煙の動機が高まった喫煙者に対しては、禁煙治療の利用を勧め、禁煙治療が健康保険で受けられる医療機関を紹介します。禁煙治療を勧める理由は、自力に頼る方法に比べて禁煙を成功する可能性が高い[9]からです。健康保険による禁煙治療の条件を満たさない場合や医療機関を受診する時間が取れない場合は、禁煙後の離脱症状を軽くするために、薬局・薬店で一般用医薬品（OTC薬）のニコチンパッチやニコチンガムを購入して禁煙する方法を紹介しましょう。また、健康保険を利用できる条件を満たさない場合でも、自由診療で禁煙治療を受けることができることを伝えましょう。特に喫煙本数が多く、OTC薬では離脱症状が十分抑えられないヘビースモーカーや、医学的管理の必要性が高い精神疾患等の合併症を有する喫煙患者[10]に対しては、禁煙治療の利用を勧めましょう。

禁煙治療が健康保険で受けられる医療機関は、日本禁煙学会のホームページから検索することができます。喫煙者に渡す近隣の医療機関のリストを準備しておきましょう。

● 健康保険で禁煙治療が受けられる医療機関の検索サイト
　　日本禁煙学会　　http://www.nosmoke55.jp/nicotine/clinic.html

---

[9] Kasza KA, et al. Effectiveness of stop-smoking medications: findings from the International Tobacco Control (ITC) Four Country Survey. Addiction, 2013; 108: 193-202.
[10] 厚生労働省中央社会保険医療協議会総会: 診療報酬改定結果検証に係る特別調査（平成21年度調査）ニコチン依存症管理料算定保険医療機関における禁煙成功率の実態調査報告書 2010年

ただし、健康保険を利用して禁煙治療を受けるためには条件があります。条件は、前述の質問票（図表3）のQ5～Q8の項目の回答で確認できます。

喫煙者用リーフレット（438～439ページに掲載）を使用すると禁煙治療のための医療機関等の紹介をするのに効果的です。ご活用下さい。

※ 禁煙支援の具体例

ケース I の鈴木さんの場合

R 禁煙治療のための医療機関等の紹介（Refer）

直ちに禁煙したいと考えている鈴木さんに対して、前述の短時間の禁煙アドバイスに加えて、短時間で禁煙治療のための医療機関の紹介を行い、禁煙に踏み出せるよう支援することが大切です。

【動画7】ケース I 「医療機関等の紹介」

保健師	鈴木さん、この機会に禁煙にチャレンジしてみませんか。
喫煙者	ええ、でも禁煙する自信があまりないので、禁煙治療を受けたいと思います。
保健師	禁煙治療では、薬を使えるだけでなく、医師や看護師などからいろいろ専門的なアドバイスがもらえるので、きっと役立つと思いますよ。ただ、禁煙治療はどの医療機関でも受けられるわけではないので、禁煙治療が受けられる近隣の医療機関をご紹介しますね。これがリストになります。この中から受診されるところを決めて、まず電話で問い合わせてみて下さい。禁煙治療に保険が適用されるためには、いくつか条件がありますので、リーフレットの裏にある内容を確認してから、受診して下さい。
喫煙者	わかりました。
保健師	もし、保険による禁煙治療の受診条件を満たさない場合は、自由診療で禁煙治療を受けることもできます。ただ、その分費用が高くなってしまいます。薬局や薬店でニコチンガムやニコチンパッチを購入して禁煙する方法もありますが、鈴木さんの場合は、本数が多いので医療機関での禁煙治療がお勧めです。 大事なことは、禁煙への一歩を踏み出すことです。是非この機会に禁煙にチャレンジしてみて下さいね。応援しています。

3．禁煙支援の実際－標準的支援（ABC 方式）

標準的支援（ABC 方式）の A（Ask：喫煙状況の把握）と B（Brief advice：短時間の禁煙アドバイス）については、前述した短時間支援（ABR 方式）と同様です。ただし、喫煙者に配付する教材としては、喫煙者用ワークシート（標準的支援用）の STEP1～4 を活用して禁煙アドバイスを行うとよいでしょう。

ここでは、C（Cessation support）にあたる「禁煙実行・継続の支援」の具体的方法について解説します。

禁煙実行・継続の支援（Cessation support）

禁煙実行・継続の支援（Cessation support）は、(1)初回の個別面接と(2)電話によるフォローアップの 2 つから成ります。対象となる喫煙者は、質問票で直ちに（1 ヵ月以内に）禁煙しようと考えていると答えた喫煙者や、短時間の禁煙アドバイスの結果、禁煙の動機が高まった喫煙者です。目安として 10 分程度の時間をかけて面接を行い、禁煙に踏み出せるように支援します。面接の結果、禁煙開始日を設定した喫煙者には、禁煙の実行の確認と継続の支援を行うために、(2)電話によるフォローアップを行いましょう。

（1）初回の個別面接

初回の個別面接では、①禁煙開始日の設定、②禁煙実行のための問題解決カウンセリング、③禁煙治療のための医療機関等の紹介、を行います。

① 禁煙開始日の設定

禁煙を開始する日は、喫煙者と話しあって具体的に決めます。禁煙開始日が決まったら、それまでに禁煙治療を利用するように伝えましょう。時間があれば禁煙宣言書を喫煙者と保健指導実施者の間で取り交わしておくと、本人の禁煙の決意を固めたり、保健指導実施者としてフォローアップを行う上で有用です。

喫煙者用のワークシートの STEP 5 に禁煙宣言書がありますので、活用しましょう。

初回面接で禁煙開始日を設定した人には、6 ヵ月間にわたり計 4 回のフォローアップを行います。フォローアップは、原則電話で行います。フォローアップの電話が通じやすい連絡先（携帯があれば携帯電話の番号）を確認し、電話に出やすい時間帯を把握しておきましょう。

② 禁煙実行のための問題解決カウンセリング

禁煙実行のための問題解決カウンセリングの内容は、禁煙にあたって喫煙者が不

安に思っていることや心配していることを聞き出し、その解決策を喫煙者が保健指導実施者と共に考えることです。

　仕事をしている喫煙者では「禁煙するとイライラして仕事が手につかなくなるのでは」とか、「禁煙しても仕事の付き合いでお酒を飲む機会が多いのですぐに吸ってしまうのではないか」といった心配をする場合があります。その場合、本人が心配していることを受けとめ、イライラなどの禁煙後の離脱症状は概ね2〜4週間で治まること、禁煙補助剤を使えば離脱症状が軽減できることを伝えます。また、禁煙してしばらくの間は、お酒を飲みに行くことを控えたり、外でお酒を飲む場合は、できるだけたばこを吸わない人の隣の席に座る、周囲に禁煙宣言をするなど具体的な対処法を本人と話しあって決めておきましょう。

　喫煙者用のワークシートのSTEP 6に、よく見られる離脱症状の説明とその対応策を掲載していますので、活用して下さい。

③ 禁煙治療が受けられる医療機関等の紹介

　より確実に禁煙ができる禁煙治療の利用を勧めます。健康保険で禁煙治療が受けられる医療機関は、日本禁煙学会のホームページで検索できます。近隣の医療機関のリストを準備しておき、喫煙者に渡せるようにしておきます。

●健康保険で禁煙治療が受けられる医療機関の検索サイト
　　日本禁煙学会　　http://www.nosmoke55.jp/nicotine/clinic.html

　ただし、健康保険を利用して禁煙治療を受けるためには条件があります。条件は、前述した質問票（図表3）のQ5〜Q8の項目の回答でチェックしておきましょう。

　健康保険による禁煙治療の条件を満たさない場合や医療機関を受診する時間が取れない場合は、禁煙後の離脱症状を軽くするために、薬局・薬店でOTC薬のニコチンパッチやニコチンガムを購入して禁煙する方法を紹介しましょう。現在、ニコチンパッチのOTC薬は3社から発売されていますが、いずれも医療用医薬品のニコチンパッチと比べて有効成分が高用量の剤形がないため、ニコチンの補充が不十分となる場合があります。OTC薬で禁煙できなければ医療機関での禁煙治療を勧めます。

　健康保険を利用できる条件を満たさない場合でも、自由診療で禁煙治療を受けることができることを伝えましょう。特に喫煙本数が多くOTC薬では離脱症状が十分抑えられない多量喫煙者や、精神疾患など、医学的管理の必要性が高い合併症を有する喫煙患者に対しては、医療機関での治療につなげるよう支援しましょう。

※ 禁煙支援の具体例

ケース I の鈴木さんの場合

禁煙実行・継続の支援（Cessation support）－初回面接

　もともと禁煙の動機が高まっていた鈴木さんは、すでに健診の流れの中で、保健指導実施者から短時間アドバイスを受けて、禁煙する気持ちがさらに高まっています。そこで、鈴木さんの禁煙したい気持ちが実際の行動につながるように、その橋渡しをすることがポイントになります。ここでは、喫煙者用のワークシートの STEP5～6 が役に立ちます。また、禁煙に踏み出せたか、問題はないかなどについて、フォローアップの支援ができるよう、連絡がとれる電話番号と時間帯を確認しておきます。

【動画 8】ケース I「禁煙実行・継続の支援－初回面接」

保健師	鈴木さん、この機会に禁煙にチャレンジしてみませんか。
喫煙者	ええ、でも禁煙する自信があまりないので、禁煙治療を受けたいと思います。
保健師	鈴木さんのように禁煙に対する気持ちが高まっている人には、具体的に禁煙する日を決めてもらうようにお勧めしています。それが禁煙実行の最大の秘訣といわれています。鈴木さんは、いつから禁煙しようとお考えですか。＜禁煙開始日の設定＞
喫煙者	いつから・・・ですか。具体的には考えていないのですが・・・ でも、そうだな、先に延ばしても仕方がないし、来週の月曜日から禁煙することにしようかな。
保健師	来週の●●日の月曜日ですね。鈴木さんの場合は喫煙本数も多いので、医療機関での禁煙治療がお勧めです。自力や薬局のお薬を使う方法よりも、専門家の治療や指導を受けて禁煙したほうが止めやすいと思いますよ。＜禁煙方法についてのアドバイス＞
喫煙者	ええ、今回は病院で禁煙治療を受けようと思います。
保健師	それがいいと思います。禁煙治療が受けられる医療機関リストをお渡ししますね。禁煙を開始する来週の月曜日までに受診できそうですか。＜禁煙治療

	が受けられる医療機関の紹介＞
喫煙者	大丈夫だと思います。
保健師	治療では、禁煙の薬を使うと思いますので、それほどたばこが吸いたくてたまらないということはないと思います。でも魔法の薬ではないので、時にはたばこが吸いたくなります。その時に困らないように、今からしっかり作戦を立てておくといいですよ。たばこを吸いたくなったら、どうしたらいいと鈴木さんは思いますか。＜禁煙実行のための問題解決カウンセリング＞
喫煙者	そうですね。ガムやあめを食べる。でもあまり食べ過ぎると太るから、我慢するしかないかな。
保健師	鈴木さんのおっしゃる通り、シュガーレスのガムやあめを食べたり、我慢するのも一つの方法ですね。他には歯を磨いたり、体を動かしたりするのもいいと思いますよ。また、吸いたくなっても吸えないように、たばこや灰皿、ライターを処分するのもお勧めです。
喫煙者	なるほど、いろいろありますね。
保健師	具体的に自分が吸いたくなる場面を予想して、その時にできそうな対策をいくつか考えてみてください。
喫煙者	わかりました。早速来週からの生活をイメージして対策を考えてみようと思います。
保健師	他に禁煙するにあたって、何か心配なことはありますか？
喫煙者	う〜ん、特にはありません。
保健師	じゃあ、先ほどお渡しした医療機関の中から受診する病院を決めて、医療機関を受診して下さい。また、治療の内容によっては、禁煙開始日がずれることもあるかもしれません。禁煙治療を担当される先生とよく相談してみて下さい。鈴木さんの禁煙を応援していますね。＜医療機関受診にあたってのアドバイス＞

喫煙者	ありがとうございます。
保健師	<u>今回禁煙開始日を決められた方には、私達保健師から電話で支援をさせていただく予定になっています。お電話をさせていただいてもよろしいですか。</u> ＜電話フォローアップの説明＞
喫煙者	はい、よろしくお願いします。
保健師	電話は、今日から2週間後、1ヵ月後、2ヵ月後、6ヵ月後の合計4回です。よろしければ、携帯電話の番号か何か、こちらからお電話しても差し支えないご連絡先を教えて下さい。こちらに書いてもらえますか？
喫煙者	わかりました。ここに書けばいいんですね。
保健師	はい。
保健師	ではお預かりしておきます。<u>電話のフォローアップは、この予定で行いますが、お電話さし上げる時間帯としては何時頃がいいですか？</u>＜電話が通じやすい時間帯の確認＞
喫煙者	お昼休みだったら電話に出られると思います。12時から1時ぐらいの間でお願いします。
保健師	わかりました。お電話は、この日の12時から1時頃の間でさせていただきますね。 それでは、まずは禁煙治療を始めて下さいね。

（2）電話によるフォローアップ

　初回の個別面接で禁煙開始日を設定した喫煙者には、禁煙が継続できるように電話によるフォローアップを行います。電話によるフォローアップの時期の目安は、初回面接日から2週間後、1ヵ月後、2ヵ月後、6ヵ月後の計4回です。フォローアップに要する時間は、5分程度です。

　電話によるフォローアップの内容や時間については、OTC薬を使って禁煙している場合や自力で禁煙している場合は、カウンセリングを十分受けていないことが多いため、少し時間をかけて行います。一方、禁煙治療を利用している喫煙者は、医療機関で禁煙のためのカウンセリングやアドバイスを受けているため、特に問題がなければ禁煙の経過を確認

し、禁煙が継続していることを賞賛したり、励ましたりする程度の内容となり、あまり時間をかけずにフォローアップを行うことができます。

フォローアップの主な内容は、①喫煙状況とその後の経過の確認、②禁煙継続のための問題解決カウンセリングです。

ここでは、喫煙者用ワークシート（445ページに掲載）のSTEP7が役立ちます。

① 喫煙状況とその後の経過の確認

フォローアップではまず喫煙状況とその後の経過の確認を行います。初回の個別面接から2週間後にあたる1回目のフォローアップでは、本人が選択した禁煙の方法と禁煙開始日を確認しておきます。禁煙治療を利用した場合は、禁煙ができると自己判断で禁煙治療を中断してしまうこともあるので、12週間の治療を完了した方が禁煙成功率が高いことを伝え[10]、禁煙治療を完了するようにアドバイスします。

OTC薬を使っている場合には、離脱症状を十分に抑えられているかどうかを確認します。ニコチンガムは噛み方が間違っていると効果が低下するので、ニコチンガムを使っていても効果を実感できていない場合には、まずは噛み方の確認と指導を行うことが重要です。ニコチンガムは、1回の使用量は必ず1個とし、1個約30〜60分かけて断続的にゆっくりかむことがポイントです。ガムをあまり速くかむと、ニコチンは口腔粘膜から吸収されずに唾液と一緒に胃に入り、吐き気や胸やけなどの副作用を引き起こすだけでなく、消化管に入ったニコチンは肝臓でコチニンなどに代謝され薬剤としての効果が減弱するという問題があります[11]。

喫煙本数が多い喫煙者の場合には、OTC薬では離脱症状が十分に抑えられない可能性があります。その場合は、禁煙治療を受けるようにアドバイスします。

禁煙ができている場合には「よくがんばりましたね」と禁煙に踏み出せたことや禁煙できていることについて賞賛します。この言葉は、喫煙者にとって何よりの励みとなります。

禁煙して1ヵ月が経過すると禁煙がある程度安定してきますが、吸いたい気持ちはまだしばらく残ります。アルコール、過労や仕事上のストレス、気分の落ち込みなど、ちょっとしたきっかけで喫煙は再開しやすいので、注意するように声をかけましょう。

2回目以降の電話でのフォローアップでは、本人が実感する禁煙の効果について聞き出しておきましょう。身体面の効果だけでなく、精神面や日常生活面においても禁煙の効果を確認し、禁煙継続の励みにしてもらいましょう。

② 禁煙継続のための問題解決カウンセリング

禁煙継続にあたって心配していることや不安に思っている点を聞き出し、禁煙が

---

[11]日本循環器学会, 日本肺癌学会, 日本癌学会, 日本呼吸器学会：禁煙治療のための標準手順書　第5版; 2012.

継続できるよう支援します。たとえば、禁煙してそれほど時間がたっていない人では「たばこが吸いたいので、吸ってしまうのではないか」と心配することがあります。まず、本人が心配していることを受けとめます。次に、離脱症状が改善しても吸いたい気持ちはしばらく残ること、しかし時間の経過とともに吸いたい気持ちがおさまっていくことを伝えます。たばこを吸いたくなったら、深呼吸をしたり、お水を飲んだりするなどの対処法を身につけることが有用であることを伝え、禁煙を続ける自信が高まるよう話し合いを行います。禁煙できた日が増えていくにつれて、禁煙の自信は高まっていきます。「今日1日禁煙しよう」という気持ちで禁煙を続けるよう支援しましょう。

　禁煙を継続できている場合は、禁煙後の体重増加の有無を確認しておきます。禁煙後の体重増加は、禁煙した人の約8割に見られますが、平均2～3kg程度といわれています[12]。喫煙本数が多い人ほど体重が増加しやすいといわれています。体重をできるだけ増やしたくない場合は、禁煙補助剤の使用と、禁煙後比較的早い時期から運動に取り組むのがよいでしょう。運動としては、中等度の身体活動強度の運動（速歩、ジョギング、水泳など）がお勧めです。[13]食事については、禁煙直後からの過度な食事制限は、喫煙欲求を高める可能性がある[13]ので、禁煙が安定するのを待ちましょう。禁煙が安定してきたら、食生活の改善として、食べ過ぎを改善する、肉類や油料理などの高エネルギーの食事や間食を減らして、代わりに野菜や果物を増やす、飲酒量を減らすことなどを行うことを勧めましょう。

＜禁煙に踏み出せなかった場合や再喫煙した場合の対応＞

　電話でのフォローアップで注意すべきことは、禁煙に踏み切れなかった場合や再喫煙した場合の対応です。禁煙に踏み切れなかった場合には、その理由を聞き出し、話し合いましょう。できれば再度禁煙開始日を設定して禁煙に踏み出せるように支援しましょう。禁煙の自信が低い喫煙者には、禁煙治療を勧めましょう。

　一旦禁煙したが再びたばこを吸い始めた喫煙者に対しては、再喫煙のきっかけや禁煙の問題点を明らかにし、再挑戦を勧めるようにしましょう。喫煙を再開した者では、喫煙を再開したこと自体を問題にしてくじけたり、自己嫌悪に陥ったりする場合があります。禁煙した人が再喫煙することはよくあることであり、もう一度チャレンジする気持ちが重要であることを伝えましょう。

---

[12] U.S. Department of Health and Human Services. The Health Benefits of Smoking Cessation: A Report of the Surgeon General. Atlanta: U.S. Department of Health and Human Services, Centers for Disease Control and Prevention, National Center for Chronic Disease Prevention and Health Promotion, Office on Smoking and Health, 1990.

[13] Fiore MC, et al. Treating tobacco use and dependence: 2008 update. Clinical Practice Guideline. Rockville: US Department of Health and Human Services. Public Health Service; 2008.

※ 禁煙支援の具体例

ケース I の鈴木さんの場合－禁煙治療編

C 禁煙実行・継続の支援（Cessation support）－フォローアップ

　初回の面接で禁煙開始日を設定した喫煙者に対してのフォローアップの方法をケース I の鈴木さんを例に学習します。
　鈴木さんは、初回の個別面接で勧められた禁煙治療を利用し、飲み薬のバレニクリンを使って禁煙することになりました。ここでは 2 週間後（シーン 1）、1 ヵ月後（シーン 2）、6 ヵ月後（シーン 3）のフォローアップの内容を紹介します。

＜鈴木さんに対する初回面接後の電話によるフォローアップ－禁煙治療編＞

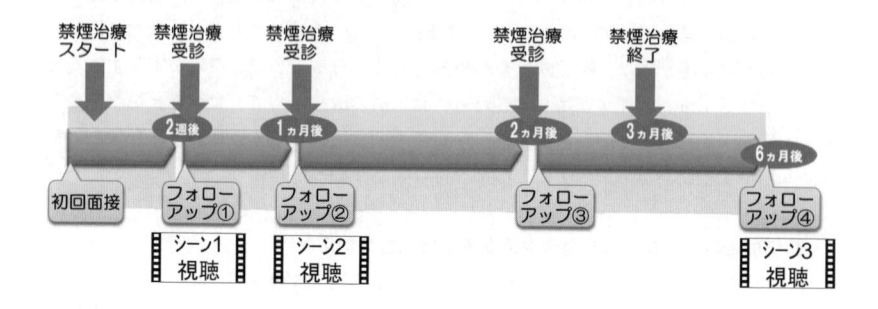

```
禁煙治療      禁煙治療   禁煙治療              禁煙治療   禁煙治療
スタート      受診       受診                  受診       終了
   ↓          ↓         ↓                    ↓         ↓
        │2週後│   │1ヵ月後│          │2ヵ月後│   │3ヵ月後│
                                                              │6ヵ月後│
  初回面接   フォロー   フォロー             フォロー    フォロー
              アップ①    アップ②              アップ③     アップ④
              シーン1    シーン2              　          シーン3
              視聴       視聴                              視聴
```

2 週間後のフォローアップ（シーン 1）

　ここでの支援のポイントは、鈴木さんが禁煙できていることを確認し、ひとまず禁煙できたことを賞賛することです。鈴木さんが用いた禁煙の方法についても聞き出し、今後のフォローアップを行ううえで必要な情報を得ておきます。

【動画 9】ケース I －治療編「禁煙実行・継続の支援－ 2 週間後」

保健師	鈴木さん、こんにちは。健診センターの保健師の佐藤です。今、4, 5 分ほどお電話よろしいです？
喫煙者	ええ、構いませんよ。

保健師	たばこの方は、いかがですか？禁煙治療は受けられましたか？ ＜喫煙状況とその後の経過の確認＞
喫煙者	ええ、ちょうど面接した週の土曜日に近所のクリニックで受けました。お陰様で、薬がよくきいて、今も禁煙しています。
保健師	それは本当によかったです。禁煙の薬は、貼り薬ですか。それとも飲み薬ですか。＜禁煙方法の確認＞
喫煙者	飲み薬を使っています。禁煙して1週間経ちましたが、こんなに楽に禁煙ができるなんて自分でも思ってもみませんでした。もちろんたばこは、まだ吸いたいですけどね。
保健師	吸いたい気持ちはあるけれど、上手に禁煙を続けていらっしゃるのはとてもすごいことだと思いますよ。よく頑張っていらっしゃいますね。 ＜禁煙に対する賞賛＞ 禁煙治療は、5回とも最後まで受けられた方のほうが禁煙成功率が高いといわれています。きちんと最後まで治療を続けて下さいね。 私も最後まで応援させていただきます。
喫煙者	ありがとうございます。周囲はどうせ長続きしないだろうと思っているみたいですが、このまま禁煙を続けて驚かせてやろうと思っています。
保健師	そうですね。ぜひ、周囲の方をびっくりさせてやりましょう。 何か禁煙を続けるにあたって心配なことや困っていることはありますか。 ＜禁煙継続のための問題解決カウンセリング＞
喫煙者	いえ、特にありません。禁煙治療を受けているクリニックでも看護師さんからいろいろアドバイスを受けていますので、大丈夫だと思います。ありがとうございます。
保健師	それは、よかったです。安心しました。 次回のお電話は、2週間後になります。禁煙を続けて下さいね。応援しています。

1ヵ月後のフォローアップ(シーン2)

　ここでの支援のポイントは、禁煙が安定してきたことを確認し、禁煙が継続できていることを賞賛することです。また、禁煙して食事がおいしくて体重が増えたという鈴木さんに対して、体重コントロールの方法を話しあいます。

【動画10】ケースⅠ－治療編「禁煙実行・継続の支援－1ヵ月後」

保健師	鈴木さん、こんにちは。健診センターの保健師の佐藤です。今、4、5分ほどお電話よろしいです？
喫煙者	はい、大丈夫です。
保健師	その後、たばこの方はいかがですか。＜喫煙状況とその後の経過の確認＞
喫煙者	禁煙していますよ。薬も飲んでいますし、最近はたばこを吸っていたことを忘れそうになっている自分に驚いていますよ。
保健師	それはすごい進歩ですね。たばこを吸わない生活になれてこられた証拠ですね。＜禁煙に対する賞賛＞
喫煙者	ええ、自分でもびっくりしています。最近は、たばこの煙がくさくて、喫煙者の側に近寄らないようにしています。以前は自分もこんな嫌な臭いをさせていたのかと思うとぞっとしますね。
保健師	禁煙ができて安定している証拠ですね。本当によかったですね。
喫煙者	ええ、ただ禁煙できたのはとても嬉しいのですが、禁煙してから、食事がとてもおいしくて、ついつい食べ過ぎてしまうのです。禁煙前に比べると2kg増えてしまいました。
保健師	禁煙後の体重が増加しやすいのは禁断症状として食欲が増すためと、ニコチンの作用がなくなって基礎代謝が低下するためといわれています。＜禁煙後の体重増加の理由の説明＞
喫煙者	確かに禁煙前に比べると食事の量が増えていると思います。最近は、お酒の量も増えてしまって、それも体重が増えている原因かもしれません。

保健師	なるほど、心当たりはおありなのですね。<u>鈴木さん、体重をあまり増やさないためにできそうなことは、何かありませんか。</u>＜禁煙継続のための問題解決カウンセリング＞
喫煙者	食べる量を減らすようにします。
保健師	何をどのくらい減らせそうですか。
喫煙者	ご飯とおかずの量が以前より、かなり増えてしまっているので、それを前と同じぐらいになるように気をつけます。
保健師	いいですね。<u>それでも体重が増えてくるようなら、肉類や油料理などの高エネルギーのメニューを減らしたり、お酒の量を減らしたりするのもお勧めですよ。</u>＜体重コントロールの方法のアドバイス＞
喫煙者	お酒は、飲み出したら結構飲んでしまうので、なかなか減らすことは難しいですね。
保健師	では、休肝日を作るのはどうですか。1週間に1回でもお酒を飲まない日を作ってみませんか。翌朝の目覚めもさわやかで、気持ちよく1日をスタートできますよ。
喫煙者	休肝日は考えたことがありませんでした。できるかどうか自信はありませんが、少し考えてみます。
保健師	今日は、体重のことをたくさんお話しましたが、<u>鈴木さんが禁煙された効果は少しぐらいの体重増加では比べられないくらい健康改善効果の大きなものです。</u>＜体重増加のリスクと比較した禁煙によるメリットの説明＞ 禁煙は、これからも続けながら、体重が増えないように取り組んでみてください。 これからも鈴木さんの禁煙を応援していますね。
喫煙者	ありがとうございます。禁煙は絶対続けようと思いますので、よろしくお願いします。
保健師	じゃ、次回は1ヵ月後にまたお電話させていただきます。

6ヵ月後のフォローアップ（シーン3）

　ここでの支援のポイントは、これまでの禁煙のチャレンジを振り返り、禁煙を達成できた喜びや実感している禁煙の効果を確認することです。そして、今後も禁煙を続けるにあたって問題がないか確認した上で、鈴木さんに励ましのメッセージを伝えてフォローアップを終わります。

【動画11】 ケースⅠ－治療編「禁煙実行・継続の支援－6ヵ月後」

保健師	鈴木さん、こんにちは。ご無沙汰しております。保健師の佐藤です。
喫煙者	ああ、おひさしぶりです。
保健師	今、電話で4, 5分ほどお時間大丈夫ですか？
喫煙者	ええ、大丈夫ですよ。
保健師	<u>その後たばこの方はいかがですか。</u>＜喫煙状況とその後の経過の確認＞
喫煙者	もちろん、禁煙を続けていますよ。最近ではたばこを思い出すことがほとんどありませんよ。
保健師	<u>それはよかったですね。禁煙をして6ヵ月、本当によく続けられましたね。</u>＜禁煙に対する賞賛＞
喫煙者	禁煙治療のおかげで、とても楽に禁煙できました。ありがとうございました。吸いたい時は正直何度もありましたが、吸わずに我慢することができました。今は、とても快適に生活できています。
保健師	それは本当によかったですね。治療の効果も大きかったと思いますが、<u>一番は鈴木さんの頑張りだと思いますよ。吸いたい気持ちを抑えて、吸わずに頑張って禁煙を続けてこられたことが今回の成功につながったんだと思いますよ。</u>＜禁煙に対する賞賛＞
喫煙者	ありがとうございます。禁煙して半年もたつと家族も周囲も禁煙していることが当たり前になってしまって、ほめられることもなくなって、自分では少しさみしいなと思っていたところだったんです。今、保健師さんにそう言わ

保健師	れると、確かに自分でよく頑張ったと自分のことをほめてあげたいと思います。
保健師	そうですよ。鈴木さんの頑張りは、一番鈴木さんがご存知だと思います。禁煙できたことを自分でも誇りに思って胸を張って下さいね。<u>禁煙して快適だとおっしゃっていましたが、今後禁煙を続けていく上で、心配なことはありますか？</u>＜禁煙継続のための問題解決カウンセリング＞
喫煙者	禁煙はこれからも続けていくつもりです。体重もいろいろアドバイスいただき、なんとか 3kg の増加にとどめることができました。今後は、メタボから脱出するために減量に取り組もうと思っています。
保健師	素晴らしい意気込みですね。体重については、禁煙で学んだことを生かして頑張ってみてください。また来年の健診で禁煙している鈴木さんのお顔を拝見するのをとても楽しみにしています。
喫煙者	ええ、禁煙して始めたウォーキングは、今も続けています。半年前とは考えられないくらい健康的な生活になりましたよ。
保健師	<u>よかったですね。禁煙に成功したおかげですね。これからも禁煙を続けて下さいね。応援していますね。</u>＜今後の禁煙継続にむけてのメッセージ＞
喫煙者	ありがとうございます。

※ 禁煙支援の具体例

ケース I の鈴木さんの場合－OTC 薬編

C 禁煙実行・継続の支援（Cessation support）－フォローアップ

　ケース I の鈴木さんが、禁煙治療を受けずに OTC 薬のニコチンパッチを使って禁煙した場合のフォローアップの方法について、学習します。
　鈴木さんは、初回面接で禁煙治療を勧められましたが、結局医療機関を受診せず、薬局でニコチンパッチを買って禁煙に踏み切りました。ここでは、2 週間後のフォローアップの内容を紹介します。OTC 薬であるニコチンパッチを使ってうまく禁煙できた場合（シーン

4）と、残念ながらうまく禁煙できなかった場合（シーン5）のそれぞれの支援方法を学習します。

＜鈴木さんに対する初回面接後の電話によるフォローアップ－OTC薬編＞

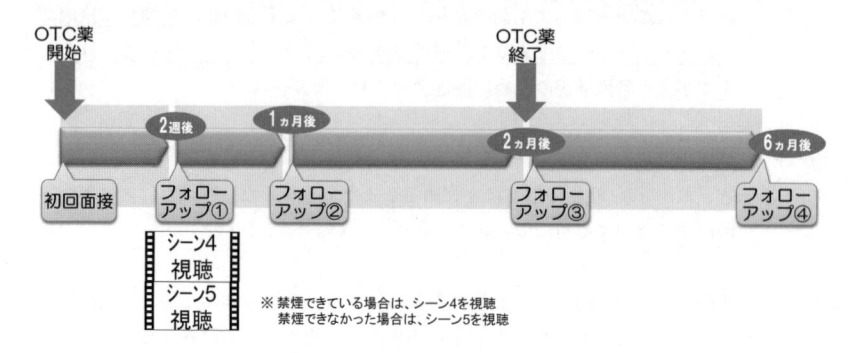

OTC薬開始 → 初回面接 → 2週後 フォローアップ① → 1ヵ月後 フォローアップ② → OTC薬終了 → 2ヵ月後 フォローアップ③ → 6ヵ月後 フォローアップ④

シーン4視聴
シーン5視聴

※禁煙できている場合は、シーン4を視聴
　禁煙できなかった場合は、シーン5を視聴

2週間後のフォローアップ－禁煙できている場合（シーン4）

ここでの支援のポイントは、予定していた禁煙治療を利用せずに、OTC薬のニコチンパッチを使って禁煙した鈴木さんの経過の確認です。OTC薬を使ったにもかかわらず、離脱症状を十分抑えきれなかった理由を説明し、今後も禁煙を維持できるよう支援します。

【動画12】 ケースⅠ－OTC薬編「禁煙実行・継続の支援－2週間後」（禁煙できている場合）

保健師	鈴木さん、こんにちは。健診センターの保健師の佐藤です。今、4, 5分ほどお電話よろしいです？
喫煙者	ええ、構いませんよ。
保健師	その後、たばこの方はいかがですか。＜喫煙状況とその後の経過の確認＞
喫煙者	ええ、禁煙できていますよ。かなりたばこが吸いたくてつらかったですが、ちょうどひどい風邪をひいていて、熱もあったのでたばこが吸えなかったのがよかったのかもしれません。
保健師	禁煙されているのですね。よく頑張りましたねえ。＜禁煙に対する賞賛＞どんな方法で禁煙されたのですか。何か薬は使われましたか？＜禁煙方法の確認＞

喫煙者	禁煙治療を受けに行くつもりだったんですが、仕事が忙しくて行けそうになかったのでまずは薬局でニコチンパッチを買って禁煙してみました。実は、ニコチンパッチを使ってもかなりたばこが吸いたくてつらかったですね。特に最初の3日間がしんどかったです。
保健師	薬局のニコチンパッチを使われたのですね。鈴木さんの場合は1日30本のヘビースモーカーですから、薬局のニコチンパッチではニコチンの補給量が足りなかったと思いますよ。だからニコチンパッチを貼っていても、吸いたくてつらかったのだと思います。大変でしたね。
喫煙者	最初は、とにかく吸いたかったですね。でも、ちょうどひどい風邪をひいて、体調が悪かったのでたばこを実際に吸うことはありませんでした。今となってみれば、吸わずにすんでよかったです。本当に。
保健師	そうですか。今は、たばこを吸いたい気持ちはどうですか？最初の頃と比べると少しは楽になりましたか。
喫煙者	ええ、随分楽になりました。たばこを吸いたいと思うことは1日に何度もあるのですが、それほど強い気持ちではありません。
保健師	だんだん禁煙も落ち着いてくると思いますので、このまま頑張って続けて下さいね。 何か困っていることや不安なことはありませんか。＜禁煙継続のための問題解決カウンセリング＞
喫煙者	今日で禁煙が2週間続いたので、そろそろニコチンパッチを中止してもいいでしょうか。折角たばこをやめたので、ニコチンの薬も早くやめたほうがいいかと思っているんですけど。
保健師	ニコチンパッチを早く中止してしまうと、喫煙に逆戻りをしたり、体重が大幅に増加しやすくなります。副作用の問題がなければ、予定通り残りの6週間もきちんと使われたほうがいいと思いますよ。
喫煙者	そうなんですか。わかりました。最後まできちんと使うようにします。

保健師	また、2週間後にお電話をさせていただきます。＜次回フォローアップの確認＞ このままニコチンパッチを上手に使って禁煙を継続して下さいね。
喫煙者	ありがとうございました。

2週間後のフォローアップ－禁煙できなかった場合（シーン5）

　前述の鈴木さんの事例で、OTC薬のニコチンパッチを使って禁煙したが、うまく禁煙ができなかった場合のフォローアップの方法について紹介します。
　ここでの支援のポイントは、鈴木さんが1日30本のヘビースモーカーであるため、OTC薬のニコチンパッチではニコチンの補給量が足りなかったこと、そのため、離脱症状を十分に抑えられず禁煙が続かなかったことを理解してもらうことです。その解決策として、禁煙治療のために医療機関の受診を勧めます。鈴木さんが禁煙治療を利用して、もう一度禁煙にチャレンジする気持ちになれるよう支援します。

【動画13】ケースⅠ－OTC薬編「禁煙実行・継続の支援－2週間後」(禁煙できなかった場合)

保健師	鈴木さん、こんにちは。健診センターの保健師の佐藤です。今、4, 5分ほどお電話よろしいです？
喫煙者	ええ、構いませんよ。
保健師	その後たばこの方はどうですか。＜喫煙状況とその後の経過の確認＞
喫煙者	薬局でニコチンパッチを2週間分買って、すぐに貼ってみたのですが、薬を貼っていてもたばこが吸いたくて、吸いたくて、結局、禁煙は半日しかできませんでした。
保健師	そうでしたか。それも無理はありません。鈴木さんの場合1日30本吸われていましたから、薬局のニコチンパッチに高用量のものがないので、十分に禁断症状が抑えられなかったのだと思いますよ。先日ご紹介した禁煙治療では、薬局のパッチよりもう一回り大きなサイズの薬が使えますから、今と違ってかなり禁断症状が抑えられると思いますよ。今も、ニコチンパッチを使われているのですか。＜禁煙が続かなかった理由の説明＞
喫煙者	ニコチンパッチを使ったのは、最初の3日間だけで今は使っていません。パッチを貼りながら、たばこを吸ってはいけないと薬には書いてありましたの

	で、使っていません。たばこの本数だけでも減らそうと思って、今は1日20本くらいしか吸わないようにしています。
保健師	1日20本にしていらっしゃるのですね。<u>今もたばこを吸われているのでしたら、医療機関で禁煙治療を受けてみられたらどうですか。</u> ＜禁煙治療の勧め＞
喫煙者	受けたいのはやまやまですが、なかなか平日に仕事を抜けて、病院に行くことができなくて。
保健師	診療所でしたら、夜間や土曜日も禁煙外来をやっているところがありますので、それを利用されたらいかがですか。そうですね。土曜日なら受診しやすいのではないですか。前回お渡しした医療機関のリストはまだお手元にありますか？
喫煙者	ええ、持っています。まずは、受診するクリニックを決めて、早速受診するようにします。ありがとうございました。
保健師	<u>また2週間後にお電話させていただきます。</u> ＜次回フォローアップの確認＞受診にあたってわからないことがあればおっしゃって下さい。

4．喫煙に関するフィードバック文例集

ここでは、特定健診や特定保健指導などの場で喫煙者に対する禁煙の情報提供に役立つ保健指導実施者用のセリフを示しました。下記の禁煙の重要性を高めるための情報提供と禁煙のための効果的な解決策の提案の内容を組み合わせて、個々人にあったメッセージを送りましょう。

1．禁煙の重要性を高めるための情報提供
　①血圧高値の場合

　　　　喫煙と高血圧は日本人が命を落とす二大原因であることがわかっています。喫煙と高血圧が重なると、いずれも該当しない人と比べて、約4倍、脳卒中や心臓病で命を落とす危険が高まります。この健診を機会に禁煙されることをお勧めします。

　②脂質異常の場合

　　　　喫煙すると、血液中の善玉（HDL）コレステロールが減少したり、中性脂肪や悪玉（LDL）コレステロールが増加することがわかっています。また、喫煙と脂質異常が重なると、動脈硬化がさらに進んで、脳梗塞や心筋梗塞にかかりやすくなります。この健診を機会に禁煙されることをお勧めします。

　③血糖高値の場合

　　　　喫煙すると、血糖値が上昇したり、糖尿病に約1.4倍かかりやすくなります。その理由は、喫煙によって交感神経の緊張が高まって血糖値があがることと、膵臓から分泌されるインスリンというホルモンの効き具合が悪くなるためです。また、喫煙と糖尿病が重なると、喫煙しない場合と比べて、動脈硬化がさらに進んで、約1.5～3倍、脳梗塞や心筋梗塞で命を落としやすくなります。さらに、腎臓の機能もより低下しやすいことが報告されています。この健診を機会に禁煙されることをお勧めします。

　④メタボリックシンドロームの場合

　　　　喫煙すると、血液中の善玉（HDL）コレステロールが減少したり、中性脂肪や血糖値が増加するため、メタボリックシンドロームになりやすいことがわかっています。また、喫煙とメタボリックシンドロームが重なると動脈硬化がさらに進んで、いずれも該当しない人と比べて、約4～5倍、脳梗塞や心筋梗塞にかかりやすくなります。この健診を機会に禁煙されることをお勧めします。

　⑤上記いずれもない場合

　　　　今回の健診では、血圧値、脂質検査値、血糖値のいずれにおいても異常はありませ

んでした。しかし、喫煙を続けていると、肺がんなどのがん、脳梗塞や心筋梗塞、糖尿病、COPD（慢性閉塞性肺疾患）など種々の病気にかかりやすくなるため、現在の良い状態を維持できなくなってしまう可能性があります。この健診を機会に禁煙されることをお勧めします。

2．禁煙のための効果的な解決策の提案
　①直ちに（1ヵ月以内）に禁煙しようと考えている場合、または情報提供の結果、禁煙の動機が高まった場合
　　禁煙は自力でも可能ですが、禁煙外来や禁煙補助剤を利用すると、ニコチン切れの症状を抑えることができるので比較的楽に、しかも自力に比べて3〜4倍禁煙に成功しやすくなることがわかっています。健康保険の適用基準を満たしている場合、1日20本のたばこ代に比べて1/3〜1/2の安い費用で医療機関での禁煙治療を受けることができます。

　②そうでない場合
　　現在禁煙しようと考えておられないようですが、今後禁煙の気持ちが高まった時のために、次のことを覚えておかれるとよいと思います。それは、禁煙は自力でも可能ですが、禁煙外来や禁煙補助剤を利用すると、比較的楽に、しかも自力に比べて3〜4倍禁煙しやすくなることです。健康保険の適用基準を満たしている場合、1日20本のたばこ代に比べて1ヵ月あたり1/3〜1/2の安い費用で医療機関での禁煙治療を受けることができます。

【参考文献】
1) Ikeda N.,et al. Adult mortality attributable to preventable risk factors for non-communicable diseases and injuries in Japan: a comparative risk assessment. PLoS Med 2012; 9: e1001160.
2) Hozawa A., et al. Joint impact of smoking and hypertension on cardiovascular disease and all-cause mortality in Japan: NIPPON DATA80, a 19-year follow-up. Hypertens Res 2007; 30: 1169-1175.
3) Craig WY., et al. Cigarette smoking and serum lipid and lipoprotein concentrations: an analysis of published data. Br Med J. 1989; 298: 784-788.
4) U.S. Department of Health and Human Services. How Tobacco Smoke Causes Disease: The Biology and Behavioral Basis for Smoking-Attributable Disease: A Report of the Surgeon General, 2010.
5) Willi C., et al. Active smoking and the risk of type 2 diabetes: a systematic review and meta-analysis. JAMA 2007; 298: 2654-2664.

6) Cryer PE., et al. Norepinephrine and epinephrine release and adrenergic mediation of smoking-associated hemodynamic and metabolic events. N Engl J Med 1976; 295: 573-577.
7) Chiolero A., et al. Consequences of smoking for body weight, body fat distribution, and insulin resistance. Am J Clin Nutr 2008; 87: 801-809.
8) 佐々木陽ほか. 15年にわたるインスリン非依存糖尿病（NIDDM）の追跡調査. 糖尿病 1996; 39: 503-509.
9) Al-Delaimy WK., et al. Smoking and mortality among women with type 2 diabetes: The Nurses' Health Study cohort. Diabetes Care. 2001; 24: 2043-2048.
10) De Cosmo S., et al. Cigarette smoking is associated with low glomerularfiltrationrate in male patients with type 2 diabetes.Diabetes Care. 2006; 29: 2467- 2470.
11) Nakanishi N., et al. Cigarette smoking and the risk of the metabolic syndrome in middle-aged Japanese male office workers. Ind Health 2005; 43: 295-301.
12) Higashiyama A., et al. Risk of smoking and metabolic syndrome for incidence of cardiovascular disease-comparison of relative contribution in urban Japanese population: the Suita study. Circ J 2009; 73: 2258-2263.
13) Kasza KA, et al. Effectiveness of stop-smoking medications: findings from the International Tobacco Control (ITC) Four Country Survey. Addiction, 2013; 108: 193-202.
14) 日本循環器学会, 日本肺癌学会, 日本癌学会, 日本呼吸器学会. 禁煙治療のための標準手順書第5版. 2012

第 2 部

5．短時間の禁煙アドバイス－お役立ちセリフ集

（1）母子保健事業[14]

1）4ヵ月児健診

> ①4ヵ月児健診に来た母親。母乳栄養。小児喘息を有する3歳の子どもがいる。1日の喫煙本数20本。たばこを直ちにやめたいと思っている。妊娠中は禁煙していたが、出産直後に再喫煙。禁煙の自信は低い。

重要性を高めるアドバイス

　妊娠中は禁煙をがんばっていたのですね。たばこを吸うお母さんの母乳には、ニコチンなどのたばこの有害成分が出てくることがわかっています。また、赤ちゃんが直接たばこの煙を吸う影響はとても大きくて、中耳炎や気管支炎をはじめ命に直接かかわる乳幼児突然死症候群にもなりやすくなります。外で吸っても受動喫煙はあります。禁煙はお子さん方とご自分への愛のプレゼントです。上のお子さんの喘息もよくなる可能性がありますよ。

禁煙のための効果的な解決策の提案

　妊娠中に禁煙できていたことを思い出して、たばこ・ライター・灰皿などの喫煙用品を処分して、もう一度挑戦してみませんか？禁煙外来を受診して、吸いたくなった時の対処方法や生活パターンの見直し、吸いたくなる環境を変える方法などを相談するのが最もよい方法です。あなたならできますよ。

≪解説≫
授乳中の母親に、たばこの有害成分が母乳へ移行して児に悪影響を与えるということだけを強調すると、禁煙できなかった場合に授乳をやめてしまうことがあります。乳幼児にとって母親による受動喫煙の影響がとても大きいことについても十分に伝えましょう。授乳中はニコチンパッチやニコチンガムは禁忌であり、飲み薬のバレニクリンの安全性も確認されていません。この方は喫煙ステージが準備期（379ページ参照）ですが自信が低いので、妊娠中の禁煙成功体験を思い出してもらって自信を高め、禁煙外来を受診して支援を受けると禁煙成功率が高まることを知らせましょう。健康問題の専門家からの「あなたならできますよ！」という言語的説得も自信を高めるのに有用です。

---

[14]妊婦や乳幼児の受動喫煙防止のための啓発用教材としては、札幌市と札幌市衛生研究所が作成した以下の資料があります。
- DVD「パパ、ママ、タバコやめて！」http://www.kenko-sapporo21.jp/dai_2/kinen_movie.html
- リーフレット「タバコやめてブック」
  （胎児編）http://www.city.sapporo.jp/eiken/org/health/dvd-hp/documents/leaflet-1.pdf
  （幼児編）http://www.city.sapporo.jp/eiken/org/health/dvd-hp/documents/leaflet-2.pdf

> ②4ヵ月児健診に来た母親。出産直後のみ母乳栄養、その後人工乳。他に子どもなし。1日の喫煙本数15本。禁煙することに関心がない。妊娠中は禁煙していたが、出産直後に再喫煙。育児ストレスもあり、禁煙の自信は低い。

重要性を高めるアドバイス

妊娠中は禁煙をがんばっていたのですね。妊娠中のたばこが赤ちゃんによくないことを知っておられたからですよね。母乳をやめたのは何か理由がありましたか？お母さんのたばこは、赤ちゃんにどのような影響があるか知っていますか？かぜ・気管支炎・肺炎・喘息などはもちろん、くり返す中耳炎やアトピー性皮膚炎の悪化、赤ちゃんの突然死（乳幼児突然死症候群）の危険が高まることもわかっています。赤ちゃんの目の前で吸わなければ大丈夫と思っていませんか？実は外で吸っても、たばこの有害成分は吐き出す息の中に十数分間出てくることがわかっています。初めての育児や家事のストレスで大変だと思いますが、たばこを吸うと「ニコチン切れ」でイライラするという余分なストレスまで抱えることになるのですよ。

禁煙のための効果的な解決策の提案

赤ちゃんと自分のためにやめたいと思った時には禁煙外来を受診するのがお勧めです。たばこを吸う生活から抜け出すための手助けが受けられますよ。

≪解説≫

この方は喫煙ステージが前熟考期の中でも無関心期なので、受動喫煙の赤ちゃんへの影響を正しく知ってもらい、禁煙への関心を引き出すことが重要です。たとえ屋外で吸っても、受動喫煙問題が解決できないことを知らせることは効果的です。ニコチン離脱症状が喫煙者のストレスの本体であることの理解が進めば、関心が一気に高まる可能性があります。

喫煙とストレスの関係については、422ページの解説を参考にしてください。

2）1歳6ヵ月児健診[15]

> ③1歳6ヵ月児健診に来た母親。6歳の子供がいる。
> 妊娠中も1日5本程度の喫煙を続け、現在15本。禁煙することに関心がない。夫も喫煙者。

重要性を高めるアドバイス
　お子さんと外出すると、禁煙の場所が増えているのに気がつくことがありませんか？特に子どもは受動喫煙の影響を強く受けやすいことがわかっているので、子どもが利用する場所はほとんど禁煙になってきましたね。一方、たばこを吸い続けると、年齢不相応にシワやシミが増え、早く老けてしまいます。たばこ代が高くなってきていますが、このまま吸い続けると今後どのくらいたばこでお金を使ってしまうことになるか計算してみませんか？

禁煙のための効果的な解決策の提案
　禁煙したいと思った時には禁煙外来がお勧めです。5回きちんと通院すると、3ヵ月で7割くらいの方が禁煙に成功されています。夫婦で受診されると効果的ですね。

≪解説≫
喫煙ステージが前熟考期の中でも無関心期の母親には、社会における禁煙推進の状況を再確認してもらい、子どもへの受動喫煙の危険性を再認識してもらいましょう。すぐに禁煙を勧めるよりも、本人がより関心を持っている皮膚の老化や経済的な支出にたばこの影響を結びつけるほうが受け入れてもらいやすいと思われます。保健指導実施者はあきらめずに禁煙の重要性を伝え続けていく姿勢が大切です。配偶者にも同時に禁煙治療を受けるよう勧めましょう。

---

[15]妊産婦と小さな子どもを持つお母さんへの禁煙サポートについては、「妊産婦向け禁煙サポート指導者マニュアル」
（http://www.osaka-ganjun.jp/effort/cvd/training/teaching-materials/pdf/nosmoking_02.pdf）をご参照ください。具体的な指導手順を示して、禁煙サポートの方法を解説しています。巻末には、妊娠中の喫煙が胎児や妊娠経過に及ぼす影響についての資料も掲載されています。

④1歳6ヵ月児健診に来た母親。
1日の喫煙本数10本。たばこを6ヵ月以内にやめたいと思っている。妊娠をきっかけに夫婦で禁煙したが、断乳とともに再喫煙。夫は禁煙を継続している。禁煙する自信は低い。

重要性を高めるアドバイス
　断乳するまで禁煙をよくがんばっていましたね。しかし、お母さんが喫煙を続けていると、受動喫煙によるお子さんの将来への影響が心配です。低身長や知能低下、がん、キレやすい子になったり暴力や犯罪を起こしやすくなったりするという報告もあるのですよ。また、母親が喫煙者だと子供も将来喫煙者になりやすくなります。

禁煙のための効果的な解決策の提案
　自分だけで禁煙に取り組むよりも、禁煙外来でお薬とカウンセリングの両方で禁煙するほうが、楽で失敗が少ないのですよ。ご主人は禁煙を続けているのですね。ご主人にも協力してもらってもう一度禁煙に挑戦してみませんか。

≪解説≫
禁煙経験がある喫煙ステージが熟考期の方です。この方は、禁煙の重要性はある程度理解できていると思われます。子どもに将来起こりうる受動喫煙による健康影響について情報提供することが、さらに禁煙する動機を高めると期待されます。スムーズに禁煙に導くには禁煙外来受診へのハードルをできるだけ下げることが大切です。禁煙継続中の夫の協力を得ることができれば、禁煙成功の可能性が高まります。

（2）健診・保健指導

1）特定健診・特定保健指導

⑤特定保健指導にきた男性。メタボリックシンドロームに該当。
1日の喫煙本数20本。たばこを6ヵ月以内にやめたいと思っているが、体重増加が
心配で踏み切れない。禁煙経験なし、自信は低い。

<u>重要性を高めるアドバイス</u>

　○○さんは、今回の健診でメタボリックシンドロームに該当しています。メタボリックシンドロームになっている人がたばこを吸うと、心筋梗塞や脳梗塞のリスクが増大するといわれています。びっくりされるかもしれませんが、実はたばこはメタボの原因にもなるのです。

　ですから、今の時点で禁煙を開始することは、○○さんの健康にとって非常に重要なことですよ。

<u>禁煙のための効果的な解決策の提案</u>

　体重増加が気になって禁煙に踏み切れないようですね。禁煙すると8割の人で2〜3kg程度の増加がみられますが、禁煙することのメリットの方がはるかに大きいことがわかっています。禁煙してから体重コントロールを行うことで、体重増加を抑制することができます。禁煙のお薬を使うのも効果があります。体重のことも一緒に相談に乗りますから、まずは禁煙を始めてみませんか？

≪解説≫

　喫煙ステージが熟考期にあり、禁煙したいと思いながら、禁煙後の体重増加が心配で禁煙に踏み出せないでいる喫煙者です。そこで、本人が心配している禁煙後の体重増加の原因とその対処法についてアドバイスをして禁煙に踏み出せるよう支援します。メタボリックシンドロームの対象者に対して禁煙支援を行うことは、体重増加の観点から逆効果ではないかという訴えが多くあります。しかし、喫煙しているとメタボリックシンドロームになりやすく、またメタボリックシンドロームに喫煙が重なると、心筋梗塞、脳梗塞のリスクが特に増加することから、禁煙支援の必要性は高いといえます。禁煙のメリットは体重増加のデメリットをはるかに上回ること、禁煙補助剤を使ったり、禁煙安定後に体重コントロールを行うことで体重をあまり増やさずに禁煙できることを伝え、自信の強化を行いましょう。

> ⑥特定健診（地域で集団検診として実施）を受けにきた男性。肥満、メタボリックシンドロームとも該当しない。健診結果も問題ない。1日の喫煙本数20本。禁煙することに関心がない。禁煙経験なし。

重要性を高めるアドバイス
　現在は、一般的な健康状態に問題がないようですね。素晴らしいことだと思います。今の健康状態を、20年後も30年後も継続できるためにも、ぜひ禁煙されることをお勧めします。病気のない今だからこそ、チャンスですよ。

禁煙のための効果的な解決策の提案
　実は喫煙はニコチン依存症という病気とされています。だから保険がきいて医療機関で飲み薬のバレニクリンや貼り薬を使って楽にやめることができます。○○さんは、今は禁煙するつもりはないようですが、今後禁煙をしたくなった時のために覚えておいてくださいね。

≪解説≫
健康問題がない対象者に対して重要性を高めるアドバイスを行う場合、まず健康な状態でいることを賞賛した上で、今後も健康を維持するために禁煙が必要であることを伝えるのがよいと思います。この対象者の喫煙ステージは前熟考期の中でも無関心期であり、禁煙の解決策として具体的な禁煙方法を一方的に情報提供すると抵抗感情が生まれるため、効果的ではありません。今後のための役立つ情報提供と前置きした上で伝えましょう。

2）定期健診

> ⑦職場の定期健診にきた男性。血圧が高く、治療中。職場には車で通勤している。1日の喫煙本数20本。たばこを直ちにやめたいと思っている。主治医も禁煙を勧めている。
> 禁煙補助剤として飲み薬を使いたいと思っているが、マスコミ報道を受けて自動車の運転に支障がないかどうかを心配している。

<u>重要性を高めるアドバイス</u>

高血圧で治療を受けておられるんですね。血圧のコントロールに加えて禁煙することで、脳卒中や心筋梗塞などの血管の病気にかかるリスクを下げることができますよ。禁煙したいと思っている今がチャンスです。先生にも勧められているのであれば、とりあえず一歩踏み出してみましょう。

<u>禁煙のための効果的な解決策の提案</u>

禁煙する際にはお薬を使ったほうが楽です。○○さんは、1日20本たばこを吸っていますから、薬局で売っているニコチンパッチやニコチンガムより、禁煙外来で処方される飲み薬のバレニクリンや大きいサイズのニコチンパッチがお勧めです。保険の使える禁煙外来だと経済的負担も少なく、指導もしてもらえますから禁煙により成功しやすくなります。主治医の先生が禁煙外来をやっておられるのであれば、高血圧と一緒に治療してもらえるといいですね。

飲み薬のバレニクリンについての副作用を心配されているようですね。まだ薬との因果関係についてははっきりとはわかっていませんが、頻度は少ないものの、意識消失などの意識障害がみられ自動車事故に至った例も報告されているため、服薬中に自動車の運転をしないよう注意することになっています。○○さんは、車で通勤されているので、禁煙補助剤については、主治医の先生によく相談してください。

≪解説≫

喫煙ステージが準備期の対象者に対しては、禁煙の重要性を伝えた上で、具体的な禁煙方法についての情報提供やアドバイスが必要です。吸いたい気持ちの対処法なども必要ですが、この対象者のように、ある程度喫煙本数のある方に対しては、禁煙補助剤を用いた禁煙方法を勧めましょう。この方は、高血圧で治療中なので医療機関での禁煙治療を勧め、まず主治医と相談してもらうように伝えるのがよいでしょう。バレニクリンの副作用についても主治医と十分相談して使用する薬を決めるようにアドバイスしましょう。

⑧職場の定期健診にきた 30 歳代男性。健診結果は特に問題なし。
1日の喫煙本数20本。禁煙することに関心はないが、職場の禁煙化が進んでいる。

重要性を高めるアドバイス
　今はまだお若いですし、検査値に問題もないので、禁煙の重要性はわかりにくいかもしれませんね。でも、職場の禁煙化も進んでいるようですし、肩身も狭くなってきますよね。周りにも禁煙した人が出てきていませんか？禁煙したら、喫煙する場所を探したり、たばこを吸わない人に気を遣ったりすることもなくなります。そういったことからも、禁煙をお勧めします。

禁煙のための効果的な解決策の提案
　今は禁煙する気がないようですね。禁煙するためのお薬や禁煙が楽にできる方法、禁煙後の体重増加の対策やストレス対処の方法など、私たちは禁煙に役立つ様々なサポートを提供することができます。サポートが必要な時には、いつでも相談できる相手がいるということを忘れないでくださいね。

≪解説≫
この対象者は 30 歳代と若く、健康上の問題は特にないようです。重要性を高めるアドバイスは、個別性を踏まえて職場の禁煙化の話題から入るとよいでしょう。この対象者の喫煙ステージは前熟考期の中でも無関心期であることから、禁煙したいと思った時の情報提供にとどめましょう。自分たちがどのようなサポートを提供できるか、あらかじめ伝えておくと効果的です。

3）人間ドック

> ⑨脳ドックにきた男性。受診のきっかけは父親のくも膜下出血。
> 1日の喫煙本数30本。禁煙することに関心がない。禁煙経験数回あり。

重要性を高めるアドバイス
　お父様がくも膜下出血になられて、心配になったのですね。喫煙していると、くも膜下出血の危険が約3倍高まるほか、家族歴が加わると約6倍まで危険が高まることが知られています。また、脳梗塞になる危険性も大きくなります。脳ドックを受診するくらい心配されている一方で、くも膜下出血の大きな危険因子であるたばこを吸い続けているというのはどうでしょうか？

禁煙のための効果的な解決策の提案
　禁煙には何度か挑戦したことがあるのですね。何度か挑戦されてもうまくいかなかったので、今度も難しいと思っていませんか？実は、禁煙もスポーツと同じように、練習を重ねると要領がわかってきやすいのです。これまでは「練習」、次が「本番」と考えてみませんか？禁煙外来がお手伝いをしますよ。条件が整えば保険でたばこ代より少ない費用で楽に禁煙できます。

≪解説≫
　喫煙ステージが前熟考期の中でも無関心期の方です。そのため、喫煙がくも膜下出血や脳梗塞と密接に結びついていることについて情報提供し、禁煙の重要性を高める働きかけを行います。また、脳ドックを受けるほど脳の病気を心配しながら喫煙しているという矛盾に自ら気づいてもらうようにします。禁煙経験がある方は、これまでの禁煙挑戦を「失敗」ととらえていますので、その思い込みをかえて再度禁煙に前向きに取り組めるように支援することが大切です。

（3）がん検診

1）肺がん検診

> ⑩肺がん検診にきた高齢者。咳が気になる。
> 1日の喫煙本数20本。禁煙に関心はあるが、6ヵ月以内にやめようと思っていない。今さらやめてもむだだと思っている。禁煙経験数回あり。自信は低い。

<u>重要性を高めるアドバイス</u>

　咳が気になって検診に来られたのですね。禁煙すると咳や痰は1ヵ月程度で軽くなることが多いですよ。何度か禁煙に挑戦されてがんばっておられますね。何歳で禁煙してもプラスの効果があります。呼吸が楽になり、より健康的な生活が送れるようになり、認知症や寝たきりになりにくくなりますよ。

<u>禁煙のための効果的な解決策の提案</u>

　「禁煙は無理」と思い込んでいませんか？禁煙に成功された方の多くは数回の挑戦を経験されています。今回は禁煙外来を受診して、一生涯の禁煙を目指してみませんか？お薬と専門家のカウンセリングで、たばこなしでもやっていける自信を持てるようになりますよ。

≪解説≫

　この対象者の喫煙ステージは前熟考期の中でも関心期です。禁煙に関心はあるものの、まだ準備性は十分高まっていないため、禁煙の重要性を高めることが大切です。高齢の方は、「今さら禁煙しても手遅れ」とか「そんなに長生きしなくても、ぽっくり死ねればいい」と言う方もおられ、対応に苦慮することがあります。喫煙を続けると認知症や寝たきりになりやすく、寝たきりの期間も長くなる場合が多いことを情報提供すると、禁煙する動機が高まることが期待されます。

⑪肺がん検診にきた男性。咳が気になるが、毎年肺がん検診を受けているので、大丈夫だと思っている。1日の喫煙本数20本。禁煙することに関心がない

重要性を高めるアドバイス
　毎年肺がん検診を受けていて、からだに気をつけておられるのですね。検診で「がんの早期発見」をするのはもちろん大切ですが、がんになってしまってから治療を受けるのでは大変ですよね。

禁煙のための効果的な解決策の提案
　肺がんの最大の原因がたばこであることはよく知られています。これほど肺がんを気にしておられるのでしたら、早期発見だけでなく、最も効果的な肺がんの予防法である禁煙について考えてみませんか。今後、禁煙したいと思われたら、禁煙外来の受診をお勧めします。あまり費用もかからずに、しかも楽により確実に禁煙できますよ。

≪解説≫
肺がんを気にしながら喫煙を続け、毎年肺がん検診を受けているという矛盾を指摘することで、早期発見と共に、禁煙が重要であることに気づいてもらいましょう。肺がんモデルやタールジャー（タールをビンに詰めたディスプレイ）などを使って、見たり触れたり実感してもらうことも動機を高めるのに有効です。喫煙のステージが前熟考期の中でも無関心期なので、禁煙したいと思った時のためにと前置きをした上で、禁煙外来の情報を一言だけ入れておくとよいでしょう。

2）胃がんと大腸がんの検診

> ⑫胃がんと大腸がんのセット検診にきた女性。毎年、各種検診を受診。健康を気にしている。1日の喫煙本数15本。たばこを6ヵ月以内にやめたいと思っている。自信は低い。

重要性を高めるアドバイス

　健康に気をつけて、毎年きちんと検診を受けられているのですね。たばこは、肺がんだけでなく、胃がんや大腸がんの原因でもあることはご存知ですか？たばこの煙に含まれるタールは発がん物質ですから、喫煙を続けるのは自分の体で発がん実験を繰り返しているのと同じことなのですよ。

禁煙のための効果的な解決策の提案

　禁煙は自力でやるよりお薬を使ったほうが楽です。お薬は薬局で買う方法と、禁煙外来で処方してもらう方法があります。禁煙する自信があまりない場合は、医師や看護師などからカウンセリングを受けられる禁煙外来のほうをお勧めします。一定の条件をみたせば保険が使えますので、治療費はたばこ代よりも安いのですよ。

≪解説≫

毎年がん検診を受けておられ、健康に対する関心が高く、喫煙ステージも熟考期まで高まっている方です。しかし、禁煙の自信が低いので、OTC薬を使うよりも、禁煙外来を受診して医療用の薬剤とカウンセリングによる禁煙治療を勧め、禁煙の自信を高めることが大切です。治療費があまり高くないという情報も動機を高めるのに有用です。

3）子宮頸がん検診

> ⑬子宮頸がん検診にきた女性。受診のきっかけは友人の子宮頸がん。
> 1日の喫煙本数20本。禁煙することに関心がない。子宮頸がんと喫煙の関連について知識なし。禁煙経験なし。

重要性を高めるアドバイス

　お友達ががんになったら、やはり心配ですよね。実はたばこを吸っていると、吸っていない人に比べて約2倍子宮頸がんになりやすいといわれています。禁煙するとその危険性は、禁煙の年数とともに、吸わない人に近いレベルまで下がりますよ。

禁煙のための効果的な解決策の提案

　今は禁煙に関心がないようですが、これまでに禁煙しようと思ったことはありませんか？楽に禁煙できて、たばこ代よりも費用がかからない禁煙治療を医療機関の禁煙外来で受けることができます。禁煙外来は禁煙を無理強いするところではなくて、禁煙したい人を温かく励ましながら禁煙の薬を使って禁煙に導く場所なのですよ。

≪解説≫
　喫煙ステージが前熟考期の中でも無関心期の方で、まず禁煙の重要性を高めることが必要です。喫煙と子宮頸がんとの関連についての知識を情報提供し、自分に直接関係がある問題であることを理解してもらいましょう。禁煙外来に対してネガティブなイメージをもつ喫煙者は多いので、禁煙外来は禁煙のための相談と治療が受けられる場所であることを理解してもらうことが禁煙外来受診の動機づけになると期待されます。

（4）その他の保健指導の場
1）訪問指導

> ⑭今回の健診で初めて血糖値が高くなった男性。再検査のための受診勧奨の目的で勤務先を訪問。仕事が忙しくストレスが高い。1日の喫煙本数20本。禁煙することに関心がない。

重要性を高めるアドバイス

　たばこを吸う人は糖尿病になりやすいといわれています。糖尿病になってしまうと心筋梗塞や脳卒中など合併症をいかに予防するかが大事になるのですが、喫煙はこの合併症を起こしやすくします。糖尿病が進行すると飲む薬が増えたり、食事の制限など、日常生活において様々な制限が必要になります。このようなことにならないためにも、今、禁煙しておくことは非常に重要なことだと思いますよ。

禁煙のための効果的な解決策の提案

　お仕事が忙しくて、ストレスも溜まっているようですね。実はニコチン切れの症状がストレスの原因になっており、禁煙するとストレスが減ることがわかっています。今は禁煙を考えられないようですが、禁煙をしたいと思った時には、いつでもサポートできる体制でお待ちしていますから、ご相談くださいね。禁煙すると体重が増えて血糖値が高くなることを心配する方がおられますが、禁煙外来で禁煙の薬を使って禁煙すればそれほど体重が増えずにうまくいきますよ。

≪解説≫

禁煙の重要性を高めるアドバイスは、対象者の関心事や個別性に合わせて行いましょう。喫煙はインスリン抵抗性を高め、血糖を上げ、糖尿病発症のリスクを上げます。この対象者の喫煙ステージは前熟考期の中でも無関心期なので、喫煙と血糖の関連性から重要性を高め、将来にとってもできるだけ早期の禁煙が重要であるとアドバイスを行う一方、抵抗感情を高めないように現状のストレス環境を共感的にとらえ、禁煙のサポート体制があることを伝えておくのがよいでしょう。

喫煙とストレスの関係については、喫煙が有効なストレス対処であるということを支持する科学的根拠は希薄であり、ニコチンの離脱症状としての気分の悪化が喫煙によって軽減されると考える方が妥当です。[16]禁煙に伴う離脱症状によって一時的にイライラや易攻撃性などの症状が出現し、ストレス感が増加しますが、一般に1ヵ月以内には改善し、6ヵ月以降には精神的健康度も改善することがわかっています。

---

[16]喫煙とストレスとの関係については、以下の文献をご参照ください。
・川上憲人．たばことストレス．からだの科学　2004;237:40-44

2）健診後の来院[17]

⑮健診で LDL コレステロール値が高く、受診勧奨となった男性。健診から6ヵ月後の血液検査のために近医を受診。
1日の喫煙本数20本。禁煙に関心はあるが、6ヵ月以内にやめようと思っていない。禁煙経験あるが1週間も続いていない。

重要性を高めるアドバイス
　たばこを吸うと善玉コレステロールの値が低くなり、悪玉コレステロールが変性して動脈硬化が進むことがわかっています。やめたいという気持ちをお持ちのようですから、外来を受診した今が禁煙のチャンスだと思いますよ。禁煙経験もあるようですから、これまでの経験を生かして禁煙に取り組めばきっとうまくいくと思いますよ。

禁煙のための効果的な解決策の提案
　これまでの禁煙経験から、自力で禁煙するよりも禁煙治療を受けることをお勧めします。治療を受ければ、比較的楽に、確実に、しかも、あまり費用がかからずに禁煙ができると思いますよ。

≪解説≫
この対象者の喫煙ステージは前熟考期の中でも関心期です。禁煙に関心はあるものの、禁煙の準備性をさらに高めるためにLDLコレステロール値が高かったことを取り上げて禁煙の重要性を高めるアドバイスを行うことが大切です。また、過去の禁煙経験により、禁煙に対する自信が低下していることも考えられるので、禁煙治療について情報提供し、自信が高まるよう支援しておくのもよいでしょう。

---

[17]医療機関での禁煙外来のほか、健診機関や職域などでの禁煙支援・治療の好事例については、「禁煙外来ベストプラクティス.」（中村正和編著, 日経メディカル開発, 2010年）をご参照ください。

3）健康相談

⑯健康相談に来た女性。最近、急に汗をかいたり、のぼせたり、動悸がすることがあり、更年期の症状について心配している。
1日の喫煙本数15本。たばこを6ヵ月以内にやめたいと思っているが、禁煙の自信は低い。禁煙経験あり。

重要性を高めるアドバイス

　更年期では女性ホルモンのバランスが崩れ、骨粗しょう症になりやすく、動脈硬化が進みやすくなります。喫煙はこれらの病気と密接に関係していますので、今、この時期に禁煙しておくことは今後の生活において非常に意味のあることですよ。今からでも遅くありませんから、ぜひ禁煙しましょう。

禁煙のための効果的な解決策の提案

　禁煙することに自信が持てない状況なんですね。以前禁煙された経験があるようですが、前回の禁煙はどうでしたか？禁煙は何度も繰り返すことで上手にできるようになります。前回よりも今回のほうが禁煙のゴールには近づいていますよ。まずは禁煙外来を受診してみませんか？お薬とカウンセリングで比較的楽に禁煙ができますよ。

≪解説≫
喫煙ステージが熟考期の喫煙者です。禁煙の重要性はある程度高まっていますが、禁煙の実行にむけてさらに高まるよう支援します。具体的には、対象者の個別性を踏まえ、動脈硬化や骨粗鬆症を話題として取り上げ、喫煙の関わりを説明した上で、禁煙を開始することが重要というメッセージを伝えるとよいでしょう。このケースのように禁煙を前向きに考えているが自信が低い喫煙者に対しては、これまでの禁煙経験を踏まえて、禁煙の効果的な解決策としての禁煙治療を紹介して、自信が高まる働きかけを行うとよいでしょう。

IV. 資料編 −
禁煙支援に役立つ教材や資料

資料1．保健指導のための禁煙支援簡易マニュアル[18]

1．健診・保健指導での禁煙支援の取り組み方

　健診・保健指導の場での禁煙支援は、メタボリックシンドロームの有無やリスクの大小に関わらず、全ての喫煙者を対象として行うことが重要です。

　特定健診やがん検診の場など、禁煙支援の時間が確保できない場合は「短時間支援」、事後指導の場など禁煙支援の時間が確保できる場合は「標準的支援」を行います。短時間支援と標準的支援の流れを図表1に示します。

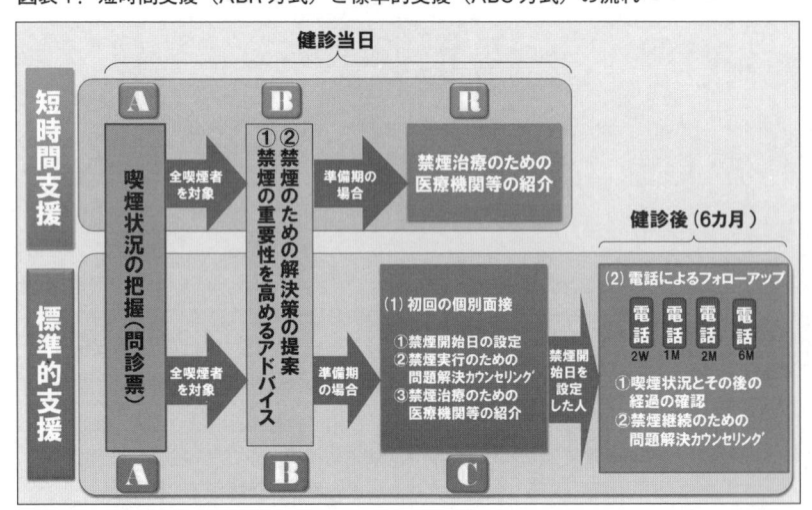

図表1．短時間支援（ABR方式）と標準的支援（ABC方式）の流れ

- 　短時間支援は、「ABR方式」で個別面接の形式で実施します。A（Ask）では、問診票を用いて喫煙状況を把握します。B（Brief advice）では、喫煙者全員を対象に(1)禁煙の重要性を高めるアドバイスと(2)禁煙のための解決策の提案を行います。R（Refer）では、準備期（1ヵ月以内に禁煙しようと考えている）の喫煙者を対象に、禁煙治療のための医療機関等の紹介を行います。

- 　標準的支援は、「ABC方式」で(1)初回の個別面接と(2)電話によるフォローアップの組合せで実施します。A（Ask）とB（Brief advice）の内容は、短時間支援と同

---

[18] 本マニュアルは「健診等の保健事業の場における禁煙支援のための指導者用学習教材（改訂版）」の要点をまとめた簡易マニュアルです。詳細については、「健診等の保健事業の場における禁煙支援のための指導者用学習教材（改訂版）」をご参照ください。

様です。C（Cessation support）では、(1)初回の個別面接で、準備期の喫煙者を対象に、①禁煙開始日の設定、②禁煙実行のための問題解決カウンセリング、③禁煙治療のための医療機関等の紹介、を行います。

禁煙開始日を設定した喫煙者には、初回面接後に禁煙実行・継続を支援するための(2)電話によるフォローアップを行います。電話フォローアップを行う時期の目安は、初回の個別面接から2週間後(2W)、1ヵ月後(1M)、2ヵ月後(2M)、6ヵ月後(6M)です。フォローアップでは、①喫煙状況とその後の経過の確認、②禁煙継続のための問題解決カウンセリング（困難な状況をあらかじめ予想し、その解決策を一緒に検討する）を行います。

短時間支援（ABR方式）と標準的支援（ABC方式）の特徴を図表2に整理しました。どのくらい時間が確保できるかによって、いずれの方式を採用するかを決めるとよいでしょう。[19]

図表2．短時間支援（ABR方式）と標準的支援（ABC方式）の内容

	短時間支援（ABR方式）	標準的支援（ABC方式）
回数	個別面接1回	個別面接1回と電話フォローアップ4回
時間	1～3分	初回面接10分、フォローアップ5分
内容	**A**sk（喫煙状況の把握） **B**rief advice（短時間の禁煙アドバイス） ①禁煙の重要性を高めるアドバイス ②禁煙のための解決策の提案 **R**efer（医療機関等の紹介）☆準備期のみ	**A**sk、**B**rief adviceは左記と同様 **C**essation support（禁煙実行・継続の支援） (1) 初回の個別面接☆準備期のみ ①禁煙開始日の設定 ②禁煙実行のための問題解決カウンセリング ③禁煙治療のための医療機関等の紹介 (2) 電話によるフォローアップ☆禁煙開始日設定者のみ ①喫煙状況とその後の経過の確認 ※禁煙に対する賞賛と励まし ②禁煙継続のための問題解決カウンセリング
支援の場	各種健診（特定健診やがん検診など）	特定保健指導や事後指導等の各種保健事業

---

[19] ここに記載した所要時間は、個別面接や電話フォローアップにかかる時間の目安です。質問紙の記載には時間を必要とする人もいます。A（Ask）で問診票を用いて喫煙状況を把握する前に、事前に質問紙を配付して記載してもらうことで、効率的に禁煙支援を進めるようにしましょう。

2．禁煙支援の実際－短時間支援（ABR 方式）

短時間支援の ABR 方式の A（Ask）、B（Brief advice）、R（Refer）を解説します。

🅐 喫煙状況の把握（Ask）

まず、短時間支援（ABR 方式）の A（Ask）にあたる「喫煙状況の把握」の具体的方法について解説します。質問票を用いて喫煙状況や健康保険による禁煙治療の患者要件を満たしているかどうかを確認します。質問票を図表 3 に示します。

● Q1～Q4：喫煙者の把握

喫煙者を特定するための質問項目です。

喫煙していると回答した全ての人に次のステップで示す短時間の禁煙アドバイスを行いましょう。また、禁煙していると回答した人には、禁煙していることを賞賛し、禁煙を継続するよう伝えましょう。なお、禁煙して 1 年以内の人に対しては、再喫煙防止のためのフォローアップを行いましょう。

Q1～Q4 の 4 項目を用いて特定健診で定義された喫煙者を把握することが可能です。特定健診の標準的な質問票では「現在、習慣的に喫煙している者」の定義として、「合計 100 本以上、又は 6 ヵ月以上吸っている者であり、最近 1 ヵ月間も吸っている者」と定めています。従って、Q1 で「吸う」と回答し、かつ Q4 で最近 1 ヵ月間たばこを吸っているに「はい」と回答した人で、さらに Q2 のこれまでの喫煙総本数が 100 本以上の喫煙に「はい」と回答するか、または Q3 のこれまで 6 ヵ月以上の喫煙に「はい」と回答した人が特定健診では喫煙者と定義されます。しかし、保健指導では喫煙者の定義に関わらず、Q1 で「吸う」と回答した喫煙者全員に短時間の禁煙アドバイスを行いましょう。

● Q5～Q8：健康保険による禁煙治療の受診条件の確認

健康保険による禁煙治療を受けるためには、下記の 3 つの条件を全て満たす必要があります。[20]

① 1日喫煙本数 × 喫煙年数 が 200 を超えること
② いますぐに禁煙したいと考えており、禁煙治療を受けることを文書により同意していること
③ TDS のスクリーニングテストでニコチン依存症と診断されていること

条件①は、Q5 と Q6 の回答結果から計算します。たとえば、喫煙本数が 1 日 10 本で 30 年間喫煙している人は、10×30＝300 となり、200 を超えているので条件を満たしていることになります。

条件②は、Q7 の喫煙のステージに関する質問の回答結果から確認します。Q7 の「直ちに（1ヵ月以内に）禁煙しようと考えている」に回答していること（準備期の喫煙者）が条件になります。

---

[20] 平成 25 年 3 月現在。

条件③は、Q8の10項目の質問のうち、「はい」と回答した項目が5項目以上あれば、ニコチン依存症と診断されるための条件を満たしていることになります。

● Q9：禁煙経験の把握

禁煙経験の有無とこれまで最も長い禁煙期間を把握します。禁煙経験がある人には、過去に用いた禁煙方法や出現した離脱症状の強さ、再喫煙のきっかけなどについて確認しておきましょう。今回の禁煙支援に役立つ情報を得ることができます。

● Q10：禁煙に対する自信

禁煙に対する自信を0から100%の数値で把握します。「全く自信がない」を0%とし、「非常に自信がある」を100%とした場合の自信の程度を明らかにします。禁煙の自信が低い人には、禁煙治療や禁煙補助剤についての情報提供のほか、後述する問題解決カウンセリングにより禁煙の自信を高めます。

図表3．喫煙に関する質問票

短時間の禁煙アドバイス（Brief advice）

　短時間支援（ABR方式）の中のB（Brief advice）にあたる「短時間の禁煙アドバイス」の具体的方法について解説します。

　ここでは、喫煙のステージや健診結果にかかわらず、全喫煙者を対象に短時間の禁煙アドバイスを行います。短時間の禁煙アドバイスでは、1）病歴や検査値、自覚症状、本人の関心事などを切り口に禁煙が重要であること（①禁煙の重要性を高めるアドバイス）、2）禁煙には効果的な禁煙方法があること（②禁煙のための解決策の提案）を伝えます。

　禁煙に対して気持ちが高まっている喫煙者に対しては、①禁煙の重要性を高めるアドバイスよりも②禁煙のための解決策の提案にウエイトを置くことが一般に有用です。一方、まだ禁煙しようと考えていない喫煙者に対しては、個々人の喫煙者に合った情報提供で禁煙の重要性を高めることが大切です。しかし、禁煙しようと考えていない喫煙者においても、禁煙のための解決策の提案を行うことで、禁煙に対する動機が高まることも少なくないので、忘れずに情報提供しましょう。

（1）禁煙の重要性を高めるアドバイス

　質問票で喫煙状況を把握した喫煙者に対して、診察や問診、保健指導の場を活用して禁煙の重要性を伝えます。複数の保健医療関係者が連携をとりながら声をかけることが効果的です。

　まず、「禁煙する必要があること」をはっきりと伝え、さらに、「禁煙が優先順位の高い健康課題であること」を伝えます。

　喫煙者に病歴や検査値の異常、自覚症状がある場合は、それらと喫煙との関係を結びつけて、喫煙の影響や禁煙の効果について説明します。喫煙関連疾患としては、がん、虚血性心疾患（異型狭心症を含む）、脳血管障害（脳梗塞、くも膜下出血）、糖尿病、COPD、消化性潰瘍などがあります。喫煙に関連した検査値の異常としては、脂質異常[21]（HDLコレステロールの低下、LDLコレステロールやトリグリセライド（中性脂肪）の上昇）、糖代謝異常（血糖値やHbA1cの上昇、インスリン感受性の低下）、血球異常（多血症、白血球増多）などがあります。

　病歴や検査値に問題がない喫煙者に対しては、異常がないことを賞賛した上で、喫煙が取り組むべき重要な健康課題であることを伝えて禁煙を促しましょう。また、喫煙者本人の関心事や家族状況、生活背景などが把握できている場合は、それらを切り口として禁煙の重要性を高めるアドバイスをするとさらに効果が高まります。

　ここでの働きかけは、喫煙者全員に対して行いますが、特に禁煙に対して気持ちが高ま

---

[21] 喫煙の血清脂質への影響のうち、HDLコレステロールについては喫煙で低下、禁煙で増加することが認められ、両者の関係は明らかです。また、中性脂肪やLDLコレステロールへの影響についても下記のメタアナリシス研究や2010年の米国公衆衛生総監報告書において、喫煙との関係が指摘されています。
- Craig WY, et al. BMJ 1989; 298: 784-788.
- U.S. Department of Health and Human Services. How Tobacco Smoke Causes Disease: The Biology and Behavioral Basis for Smoking-Attributable Disease: A Report of the Surgeon General, 2010.

っていない喫煙者に対しては、禁煙の重要性を高めることが大切です。個々人にあったメッセージで喫煙者の気持ちが禁煙に対して高まるようアドバイスしましょう。

（2）禁煙のための解決策の提案

次に、禁煙治療を受ければ「比較的楽に」「より確実に」「あまりお金もかけずに」禁煙できることを伝えます。喫煙者の多くは、「禁煙は自分の力で解決しなければならない」「禁煙はつらく苦しい」と思い込んでいる傾向があります。禁煙は、治療を受けて薬を使うことで、苦しまずに楽にやめることができる[22,23]ことを伝えます。これまでに何度も禁煙を失敗するなど、禁煙に自信がない喫煙者に対して、禁煙のための効果的な解決策を情報提供することは、禁煙に対する自信を高めることにつながり、有効です。

禁煙に関心のない人に、いきなり禁煙の効果的な解決策について説明しても抵抗や反発を招くだけです。このような人に対しては、現在禁煙する気持ちがないことを保健指導実施者が受けとめ、「今後の禁煙のために覚えておかれるといいですよ」と前置きした上で情報提供するとよいでしょう。前置きをすることで相手は抵抗感なく耳を傾けてくれることが多くなります。

R 禁煙治療のための医療機関等の紹介（Refer）

短時間支援（ABR方式）の中のR（Refer）にあたる「禁煙治療のための医療機関等の紹介」の具体的方法について解説します。

質問票で直ちに（1ヵ月以内に）禁煙しようと考えていると答えた喫煙者や、短時間の禁煙アドバイスの結果、禁煙の動機が高まった喫煙者に対しては、禁煙治療の利用を勧め、禁煙治療が健康保険で受けられる医療機関を紹介します。禁煙治療を勧める理由は、自力に頼る方法に比べて禁煙を成功する可能性が高い[24]からです。健康保険による禁煙治療の条件を満たさない場合や医療機関を受診する時間が取れない場合は、禁煙後の離脱症状を軽くするために、薬局・薬店でOTC薬のニコチンパッチやニコチンガムを購入して禁煙する方法を紹介しましょう。また、健康保険を利用できる条件を満たさない場合でも、自由診療で禁煙治療を受けることができることを伝えましょう。特に喫煙本数が多く、OTC薬では離脱症状が十分抑えられない多量喫煙者や、精神疾患など、医学的管理の必要性が高い合併症を有する喫煙患者[25]に対しては、医療機関での治療につなげるように支援しましょう。

---

[22] Royal College of Physicians. Nicotine addiction in Britain. A report of the Tobacco Advisory Group of the Royal College of Physicians, London: Royal College of Physicians, 2000.
[23] Nakamura, M., et al. Efficacy and tolerability of varenicline, an α4β2 nicotinic acetylcholine receptor partial agonist, in a 12-week, randomized, placebo-controlled, dose-response study with 40-week follow-up for smoking cessation in Japanese smokers. Clin Ther, 2007; 29: 1040-1056.
[24] Kasza KA, et al. Effectiveness of stop-smoking medications: findings from the International Tobacco Control (ITC) Four Country Survey. Addiction, 2013; 108: 193-202.
[25] 厚生労働省中央社会保険医療協議会総会：診療報酬改定結果検証に係る特別調査（平成21年度調査）ニコチン依存症管理料算定保険医療機関における禁煙成功率の実態調査報告書．2010年

禁煙治療が健康保険で受けられる医療機関は、日本禁煙学会のホームページから検索することができます。喫煙者に渡す近隣の医療機関のリストを準備しておきましょう。

●健康保険で禁煙治療が受けられる医療機関の検索サイト
　　日本禁煙学会　　http://www.nosmoke55.jp/nicotine/clinic.html

　ただし、健康保険を利用して禁煙治療を受けるためには条件があります。条件は、前述の質問票（図表3）のQ5～Q8の項目の回答で確認できます。健診の場など時間が限られている場合には、喫煙者が後で確認できるようにQ5～Q8の質問を自己チェック用のリーフレットとして作成し、渡せるように準備しておきましょう。

3．禁煙支援の実際－標準的支援（ABC方式）

　標準的支援（ABC方式）のA（Ask：喫煙状況の把握）とB（Brief advice：短時間の禁煙アドバイス）については、前述した短時間支援（ABR方式）と同様です。ここでは、C（Cessation support）にあたる「禁煙実行・継続の支援」の具体的方法について解説します。

禁煙実行・継続の支援（Cessation support）

　禁煙実行・継続の支援（Cessation support）は、(1)初回の個別面接と(2)電話によるフォローアップの2つから成ります。対象となる喫煙者は、質問票で直ちに（1ヵ月以内に）禁煙しようと考えていると答えた喫煙者や、短時間の禁煙アドバイスの結果、禁煙の動機が高まった喫煙者です。目安として10分程度の時間をかけて面接を行い、禁煙に踏み出せるように支援します。面接の結果、禁煙開始日を設定した喫煙者には、禁煙の実行の確認と継続の支援を行うために、(2)電話によるフォローアップを行いましょう。

（1）初回の個別面接

　初回の個別面接では、①禁煙開始日の設定、②禁煙実行のための問題解決カウンセリング、③禁煙治療のための医療機関等の紹介、を行います。

　① 禁煙開始日の設定

　　禁煙を開始する日は、喫煙者と話しあって具体的に決めます。禁煙開始日が決まったら、それまでに禁煙治療を利用するように伝えましょう。時間があれば禁煙宣言書を喫煙者と保健指導実施者の間で取り交わしておくと、本人の禁煙の決意を固めたり、保健指導実施者としてフォローアップを行う上で有用です。

　　初回面接で禁煙開始日を設定した人には、6ヵ月間にわたり計4回のフォローアップを行います。フォローアップは、原則電話で行います。フォローアップの電話が通じやすい連絡先（携帯があれば携帯電話の番号）を確認し、電話に出やすい時間帯を把握しておきましょう。

　② 禁煙実行のための問題解決カウンセリング

　　禁煙実行のための問題解決カウンセリングの内容は、禁煙にあたって喫煙者が不安に思っていることや心配していることを聞き出し、その解決策を喫煙者が保健指導実施者と共に考えることです。

　　仕事をしている喫煙者では「禁煙するとイライラして仕事が手につかなくなるのでは」とか、「禁煙しても仕事の付き合いでお酒を飲む機会が多いのですぐに吸ってしまうのではないか」といった心配をする場合があります。その場合、本人が心配

していることを受けとめ、イライラなどの禁煙後の離脱症状は概ね 2～4 週間で治まること、禁煙補助剤を使えば離脱症状が軽減できることを伝えます。また、禁煙してしばらくの間は、お酒を飲みに行くことを控えたり、外でお酒を飲む場合は、できるだけたばこを吸わない人の隣の席に座る、周囲に禁煙宣言をするなど具体的な対処法を本人と話しあって決めておきましょう。

③ 禁煙治療が受けられる医療機関等の紹介

より確実に禁煙ができる禁煙治療の利用を勧めます。健康保険で禁煙治療が受けられる医療機関は、日本禁煙学会のホームページで検索できます。近隣の医療機関のリストを準備しておき、喫煙者に渡せるようにしておきます。

● 健康保険で禁煙治療が受けられる医療機関の検索サイト
　日本禁煙学会　　http://www.nosmoke55.jp/nicotine/clinic.html

ただし、健康保険を利用して禁煙治療を受けるためには条件があります。条件は、前述した質問票（図表 3）の Q5～Q8 の項目の回答でチェックしておきましょう。

健康保険による禁煙治療の条件を満たさない場合や医療機関を受診する時間が取れない場合は、禁煙後の離脱症状を軽くするために、薬局・薬店で OTC 薬のニコチンパッチやニコチンガムを購入して禁煙する方法を紹介しましょう。現在、ニコチンパッチの OTC 薬は 3 社から発売されていますが、いずれも医療用医薬品のニコチンパッチと比べて有効成分が高用量の剤形がないため、ニコチンの補充が不十分となる場合があります。OTC 薬で禁煙できなければ医療機関での禁煙治療を勧めます。

健康保険を利用できる条件を満たさない場合でも、自由診療で禁煙治療を受けることができることを伝えましょう。特に喫煙本数が多く、OTC 薬では離脱症状が十分抑えられないヘビースモーカーや、精神疾患など、医学的管理の必要性が高い合併症を有する喫煙患者に対しては、医療機関での治療につなげるように支援しましょう。

（2）電話によるフォローアップ

初回の個別面接で禁煙開始日を設定した喫煙者には、禁煙が継続できるように電話によるフォローアップを行います。電話によるフォローアップの時期の目安は、初回面接日から 2 週間後、1 ヵ月後、2 ヵ月後、6 ヵ月後の計 4 回です。フォローアップに要する時間は、5 分程度です。

電話によるフォローアップの内容や時間については、OTC 薬を使って禁煙している場合や自力で禁煙している場合は、カウンセリングを十分受けていないことが多いため、少し

時間をかけて行います。一方、禁煙治療を利用している喫煙者は、医療機関で禁煙のためのカウンセリングやアドバイスを受けているため、特に問題がなければ禁煙の経過を確認し、禁煙が継続していることを賞賛したり、励ましたりする程度の内容となり、あまり時間をかけずにフォローアップを行うことができます。

フォローアップの主な内容は、①喫煙状況とその後の経過の確認、②禁煙継続のための問題解決カウンセリングです。

① 喫煙状況とその後の経過の確認

フォローアップではまず喫煙状況とその後の経過の確認を行います。初回の個別面接から2週間後にあたる1回目のフォローアップでは、本人が選択した禁煙の方法と禁煙開始日を確認しておきます。禁煙治療を利用した場合は、禁煙ができると自己判断で禁煙治療を中断してしまうこともあるので、12週間の治療を完了した方が禁煙成功率が高いこと25を伝え、禁煙治療を完了するようにアドバイスします。

OTC薬を使っている場合には、離脱症状を十分に抑えられているかどうかを確認します。ニコチンガムは噛み方が間違っていると効果が低下するので、ニコチンガムを使っていても効果を実感できていない場合には、まずは噛み方の確認と指導を行うことが重要です。喫煙本数が多い喫煙者の場合には、OTC薬では離脱症状が十分に抑えられない可能性があります。その場合は、禁煙治療を受けるようにアドバイスします。

禁煙ができている場合には「よくがんばりましたね」と禁煙に踏み出せたことや禁煙できていることについて賞賛します。この言葉は、喫煙者にとって何よりの励みとなります。

禁煙して1ヵ月が経過すると禁煙がある程度安定してきますが、吸いたい気持ちはまだしばらく残ります。アルコール、過労や仕事上のストレス、気分の落ち込みなど、ちょっとしたきっかけで喫煙は再開しやすいので、注意するように声をかけましょう。

2回目以降の電話でのフォローアップでは、本人が実感する禁煙の効果について聞き出しておきましょう。身体面の効果だけでなく、精神面や日常生活面においても禁煙の効果を確認し、禁煙継続の励みにしてもらいましょう。

② 禁煙継続のための問題解決カウンセリング

禁煙継続にあたって心配していることや不安に思っている点を聞き出し、禁煙が継続できるよう支援します。たとえば、禁煙してそれほど時間がたっていない人では「たばこが吸いたいので、吸ってしまうのではないか」と心配することがあります。まず、本人が心配していることを受けとめます。次に、離脱症状が改善しても

吸いたい気持ちはしばらく残ること、しかし時間の経過とともに吸いたい気持ちがおさまっていくことを伝えます。たばこを吸いたくなったら、深呼吸をしたり、お水を飲んだりするなどの対処法を身につけることが有用であることを伝え、禁煙を続ける自信が高まるよう話し合いを行います。禁煙できた日が増えていくにつれて、禁煙の自信は高まっていきます。「今日1日禁煙しよう」という気持ちで禁煙を続けるよう支援しましょう。

禁煙を継続できている場合は、禁煙後の体重増加の有無を確認しておきます。禁煙後の体重増加は、禁煙した人の約8割に見られますが、平均2～3kg程度といわれています。[26] 喫煙本数が多い人ほど体重が増加しやすいといわれています。体重をできるだけ増やしたくない場合は、禁煙補助剤の使用と、禁煙後比較的早い時期から運動に取り組むのがよいでしょう。運動としては、中等度の身体活動強度の運動（速歩、ジョギング、水泳など）がお勧めです。[27] 食事については、禁煙直後からの過度な食事制限は、喫煙欲求を高める可能性がある[27]ので、禁煙が安定するのを待ちましょう。禁煙が安定してきたら、食生活の改善として、食べ過ぎを改善する、肉類や油料理などの高エネルギーの食事や間食を減らして、代わりに野菜や果物を増やす、飲酒量を減らすことなどを行うことを勧めましょう。

＜禁煙に踏み出せなかった場合や再喫煙した場合の対応＞

電話でのフォローアップで注意すべきことは、禁煙に踏み切れなかった場合や再喫煙した場合の対応です。禁煙に踏み切れなかった場合には、その理由を聞き出し、話し合いましょう。できれば再度禁煙開始日を設定して禁煙に踏み出せるように支援しましょう。禁煙の自信が低い喫煙者には、禁煙治療を勧めましょう。

一旦禁煙したが再びたばこを吸い始めた喫煙者に対しては、再喫煙のきっかけや禁煙の問題点を明らかにし、再挑戦を勧めるようにしましょう。喫煙を再開した者では、喫煙を再開したこと自体を問題にしてくじけたり、自己嫌悪に陥ったりする場合があります。禁煙した人が再喫煙することはよくあることであり、もう一度チャレンジする気持ちが重要であることを伝えましょう。

---

[26] U.S. Department of Health and Human Services. The Health Benefits of Smoking Cessation: A Report of the Surgeon General. Atlanta: U.S. Department of Health and Human Services, Centers for Disease Control and Prevention, National Center for Chronic Disease Prevention and Health Promotion, Office on Smoking and Health, 1990.

[27] Fiore MC, et al. Treating tobacco use and dependence: 2008 update. Clinical Practice Guideline. Rockville: US Department of Health and Human Services. Public Health Service; 2008.

資料２．喫煙に関する質問票

喫煙に関する質問票

Q1. 現在、たばこを吸っていますか？
　　□吸う　　□やめた（　　年前/　　ヵ月前）　　□もともと吸わない

以下の質問は、吸うと回答した人のみお答え下さい。

Q2. 吸い始めてから現在までの総本数は100本以上ですか？　　□はい　　□いいえ

Q3. これまで6ヵ月以上吸っていますか？　　□はい　　□いいえ

Q4. 最近1ヵ月間、たばこを吸っていますか？　　□はい　　□いいえ

Q5. 1日に平均して何本たばこを吸いますか？　　1日（　　）本

Q6. 習慣的にたばこを吸うようになってから何年間たばこを吸っていますか？（　　）年間

Q7. あなたは禁煙することにどのくらい関心がありますか？
　　□関心がない
　　□関心はあるが、今後6ヵ月以内に禁煙しようとは考えていない
　　□今後6ヵ月以内に禁煙しようと考えているが、直ちに（1ヵ月以内に）禁煙する考えはない
　　□直ちに（1ヵ月以内に）禁煙しようと考えている

Q8. 下記の質問を読んであてはまる項目に✓を入れてください。該当しない項目は「いいえ」とお答え下さい。

設問内容	はい 1点	いいえ 0点
問1. 自分が吸うつもりよりも、ずっと多くたばこを吸ってしまうことがありましたか。		
問2. 禁煙や本数を減らそうと試みて、できなかったことがありましたか。		
問3. 禁煙したり本数を減らそうとしたときに、たばこがほしくてほしくてたまらなくなることがありましたか。		
問4. 禁煙したり本数を減らしたときに、次のどれかがありましたか。（イライラ、神経質、落ちつかない、集中しにくい、ゆううつ、頭痛、眠気、胃のむかつき、脈が遅い、手のふるえ、食欲または体重増加）		
問5. 問4でうかがった症状を消すために、またたばこを吸い始めることがありましたか。		
問6. 重い病気にかかったときに、たばこはよくないとわかっているのに吸うことがありましたか。		
問7. たばこのために自分に健康問題が起きているとわかっていても、吸うことがありましたか。		
問8. たばこのために自分に精神的問題[a]が起きているとわかっていても、吸うことがありましたか。		
問9. 自分はたばこに依存していると感じることがありましたか。		
問10. たばこが吸えないような仕事やつきあいを避けることが何度かありましたか。		
（注）禁煙や本数を減らした時に出現する離脱症状（いわゆる禁断症状）ではなく、喫煙することによって神経質になったり、不安や抑うつなどの症状が出現している状態。 合計		

Q9. 今までたばこをやめたことがありますか？
　　□はい　（　　回、最長　　年間/　　ヵ月　　日間）　　□なし

Q10. たばこをやめることについてどの程度自信をもっていますか？「全く自信がない」を0%、「大いに自信がある」を100%として、0〜100%の間であてはまる数字をお書きください。（　　）%

氏　名　　　　　　　　　　　　　　記入日　　　　年　　月　　日

437

資料3. 喫煙者用リーフレット（短時間支援用）

こんなにあるたばこの害

1. 本人への影響

日本人の命を落とす最大の原因がたばこです。たばこは、脳卒中や心臓病をはじめ、多くの病気と関係しており、年間約13万人がたばこが原因で亡くなっていると報告されています。

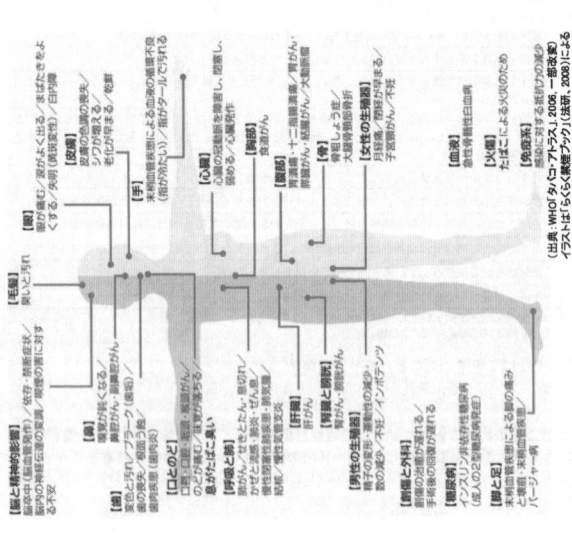

【脳と精神障害】
脳卒中（脳出血発作）／脳内神経伝達物質の異常・喫煙の欲求に対する不安

【目】
視野が欠ける・見えにくくなる・黄斑変性症（加齢性）／白内障

【鼻】
咬覚の低下／鼻づまり

【口とのど】
歯のよごれ・歯周病（歯が抜ける）／口臭がする・においに鈍感／口腔がん

【呼吸器】
咳・たん・ぜんそく・かぜや気管支炎になりやすい／肺がん・慢性気管支炎

【男性の生殖器】
精子の減少・奇形／ED

【腎臓と内科】
透析の可能性が高まる／手術後の治りが遅い

【糖尿病】
インスリン非依存性糖尿病（成人の2型糖尿病の悪化）

【足と爪】
凍瘡性末梢動脈による足の壊疽と切断・末梢血管障害／バージャー病

【心臓】
心筋の酸素不足を悪化し、狭心症・心筋梗塞発作

【胃腸】
胃・十二指腸潰瘍／胃がん・胆道がん・膵臓がん・大腸がん

【肝臓】
肝がん

【皮膚と筋肉】
肌の老化・寝つき・不眠／シミ・シワ・たるみ

【女性の生殖器】
月経異常、妊娠の可能性が低下、手術後の治りが遅い／子宮頸がん

【血液】
急性骨髄性白血病

【火傷】
たばこによる火災のため

【免疫】
感染に対する抵抗力の減少

(出典: WHOタバコアトラス、2006、一部改変　イラストはらだちひろ東京禁煙ブック(法研、2008)による)

2. 周囲への影響

受動喫煙の健康被害も深刻です。受動喫煙により肺がん、虚血性心疾患で年間約6800人が亡くなっていると報告されています。低体重児、乳幼児突然死症候群、子どもの中耳炎や肺炎など受動喫煙によってリスクが高くなります。

上手に禁煙するために

1. 楽に成功しやすい方法とは？

禁煙は自力でも可能ですが、医療機関での禁煙治療や禁煙補助薬を利用すると、ニコチン切れの症状を抑えることができるので比較的楽に、しかも自力に比べて3〜4倍禁煙に成功しやすくなることがわかっています。

禁煙治療を利用すると

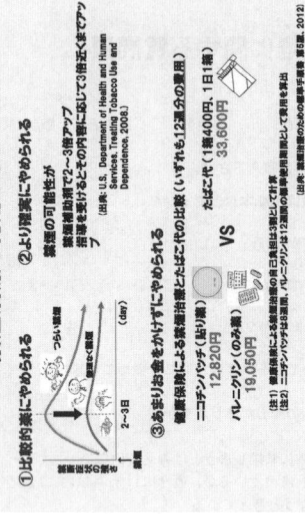

①比較的楽にやめられる
②より確実にやめられる
③あまりお金をかけずにやめられる

健康保険による禁煙治療費とたばこ代の比較（いずれも12週分の費用）

バレニクリン（飲み薬）　VS　たばこ代（1箱400円、1日1箱）
12,820円　　　　　　　　　　　　33,600円
ニコチンパッチ（貼り薬）
19,050円

(注1) 健康保険による禁煙治療費の自己負担は3割として計算
(注2) ニコチンパッチは8週間、バレニクリンは12週間の標準治療期間にて費用を算出

(出典: 禁煙治療のための標準手順書 第5版、2012)

2. 自分にあった禁煙方法を選ぼう

タイプ別にお勧めの禁煙方法の目安を示しました。自分に合った禁煙方法を選びましょう。

禁煙方法	お勧めのタイプ
医療機関で禁煙治療を受ける	・ニコチン依存度が中程度〜高い人 ・禁煙する自信がない人 ・過去に禁煙して禁断症状が強かった人 ・精神疾患など、薬剤の選択など、禁煙にあたって医師の判断が必要な人
薬局・薬店でニコチンパッチやニコチンガムを使ってやめる	・ニコチン依存度が低い〜中程度の人 ・禁煙する自信が比較的ある人 ・忙しくて医療機関を受診できない人 ・健康保険適用の条件を満たさない人

438

健康保険で禁煙治療が受けられます！

2006年4月から、健康保険で禁煙治療が受けられるようになりました。

「薬」には確実にはまりお金をかけずに禁煙できるように、禁煙するために医療機関を受診して禁煙治療を受けることをおすすめします。

準備 健康保険で禁煙治療が受けられる医療機関を調べる

受診する医療機関が決まったら、予約が必要な場合があるので、予約を電話で確認しておきましょう。

医療機関の検索サイト
http://www.nosmoke55.jp/nicotine/clinic.html
検索キーワード「日本禁煙学会禁煙外来」

スタート 禁煙治療を受診する（受診回数は5回）

- 健康保険を使った禁煙治療は、12週間で5回の診察を受けます。
- スケジュールを下記に示します。

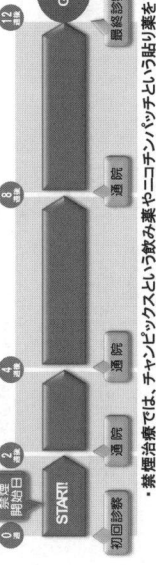

```
START!!  0週       2週     4週      8週      12週   GOAL
         禁煙      通院    通院     通院     最終診察
         開始日
         初回診察
```

- 禁煙治療では、チャンピックスという飲み薬やニコチンパッチという貼り薬を使うことができます。
- 治療は5回で受診したほうが、禁煙成功の確率が高いことがわかっています。
- 禁煙できなくても治療は最後まで継続しましょう。

受診条件の確認

健康保険で禁煙治療を受けるためには、4つの条件を満たしている必要があります。自己チェックしてみましょう!!

- □ 条件① 現在たばこを吸っていて、ただちに禁煙しようと考えている
- □ 条件② ニコチン依存症の診断テスト（下表）の結果が5点以上である
- □ 条件③ 医療機関で禁煙治療の同意書に署名を求められることに同意する
- □ 条件④ 1日平均喫煙本数×喫煙年数が200以上である

例）1日平均喫煙本数20本で30年間吸っている場合、20本×30年間=600と計算

~~~~~~ニコチン依存症の診断テスト~~~~~~

	項目	はい 1点	いいえ 0点
1.	自分が吸うつもりよりも、ずっと多くたばこを吸ってしまうことがありましたか。		
2.	禁煙や本数を減らそうと試みて、できなかったことがありましたか。		
3.	禁煙したり本数を減らそうとしたときに、たばこがほしくてほしくてたまらなくなることがありましたか。		
4.	禁煙したり本数を減らしたときに、次のどれかがありましたか。（イライラ、神経質、落ちつかない、集中しにくい、ゆううつ、頭痛、眠気、胃のむかつき、脈が遅い、手のふるえ、食欲または体重増加）		
5.	4でうかがった症状を消すために、またたばこを吸い始めたことがありましたか。		
6.	重い病気にかかったときに、たばこはよくないとわかっているのに吸うことがありましたか。		
7.	たばこのために自分に健康問題が起きているとわかっていても、吸うことがありましたか。		
8.	たばこのために自分に精神的問題[注]が起きているとわかっていても、吸うことがありましたか。		
9.	自分はたばこに依存していると感じることがありましたか。		
10.	たばこが吸えないような仕事やつきあいを避けることが何度かありました。		
	合計		

注：禁煙や本数を減らした時に出現するイライラなどのいわゆる禁断症状ではなく、喫煙することによって生ずるうつ病になりやすい、不安で知りつつもやめられない等の症状が出現している状況。

このリーフレットは、平成18年度がん研究助成金田中英治らが「がん総合戦略研究対がん18年度中村班の配慮素体で作成されたものです。

439

資料4. 喫煙者用ワークシート（標準的支援用）

たばこを卒業するために

STEP1
＜自分の喫煙について考えよう＞

1. 喫煙行動を観察しよう

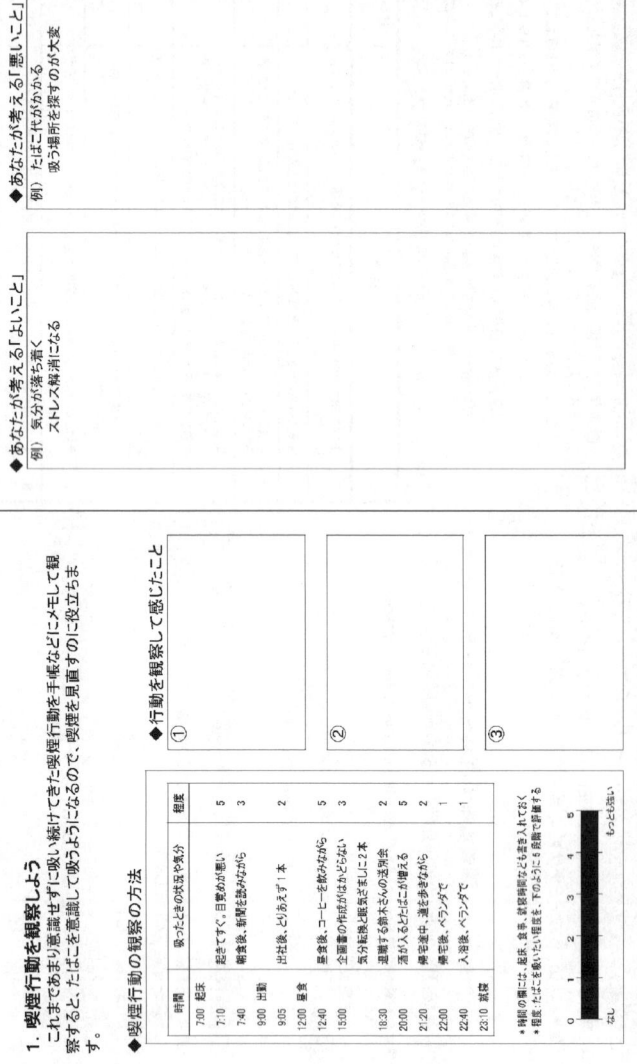

これまであまり意識せずに吸い続けてきた喫煙行動を手帳などにメモしてを観察すると、たばこを意識して吸うようになるので、喫煙を見直すのに役立ちます。

◆ 喫煙行動の観察の方法

時間	吸ったときの状況や気分	健康
7:00 起床	起きてすぐ、目覚め悪い	5
7:10	朝食後、新聞を読みながら	3
7:40		
9:00 出勤	出社後、とりあえず1本	2
9:05		
12:00 昼食	昼食後、コーヒーを飲みながら	5
12:40	企画書の作成がはかどらない	3
15:00	気分転換と眠気さましに2本	
18:30	退庁する鈴木さんの送別会	2
20:00	酒が入るとたばこが増える	5
21:20		
22:00	帰宅途中、道を歩きながら	2
23:10 就寝	帰宅後、ベランダで	1
	入浴後、ベランダで	1

```
 なし 0  1  2  3  4  5  もっとも強い
```

* 健康の欄には、起床、食事、就寝時間などを書き入れておく
* 喫煙したいと思った程度を、下のように5段階で評価する

◆ 行動を観察して感じたこと

①

②

③

2. 喫煙のよいこと・悪いことを考えよう

たばこは、あなたにとってどのようなものですか？あなたが考える「よいこと」と「悪いこと」を書き出してみましょう。

◆ あなたが考える「よいこと」

例）気分が落ち着く
　　ストレス解消になる

◆ あなたが考える「悪いこと」

例）お金がかかる
　　たばこを探すのが大変
　　吸う場所を探すのが大変

2

第2部

STEP2
<たばこの害について知ろう>

1. 本人への影響

たばこが関連する病気を以下に示しました。たばこは、多くの病気と関係しています。

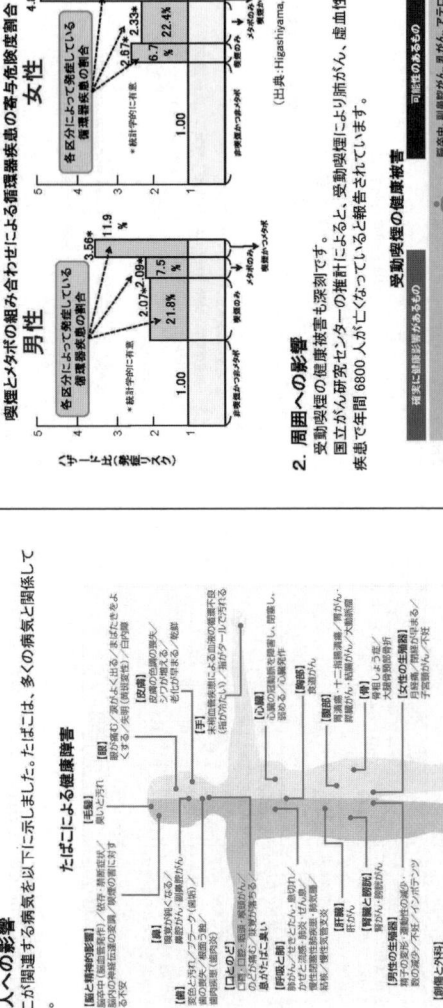

たばこによる健康障害

【脳と精神の影響】
脳卒中（脳血管障害）／依存・禁断症状／脳内神経伝達の障害・閉塞の起こりやすさ／不安

【歯】
歯周病になる／歯垢・歯肉メラニン色素沈着

【目】
視力が落ちる／眼瞼下垂症／角膜かん・白内障

【毛髪】
脱毛・白髪

【口とのど】
口・咽頭・喉頭・食道がん／のどにぼりやすく咳が出る／嗅覚・味覚が鈍い

【呼吸器】
肺がん／息切れがしやすい・息切れ／かぜ・気管支炎・肺炎／ぜん息／慢性閉塞性肺疾患（COPD）／結核／慢性気管支炎

【肝臓】
肝がん／慢性肝炎

【男性の生殖機能】
精子の変形／勃起障害／精子がん・前立腺がん／精子数の減少・不妊／インポテンツ

【糖尿病】
糖尿病の治療が難しい／末梢神経の障害が悪化（成人した既に発症／糖尿病腎症）

【心臓】
心筋梗塞などの虚血性心疾患／動悸・心臓突然死

【手】
末梢血流障害による冷え（バージャー病・ビュール性手足の冷え）

【胃・十二指腸】
胃がん・胃潰瘍・十二指腸潰瘍／胃・十二指腸・大腸粘膜の異常

【骨】
骨粗しょう症／腰痛・肩こり

【腎臓と膀胱】
腎がん・膀胱がん

【女性の生殖機能】
月経異常／早期閉経／卵巣・子宮頸がん／不妊

【血液】
たばこによる急性骨髄性白血病

【皮膚系】
たばこによる肌老化の促進／感染への抵抗力の減少

(出典：WHO「タバコ・アトラス」 2006、一部改変)
イラストは「もっもっと禁煙ブック」(佐研、2006) による

喫煙は、脳卒中や心臓病の独立した危険因子です。さらに、喫煙とメタボリックシンドローム（メタボ）が重なると、循環器疾患のリスクが高くなります。喫煙率の高い男性では、メタボではない喫煙者から循環器疾患が多く発症しています。

喫煙とメタボの組み合わせによる循環器疾患の寄与危険度割合

男性 / 女性

(出典：Higashiyama, 2009)

2. 周囲への影響

受動喫煙の健康被害も深刻です。
国立がん研究センターの推計によると、受動喫煙による疾患で年間6800人が亡くなっていると報告されています。

受動喫煙の健康被害

成人 — 確実に因果関係があるもの：肺がん、虚血性心疾患、鼻腔
可能性のあるもの：脳卒中、副鼻腔がん、乳がん、アテローム性動脈硬化症、慢性呼吸器症状、喘息、肺機能低下

小児 — 確実に因果関係があるもの：中耳炎、呼吸器系症状・呼吸器疾患、乳幼児突然死症候群（SIDS）、下気道疾患（気管支炎など）
可能性のあるもの：脳腫瘍、リンパ腫、白血病

胎児 — 確実に因果関係があるもの：低出生体重児、早産
可能性のあるもの：流産、先天奇形（口蓋裂）、子宮外妊娠

(出典：アメリカ公衆衛生長官報告書 2004および2006)

特定健康診査・特定保健指導における禁煙支援から始めるたばこ対策

STEP3
<ニコチン依存度をチェックしよう>

1. ニコチン依存度チェック

あなたがどれくらいニコチンに依存しているかをチェックしてみましょう。

質問	答え			
	0点	1点	2点	3点
① 朝、目が覚めてから何分後ぐらいでたばこを吸いますか？	61分後以降	31～60分	6～30分	5分以内
② 喫煙できない場所（たとえば図書館、映画館など）で喫煙をガマンするのが難しいと感じていますか？	いいえ	はい	―	―
③ 1日のうちどの時間帯のたばこをやめるのに、いちばん未練を感じますか？	目覚めの1本以外	目覚めの1本	―	―
④ 1日、何本のたばこを吸いますか？	10本以下	11～20本	21～30本	31本以上
⑤ 目覚めから2～3時間以内に吸う本数のほうが、それ以降に吸う本数よりも多いですか？	いいえ	はい	―	―
⑥ 病気で1日寝ているようなときでもたばこを吸いますか？	いいえ	はい	―	―

(出典：Heatherton, 1991)

2. ニコチン依存度は？

上記質問①から⑥の回答の合計点数を計算し、下記の表に当てはめてニコチン依存度を判定しましょう。

点数	0～3点	4～6点	7～10点
ニコチン依存度	ライトスモーカーレベル	ミドルスモーカーレベル/中程度	ヘビースモーカーレベル/高い

STEP4
<上手に禁煙するための方法を知ろう>

1. 禁煙しやすくするための方法とは？

禁煙補助剤を使ったり、医療機関で禁煙治療を受けると、自力で禁煙する場合に比べて、「比較的楽に」そして「より確実に」「あまりお金をかけずに」、たばこをやめられます。

禁煙治療を利用すると

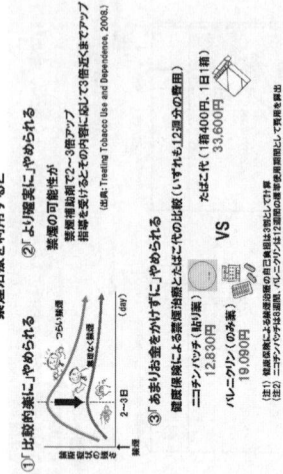

① 比較的楽に」やめられる

② より確実に」やめられる
禁煙成功率が2～3倍アップ
指導を受けるとその内容に応じて効果をよりアップ
(出典：Treating Tobacco Use and Dependence, 2008.)

③ あまりお金をかけずに」やめられる
健康保険による禁煙治療と比較して(他の欧米諸国の平均)
ニコチンパッチ(貼り薬) 12,830円
バレニクリン(のみ薬) 19,090円
VS
たばこ代(1箱400円、1日1箱)
33,600円
(1箱400円、1日1箱の費用)

(注1)健康保険による禁煙治療の自己負担は3割になります
(注2)ニコチンパッチは8週間、バレニクリンは12週間の標準治療期間に要する費用を算出

(出典：禁煙治療のための標準手順書 第5版、2012)

禁煙治療が受けられる医療機関については、パソコンや携帯から「禁煙外来」で検索するか、地元の保健所や保健センターに問い合わせてみましょう。

442

2. 禁煙補助剤について知っておこう

禁煙のための薬剤としては、ニコチンガム、ニコチンパッチ、バレニクリンがあります。ニコチンガムと市販のニコチンパッチは、薬局・薬店で購入することができます。ニコチンガムと医療用のニコチンパッチと内服薬のバレニクリンは医療用で医師の処方箋が必要です。各薬剤の特徴は、下記のとおりです。

禁煙補助剤の種類の特徴

名称	入手場所	特徴	ニコチン依存度
ニコチンガム	薬局・薬店	短時間で禁断症状が抑えられる。間違ったかみ方をすると胃の不快感が出やすい。	低い～中程度の人向き
市販のニコチンパッチ	薬局・薬店	パッチを貼るだけで簡単。突然の欲求に対処できない、皮膚がかぶれることもある。	低い～中程度の人向き
医療用ニコチンパッチ	医療機関	常用量のものが使え、24時間貼るので、起床時も含めて禁断症状を抑えやすい。	中程度～高い人向き
内服薬（バレニクリン）	医療機関	ニコチンを含まない。服用中に喫煙しても満足感が少なく再喫煙しにくい。	中程度～高い人向き

3. 自分にあった禁煙方法を選択しよう

あなたのニコチン依存度の結果（STEP3参照）を参考にして、自分にあった禁煙方法を選びましょう。

禁煙方法	お勧めのタイプ
医療機関で禁煙治療を受ける	ニコチン依存度が中程度～高い 過去に禁煙して禁断症状が強かった 精神疾患など、禁煙が難しい特性がある人 薬剤の選択など、禁煙にあたって医師の判断を必要とする人
薬局・薬店でニコチンガムやニコチンパッチを使ってやめる	ニコチン依存度が低い～中程度の人 禁煙する自信が比較的ある人 忙しくて医療機関を受診できない人 健康保険適用の条件を満たさない人

健康保険による禁煙治療

2006年4月から健康保険で禁煙治療が受けられるようになりました。健康保険を使った禁煙治療は、12週間で5回の診察を受けます。禁煙治療の健康保険の適用には条件がありますので、受診前にチェックしておきましょう。（平成25年1月現在）

条件1：ただちに禁煙しようと考えている
条件2：ニコチン依存症と診断される
条件3：禁煙治療の同意書に署名する
条件4：一日喫煙本数×喫煙年数が200以上である

STEP5
<禁煙宣言をしよう>

禁煙する気持ちが高まったら、禁煙を始める「禁煙開始日」を決めましょう。「禁煙開始日」は仕事が忙しい時期や宴会の多い時期は避けたほうがいいでしょう。

1. 禁煙開始日を決める

禁煙宣言書

わたしは、　年　月　日より、禁煙することを誓います。

氏名

2. 禁煙理由を確認する

あなたが禁煙したい理由のうち、特に重要だと思うものを2つ選んで下記に書き出しましょう。禁煙する理由をあなたからだけでなくまわりにも確認することで、あなたの禁煙に対する意欲は確実に高まっていきます。

禁煙する理由①

禁煙する理由②

STEP6
<禁煙を始めよう>

禁煙を始めるとニコチン切れによる禁断症状（ニコチン離脱症状）が出現します。よくみられる禁断症状を下記に示します。

1. よくみられる禁断症状とは？

- □ イライラする
- □ 元気が出ない
- □ 落ち着きがない
- □ 集中できない
- □ 食欲が増す
- □ 頭痛がする
- □ 夜中に目が覚める
- □ 便秘になる
- □ 口内炎や口の中に潰瘍ができる
- □ たばこが吸いたくてたまらない

(出典: Manual of Smoking Cessation, Blackwell Publishing, 2006)

2. 禁断症状を乗り切る

禁煙補助剤を使えば禁断症状を和らげることができます。しかし、薬だけに頼るのではなく、下記のような工夫をして吸いたい気持ちをコントロールしましょう。

①行動パターン変更法
喫煙と結びついている行動パターンを変える
例）食後は早めに席を立つ、コーヒーやお酒を控える

②環境改善法
喫煙のきっかけとなる環境を改善する
例）ニコチンパターンのコ店、居酒屋など吸いたくなる場所に行かない、喫煙道具を片づける

③代償行動法
喫煙の代わりに別の行動をする
例）シュガーレスのガムをやめる、深呼吸、歯みがき

STEP7
<禁煙を続けよう>

1. 再喫煙しないために

自分にとって再喫煙のきっかけとなりやすい状況を予測しておき、自分なりの対策を考えておきましょう。

例) お酒を飲みにいっつた時
対処法: 飲む前に禁煙宣言をする、非喫煙者の隣に座る
仕事や人間関係でイライラしたとき
対処法: 深呼吸をする、人のいないところで大声を出す

吸いたくなる状況①
対処法①

吸いたくなる状況②
対処法②

2. 過度な体重増加を予防するために

禁煙すると、約8割の方に平均して2〜3kgの体重増加がみられます。禁煙による健康上のメリットは、たとえ体重が4〜5kg増えても十分埋め合わせができるほど大きいことがわかっています。体重増加が気になる方は、禁煙補助剤を使うほかに、禁煙直後から身体活動を増やしましょう。速歩や水中歩行、自転車に乗るなど中等度の活動強度のものがお勧めです。また、禁煙が安定したら、食生活の改善にも取り組みましょう。

この教材は、平成25年4月に厚生労働省が公表した「禁煙支援マニュアル（第二版）」の内容を反映した「健診等の保健事業の場における禁煙支援のための指導者用学習教材（全面改訂版）」に、講義とカウンセリングの動画を収録したDVD教材を添付し、指導者用の学習用教材として出版したものである。「禁煙支援マニュアル（第二版）」の作成にあたっては、日本禁煙推進医師歯科医師連盟が開発したeラーニングによる禁煙支援・治療のための指導者トレーニングプログラム「禁煙支援版」のコンテンツをもとに、厚生労働省が厚生労働科学研究費第3次対がん総合戦略研究事業研究班（研究代表者中村正和）の協力を得て編纂した。
　禁煙支援マニュアルへのeラーニングコンテンツの活用は、日本禁煙推進医師歯科医師連盟及びJ-STOP（Japan Smoking Cessation Training Outreach Project）開発メンバーの承諾を得ておこなわれた。

　「禁煙支援版」の開発には、以下に記載する日本禁煙推進医師歯科医師連盟の J-STOP 開発メンバーが関わった。
　飯田真美（岐阜県総合医療センター内科）
　大島明（大阪府立成人病センターがん相談支援センター）
　加藤正隆（医療法人かとうクリニック）
　川合厚子（社会医療法人公徳会トータルヘルスクリニック）
　繁田正子（京都府立医科大学医学研究科地域保健医療疫学）
　田中英夫（愛知県がんセンター研究所疫学・予防部）
　谷口千枝（国立病院機構名古屋医療センター）
　中村正和（大阪がん循環器病予防センター予防推進部）
　野村英樹（杏林大学医学部総合医療学教室）
　増居志津子（大阪がん循環器病予防センター予防推進部）　　　（五十音順）

　厚生労働省の「禁煙支援マニュアル（第二版）」に活用されたコンテンツの作成を担当したメンバーは以下の通りである。知識編の講義「健診や保健事業の場で短時間でできる禁煙支援」を中村正和、実践編のカウンセリング学習「短時間でできる禁煙の効果的な働きかけ」を中村正和、増居志津子、「短時間の禁煙アドバイス－お役立ちセリフ集」を加藤正隆、繁田正子、谷口千枝、飯田真美、川合厚子が担当した。

資料編

健康日本21（第2次）の推進に関する参考資料（抜粋）

平成24年7月

厚生科学審議会地域保健健康増進栄養部会

次期国民健康づくり運動プラン策定専門委員会

目次

第1章 現状 1
　1．これまでの健康増進対策の沿革 1
　2．我が国の健康水準 3
　3．人口減少社会における健康増進対策の意義 6
第2章 次期国民健康づくり運動に向けた課題 12
第3章 健康日本21（第2次）の基本的な方向 16
　1．10年後を見据えた目指す姿について 16
　2．基本的な方向について 18
第4章 目標の設定 21
　1．目標の設定と評価 21
　2．具体的目標 24
　　（1）健康寿命の延伸と健康格差の縮小 24
　　（2）主要な生活習慣病の発症予防と重症化予防の徹底 32
　　　①がん 33
　　　②循環器疾患 40
　　　③糖尿病 51
　　　④COPD 59
　　（3）社会生活を営むために必要な機能の維持・向上に関する目標 63
　　　①こころの健康 64
　　　②次世代の健康 70
　　　③高齢者の健康 75
　　（4）健康を支え、守るための社会環境の整備 84
　　（5）栄養・食生活、身体活動・運動、休養、飲酒、喫煙及び歯・口腔の健康に関する生活習慣及び社会環境の改善に関する目標 ... 90
　　　①栄養・食生活 91
　　　②身体活動・運動 104
　　　③休養 111
　　　④飲酒 114
　　　⑤喫煙 124
　　　⑥歯・口腔の健康 133
　　（参考1）　定期的にモニタリングを行う目標 143
　　（参考2）　地方自治体が活用可能な指標 144
第5章 次期国民健康づくり運動の推進に向けて 147
　1．地方自治体における健康増進に向けた取組の推進 147
　2．多様な分野における連携（推進体制） 148
　3．周知・広報戦略 150

第1章 現状

1．これまでの健康増進対策の沿革

　健康増進（Health Promotion）の考え方は、国際的には、もともと 1946 年にＷＨＯ（世界保健機関）が提唱した「健康とは単に病気でない、虚弱でないというのみならず、身体的、精神的そして社会的に完全に良好な状態を指す」という健康の定義から出発している。その後、1970 年代になると、健康増進は、疾病とは対比した理想的な状態、すなわち健康を想定し、それを更に増強することを意味する概念的な定義がなされ（ラロンド報告）、また、米国の Healthy People で応用された際には、個人の生活習慣の改善を意味している。そして、1980 年代以降、健康増進はもう一度捉えなおされ、個人の生活習慣の改善だけでなく、環境の整備を合わせたものとして改めて提唱された（ヘルシーシティ）。このように、健康増進という考え方は時代によって内容が変遷してきたといえる。
　我が国においては健康増進に係る取組として、「国民健康づくり対策」が昭和 53 年から数次にわたって展開されてきた。

（1）　第1次国民健康づくり対策（昭和53年～）
　健康づくりは、国民一人一人が「自分の健康は自分で守る」という自覚を持つことが基本であり、行政としてはこれを支援するため、国民の多様な健康ニーズに対応しつつ、地域に密着した保健サービスを提供する体制を整備していく必要があるとの観点から、①生涯を通じる健康づくりの推進、②健康づくりの基盤整備、③健康づくりの普及啓発、の三点を柱として取組を推進。

（2）　第2次国民健康づくり対策≪アクティブ80ヘルスプラン≫（昭和63年～）
　第1次の対策などこれまでの施策を拡充するとともに、運動習慣の普及に重点を置き、栄養・運動・休養の全ての面で均衡のとれた健康的な生活習慣の確立を目指すこととし、取組を推進。

（3）　第3次国民健康づくり対策≪21世紀における国民健康づくり運動（健康日本21）≫（平成12年～）
　壮年期死亡の減少、健康寿命の延伸及び生活の質の向上を実現することを目的とし、生活習慣病及びその原因となる生活習慣等の国民の保健医療対策上重要となる課題について、10年後を目途とした目標等を設定し、国及び地方公共団体等の行政にとどまらず広く関係団体等の積極的な参加及び協力を得ながら、「一次予防」の観点を重視した情報提供等を行う取組を推進。

今後、平成25年度から開始する予定である国民健康づくり対策は、第4次の健康増進に係る取組ということとなるが、その推進に当たっては、こうしたこれまでの取組の変遷に十分留意しつつ、新たな健康課題や社会背景等を踏まえながら、取り組んでいく必要がある。

(参考) これまでの国民健康づくり対策の概要

第1次国民健康づくり対策 (昭和53年〜)	第2次国民健康づくり対策 (昭和63年〜) (アクティブ80ヘルスプラン)	第3次国民健康づくり対策 (平成12年〜) (21世紀における国民健康づくり運動(健康日本21))
【基本的考え方】 1. 生涯を通じる健康づくりの推進 　［成人病予防のための1次予防の推進］ 2. 健康づくりの3要素(栄養、運動、休養)の健康増進事業の推進(栄養に重点)	【基本的考え方】 1. 生涯を通じる健康づくりの推進 2. 栄養、運動、休養のうち遅れていた運動習慣の普及に重点を置いた、健康増進事業の推進	【基本的考え方】 1. 生涯を通じる健康づくりの推進 　［「一次予防」の重視と健康寿命の延伸、生活の質の向上］ 2. 国民の保健医療水準の指標となる具体的目標の設定及び評価に基づく健康増進事業の推進 3. 個人の健康づくりを支援する社会環境づくり
【施策の概要】 ①生涯を通じる健康づくりの推進 ・乳幼児から老人に至るまでの健康診査・保健指導体制の確立 ②健康づくりの基盤整備等 ・健康増進センター、市町村保健センター等の整備 ・保健婦、栄養士等のマンパワーの確保 ③健康づくりの啓発・普及 ・市町村健康づくり推進協議会の設置 ・栄養所要量の普及 ・加工食品の栄養成分表示 ・健康づくりに関する研究の実施等	【施策の概要】 ①生涯を通じる健康づくりの推進 ・乳幼児から老人に至るまでの健康診査・保健指導体制の充実 ②健康づくりの基盤整備等 ・健康科学センター、市町村保健センター、健康増進施設等の整備 ・健康運動指導者、管理栄養士、保健婦等のマンパワーの確保 ③健康づくりの啓発・普及 ・栄養所要量の普及・改定 ・運動所要量の普及 ・健康増進施設認定制度の普及 ・たばこ行動計画の普及 ・外食栄養成分表示の普及 ・健康文化都市及び健康保養地の推進 ・健康づくりに関する研究の実施等	【施策の概要】 ①健康づくりの国民運動化 ・効果的なプログラムやツールの普及啓発、定期的な見直し ・メタボリックシンドロームに着目した、運動習慣の定着、食生活の改善等に向けた普及啓発の徹底 ②効果的な健診・保健指導の実施 ・医療保険者による40歳以上の被保険者・被扶養者に対するメタボリックシンドロームに着目した健診・保健指導の着実な実施(2008年度より) ③産業界との連携 ・産業界の自主的取組との一層の連携 ④人材育成(医療関係者の資質向上) ・国、都道府県、医療関係者団体、医療保険者団体等が連携した人材育成のための研修等の充実 ⑤エビデンスに基づいた施策の展開 ・アウトカム評価を可能とするデータの把握手法の見直し　等

2. 我が国の健康水準

　日本では、第二次世界大戦後、生活環境の改善や医学の進歩によって感染症が激減する一方で、がんや循環器疾患などの生活習慣病が増加し、疾病構造は大きく変化してきた（図1）。健康状態を示す包括的指標である「平均寿命」について見ると、我が国は、世界で高い水準を示しており、特に女性は昭和60年から今日まで、世界一の水準を示している（図2）。

　こうした成果は、日本の高い教育・経済水準、保健・医療水準、生活習慣の改善に支えられ、国民全体の努力によって成し遂げられたと考えられる。例えば、世界的に大きな健康課題となっている「肥満」についても、多くの国においてここ20年間でその割合が著しく増加しているが、日本ではその増加が抑制されている（図3）。

　また、今後さらに平均寿命は伸長し、将来推計では、2060年には男性で84.19年、女性で90.93年に到達すると予測されている（図4）。

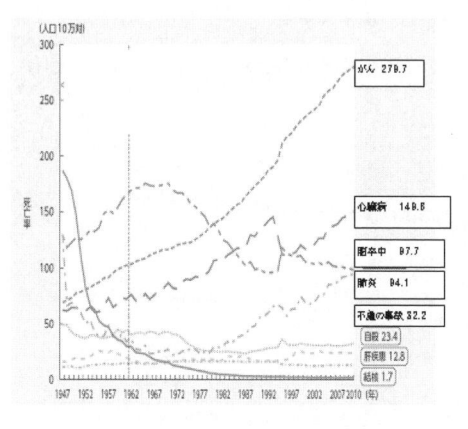

図1　死因で見た死亡率の推移　　　図2　平均寿命の推移（各国比較）

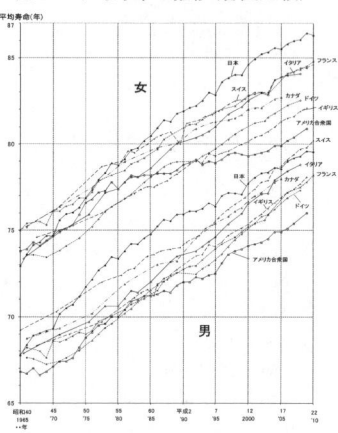

（資料：厚生労働省「平成22年人口動態統計」（確定数）の概況）（資料：厚生労働省「第21回生命表（完全生命表）の概況」）

図3　OECD加盟国における成人の肥満の増加

Increasing obesity rates among the adult population in OECD countries, 1990, 2000 and 2009 (or nearest years)

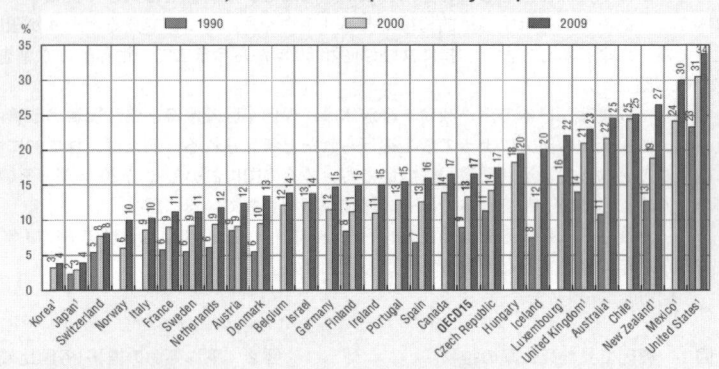

Information on data for Israel: http://dx.doi.org/10.1787/888932315602.
1. Data are based on measurements rather than self-reported height and weight.
Source: OECD Health Data 2011.

（資料：OECD, Health at a Glance 2011）

図4　平均寿命の将来推計

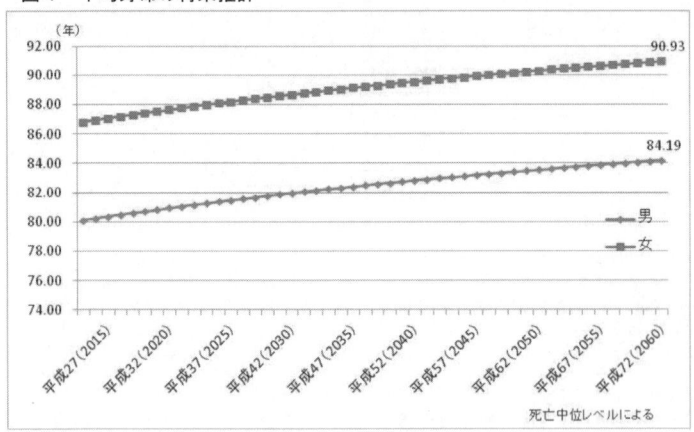

（資料：国立社会保障・人口問題研究所　「日本の将来推計人口」（平成24年1月推計））

一方、急速な出生率の低下に伴って高齢化が進展している。平成22年（2010年）には高齢化率が23.1％となり、いわゆる超高齢社会に突入した。今後も、65歳以上が平成25年（2013年）には4人に1人、平成47年（2035年）には3人に1人に達すると予測されている。また、人口は減少し始めており、平成58年（2046年）には1億人を下回ると予測されている（図5）。

図5　人口構造の変化

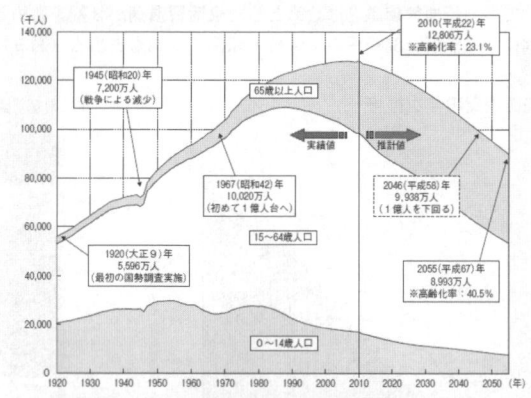

（資料：内閣府「平成23年版子ども・子育て白書」）

このような超高齢社会はかつて経験したことがなく、他国にも例をみない急速な高齢化である（図6）。

2012年4月7日の世界保健デーのテーマは「高齢化と健康」であり、高齢化に関する国際的な関心の高さを示していた。その際にWHOが発表した資料によると、世界人口の高齢化はかつてない速さで進み、2050年には80歳以上の人口が現在の約4倍の3億9500万人に達する見込みである。日本は、こうした課題に先駆的に対応することとなり、その成果等について国際的な発信も求められている。

図6　主要国における65歳以上人口の対総人口比の推移

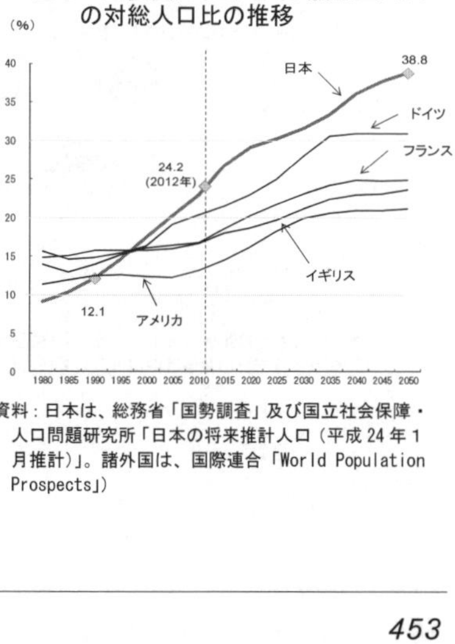

（資料：日本は、総務省「国勢調査」及び国立社会保障・人口問題研究所「日本の将来推計人口（平成24年1月推計）」。諸外国は、国際連合「World Population Prospects」）

3. 人口減少社会における健康増進対策の意義

　21世紀の日本社会は、疾病及び加齢による負担が極めて大きくなると考えられる。国民医療費は年々増加し、平成21年度で過去最高の36兆67億円に達し、年齢階級別では、65歳以上が19兆9479億円（55.4％）となっている（図7）。

　一方、生活習慣病は、現在、国民医療費（一般診療医療費）の約3割、死亡者数の約6割を占めている（図8）。また、要支援者及び要介護者における介護が必要となった主な原因についても、脳血管疾患をはじめとした生活習慣病が3割を占めるとともに、認知症や、高齢による衰弱、関節疾患、骨折・転倒で5割を占める（図9）。

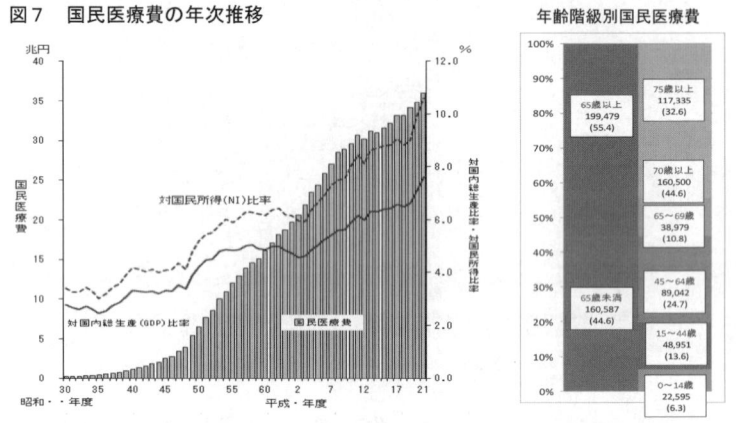

図7　国民医療費の年次推移

年齢階級別国民医療費

（資料：厚生労働省「平成21年度国民医療費の概況」）

図8　生活習慣病の医療費に占める割合と死亡割合

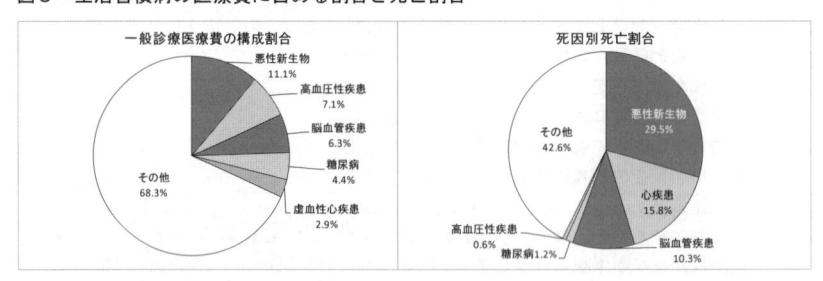

（資料：厚生労働省「平成21年度国民医療費」）　　（資料：厚生労働省「平成22年人口動態統計」）
注）グラフ構成比の数値は四捨五入しているため、内訳の合計が100％にならない。

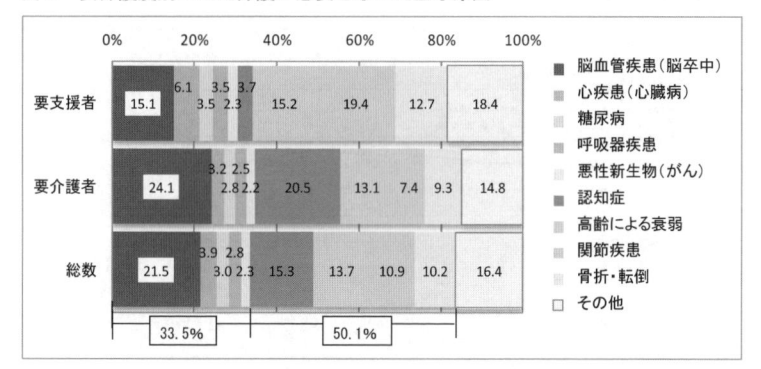

図9　要介護度別にみた介護が必要となった主な原因

	脳血管疾患（脳卒中）	心疾患（心臓病）	糖尿病	呼吸器疾患	悪性新生物（がん）	認知症	高齢による衰弱	関節疾患	骨折・転倒	その他
要支援者	15.1	6.1	3.5	3.5	3.7	2.3	15.2	19.4	12.7	18.4
要介護者	24.1	3.2	2.8	2.5	2.2	20.5	13.1	7.4	9.3	14.8
総数	21.5	3.9	3.0	2.8	2.3	15.3	13.7	10.9	10.2	16.4

要支援者合計：33.5%　要介護者合計：50.1%

（資料：厚生労働省「平成22年国民生活基礎調査の概況」）

　高齢化の進展により医療や介護に係る負担が一層増すと予想されている一方で、これまでのような高い経済成長が望めない可能性がある。こうした状況下で活力ある社会を実現するためには、生活習慣病を予防し、また、社会生活を営むために必要な機能を維持・向上すること等によって、国民の健康づくりを推進することが重要となる。こうした取組によって健やかな高齢者が増えることは、地域の活性化に資するのみならず、社会活動の貴重な担い手が増加することにもつながる。ひいては、日本が世界に向けて「元気な高齢者が人口減少社会を支える」という超高齢社会への一つの解を示すことができると考えられる。
　特に、近年、健康対策が進み、がん、心疾患、脳血管疾患の日本人の3大死因による平成22年の死亡率は、5年前と比べていずれも減少し、過去最低となっている（図10）。
　しかしながら、日本における予防可能な危険因子を比較評価した研究結果では、2007年の非感染性疾患と障害による成人死亡の主要な決定因子（単一の因子）は、喫煙、高血圧であり、研究対象となった死亡96万件のうち、喫煙は12万9千件、高血圧は10万4千件に関連していた（図11）。また、国立がん研究センターが2012年に公表した多目的コホートの研究結果によれば、禁煙、節酒、減塩、運動、適正体重の5つの健康習慣のうち、実践しているのが0または1個の基準グループのリスクを1とした場合、2個、3個、4個、5個実践しているそれぞれのグループのがんの相対リスクは、男女とも直線的に低下し（図12）、平均すると、1個健康習慣を実践するごとに、がんのリスクは、男性で14%、女性で9%低下することが明らかとなった。
　このように、禁煙や減塩、運動など、生活習慣次第では、疾病や死亡を回避することができることから、生活習慣の改善により回避可能な生活習慣病の発症は、徹底してその予防を図ることが重要である。

図10　3大死因の年齢調整死亡率の年次推移

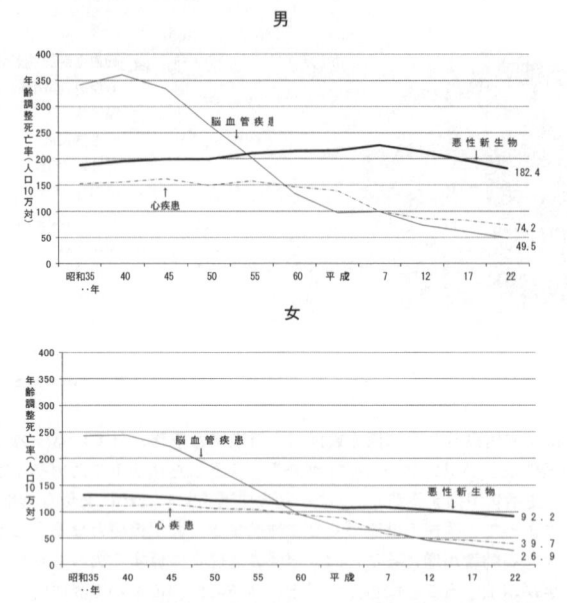

男

女

（資料：厚生労働省「都道府県別にみた死亡の状況－平成22年都道府県別年齢調整死亡率－」）

図11　2007年のわが国における危険因子に関連する非感染性疾患と外因による死亡数
（男女計）

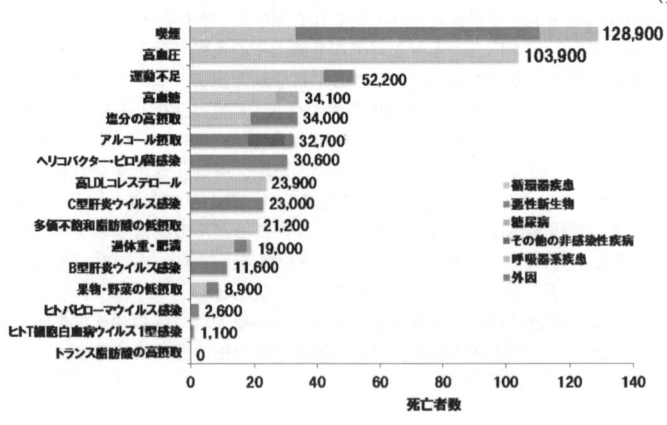

危険因子	死亡者数
喫煙	128,900
高血圧	103,900
運動不足	52,200
高血糖	34,100
塩分の高摂取	34,000
アルコール摂取	32,700
ヘリコバクター・ピロリ菌感染	30,600
高LDLコレステロール	23,900
C型肝炎ウイルス感染	23,000
多価不飽和脂肪酸の低摂取	21,200
過体重・肥満	19,000
B型肝炎ウイルス感染	11,600
果物・野菜の低摂取	8,900
ヒトパピローマウイルス感染	2,600
ヒトT細胞白血病ウイルス1型感染	1,100
トランス脂肪酸の高摂取	0

凡例：循環器疾患、悪性新生物、糖尿病、その他の非感染性疾患、呼吸器系疾患、外因

(Ikeda N, et al : PLoS Med. 2012; 9(1): e 1001160.)

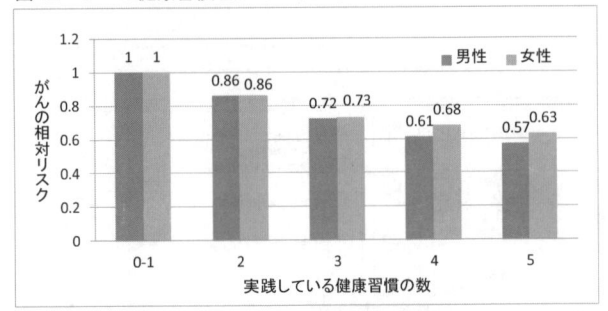

図12　5つの健康習慣とがんのリスク

実践している健康習慣の数	男性	女性
0-1	1	1
2	0.86	0.86
3	0.72	0.73
4	0.61	0.68
5	0.57	0.63

(Sasazuki S. et al : Prev. Med. 54,112-116(2012))

　一方、2010年にWHOが公表した健康の社会的決定要因への対策に関する報告書では、図13のように概念的枠組みが示されている。社会経済的・政治的背景として、文化・社会・経済・政策的な仕組みは、人々の教育水準、職業、収入などの社会経済的地位を決定する。このような社会経済的地位が、健康の社会的決定要因の中間要因（物的環境、行動と生物学的要因、心理社会的要因）に曝露する程度や影響の受けやすさに関連し、健康格差につながる。さらに、健康状態の悪化は、個人の社会経済的地位を悪化させるとともに、文化・社会・経済・政策的な機能に影響を及ぼす。

　近年の社会経済的状況の変化を踏まえ、地域、職業、経済力、世帯構成等による健康状態やその要因となる生活習慣の差が報告され、こうした健康格差が、今後深刻化することが危惧されている。

　平成22年国民健康・栄養調査結果では、高い所得の世帯に比べて、低い所得の世帯の人々では、肥満（女性）や朝食の欠食、運動習慣のない人々の割合や、喫煙率が高いことが報告されている（表1）。また、平成18〜22年の5年分の国民健康・栄養調査データを用い、都道府県別に、肥満及び生活習慣の状況について、4区分に分け、上位（上位25%）群と下位（下位25%）群の状況を比較した結果では、肥満者の割合や喫煙率などは上位群と下位群でおおむね10%程度、歩数については1,000歩以上など、地域格差がみられた（表2）。

　こうした現状を踏まえ、性別や年齢を問わず、社会経済的に不利な立場の人々や何らかの疾病や障害を持った人も含めて、生きがいをもって自らの健康づくりに取り組むことのできる社会環境を構築するという視点が重要である。

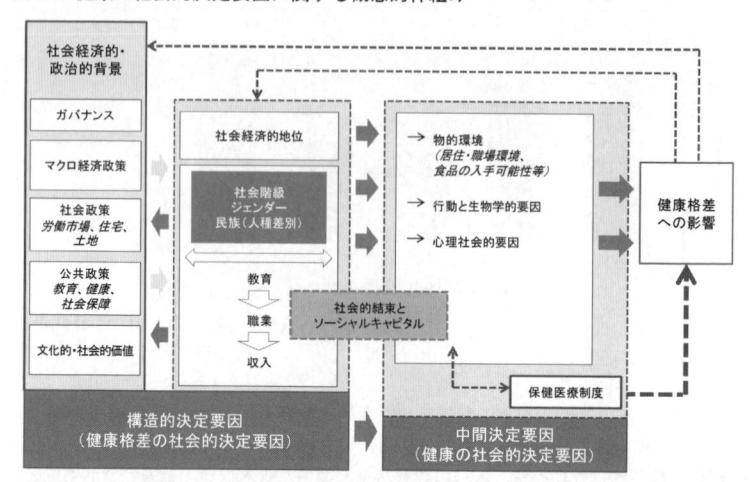

図13　健康の社会的決定要因に関する概念的枠組み

（資料：WHO (2010), A conceptual framework for action on the social determinants of health）
（次期国民健康づくり運動プラン策定専門委員会　仮訳）

表1　所得と生活習慣等に関する状況（20歳以上）

		世帯所得200万円未満 人数	世帯所得200万円未満 割合または平均*	世帯所得200万円以上～600万円未満 人数	世帯所得200万円以上～600万円未満 割合または平均*	世帯所得600万円以上 人数	世帯所得600万円以上 割合または平均*	200万円未満	200万円以上～600万円未満
体型	1. 肥満者の割合（男性）	380	31.5%	1,438	30.2%	600	30.7%		
	（女性）	587	25.6%	1,634	21.0%	686	13.2%	★	
食生活	2. 朝食欠食者の割合（男性）	499	20.7%	1,900	18.6%	816	15.1%	★	★
	（女性）	718	17.6%	2,038	11.7%	878	10.5%	★	
	3. 野菜摂取量（男性）	455	256g	1,716	276g	755	293g	★	★
	（女性）	678	270g	1,880	278g	829	305g	★	★
運動	4. 運動習慣のない者の割合（男性）	302	70.6%	1,050	63.7%	381	62.5%	★	
	（女性）	492	72.9%	1,315	72.1%	505	67.7%	★	★
たばこ	5. 現在習慣的に喫煙している者の割合（男性）	497	37.3%	1,896	33.6%	815	27.0%	★	★
	（女性）	719	11.7%	2,034	8.8%	877	6.4%	★	★
飲酒	6. 飲酒習慣者の割合（男性）	497	32.6%	1,898	36.6%	816	40.0%	★	
	（女性）	719	7.2%	2,037	6.4%	877	8.0%		
睡眠	7. 睡眠の質が悪い者の割合（男性）	499	11.1%	1,900	11.8%	816	10.8%		
	（女性）	718	15.9%	2,037	15.4%	878	11.4%		★

＊年齢と世帯員数で調整した値
★　600万円以上の世帯の世帯員と比較して、差のあった項目

（資料：厚生労働省「平成22年国民健康・栄養調査」）

資料編

表2　都道府県別の肥満及び主な生活習慣の状況
※平成18～22年の5年分のデータを用いて都道府県別に年齢調整を行い、高い方から低い方に4区分に分け、上位25%の群を上位群、下位25%の群を下位群とした。

	全国平均	都道府県の状況 上位群	都道府県の状況 下位群
1．肥満者（男性，20～69歳）の割合（％）	31.1	39.7	25.2
2．野菜摂取量（g/日）			
男性（20歳以上）	301	339	272
女性（20歳以上）	285	321	253
3．食塩摂取量（g/日）			
男性（20歳以上）	11.8	12.7	11.0
女性（20歳以上）	10.1	10.8	9.4
4．歩数（歩/日）			
男性（20歳以上）	7,225	7,659	6,271
女性（20歳以上）	6,287	6,613	5,551
5．現在習慣的に喫煙している者（男性，20歳以上）の割合(％)	37.2	42.2	33.5
6．飲酒習慣者（男性，20歳以上）の割合（％）	35.9	43.3	31.4

（参考）　都道府県別　肥満者の割合（男性20～69歳）
※　表1の肥満者の割合について、都道府県別に4区分ごとに色分けして示したもの

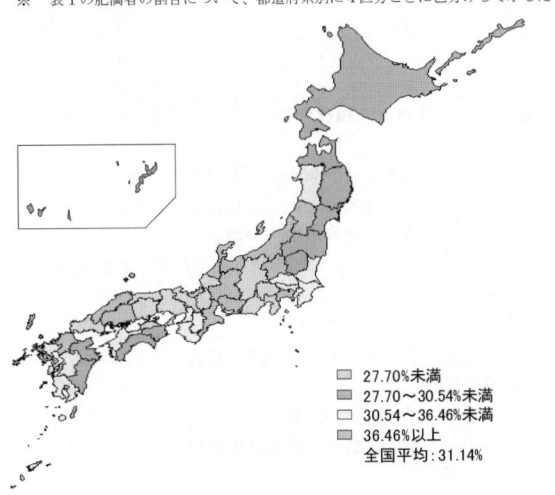

　27.70％未満
　27.70～30.54％未満
　30.54～36.46％未満
　36.46％以上
　全国平均：31.14％

（資料：厚生労働省「平成22年国民健康・栄養調査」）

第2章 次期国民健康づくり運動に向けた課題

1．健康日本21最終評価を踏まえた課題

　健康日本21の評価は、その評価を平成25年度以降の運動の推進に反映させることとし、平成23年3月から「健康日本21評価作業チーム」を計6回開催し、評価作業を行った。健康日本21では9分野の目標（80項目、うち参考指標1項目及び再掲21項目を含む。）を設定しており、これらの目標の達成状況や関連する取組の状況の評価などを行った。

i　最終評価の結果
（ⅰ）全体の目標達成状況等の評価
　9つの分野の全指標80項目のうち、再掲21項目を除く59項目の達成状況は次のとおりである。Aの「目標値に達した」とBの「目標値に達していないが改善傾向にある」を合わせ、全体の約6割で一定の改善がみられた。

評価区分（策定時*の値と直近値を比較）	該当項目数＜割合＞
A　目標値に達した	10項目 ＜16.9％＞
B　目標値に達していないが改善傾向にある	25項目 ＜42.4％＞
C　変わらない	14項目 ＜23.7％＞
D　悪化している	9項目 ＜15.3％＞
E　評価困難	1項目 ＜ 1.7％＞
合　計	59項目＜100.0％＞

　　　　＊中間評価時に設定された指標については、中間評価時の値と比較

　なお、9分野の目標の中、主なものは、以下のとおりであった。
A　：　メタボリックシンドロームを認知している国民の割合の増加
　　　　高齢者で外出について積極的態度をもつ人の増加
　　　　80歳で20歯以上・60歳で24歯以上の自分の歯を有する人の増加　など
B　：　食塩摂取量の減少
　　　　意識的に運動を心がけている人の増加
　　　　喫煙が及ぼす健康影響についての十分な知識の普及
　　　　糖尿病やがん検診の促進　など
C　：　自殺者の減少、多量に飲酒する人の減少
　　　　メタボリックシンドロームの該当者・予備群の減少
　　　　高脂血症の減少　など
D　：　日常生活における歩数の増加
　　　　糖尿病合併症の減少　など

E ： 特定健康診査・特定保健指導の受診者数の向上
　　（平成 20 年からの 2 か年のデータに限定されため）

(ⅱ) 取組状況の評価

　都道府県及び市町村においては、住民の健康増進に関する施策についての基本的な計画である健康増進計画の策定が進み、平成 14 年 3 月には全ての都道府県で健康増進計画が策定された。また、市町村については、中間評価の際の平成 18 年 7 月時点において全 1,859 市町村のうち 1,001 の市町村（約 54％）で健康増進計画が策定されていたが、平成 22 年 12 月時点では全 1,750 市町村のうち 1,333 の市町村（約 76％）で策定されていた。

　98％の都道府県で健康増進計画の評価を行う体制があり、中間評価も実施されていたが、市町村では約半数であった。また、健康増進施策の推進体制については、98％の都道府県で関係団体、民間企業、住民組織が参加する協議会・連絡会等の体制があり、市町村でも 7 割弱を占めた。

　各分野の代表項目ごとに、指標の達成状況と、都道府県および市町村、団体の推進に関する取組状況を整理したのが以下の表である。指標によっては、指標の達成状況の評価が高く、取組状況の割合も高いものがある一方、取組状況の割合は高いが、指標の達成状況が低いもの等があった。

代表項目に関する指標の達成状況と推進に関する取組状況

分野	代表項目	指標の達成状況*	推進に関する取組状況			
			都道府県		市町村	団体
			施策(分野別)を充実した割合(%)	目標設定した割合(%)	施策を充実した割合(%)	施策を実施した割合(%)
栄養・食生活	適正体重を維持している人の増加	C	77	74	46	44
	脂肪エネルギー比率の減少	C		98	31	44
	野菜の摂取量の増加	C		96	46	53
	朝食を欠食する人の減少	C		96	50	53
	メタボリックシンドローム（内臓脂肪症候群）を認知している国民の割合の増加	A		87	54	49
身体活動・運動	日常生活における歩数の増加（成人、高齢者）	D	64	94	43	62
	運動習慣者の増加	C		100	58	55
休養・こころの健康づくり	睡眠による休養を十分にとれない人の減少	A	70	89	32	40
	自殺者の減少	C		91	47	26
たばこ	未成年者の喫煙をなくす	B	83	91	28	42
	公共の場及び職場における分煙の徹底及び効果の高い分煙に関する知識の普及	B		66	56	48
	禁煙支援プログラムの普及	B		60	20	43
	喫煙をやめたい人がいる	B		43	28	40
アルコール	多量に飲酒する人の減少	C	23	94	22	45
	未成年者の飲酒をなくす	B		85	16	25
歯の健康	（学齢期のう蝕予防）一人平均う歯数の減少（歯の喪失防止）80歳で20歯以上、60歳で24歯以上の自分の歯を有する人の増加	B	74	91	43	23
		A		100	40	34
糖尿病	糖尿病検診受診後の事後指導の推進	B	66	49	45	44
	メタボリックシンドローム（内臓脂肪症候群）の該当者・予備群の減少	C		96	54	57
	メタボリックシンドローム（内臓脂肪症候群）の概念を導入した健診・保健指導の受診者数の向上	E		87	61	49
	糖尿病有病者の増加の抑制（推計）	A		87	32	42
循環器病	健康診断を受ける人の増加	C	43	55	57	55
	高脂血症の減少	C		81	34	45
	生活習慣の改善等による循環器病の減少（推計）	B	89	28	33	44
がん	がん検診の受診者の増加	B		96	66	51

*A:目標値に達した　B:目標値に達していないが、改善傾向にある　C:変わらない　D:悪化している　E:評価困難

ii 最終評価において検討された、現状を踏まえた今後の方向性
　最終評価では、現状を踏まえた健康日本21（第2次）に向けた今後の方向性について、以下のとおり整理し示された。

（ⅰ）健康日本21（第2次）方針の検討の視点
　健康日本21（第2次）の検討においては、次の5つの視点が重要となる。

① 日本の特徴を踏まえ10年後を見据えた計画の策定
　　日本における近年の社会経済変化とともに、急激な少子高齢化が進む中での10年後の人口動態を見据えた計画の策定を行う。その際、長期的計画のもとに、短期的な課題解決が可能な枠組みとする。

② 目指す姿の明確化と目標達成へのインセンティブを与える仕組みづくり
　　最終的に目指す姿から具体的な内容を位置づけていく構造に工夫する。その際、自治体や企業、医療保険者等関係機関の長が積極的に健康づくりを進めようとする目的意識や目標達成へのインセンティブとなる仕掛けを組み込む。

③ 自治体等関係機関が自ら進行管理できる目標の設定
　　目標とされた指標に関する情報収集に現場が疲弊することなく、既存データの活用により、自治体等が自ら進行管理できる目標の設定や体制づくりを行う。

④ 国民運動に値する広報戦略の強化
　　国民運動として推進するためには、民間企業等を巻き込んだ強力な広報戦略が必要であるとともに、健康に関する誤解を減らし、より理解しやすいメッセージとするため、広報戦略を強化する。

⑤ 新たな理念と発想の転換
　　次期運動の方針の検討に当たっては、これまでの9分野の分類設定や理念にとどまらない発想の転換が必要である。例えば、「病気や障害があっても一病息災で相当に生きられるアプローチ」や、「個人の健康設計における『こうすべき型』から『こうありたい型』への転換」などがあげられる。

（ⅱ）健康日本21（第2次）の方向性
　時代の変化へ対応した次期運動の方向性及び課題として、次の内容が指摘された。

① 社会経済の変化への対応
　　・家族・地域の絆の再構築、助け合いの社会の実現（東日本大震災からの学び等）
　　・人生の質（幸せ・生活満足度等）の向上

・健康を守るための環境への積極的な働きかけの実現
　　・全ての世代の健やかな心を支える社会の在り方の再構築
　　・健康の基盤を築くことのできる家庭の在り方の再構築
　　・貧困等の様々な生活条件への配慮や健康格差の縮小

② 科学技術の進歩を踏まえた効果的なアプローチ
　　・進歩する科学技術のエビデンスに基づいた目標設定
　　・個々の健康データに基づき地域・職域の集団をセグメント化し、それぞれの対象に応じて確実に効果があがるアプローチを展開できる仕組み
　　・長寿遺伝子の活性化、がんワクチン、テーラーメイド医療および予防等の最新技術の発展を視野に入れた運動の展開

③ 今後の新たな課題（例）
　　・休養・こころの健康づくり（睡眠習慣の改善、働く世代のうつ病の対策）
　　・将来的な生活習慣病発症の予防のための取組の推進（低出生体重児の出生の予防、子どもの健全な食生活、運動・活発な余暇身体活動の実践への強化）
　　・生活習慣に起因する要介護状態を予防するための取組の推進（年代に応じた食事の質の改善、生活機能低下予防、ロコモティブシンドローム予防、認知機能低下予防）
　　・高齢者、女性の健康
　　・肺年齢の改善（ＣＯＰＤ、たばこ）
　　・重症化予防及び三次予防での対応後の再発防止に向けた予防方策の在り方
　　・健診データに基づく国民一人ひとりの自己健康管理の積極的な推進

⑤喫煙

i. はじめに
(i) 喫煙の健康影響
　　たばこによる健康被害は、国内外の多数の科学的知見により因果関係が確立している[1)-3)]。具体的には、喫煙はがん（口腔、咽頭、喉頭、肺、食道、胃、大腸、膵臓、肝臓、腎臓、尿路、膀胱、子宮頸部、鼻腔、副鼻腔、卵巣のがん、急性骨髄性白血病）、循環器疾患（脳卒中、虚血性心疾患等）、呼吸器疾患（慢性閉塞性肺疾患等）、糖尿病、周産期の異常（早産、低出生体重児、死産、乳児死亡等）等の原因である。受動喫煙も、虚血性心疾患、肺がんに加え、乳幼児の喘息や呼吸器感染症、乳幼児突然死症候群（SIDS）等の原因である。たばこは、受動喫煙などの短期間の少量曝露によっても健康被害が生じる[3)]。

　　禁煙することによる健康改善効果についても明らかにされており、肺がんをはじめ、喫煙関連疾患のリスクが禁煙後の年数とともに確実に低下する[4)]。

(ii) 喫煙とその健康被害の実態
　　わが国の喫煙率は男女計19.5%（平成22年）であり、男性においては32.2%と前年に比べ減少しているものの（図1）、諸外国と比較して依然高い水準にある。女性においては8.4%と男性と比較し低い水準であるが、ほぼ横ばいで推移している[5)]。しかし、年齢階級別にみると、男性の30～40歳代では約40%、女性の20～40歳代では13～14%と喫煙率が高い年齢層が存在している。

図1　わが国の喫煙率（20歳以上）

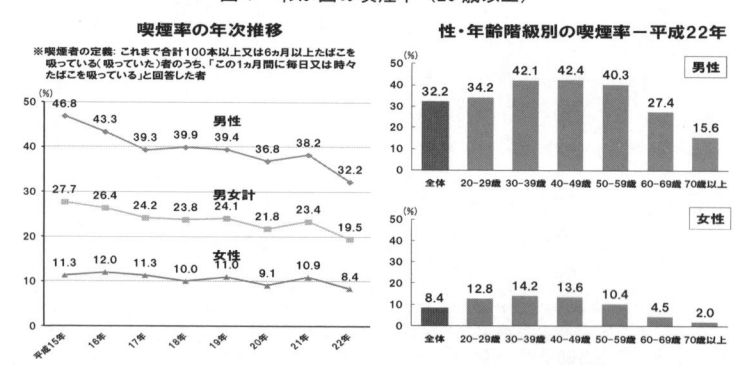

（資料：厚生労働省「国民健康・栄養調査」）

　　喫煙者の4割近くは禁煙を希望しているが[5)]、たばこに含まれるニコチンには依存性

があり、自分の意志だけでは、やめたくてもやめられないことが多い。

　たばこ消費量は近年減少傾向にあるが、過去のたばこ消費による長期的な健康影響と急速な高齢化により、たばこ関連疾患による死亡数は年々増加しており[6)-9)]、わが国の年間死亡者数（参考：平成22年119万人）のうち、喫煙者本人の喫煙による年間の超過死亡数は12～13万人と報告されている[7)-9)]。一方、受動喫煙による超過死亡数は、約6,800人と推定されている[10)]。

　たばこは年間約2兆円規模の税収をもたらす一方で、これらの疾病により、多くの超過医療費、労働力損失等の経済損失が生じている。

(ⅲ) たばこ対策の必要性と意義

　たばこは日本人の疾病と死亡の原因として、最大かつ回避可能な単一の原因である[7)]（図2）。たばこの消費量や喫煙率の減少を図る上で、効果が実証された種々の介入方策が明らかになっている。

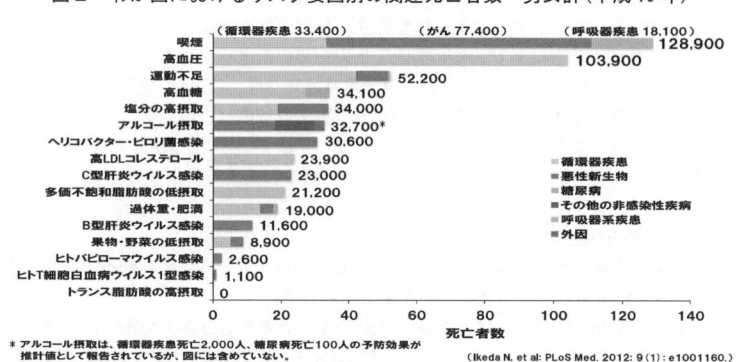

図2　わが国におけるリスク要因別の関連死亡者数－男女計（平成19年）

リスク要因	死亡者数
喫煙	128,900
高血圧	103,900
運動不足	52,200
高血糖	34,100
塩分の高摂取	34,000
アルコール摂取	32,700*
ヘリコバクター・ピロリ菌感染	30,600
高LDLコレステロール	23,900
C型肝炎ウイルス感染	23,000
多価不飽和脂肪酸の低摂取	21,200
過体重・肥満	19,000
B型肝炎ウイルス感染	11,600
果物・野菜の低摂取	8,900
ヒトパピローマウイルス感染	2,600
ヒトT細胞白血病ウイルス1型感染	1,100
トランス脂肪酸の高摂取	0

（循環器疾患 33,400）（がん 77,400）（呼吸器疾患 18,100）

凡例：循環器疾患／悪性新生物／糖尿病／その他の非感染性疾病／呼吸器系疾患／外因

＊アルコール摂取は、循環器疾患死亡2,000人、糖尿病死亡100人の予防効果が推計値として報告されているが、図には含めていない。

(Ikeda N, et al: PLoS Med. 2012; 9 (1): e1001160.)

　たばこ消費を継続的に減らすことによって、日本人の死因の第一位であるがんをはじめとした喫煙関連疾患による回避可能な超過死亡と超過医療費、経済的損失等を将来的に確実に減少させることができる。

　喫煙は世界保健機関によるNCD対策の対象疾患であるがん、循環器疾患（脳卒中、虚血性心疾患）、COPD、糖尿病に共通した主要なリスク要因であり、後述する「たばこの規制に関する世界保健機関枠組条約」において非感染性疾患の予防と対策のモデルとして位置づけられている[11)]。たばこ対策の推進は、非感染性疾患の発症や死亡を短期間に減少させることにつながることが諸外国での経験から明らかにされている[12)]。

　以上のことから、当面並びに将来の健康被害や経済損失を回避するために、また、たばこ規制枠組条約の締約国としての国際的責務としても、たばこ対策の着実な実行が必

要である。

(iv) たばこの規制に関する世界保健機関枠組条約について
　わが国は平成17年2月に発効した「たばこの規制に関する世界保健機関枠組条約」（以下「たばこ規制枠組条約」とする）[13]を批准している。わが国においてもたばこ規制枠組条約及びそのガイドラインに基づき、近年様々な取組が実施されているが、包括的な戦略という観点からは未だ十分とは言えない。今後、さらなる取組の充実が必要である。

(v) 受動喫煙について
　たばこ規制枠組条約の第8条において、「たばこの煙にさらされることからの保護」のための効果的な措置を講じることが規定された。さらに、平成19年に示された「たばこ規制枠組条約第8条履行のためのガイドライン」においては、「すべての屋内の職場、屋内の公共の場及び公共交通機関は禁煙とすべきである」ことが明記され、諸外国において受動喫煙に関する規制強化が進んでいる。
　わが国においては、平成15年に施行された健康増進法において、多数の者が利用する施設を管理する者に対し、受動喫煙防止のための措置を講じることを努力義務として規定したほか、平成22年に発出した健康局長通知では、「今後の受動喫煙防止対策の基本的な方向性として、多数の者が利用する公共的な空間は、原則として全面禁煙であるべき」ことを示した。また、職場については、平成22年に閣議決定した「新成長戦略」において、平成32年までに「受動喫煙の無い職場の実現」が掲げられた。

ⅱ．基本的な考え方
　たばこ対策に関する指標としては、「喫煙率の低下」と「受動喫煙への曝露状況の改善」に関わるものを設定することが重要と考える。
　リスク低減の観点からは、喫煙と受動喫煙のいずれも日本人の多くの疾患の確立した原因であり、その対策により、わが国のがん・循環器疾患（脳卒中、虚血性心疾患）・慢性閉塞性肺疾患、糖尿病等の予防の推進や健康づくりにおいて、大きな効果が期待できる。現状の科学的知見からは健康リスクを回避出来る「閾値」を設定することは困難であり、喫煙率も受動喫煙への曝露も目標が低ければ低いほど望ましい。
　一方で、たばこは長年にわたりわが国においてはその使用が社会において容認されてきていることから、目標値の設定については、社会的・経済的な要因をも考慮し、現実的で到達可能なものとすべきである。

(i) 成人の喫煙率の減少（喫煙をやめたい人がやめる）
　喫煙率の低下は、それが喫煙による健康被害を確実に減少させる最善の解決策であることから指標として重要である[14]。特に、成人の喫煙率の低下は喫煙関連疾患の発症や死亡を短期間に減少させることにつながる[12)14)]。

喫煙の目標設定の考え方

```
健康寿命の延伸・健康格差の縮小
  ├─ 生活の質の向上
  └─ 社会環境の質の向上

がん、循環器疾患、    次世代の健康の    受動喫煙への曝露状況の
COPD、糖尿病等の     確保            改善
予防                              ○受動喫煙の機会(家庭・職
要介護状態の予防                     場・飲食店・行政機関・医療機
                                関)を有する者の割合の低下
喫煙率の低下
○成人の喫煙率の低下
○未成年者の喫煙をなくす
○妊娠中の喫煙をなくす
〈喫煙習慣の改善〉        〈社会環境の改善〉

たばこ規制枠組条約に基づく取組の推進
(受動喫煙の防止、禁煙支援・治療の普及、たばこ価格・税の引き上げ等)
```

(ⅱ) 未成年者の喫煙をなくす

　　未成年期からの喫煙は健康影響が大きく、かつ成人期を通した喫煙継続につながりやすいことから [14)15)]、中・長期的な観点で指標として含めておく意義がある。また、家庭や学校等での受動喫煙防止対策や成人の喫煙率の減少に伴って未成年者の喫煙の低下がみられることから [14)15)]、未成年者の喫煙の低下はたばこ対策全般の効果を評価する重要な指標の1つである。

(ⅲ) 妊娠中の喫煙をなくす

　　妊娠中の喫煙は、妊娠合併症（自然流産、早産、子宮外妊娠、前置胎盤や胎盤早期剥離など）のリスクを高めるだけでなく、児の低体重、出生後の乳幼児突然死症候群のリスクとなることから、健康日本21（第2次）では新たに、妊娠中の喫煙をなくすことを指標及び目標として設定する。

(ⅳ) 受動喫煙の機会を有する者の割合の低下

　　受動喫煙による超過死亡数が肺がんと虚血性心疾患に限っても年間 6,800 人にのぼり [10)]、その影響が大きい。また、受動喫煙の曝露状況の改善により短期的に急性心筋梗塞や成人および小児の喘息等の呼吸器疾患による入院を減少させるなど、確実な健康改善効果が期待できる [12)]。

　　受動喫煙を取り巻く国際的、国内的状況を踏まえ、受動喫煙の防止を一層推進するため、受動喫煙の防止に関する目標を設定することが必要である。

受動喫煙指標の曝露源の選定にあたっては、曝露の頻度や対策の実態を考慮して、主要な曝露源であり、かつ今後の改善が特に望まれるものとして、家庭、職場、飲食店の3つを選定した。さらに、平成22年2月の厚生労働省健康局長通知で「官公庁や医療施設においては、全面禁煙とすることが望ましい。」とされていることから、官公庁及び医療施設を選定した。

iii 現状と目標
(i) 成人の喫煙率の減少

目標項目	成人の喫煙率の減少（喫煙をやめたい人がやめる）
現状	19.5%（平成22年）
目標	12%（平成34年度）
データソース	厚生労働省「国民健康・栄養調査」

喫煙は、日本人のがん、循環器疾患、糖尿病をはじめ多くの疾患の確立した原因であり、成人の喫煙率の低下は、それらの疾患の発症や死亡を短期間に減少させることにつながる。平成19年に策定された「がん対策推進基本計画」では、個別目標として「喫煙をやめたい人に対する禁煙支援を行っていくことを目標とする」ことが閣議決定されており、厚生労働省のみならず、政府全体として、喫煙をやめたい人が禁煙する環境を整備することが求められている。また、平成24年6月に閣議決定された新たながん対策推進基本計画では、平成34（2022）年度までに、禁煙希望者が禁煙することにより成人喫煙率を12%とすることが個別目標として設定された。

このような状況を踏まえ、目標値については、現在の成人の喫煙率（19.5%）から禁煙希望者が禁煙した場合の割合（37.6%）を減じた値である12%を設定する。

(ii) 未成年者の喫煙をなくす

目標項目	未成年者の喫煙をなくす	
現状	中学1年生　男子　1.6%、女子　0.9% 高校3年生　男子　8.6%、女子　3.8%	（平成22年）
目標	0%（平成34年度）	
データソース	厚生労働科学研究費補助金による研究班の調査	

健康日本21において、「未成年者の喫煙をなくす」ことが目標として掲げられた。0%の目標値を達成することはできなかったものの、明らかな改善傾向が認められている。健康日本21（第2次）においても、引き続きこの考え方を継続する。

(iii) 妊娠中の喫煙をなくす

目標項目	妊娠中の喫煙をなくす
現状	5.0%　（平成22年）
目標	0%　（平成26年）
データソース	厚生労働省「乳幼児身体発育調査」

　妊娠中の喫煙は、妊娠合併症のリスクを高めるだけでなく、児の低体重、出生後の乳幼児突然死症候群のリスクとなる。そのため、妊婦の喫煙率については、妊娠ならびに胎児、出生児への影響の大きさを考慮する必要がある。「健やか親子２１」において、平成26年までに妊娠中の喫煙をなくすとの目標設定がなされていることを踏まえて目標値を設定した。

(iv) 受動喫煙の機会を有する者の割合の低下

目標項目	日常生活で受動喫煙（家庭・職場・飲食店・行政機関・医療機関）の機会を有する者の割合の低下
現状	行政機関：16.9%（平成20年） 医療機関：13.3%（平成20年） 職場：64%（平成23年） 家庭：10.7%（平成22年） 飲食店：50.1%（平成22年）
目標	行政機関：0%（平成34年度） 医療機関：0%（平成34年度） 職場：受動喫煙の無い職場の実現（平成32年） 家庭：3%（平成34年度） 飲食店：15%（平成34年度）
データソース	厚生労働省「職場における受動喫煙防止対策に係る調査」 （職場については、受動喫煙防止対策（全面禁煙又は空間分煙）を講じている職場の割合） 厚生労働省「国民健康・栄養調査」

①行政機関・医療機関について

　平成22年の健康局長通知において、「少なくとも官公庁や医療施設においては、全面禁煙とすることが望ましい。」とされているとおり、これらの施設については、住民の健康を守るための公的責任を果たす要請が特に強い。したがって、住民の健康被害を防止する観点から、行政機関・医療機関については、「受動喫煙の機会を有する者をなくす」ことを目標に掲げ、目標値は０％とする。

②職場について

　職場については、労働安全衛生法に基づき、快適な職場環境を形成することが事業主

の努力義務として規定されており、その一環として、空気環境における必要な措置として喫煙対策を講ずることとされている。平成22年の「新成長戦略」との整合性を図り、「受動喫煙の無い職場の実現」を目標に掲げることが適切である。

③家庭・飲食店について

国民の健康被害を防止する観点から、家庭・飲食店においても、行政機関等と同様、受動喫煙を完全になくす目標を設定することが望ましい。特に妊婦や小児がいる家庭の場合、受動喫煙防止の徹底が望まれる。

しかし、プライベートな空間である家庭において完全な受動喫煙防止を求めることは、現時点では困難と思われる。飲食店の場合は、平成21年3月に取りまとめられた「受動喫煙防止対策のあり方に関する検討会報告書」において、顧客に対して禁煙等とすることを一律に事業者に求めることは、現時点では困難と考えられている。以上のことを踏まえ、受動喫煙の機会を有する者を半減することを目標とする。

なお、喫煙率そのものが低下すれば、受動喫煙の割合も自然に低下することとなるので、半減させる基準となる値は、現在、家庭や飲食店で受動喫煙の機会を有する者の割合〔家庭：10.7％（毎日受動喫煙の機会を有する者）、飲食店50.1％（月1回以上受動喫煙の機会を有する者）〕に、禁煙希望者が全て禁煙した場合の割合を減じた割合（家庭：6.7％、飲食店：31.3％）とし、それを半減させた目標値（家庭：3％、飲食店：15％）とする。

iv．今後必要となる対策

わが国のたばこ対策としては、平成17年2月に発効したたばこ規制枠組条約に基づく取組が最も重要であり、今後も推進していく必要がある。具体的には、たばこ価格・税の引上げ、受動喫煙の防止、たばこの警告表示の強化、たばこ広告の包括的禁止、禁煙支援・治療の普及、未成年者への販売防止措置、リスクに関する教育・啓発等である[16)-18)]。これらの施策が喫煙と受動喫煙の影響から人々を保護する上で有効であることについて、十分な科学的根拠が報告されている[16)-20)]。

特に受動喫煙防止対策では、国レベルでの推進方策の検討に加え、都道府県・市町村レベルでの受動喫煙防止対策の推進が必要であり、全ての医療機関、官公庁に加えて学校においても全面禁煙を達成するための取組が必要である。また、職場における受動喫煙防止対策の推進のほか、飲食店等の多数の者が利用する公共的な空間における受動喫煙防止対策についても地域での対策の推進のためのモニタリング等を強化するべきである。さらに、小児等への受動喫煙防止対策の観点から、家庭での受動喫煙防止を普及啓発する必要がある。

禁煙支援・治療の普及については、平成18年から禁煙治療に保険適用がなされ成果をあげているが[21)]、今後一層の普及とその内容の充実が求められる。さらに、たばこ規制枠組条約のガイドラインの内容を踏まえ、先進諸国やアジアの近隣国ですでに実施されている無料の禁煙電話相談体制の整備や、特定健診やがん検診、妊娠届出時の保健相談、乳幼児健診

など、種々の保健事業の場で禁煙の助言や情報提供を一層推進することが望まれる。
　さらに、国民の健康の観点からたばこ規制枠組条約の趣旨に基づいて優先的に取り組むべきその他の施策についても、関係省庁間の協議を進める必要がある。
　また、各施策の進捗管理のための評価の体制を国と地方自治体において整備することも必要である。

V．参考文献

1) 喫煙と健康問題に関する検討会：新版 喫煙と健康，保健同人社，東京，2002.
2) U.S. Department of Health and Human Services: The health consequences of smoking: a report of the Surgeon General. U.S. Department of Health and Human Services, Centers for Disease Control and Prevention, National Center for Chronic Disease Prevention and Health Promotion, Office on Smoking and Health; Atlanta, 2004.
3) U.S. Department of Health and Human Services: The health consequences of involuntary exposure to tobacco smoke: a report of the Surgeon General; U.S. Department of Health and Human Services, Centers for Disease Control and Prevention, Coordinating Center for Health Promotion, National Center for Chronic Disease Prevention and Health Promotion, Office on Smoking and Health; Atlanta, 2006.
4) International Agency for Research on Cancer: IARC Handbooks of Cancer Prevention, Tobacco Control, Reversal of Risk After Quitting Smoking. Volume 11, IARC; Lyon, 2007.
5) 厚生労働省健康局総務課生活習慣病対策室：平成22年国民健康・栄養調査結果の概要. 2012.
6) Peto R, Lopez AD, Boreham J, et al: Mortality from Smoking in Developed Countries 1950-2000. 2nd edition, updated June 2006. (http://www.ctsu.ox.ac.uk/~tobacco/, 2012年3月26日アクセス).
7) Ikeda N, Inoue M, Iso H, et al: Adult mortality attributable to preventable risk factors for non-communicable diseases and injuries in Japan: a comparative risk assessment. PLoS Med. 2012; 9(1): e1001160.
8) Katanoda K, Marugame T, Saika K, et al: Population attributable fraction of mortality associated with tobacco smoking in Japan: a pooled analysis of three large-scale cohort studies. J Epidemiol, 2008; 18(6): 251-64.
9) Murakami Y, Miura K, Okamura T, et al: Population attributable numbers and fractions of deaths due to smoking: a pooled analysis of 180,000 Japanese. Prev Med, 2011; 52(1): 60-5.
10) 片野田耕太，望月友美子，雜賀公美子，他：わが国における受動喫煙起因死亡数の推計. 厚生の指標，2010; 57(13): 14-20.
11) World Health Organization: 2008-2013 Action Plan for the Prevention and Control of Noncommunicable Diseases. World Health Organization; Geneva, 2008. (http://whqlibdoc.who.int/publications/2009/9789241597418_eng.pdf, 2012年3月26日アクセス)
12) Glantz S, Gonzalez M: Effective tobacco control is key to rapid progress in reduction of non-communicable diseases. Lancet. 2011. doi:10.1016/S0140-6736(11)60615-6

13) World Health Organization: WHO Framework Convention on Tobacco Control. Geneva, 2003.
14) Starr G, Rogers T, Schooley M, et. al: Key outcome indicators for evaluating comprehensive tobacco control programs. Centers for Disease Control and Prevention; Atlanta, 2005.
15) U.S. Department of Health and Human Services: Preventing Tobacco Use Among Young People: a report of the Surgeon General. U.S. Department of Health and Human Services, Centers for Disease Control and Prevention, National Center for Chronic Disease Prevention and Health Promotion, Office on Smoking and Health; Atlanta, 1994.
16) World Health Organization: WHO report on the global tobacco epidemic, 2008. The MPOWER Package. World Health Organization; Geneva, 2008.
17) World Health Organization: WHO report on the global tobacco epidemic, 2009. Implementing smoke-free environments, World Health Organization; Geneva, 2009.
18) World Health Organization: WHO report on the global tobacco epidemic, 2011. Warning about the dangers of tobacco. World Health Organization; Geneva, 2011.
19) Hopkins DP, Briss PA, Ricard CJ, et al: Reviews of evidence regarding interventions to reduce tobacco use and exposure to environmental tobacco smoke. Am J Prev Med, 2001; 20: 16-66.
20) Levy DT, Gitchell JG, Chaloupka F: The effects of tobacco control policies on smoking rates: a tobacco control scorecard. J Public Health Manag Pract, 2004; 10: 338-51.
21) 厚生労働省中央社会保険医療協議会総会: 診療報酬改定結果検証に係る特別調査(平成21年度調査) ニコチン依存症管理料算定保険医療機関における禁煙成功率の実態調査報告書. 平成22年6月2日 (http://www.mhlw.go.jp/shingi/2010/06/dl/s0602-3i.pdf, 2012年3月26日アクセス)

今後の特定健診・保健指導の在り方について
（健診・保健指導の在り方に関する検討会　中間とりまとめ）

1　はじめに

　健診・保健指導の在り方に関する検討会においては、昨年の１２月以降、国の健康づくり対策の一環としての健康診断・健康診査、保健指導等のあり方について、専門的な見地からの検討を進め、特に、特定健康診査・特定保健指導（以下「特定健診・保健指導」という。）については、制度創設後これまでに蓄積された知見等を踏まえてその主な課題について検討を重ねてきた。
　以下、現在までの議論の経緯と当面の対応について取りまとめた。

2　議論の経緯

（1）現在の特定健診・保健指導の枠組みについて

> 「内臓脂肪型肥満に着目した生活習慣病予防のための保健指導を必要とする者を抽出する健診を行い、その対象者に生活習慣を改善するための保健指導を行うことにより、糖尿病等の有病者や予備群を減少させる」という目的の現在の特定健診・保健指導制度の在り方について議論があった。

○　現在の制度を評価する観点からは、次のような意見があった。
- 国民の間にメタボリックシンドロームの概念が浸透し、認知度が高まったことは特定健診・保健指導の成果である。
- 医療費削減のためのアプローチとして、内臓脂肪肥満を減少させることが効果的であるという考え方に基づく現行制度は推進すべきである。
- この制度の導入により保健指導が注目され、保健指導の効果は確実にあがっている。
- 保健指導を系統立てて行うようになったことや、医療保険者が健診や保健指導に取り組むようになったことは、現制度の良かった面である。
- マンパワーなどが限られた中では、生活習慣が改善しやすく指導目標が立てやすいメタボリックシンドロームに着目した現行制度は効果的である。
- 現行制度の下で生活習慣の改善効果などのデータが蓄積されているところであり、当面はデータの蓄積に努めるべきである。

○　一方、現在の制度に対する問題提起として、次のような意見があった。
- 受診率が低く、制度として定着しているとは言えない。受診率が低いと、健診でスクリーニングできる者が限られ、個々人のデータが蓄積されないという問題がある。
- メタボリックシンドロームに着目しているために、心疾患イベントのリスクが高い者への対応が不十分であり、循環器疾患の予防の観点からは、軽症の高血圧

や、非肥満でリスクを有する者への介入も検討すべきである。
・ 健診項目等は対象者の性別や年齢ごとに細かく見ていくことが必要。高齢化も踏まえ、認知症、歯周病、眼科疾患、うつ等の QOL 阻害要因となる疾患への対応についても広く議論すべきである。

（2）特定健診・保健指導における腹囲基準の在り方について

> 特定健診においては、腹囲を測定し、特定保健指導の対象となる者を選別・階層化する上でのスクリーニングの第一基準として用いているが、これについて、国際糖尿病連合（IDF）が暫定的に示した新たなメタボリックシンドロームの判定基準において腹囲が判定要素の一つとされていること等を踏まえ、検討を行った。

○ 腹囲を階層化の第一基準としていることについて、評価する観点からは次のような意見があった。
・ 腹囲は、スクリーニングの手段として重要であり、メタボ対策として生活習慣への介入に先進的に取り組んでいる以上、必ずしも国際暫定基準にとらわれる必要はない。
・ メタボリックシンドロームの原因である内蔵脂肪に着目した現在の枠組みは、保健指導等の現場では効果が上がりやすい。
・ 非肥満者に対する保健指導は、選択肢や手法の面で介入が必ずしも容易ではなく、リスクの種類に応じた対応が求められる。
・ 肥満者が欧米より少ない日本では、内臓脂肪型肥満という質的な側面を考慮して管理する現行制度は有効である。

○ 他方で、腹囲を第一基準としていることについて、次のような問題提起があった。
・ 国際的な動向として、腹囲が第一基準ではなく、判定基準の一つとして扱われるようになっていることは、尊重すべきである。
・ 腹囲を第一基準とすることで、特に女性の特定健診受診の意欲を失わせている。また、現行の階層化基準では、特定保健指導の対象となる女性が少なく、女性が保健指導を受ける機会が限定される。
・ 腹囲を第一基準とせず、判定基準の一つとする方が、保健指導対象者が増えるので適切である。
・ 腹囲を BMI に置き換えた場合や、腹囲を判定基準の一つとした場合にどのような違いが生ずるのか、検証すべきである。

○ また、現行の腹囲の判断基準（男性８５cm以上、女性９０cm以上）は、絶対リスクでみた基準であり、相対リスクからは男性８５cm、女性８０cm となるため、女性の基準を腹囲８０cmに引き下げるという考え方もありうるとの意見もあった。

○ 特定健診において腹囲を測定すること、あるいは腹囲を階層化の第一基準とすることについては、重要なテーマであり、必要なデータの収集や研究を進めるととも

に、そのデータ等に基づいて引き続きその在り方について検討することが必要であるということとなった。

（3）現在特定保健指導の対象となっていない者への対応について

> 特定健診の結果、腹囲又はBMIの基準に該当しないため特定保健指導の対象とならない者のうち、血圧、血糖、脂質、喫煙等のリスクがある者への対応の在り方について検討を行った。
> 検討に当たっては、第2回検討会では有識者からヒアリングを行い、第3回・第4回検討会では事務局の提案資料に基づき、議論した。

○ 現在特定保健指導の対象となっていない非肥満者のうち、高血圧、高血糖、高脂質、喫煙といったリスクを有する者への対応の在り方について、まず、これらの者に対して何らかの対応が必要であることについては異論がなかった。

○ また、具体的な対応の在り方については、次のような様々な意見があった。
- 現行制度を維持することを基本として、コストを考慮した上で、非肥満者でリスクのある者への介入の在り方を検討すべきである。
- 特定保健指導の対象に含めて医療保険者の義務としてやるのか、一般衛生部門でやるのか、整理が必要である。
- 特定保健指導の種類を増やすと、現場では元々の特定保健指導の対象者への対応が不十分となる可能性が考えられる。
- 保険者による情報提供の実態や、自治体における特定保健指導の対象とならない者への保健指導の取組状況を把握した上で検討すべきである。
- 薬物治療の意義がより高い層であり、受診勧奨を徹底して、保健指導と医療とが連携して取り組むべきである。
- 受診勧奨が必要な対象者は医療にきちんとつなげることが大切である。
- 肥満、非肥満に関わらずリスク保有者を対象として健診受診や生活習慣改善の重要性を啓発するポピュレーションアプローチの役割が重要であり、このような取組をきちんと評価すべきである。
- 非肥満のリスク保有者に対しては、実効性を高めるために標準的プログラムの中でもう少し踏み込んで書くべきである。
- 軽度高血圧の者は受診しても薬を飲まない者やそもそも受診しない者が多い。現在の標準プログラムの表記だと、意識の高い自治体等は取り組むが、他の団体では全く取り組まないという実態にある。このため、少なくとも何らかの保健指導を義務付けるか、あるいは確実に受診勧奨を行うかの対応が必要である。
- 情報提供が一律に健診結果を送るだけにとどまっているところもあるので、対象者個人の健康状態を認識させることが本来の情報提供であることなどを「標準的な健診・保健指導プログラム」（以下「標準プログラム」という。）に整理するとともに、「特定健康診査・特定保健指導の円滑な実施に向けた手引き」の中で

○ さらに、保健指導を行う場合の内容については、次のような意見があった。
  ・ 非肥満者に対する保健指導を保険者に義務付ける場合には、効果についてエビデンスのあるプログラムが必要である。また、6ヶ月後の評価をどうするのか（血液検査等を実施するか）も課題である。
  ・ 非肥満者への保健指導は肥満解消のプログラムとは異なり、病態を捉えた個別の対応が必要となる。すぐに検査や投薬ができない保健指導の枠組みの中でどのような対応ができるか整理が必要である。
  ・ 非肥満者への保健指導に伴うリスクが不明であるため、介入研究のデータに基づいて検討することが必要である。
  ・ 非肥満でリスクのある者は、肥満者と違ってリスクが表出していないため、動機付けが難しい。

○ 事務局から提案した、血糖、血圧、脂質についてのリスクに応じた対応の指針となる内容を標準プログラムに盛り込むことについては、その方向性についてはおおむね了承を得た。

（4）特定保健指導の在り方について

① ポイント制について

> 「積極的支援」の3ヶ月以上の継続的な支援において、ポイント制が導入され、支援Aで160ポイント以上、支援Bで20ポイント以上の合計180ポイント以上の支援を行うことが必須とされていることについて検討を行った。
>
> 【事務局の提案】
> ・ ポイント制の効果について、引き続き研究によりデータの蓄積を行い検証していく。
> ・ ただし、積極的支援における支援A（積極的関与）、支援B（励まし）については、支援Bの必須（20ポイント以上）を外し、「支援Aを160ポイント以上、合計180ポイント以上」を新たな要件とする。
> ・ また、ポイント制については、現在も柔軟な対応が可能であることを明記するとともに、事例集や研修を通して周知を図る。

○ 積極的支援のポイント制について、評価する観点からは次のような意見があった。
  ・ 対象者の行動変容に至るまでには継続的に働きかけることが重要であり、一定量の継続支援の実施を担保するため、一定の目標を立てる仕組みが必要である。
  ・ 保健指導の最低限の質の担保としてポイントの算定が必要である
  ・ 特定保健指導を委託する場合の尺度としてもポイント制は必要である。

○ 他方で、ポイント制について、次のような問題提起があったが、事務局の提案については、おおむね了承を得た。

- 行動変容が容易でない壮年期の男性には、支援を継続するための励ましや共感（支援B）も重要である。
- 現場ではポイント制の枠にとらわれた保健指導が行われ、ポイントをクリアするための支援計画が対象者から拒否され、特定保健指導の実施率等に影響しているため、柔軟性が持てるようにすべきである。
- 特定保健指導を受ける側がポイント制をどう感じているのかの観点も必要である。
- 必ずしもポイントの多寡によらずに改善結果を出しているところや、ポピュレーションアプローチで効果を上げているところもあり、様々な保健指導の可能性が考えられる。
- 保健指導による改善状況は個々人で異なることから、ポイントによるプロセス評価だけでなく、アウトカム評価の視点を取り入れていくことが必要である。

② **初回面接者と6か月後に評価を行う者との同一性について**

> 特定保健指導の積極的支援において、初回面接者と6ヶ月後の評価者を同一者としていることの必要性についての検討を行った。
>
> 【事務局の提案】
> - 特定保健指導の初回面接者と評価者は同一であることが望ましいが、初回面接から継続支援及び評価までを同一機関で実施する場合など、保健指導実施者間で、情報共有を十分に行える環境がある場合には、初回面接を行った者以外の者が評価を行ってもよいこととする。

○ 初回面接者と評価者を同一としていることについて、次のような意見があり、事務局の提案についてはおおむね了承を得た。
- 保健指導のプロセスを検証する観点からは担当した者が自ら評価を行うことが重要である。
- 保健指導のやりっ放しにしないことが保健指導の質の担保になるので、初回面接者と評価者については、原則は同一であるべきである。
- 情報共有を十分に行える環境にあるなど一定の要件下で同一者でなくてもよいとすることが、現実的な対応である。
- 成果を客観視できるように記録や情報の共有化を図り組織・チームとしてフィードバックすることは、保健指導全体の資質向上や仕組みの改善につながる。

③ 血圧・喫煙のリスクに着目した初回面接の在り方について

> 血圧・喫煙のリスクに着目した保健指導は、生活習慣病を予防する観点から重要であり、健診の機会を捉えて早期に保健指導を実施することが望ましく、その際の初回面接の考え方として
> - 全ての検査結果が出てから行動計画・行動目標を策定する必要があるか（特定健診当日に判明するリスクに着目して保健指導を行い、後日、全ての健診結果が判明してから行動目標・行動計画を見直すことを認めてよいか。また、見直す際、対面による保健指導が必須か。）
> - 特定保健指導の2年目以降の初回面接についての考え方
>
> について議論を行った。

○ 血圧・喫煙のリスクに着目した保健指導を早期に実施することについて、評価する観点からは次のような意見があった。
- できるだけ早期に面接を行うことは、問診・行動変容ステージの確認や、信頼関係を築く上でのプラスとなり重要である。
- 事業所によっては改めて保健指導の機会を確保するのが難しい現状の中で、特定健診当日の意識が高いうちに動機付けを行うことは重要である。

○ しかし、全ての検査結果が出る前に行動計画・行動目標を策定し、後日電話等で補完するという提案については、次のような意見があり、了承は得られなかった。
- 複数のリスクの集積結果を踏まえて指導することで、対象者が体の中で起こっていることの具体的なイメージがわき、保健指導の効果が上がる。
- 血糖値などの結果により、血圧の管理の保健指導も変わるので、血圧、喫煙以外のリスクが分からない段階で、最終的な保健指導はできない。
- 電話による（2回目の）保健指導は、初回面接の一環としての保健指導としては不十分になるおそれがあるので、全ての検査結果が出てからも対面でやるべきである。

○ ただし、2年目以降の初回面接については、次のような条件の下で、2回目は電話での指導により補完できるようにするとの提案については、おおむね了承が得られた。
 <条件>
  ◇ 前年度に特定保健指導を受けて、メタボリックシンドロームや生活習慣改善について理解できており、体重を減量（又は維持）できた者であること
  ◇ 健診当日の高血圧、喫煙の保健指導を対面で実施していること
  ◇ 行動目標・計画の大幅な変更が必要ないこと

○ また、禁煙指導については、喫煙リスクのみで指導すると健診そのものに対する抵抗感が高まり、継続受診や保健指導への影響が懸念されるとの指摘もあったが、

早期の禁煙指導の重要性を強調すべきことについては、おおむね意見の一致をみた。

(5) 特定健診における健診項目について

> 特定健診・保健指導制度の検診項目については、標準プログラムにおいて「知見を集積し、必要に応じて見直しを行う必要がある」とされている。このうち、制度創設時に必須健診項目としての導入が見送られた血清クレアチニン検査の必要性について、有識者から次の点についてヒアリングを行った上で、議論を行った。
> ・CKD（慢性腎臓病）は心血管イベント発症や生活習慣病の発症・悪化の原因といえるか。
> ・生活習慣改善を目的とした保健指導はCKDに対して有効か。
> ・尿蛋白のみの測定ではなく、血清クレアチニン値を追加測定する必要性はあるのか。
> ・血清クレアチニン検査を行うことで、心血管イベント抑制効果、人工透析低減効果、国民医療費抑制効果があるのか。

○ 特定健診の健診項目として、血清クレアチニン検査を追加することの必要性については、次のような議論がなされ、検討会としては健診項目に追加すべきとの結論になった。
- CKDのスクリーニングとしては、尿蛋白の方がより重要である。
- CKDの病期（ステージ）の指標となるeGFR（推算糸球体濾過量）は実測値と比べてばらつきが大きく、腎機能に問題がない者を多く拾い過ぎている。
- 心血管疾患のスクリーニング項目として入れるべきである。
- eGFRはあくまでも推算値であり実測値でないこと、計算式に年齢が加味されていることを踏まえる必要がある。
- eGFRの限界を十分に理解した上で受診者に説明する必要があり、保健指導で安易に薬物治療を指導すべきではない。
- 保健指導判定値、受診勧奨値については、性、年齢、体格等を加味して検討すべきである。
- 尿蛋白は腎イベントの早期発見の指標にもなるが、eGFRの場合では、糖尿病性腎症の早期には、正常、または高値をとることに問題がある。
- 保健指導が人工透析の減少に直接有効であったというデータはないが、保健指導対象者にeGFRを説明することにより、血糖、血圧のリスクコントロールの意識が高まり、保健指導の動機付けとして有効である。
- CKDの診断が加われば、原因疾患を踏まえた栄養指導ができる。
- クレアチニンの表記を小数点以下一位までとする場合に、eGFRの誤差が大きくなるという点、腎機能低下の原因を考慮する必要性、保健指導の方法、クレアチニンと尿蛋白を同時に測定する必要性については議論が必要である。

（6）その他の意見について

そのほか、議論の過程では健診・保健指導の在り方に関する意見として次のような意見が出されたところであり、今後、これらについても引き続き必要に応じて議論を行うことが重要である。

- 広く国民の健康の維持・向上に資するため、また、国民に平等な受診機会を提供するためには、健診項目等を含め、健診・保健指導がどうあるべきかを改めて検討することが必要である。
- ポピュレーションアプローチとハイリスクアプローチの効果的な組み合わせを検討する必要がある。
- 未治療者への支援をどうするかが重症化予防という意味から重要な課題である。
- 市町村保健師の保健指導への効果的・効率的な業務量の配分・投入の在り方について議論すべきである。
- 健康関係の指標は３０歳代から変化するため、３０歳代からの健診・保健指導についても考えるべきである。
- 若い女性のやせの問題は、基本的生活習慣がしっかりしていない可能性が非常に高く、次世代への影響もあることから、しっかりと対処していく必要がある。
- データに基づく分析・研究が可能となるよう、今後もきちんとデータを取れるようにしておくことが重要である。
- 健診結果の通知は、それ自体が健診の重要な一部分であり、本来、医師等が直接本人に測定数値の意義や留意点を伝えるべきであるという点を再度認識すべきである。
- 受診率向上に向け、被保険者に特定健診受診への強制力を働かせる仕組みを考える必要がある。
- 健診受診の中断者の中から重症例が非常に多く出ているため、「健診受診率」のみならず「健診リピーター率」「中断率（継続受診率）」も評価するとともに、少しでも健診に関心を持たせるような仕組みが重要である。
- 受診勧奨の対象であるのに未受診の者は、医療保険者であればレセプトで把握が可能なので、単年度でなく３年間の健診・受療状況を確認し、しっかりと受診勧奨する仕組みを丁寧に書き込むべきである。
- 健診に新たな項目を取り入れるとしても、ハイリスクアプローチでの対処が十分に行えないのであれば、健診項目を増やすのではなく、問診票の項目を増やすこととすべきである。
- 健診にコストをかければそれなりの効果は出せるが、コストの現実性も考慮すべきである。
- 社会経済的問題によって、健診の受診機会が低下することがないよう、市町村としても実施に当たって留意すべきである。

3 当面の対応について

　本検討会では、健診・保健指導の在り方として、特に、特定健診・保健指導制度について、国民の健康の維持向上の観点から、これまでに蓄積された知見等を踏まえ、制度として見直すべき点はないか検討を行ってきた。

　これまでの議論では、制度の骨格に関わる点についても活発な議論がなされ、特定健診・保健指導制度は、生活習慣病予防対策として効果があるものの、循環器疾患の発症リスク等の観点からは、内臓脂肪型肥満に着目している腹囲の扱いについての検証が必要であること、また、現在、特定保健指導の対象となっていない者のうち、リスクを有する者への丁寧な対応が重要な課題であること等については、検討会として共通の認識が醸成された。

　また、今後は、特定健診・保健指導制度を始めとした健診・保健指導について、若年世代からの介入により生活習慣病の発症予防や重症化予防を推進させることが国民の健康を維持向上させるという観点から、客観的なデータや明確な知見に基づいて、根本から議論を行い、その結果を制度に反映することを求めて行くべきとの結論に達した。

　このような前提の下で、現段階において、これまで検討会で醸成された共通認識に基づいて考えられる対応策について、「当面の対応」として取りまとめた。

（1）現在の特定健診・保健指導の枠組み及び腹囲の基準について

○　これまでの研究から、内臓脂肪型肥満に着目した現行制度の下、腹囲を第一基準とした階層化によって選別された対象者への特定保健指導が生活習慣改善の効果をあげている可能性があることが分かった。

○　一方で①循環器疾患の発症リスク、②健診受診率の向上、③国際的な動向といった観点から、現在の特定健診・保健指導の枠組み、特に、腹囲を特定保健指導対象者を選別するための第一基準として用いていることに関し、早急な見直しを求める意見も含めて様々な意見が出された。

○　しかしながら、知見やデータの蓄積等の状況が、内臓脂肪型肥満に着目した特定健診・保健指導制度の枠組みを方向変換するといった明瞭な結論づけを行うには不十分であることから、今後、腹囲基準を含めた制度の在り方について、国際的な動向も踏まえた上で、客観的なデータや明確な知見に基づいた議論が行えるよう、データの蓄積を進めるとともに、計画的に研究・調査を行う必要がある。

（2）特定保健指導非対象者への対応について（別添1）

○　現在特定保健指導の対象となっていない者への個々のリスク（血圧、血糖、脂質、喫煙）に着目した対応の必要性について検討会で共通認識が得られたことを踏まえ、当面の方策として、対応すべきリスクを放置してはならないとの

認識の下、特定保健指導の非対象者への対応が一定の考え方に沿って適切に行われるよう、できる限りの定型化を図った上で、これを指針として標準プログラムに示す。

○　具体的には、各学会のガイドライン等に基づいて、健診結果に基づくリスクの大きさも勘案して整理した表を参考として盛り込むとともに、次のような考え方を示す。

・　医療保険者、事業者、市町村等は、特定保健指導の対象とならない者についても、各ガイドラインや別表を参考にして、保健指導の実施や医療機関に確実に受診させるなど、健診で明らかとなった対応すべきリスクの程度に応じて、きめ細かく適切な対応を行う。

○　なお、表については、別途有識者による検討を行うものとする。

(3) 情報提供の在り方について

○　健診受診者に対する、いわゆる「情報提供」の実施方法や支援内容については、現在も標準プログラムで考え方が示されているものの、保険者によっては画一的な健診結果の提供のみに終わっているものもあるとの指摘も踏まえ、標準プログラムにおいて情報提供の重要性を強調するとともに、医療保険者等に具体的な取組みの例を示す。

○　すなわち、情報提供については、対象者に対して健診結果に基づいた生活習慣の改善についての意識づけを行うこと、医療機関への受診や継続治療が必要な対象者には受診や服薬の重要性を認識させること、健診受診者全員に対し継続的に健診を受診する必要性を認識させることなどの目的を有することを再認識させると共に、これらを満たす内容であるべきことを示す。

(4) 受診勧奨の徹底について

○　標準プログラムでは、医療機関への未受診者や治療中断者に対して受診や治療継続の必要性を指導することの重要性について示しているが、さらに、受診勧奨後の医療機関への受診状況の確認を含めて指導を徹底し、必要な対象者を確実に医療につなぐことが重要であることを示す。

○　特に、現在特定保健指導の対象とならない者のうち、受診勧奨レベルにある者に対しては、医療機関への受療行動に確実に結びつくような情報提供が必要であることから、通知等の送付だけにとどめるのではなく、面接等により受診を促すこと、またその後の受診確認を行い、必要に応じて継続的に支援することが重要であることの考え方も示す。

（5）健診項目の見直しについて

○ 特定健診の健診項目として、血清クレアチニン検査を追加することが望ましいとの結論に至ったことを踏まえ、どのような対応が可能か、今後、国において、特定健診の実施主体たる保険者などとの協議調整に努めることを求めるものとする。

○ また、あわせて、尿蛋白に加えて血清クレアチニン検査を行うことによる心血管イベント抑制・人工透析低減・国民医療費抑制等の効果、血清クレアチニン検査における保健指導判定値、受診勧奨値、保健指導を行う上での留意点等、尿蛋白検査に係る受診勧奨値・保健指導値の設定の要否等についても更に検討していく。

（6）特定保健指導の在り方について

① ポイント制について

○ 積極的支援における3ヶ月以上の継続的な支援について、特定保健指導の実施状況を評価するために導入しているポイント制については、維持する。

○ ただし、保健指導の柔軟性を高めるために、支援A（160ポイント以上）、支援B（20ポイント以上）を必須とし合計180ポイント以上としている取扱いについては、支援Bは励ましや共感として重要な支援であることを踏まえつつ、支援Bを必須条件から外し、支援Aのみで180ポイントを達成してもよいこととする。

○ また、保健指導のさまざまな手法について、事例集や研修を通して周知を図るとともに、今後も引き続き、特定保健指導とポイント制の効果についての検証を行い、ポピュレーションアプローチの効果を含めたアウトカム評価の可能性などについて検討を行うこととする。

② 初回面接と6ヶ月後に評価を行う者との同一性について

○ 対象者との信頼関係の形成や保健指導のプロセス評価等の観点から、初回面接と6ヶ月後の評価は同一者とすることを原則とする考えを示した上で、保健指導実施者間で十分に情報共有ができ、チーム・組織としての統一的な評価方法が構築されているなどの環境が整備されている場合には、初回面接を行った者以外の者が評価を行ってもよいこととする。

③ 血圧・喫煙のリスクに着目した初回面接の在り方について（別添2）

○ 血圧、喫煙は循環器疾患の発症リスクとして重要であることから、健診当日からの対応を含め、特定保健指導における取組を強化する。

○ また、血圧、喫煙に対する保健指導を充実させることと併せ、保健指導の効果的・効率的な実施の観点から、これまでにすでに特定保健指導を受けた経験がある者の2年目以降の初回面接についての考え方を見直すこととする。

〔別添1〕

〔表〕肥満、血糖、血圧、脂質の測定値および喫煙に応じた対応（案）

リスクの大きさ	危険因子（肥満・血糖・血圧・脂質・喫煙）を評価する		
	肥満あり（※1）		肥満なし（※1、2）
	＋リスク2つ以上（※2）	＋リスク1つまで	───
Aゾーン		肥満改善、生活習慣病予防に関する情報提供	一般的な健康づくり情報の情報提供
Bゾーン	特定保健指導＜積極的支援＞	特定保健指導＜動機付け支援＞	当該疾患についての情報提供
Cゾーン	特定保健指導＜積極的支援＞（6ヶ月評価時に該当項目について再確認が望ましい）	特定保健指導＜動機づけ支援＞（6ヶ月評価時に該当項目について再確認が望ましい）	当該疾患に関わる生活習慣改善指導（面接）、医療機関受診
Dゾーン	すぐに受診または、医師と連携して特定保健指導＜積極的支援＞を実施後医療機関管理	確実な受診勧奨または、医師の判断で積極的支援相当の保健指導をすることも可	確実な受診勧奨、受診の確認、医療機関管理

Aゾーン： 今のところ異常なし

Bゾーン： 血糖正常高値・境界型、血圧正常高値。保健指導を実施する。

　　　　　また、リスクが単独ではなく重積する場合など、より積極的な保健指導が必要とされる場合は、必要に応じてCゾーンと同様の対応を行う。

　　　　　なお、以下の＜学会基準等に基づく検査値分類＞ B´ゾーンはCゾーンと同様の対応を行う。

Cゾーン： 学会診断基準では「疾患」と判定されるが、比較的軽症であり、薬物療法よりも生活習慣改善を優先するもの。保健指導を積極的に行うべきである。

【方法①】面接を伴う保健指導を3～6ヶ月実施したあと、該当項目について検査を行う。この評価で十分な改善が認められない場合、又は保健指導が実施できない場合には、医療機関による管理（受診勧奨）とする。

【方法②】医療機関においては、生活習慣管理料, 外来栄養食事指導料, 集団栄養指導料を活用して、保険診療として生活習慣改善指導をする。

Dゾーン： 医療管理下におくことが必須なもの。
　　　　　食事・運動療法も大切ではあるが、薬物治療を要すると考えられる状態。

原則として保険診療対象者であり、生活習慣管理料、外来栄養食事指導料、集団栄養指導料を活用する医師との連携のもと、保健指導機関において積極的支援を併用することが可能である。（ただし薬物治療中の場合には「特定保健指導」に該当しない。）

※1 腹囲が男性85cm、女性90cm未満の場合でも、BMIが25以上であれば肥満と判定される。この場合は、リスク3つ以上が表中の「腹囲＋リスク2以上」、リスク1又は2が「腹囲＋リスク1つまで」と同等の扱いになる。

※2 喫煙は独立した循環器疾患のリスク因子であるので、上記の表にかかわらず、禁煙指導については、別途保健指導を行うことが必要である。特定保健指導では、血圧、血糖、脂質のリスクの1つ以上ある場合にのみ、喫煙歴がカウントされる。

＜学会基準等に基づく検査値分類＞

1．血圧

拡張期＼収縮期	～129	130～139	140～159	160～
～84	A	B	C	D
85～89	B	B	C	D
90～99	C	C	C	D
100～	D	D	D	D

2．血糖、HbA1c

	A	B	B´	C	D
FPG	～99	100～109	110～125		126～
HbA1c（％）	～5.1	5.2～5.5	5.6～6.0		6.1～

Dゾーンでは、眼底検査、eGFRを実施し、合併症に留意すること。

3．脂質

	A	B	C	D
トリグリセライド	＜150		150～299	≧300
LDL	120		140	（≧180）

※ あわせて、市町村、医療保険者、事業者等が特定保健指導非対象者への対応に取り組む場合に、根拠となる条文を参考として示す。

〔別添２〕

特定健診実施後の高血圧、喫煙者に対する対応について

【考え方】
○ 血圧、喫煙のリスクの有無は、通常、特定健康診査での計測及び質問表への記入により、その場で判明する一方、血液検査などその他の健診結果が本人に通知されるまでには期間を要している実態（※）にある。
※ 被用者保険では３ヶ月以上４ヶ月未満が最も多く、市町村国保では２ヶ月以上３ヶ月未満が最も多い。（特定健診・保健指導の保険者調査より）
○ 血圧及び喫煙のリスクに着目した保健指導は、生活習慣病を予防する観点から重要であり、対象者の行動変容をもたらすためには、早期に機会を捉えて実施することが望ましい。
○ 他方で、初回面接では、対象者が、健診結果によるリスクの保有状況から、代謝等の自身の身体に起こっているメカニズムと生活習慣との関係を理解した上で行動目標・行動計画を策定する必要があるため、原則としてすべての健診結果が判明してから実施する必要がある。
○ また、前年度にも特定保健指導を受けた者については、すでに身体のメカニズムと生活習慣との関係や生活習慣改善の必要性等について理解していることから、信頼関係が築けていれば、２年目の初回面接は対面を必須としなくてもよいのではないかという意見もある。

【対処方針】
● 特定保健指導の対象となりうる者に対し、健診当日に血圧や喫煙に着目した保健指導を対面で行った場合であっても、すべての健診結果が判明してから改めて、対面により、健診結果や生活習慣の振り返りを行った上で、行動目標・行動計画を策定することが必要である。
● ただし、健診当日に血圧や喫煙に着目した保健指導を対面で実施した対象者で、前年度に同一の機関から保健指導を受けており、メタボリックシンドロームや生活習慣改善について理解できており、健診の結果、各検査数値が悪化しておらず、行動目標及び行動計画の方向性に大幅な変更を必要としないと判断しうる場合については、健診結果がすべて判明してからの保健指導は、対面によらなくてもよいこととする。ただし、本人が行動目標、行動計画の変更を望むなど、対面による指導が必要な場合にあってはこの限りではない。
● また、人間ドック健診等、全ての健診結果が健診当日に判明している場合には、健診当日に初回面接としての対面での検査結果の説明、生活習慣の振り返りとともに行動目標・行動計画の策定をしてもよいこととする。
● なお、禁煙指導については、健診の受診が禁煙の動機付けを促す機会となるよう、対象者の禁煙意向を踏まえ、喫煙者に禁煙の助言や情報提供を行い、禁煙したい喫煙者には、禁煙外来や地域・職域で実施される禁煙指導、薬局・薬店等を紹介するよう努めるべきであることを標準プログラムに記載する。
● さらに、血圧及び喫煙に着目した保健指導は、特定保健指導の対象者となりうるか否かに関わりなく実施すべきものであることについても、標準プログラムに記載する。

特定保健指導の2年目以降の初回面接についての考え方（イメージ）

前年度に特定保健指導を受けて、メタボや生活改善に対して理解できている
（体重が減量できている、または増加していない）

- はい →
  - ① 健診当日に高血圧、喫煙についての保健指導を対面で実施している。
    - いいえ → ②-A 面接により支援を行う
    - はい →
      - 前年度と比較して数値の変動が大きく、行動目標及び行動計画の方向性や支援の内容について大幅な変更が必要ないか（※）
        ※ 本人が行動目標や行動計画の変更を望むなど、対面での保健指導が必要ないかの確認を前提とする。
        - 必要がある → ②-A 面接により支援を行う
        - 必要がない → ②-B 電話による支援も可能
- いいえ → ②-A 面接により支援を行う

【留意点】
- 〇 健診結果の経年変化をグラフ等でわかりやすく示した健診結果を事前に送付しておくこと。
- 〇 健診結果や質問票を踏まえ、対象者に応じた改善方法に役立つ情報や社会資源情報を、健診結果と併せて適宜提供送付すること。
- 〇 保健指導の記録には、電話で行った理由を記載することが望ましい。

第二期特定健康診査等実施計画期間に向けての
特定健診・保健指導の実施について
(とりまとめ)

平成 24 年 7 月 13 日
保険者による健診・保健指導等に関する検討会

Ⅰ　はじめに

○　糖尿病等の生活習慣病は自覚症状が無く進行し、現在の我が国における死亡や要介護状態となること等の主な原因の一つともなっている。健康で長生きをすることは万人の願いであり、国民の健康に関する情報や知識への関心は高いが、健診受診率等の現状は十分なものとは言えない。このため確実に健診を受診することで自らの健康状態を把握し、生活習慣の改善を図ることで、生活習慣病を予防する取組みを進め、「健診なくして健康長寿なし」との考え方の下、国民一人一人が主体的に健診を受けることが極めて重要である。

○　平成 18 年の医療制度改革において、医療保険者にその実施を義務付ける特定健診・保健指導の仕組みが導入され、20 年度以降実施されてきた。この特定健診・保健指導は、内臓脂肪型肥満に着目した健診・保健指導を行うことにその特色がある。これは、内臓脂肪の蓄積が生活習慣病の発症に大きく関与していることが、近年、明らかとなっていることから、内臓脂肪を蓄積している者に対して運動や食事等の生活習慣の改善を促し、内臓脂肪を減少させることにより、生活習慣病の予防を行うことができるという考えに基づくものである。

○　現在、制度施行から 4 年が経過したところであるが、特定健診、特定保健指導の実施率は、それぞれ 43.3%、13.7%（22 年度速報値）と、それぞれの目標である 70%、45%とは相当の開きがある状況にある。
　生活習慣病の予防を進めるためには、国民運動としての健康づくりの気運の高まりや、特定健診・保健指導の実施率の向上が必要であり、保険者による取組の今後の在り方を議論するために 23 年 4 月に本検討会を立ち上げた。本検討会では、これまでの保険者の実施面における課題等を整理した上で、25 年度から 29 年度までの第二期の特定健診等実施計画の期間での在り方等について 10 回に渡って議論したところであり、その結果を、ここにとりまとめる。

Ⅱ 今後の基本的な方向性

○ 保険者による健診・保健指導について、第二期特定健診等実施計画の期間においては、こうした特定健診・保健指導の枠組みを維持し、国及び保険者において、その実施率向上に向け、取り組むこととする。また、今後もエビデンス（科学的根拠。以下同じ）を蓄積し、効果の検証に取り組むとともに、国において、必要に応じ、運用の改善や制度的な見直しの検討を行う。

Ⅲ 第二期特定健診等実施計画の期間における具体的な実施のあり方
１．特定健診・保健指導の枠組みについて
①腹囲基準について

○ 本検討会においては、現行では特定保健指導の対象となっていない非肥満者について、保健指導等の何らかの対応が必要との意見があった。一方で、法的な義務を負った事業として内臓脂肪型肥満への対策を考えると、特定保健指導対象者選定の第一基準である腹囲は堅持していくべき、といった意見や、自ら測ることができる腹囲基準は国民運動としての観点からも重要、といった意見もあった。

○ また、科学的な見地からの検討を行った「健診・保健指導の在り方に関する検討会」においても、腹囲基準を含めた現行制度の在り方について議論するためには、まずはエビデンスの蓄積等を行うこととされた。

○ こうしたことから、腹囲を、特定保健指導対象者選定の第一基準とすることの適否については、別途、科学的な見地からの検討を待った上で、改めて検討することとし、第二期特定健診等実施計画の期間においては、保険者による特定健診・保健指導としては、生活習慣病の要因としての内臓脂肪型肥満に着目した現行の特定保健指導対象者選定の基準を維持することとする。

②特定保健指導非対象者への対応

○ 非肥満でリスク（血圧、血糖及び脂質が基準値を超えていること並びに喫煙歴があることを指す。以下同じ）がある者については、その態様に応じて保健指導を行う必要性や特に非肥満で受診勧奨判定値以上の者に適切に健診結果の情報提供を行うことの重要性をしっかり意識するべき、といった意見があった。一方で、保険者の事業として行う場合には、保健指導の定型化されたプログラムの策定が必要との意見もあった。

〇 保険者の取組みとしては、腹囲を基準としたリスクのある者への対応が重要であるが、一方で、特定保健指導対象とならないがリスクのある者への対応の必要性も認められるところである。こうした者への対応は、特定保健指導とはしないものの、保健指導の標準的な方法や医療機関への受診勧奨などの望ましい措置について記載される見込みである「標準的な健診・保健指導プログラム」（以下「標準プログラム」という。）の内容について関係者への周知に努めることとする。

③健診項目について
〇 CKD（慢性腎臓病）の病期の状況把握といった医学的な見地からなされた検討の結果は、血清クレアチニン検査を、健診項目として追加することが望ましいとの内容であったが、保険者の事業としての観点からは、内臓脂肪型肥満との関連性や特定保健指導による改善可能性、事業主健診に盛り込まれるか否か、といった点が課題として提示された。

〇 これらを踏まえ、血清クレアチニン検査の有用性については、「特定健康診査・特定保健指導の円滑な実施に向けた手引き」（以下「手引き」という。）等で周知を図るとともに、特定健診の項目に加えるか否かについては、上記の課題への対応状況を踏まえ、将来、第三期特定健診等実施計画の計画期間の初年度である平成30年度に向けて、関係者との調整を行い、特定健診受診の翌年に必要に応じて受診する特定健診の詳細健診の項目とすることも含め、改めて検討する。

２．第二期特定健診等実施計画期間における目標について
〇 平成25年度から29年度までの第二期特定健診等実施計画の期間においては、引き続き特定健診・保健指導について、24年度までの目標であった特定健診実施率70％、特定保健指導実施率45％の目標を維持し、その達成に努めることとする。

〇 平成27年度までにメタボリックシンドロームの該当者及び予備群の数を20年度対比で25％減少させるとの目標については、従来から政府の方針であることも踏まえ、29年度までの次期目標としても、同様の25％減少を掲げることとする。ただし、これまでの実績から、個々の保険者単位で見た場合に、被保険者の構成の変化等によって、特定健診・保健指導の実施率が高い保険者においても特定健診・保健指導の取組みへの努力が必ずしも減少率に反映されていない場合が散見されたことから、個々の保険者の目標とはせず、保険者が自らの特定保健指導の効果を個別に検証するための指標として推奨する。

なお、この目標については、従来、保険者の努力によって減少を図った部分を目

標とすることが妥当、との考え方から、特定保健指導対象者の減少率としていたが、今後は、保険者個々の目標とはしないことを踏まえ、いわゆる内科系8学会の策定した基準であるメタボリックシンドロームの該当者及び予備群の減少率を目標とする。

○ 保険者種別毎の目標については、上記の特定健診・保健指導の実施率目標を全国で達成するために、一定の上限を置いた上で、各保険者種別の実施率の実績を同程度引き上げると仮定して設定することとし、特定健診の実施率の目標は、市町村国保60％、国保組合70％、全国健康保険協会（含む船員保険）65％、単一健保90％、総合健保（含む日本私立学校振興・共済事業団）85％、共済組合90％とする。また、特定保健指導の実施率の目標は、市町村国保60％、国保組合30％、全国健康保険協会（含む船員保険）30％、単一健保60％、総合健保（含む日本私立学校振興・共済事業団）30％、共済組合40％とする。

また、これらの目標を達成した保険者等、顕著な実績を挙げた保険者について、国において適切に顕彰を行う等、広くその成果の周知を図る。

○ なお、全国目標や保険者種別毎の目標については、進捗状況の評価を行い、必要があれば、第二期特定健診等実施計画の計画期間内であっても、目標の見直しも含めて関係者の参画の下で検討を行う。

3．特定健診・保健指導の実施率向上に向けて
①より一層の意義の啓発・普及

国民運動として実施していくためには、40歳から74歳までの被保険者本人や被扶養者自身に加えて、今後特定健診の対象となる40歳未満の者に対しても内臓脂肪を増加させないための啓発や40歳以上になったときに活用すべき本制度について周知することが必要である。また、特定健診の対象とならない75歳以上の者においても健診に対する意識を持ち、国民一体として健診の意義を認識することが重要である。国において啓発・広報にこれまで以上に取り組むとともに、保険者においては、被保険者証の更新時などのタイミングを捉えて健診受診等の意義を啓発し、重要性の周知を図っていくことが重要である。また、医療関係者や事業主等の様々な主体から健診受診等の必要性の啓発・周知が適切に行われるよう協力を求めていくこととする。

②未受診者への対応
ⅰ）受診勧奨の徹底

○ 特定健診未受診者への受診勧奨についてはまだ十分に行われていないことから、

各保険者において、未受診者に対する受診勧奨を少なくとも1回は行うよう努める。特に被扶養者に対しては、確実に情報が届くように勧奨を行うことが必要である。

ⅱ) 被扶養者への実施率向上について
○ 被用者保険の被扶養者への特定健診・保健指導の実施率向上については、関係者から市町村国保への委託を活用すべきとの意見があった。こうしたことから、被用者保険の保険者が、市町村国保の同意の下に特定健診・保健指導を委託する場合に限り、外部の機関への業務の全部又は主たる部分の委託を認めることとし、再委託の要件の見直しを行う。

○ さらに今後、①市町村国保が被用者保険の被扶養者への特定健診実施の受託に同意した場合で、②被用者保険の保険者が対象者を明示し、③個別に対象者が所在する市町村国保それぞれと個別に契約を締結することを前提に、市町村国保に委託する場合の円滑な費用決済やデータの授受の方法等について、実務担当者によるワーキンググループで議論する。また、市町村国保への委託に関しては、実施する場合の市町村国保の事務負担増に十分な配慮を行う必要がある。

ⅲ) 関係者の間でのデータ連携
○ 過去の健診データを保険者が保有することは、保健事業を効果的に実施する上で有意義であり、対象者が加入する保険者から他の保険へ異動となった場合の保険者間での健診データの受け渡しについては、制度として位置づけられている。しかしながら、この制度は、個人情報保護の観点から、本人の同意を得る手続きを要するため、あまり活用されていない。このため、個人情報保護に関する現行の制度との整合性を確保しつつ、本人同意のための手続きの簡素化を検討することとする。

○ 特定健診の主な未受診理由の中には、「医療機関に受療中」といった内容のものがある。保険者は、特定健診に相当するデータを入手すれば特定健診の実施に代え、特定保健指導につなげることや、適切な受診勧奨を行うこと等が可能となる。重複した検査項目を避けることによって、受診者の負担や社会的なコストを低減させる観点から、今後、医療機関、保険者等が連携した上で、診療における検査データと特定健診のデータを重複の無いように一定の活用を図ることを検討する。ただし、その際、活用できる検査データの作成時期、連携するデータ様式や本人同意をとるための手続き等について決定する必要があることから、地域での取組みの実情を踏まえて、どのようなことが実施可能かについて、実務担当者によるワーキンググループで議論する。

〇 事業主健診データの保険者への円滑な提供については、事業主等に対して協力要請を行ったところであり、引き続きこうした取組みを進める。
　また、現在、労働安全衛生法（昭和四十七年法律第五十七号）に基づく事業主健診では電子的なデータ様式が定まっていないが、特定健診実施機関が事業主健診を受託している場合には、当該機関から特定健診の様式に沿って医療保険者へデータ提供することも有効と考えられる。
　したがって、特定健診実施機関において実施を受託している事業主健診の対象者が多く、システム対応ができている等、費用対効果が認められる場合において、事業主から保険者へのより円滑なデータ提供を図るため、事業主は①事業主健診を委託する際に、対象者の保険者、記号・番号を明記し、②それに基づき事業主の委託を受けて実施機関が特定健診の様式（XML形式）に従い、医療保険者へデータ提供を行う、ことの普及に向けて、今後、事業主健診の実態を踏まえて、実務担当者によるワーキンググループで議論する。
　なお、このワーキンググループでは、人間ドック健診等のその他の健診とのデータ連携を含め検討する。

ⅳ）主体的な特定健診受診の促進
〇 一層の健診の受診率向上のために、対象者に受診を義務付けるべきである、といった意見もあった。こうしたことを踏まえ、特定健診受診率を向上させるために、加入者が主体的に特定健診を受診することを促進する仕組みが考えられるかどうかについて、今後の検討課題とする。

③継続受診について
〇 特定健診の受診率向上にあたっては、対象者が継続して特定健診を受診することも必要である。そのためには対象者が継続受診することについて必要性を感じることが重要であり、この観点からは、健診結果の通知と同時に経年的な受診の必要性を周知するなど、充実した情報提供を行うことが重要である。

④実施形態について
〇 特定健診の実施形態には、集団健診（検診車などで、特定の場所・期日に実施する形態）と、個別健診（対象者が個別に任意の日時に健診機関等で受診する形態）がある。
　こうした特定健診の実施形態については、健診機関等の多寡や対象者の所在状況などの状況を勘案して保険者が適切に判断する必要がある。

〇 被用者保険の保険者や市町村国保が市町村の衛生部門と連携し、がん検診と特定健診の同時実施を行うことについては、従来から国においても推奨してきた。今後も、保険者協議会等が主体となってこうした取組みを行うことを推進する。その場合、複数の保険者や自治体が協働して連携を行い、特定健診とがん検診等の同時実施に取り組むことについて、一定の地域で先駆的に取り組むことや受診券の送付方法の工夫も含め、推進策を検討する。

⑤保険者協議会の一層の活用
〇 市町村国保や被用者保険の保険者が連携した事業実施を行うことを協議する場として、保険者協議会がその機能を一層発揮する必要がある。
　例えば、地域の実情に応じて保険者が連携して集団健診や個別健診などの健診の実施形態を選択することや複数の保険者が自治体と連携してがん検診等の同時実施を行うことを検討する等、保険者協議会は現行の枠にとどまらずその機能の発揮を促進する。

⑥情報提供の充実等について
〇 特定健診の受診者全体に対して行う情報提供については、特定健診受診者が自らの健康状態を把握し、生活習慣を改善又は維持していくことの利点を感じ、動機付けの契機となるよう、よりきめ細かな情報提供が保険者からなされることが必要である。このため保険者等における好事例を調査し、その知見を他の保険者において共有できるようにするとともに、その考え方について、手引きの見直しを行い、周知に努める。その他、特定健診・保健指導の実施率を向上させるための方策についても好事例を調査し、周知に努める。

〇 特定健診の結果、受診勧奨判定値以上の者については、医療機関への適切な受診勧奨がなされることが必要であることから、今後、標準プログラムに記されることとなる医療機関への受診勧奨の考え方などを踏まえ、手引き等を見直した上で、関係者への周知に努める。

4．特定保健指導の実施方法について
①ポイント制について
〇 特定保健指導を実施する現場の創意工夫をより重視する観点から、積極的支援について、現行の180ポイントのポイント制は維持することとした上で、現在、支援A（計画の進捗状況の確認等）と支援B（励ましや賞賛）に分かれているプログ

ラムについて、支援Ａのみで１８０ポイントを達成してもよいこととする。また、今後、特定保健指導の効果についてエビデンスを蓄積した上で、成果に着目した評価の可能性も含め、将来的な在り方を検討していく。

②健診受診日に初回面接を開始するための方策について
ⅰ）初回面接者と６ヶ月後評価者の同一性について
〇 特定保健指導の実施率向上の観点から、健診受診日に初回面接を開始することを推進するために初回面接者と６ヶ月後評価者が同一人でない場合を認めることも有効と考えられる。

〇 この実施にあたっては、チーム・組織としての統一的な評価方法が確保されていることが必要なため、基本的には同一機関内において、十分な情報共有が行われているなどの一定の要件の下に、初回面接と６ヶ月後の評価は同一者でなくてもよいこととし、情報共有の方法等については、今後、実務担当者によるワーキンググループで検討を行うこととする。

ⅱ）２年目の特定保健指導の特例
〇 原則として特定保健指導を保険者が直営で行っている場合について、健診受診日に血液検査の結果がない２年目の特定保健指導対象者（前年度の特定保健指導利用者であって、当該年度に継続して特定保健指導対象者となった者）への特定保健指導の実施について、一定の柔軟化を行うこととし、その実施方法の詳細については、実務担当者によるワーキンググループにおいて検討を行うこととする。

ⅲ）集合契約における取扱い
〇 健診受診日に初回面接を開始することを推進するため、全ての検査結果が得られていることを前提に、集合契約においても、保険者が同意する場合には、健診受診日に保健指導を開始することを可能とすることを検討する。ただし、この場合においても、初回面接と６ヶ月後評価者は、同一機関に所属している等の要件を満たさない限り、同一人でなければならない。
　なお、保険者による同意の有無を確認する方法等については、実務担当者によるワーキンググループで検討を行うこととする。

③労働安全衛生法に基づく保健指導との連携
　事業主は、労働安全衛生法の規定に基づき、健診の結果、特に健康の保持に努める必要があると認める労働者に対し、保健指導を行うよう努めなければならないとされ

ているが、指導の詳細な内容や記録の保存については規定されていない。
　こうした事業主における保健指導の取組みについても、可能な限り特定健診・保健指導との連携を進め、必要があれば、労働安全衛生法に基づく保健指導を、特定保健指導と一体的に実施することも必要である。

５．後期高齢者支援金の加算・減算制度について

○　後期高齢者支援金の加算・減算制度は、後期高齢者の支援金を各保険者が分担している現行制度を前提とすれば、75歳以上の高齢者の医療費の適正化に資する保険者は、全体の保険者の財政にも貢献していると考えられること等から、制度に盛り込まれたものである。

○　この後期高齢者支援金の加算・減算制度については、
・既に加算・減算制度が実施されることを前提に特定健診・保健指導に積極的に取り組んだ保険者もいることから、こうした取組みの実績を残した保険者には、支援金を減算することで利益を還元すべき
・実施率の向上の観点からは、何らかのインセンティブ（誘引策）が必要、
といった意見があった。一方で、
・実施にあたっては医療費への効果に関するエビデンスを明示すべき
・保険者が制度毎に公平に実施できる状態でない中で、実績を単純に比較することは不適切
・医療費の適正化に資する取組みは、この他にもあることから、特定健診・保健指導の取組みのみを以て保険者を評価することは不適切
といったことから制度そのものに賛同しない、あるいは制度を廃止すべきとの強い意見もあった。
　こうしたことを踏まえ、高齢者医療制度の見直しの際には、この加算・減算制度の在り方について改めて検討することを前提に、現行の法律で規定されている加算・減算制度を平成25年度から施行するほかないとすれば、その実施方法としては、以下の方法が考えられる。

○　平成25年度以降の後期高齢者支援金の加算・減算制度の実施については、以下の方針とする。
　（１）保険者種別毎の様々な事業を考慮するために、特定健診・保健指導の実施率について、実施率の調整を行う。ただし、実施率が０％の場合は調整は行わないこととする。
　（２）保険者に負担を求めるのであれば明確な根拠が必要との観点から、加算・減

算制度の施行にあたっては、まず加算する保険者と加算率を決定し、同額を減算する保険者の支援金から減算する。
(3) 加算率は、平均的な保険者が特定健診・保健指導に要する費用を勘案して0.23%に設定する。
(4) 調整後の特定健診実施率と特定保健指導実施率を乗じて得られる調整済実施係数を基礎として保険者の取組みを評価することとし、加算の対象となる保険者は特定保健指導の実施率が実質的に0%の保険者を対象とする。
(5) ただし、災害等の保険者の責に帰すことのできない事由により特定健診・保健指導の体制が整備又は維持できなくなった場合や、体制は整備したものの小規模であるために結果として特定保健指導の実施率が実質的に0%となった保険者については個別に加算を適用しないこととする。
(6) 第一期特定健診等実施計画の実績評価である25年度支援金の加算・減算にあっては、特定健診・保健指導の実施率の第一期特定健診等実施計画の参酌標準を両方達成した保険者を減算対象とする。
(7) 25年度から29年度の各年度の実績に基づき、年度毎に行われる26年度支援金から30年度支援金の加算・減算制度についても、上記(1)から(5)は同様としつつ、減算対象となる保険者については、22年度速報値における特定健診・保健指導の実績で、第一期特定健診等実施計画の減算対象保険者数と同程度の対象者が選定されることとなる調整済実施係数0.65以上の保険者を対象とする。
(8) 特定健診・保健指導の実施年度の翌年度当初には、まだ実績が確定しないことから、実施年度の翌年度当初からの概算後期高齢者支援金の支払いには加算・減算は適用せず、2年後の確定後期高齢者支援金の精算の際に加算・減算を適用する。したがって実際の加算・減算を反映させるのは、25年度確定後期高齢者支援金の精算が行われる27年度からとなる。

6．その他
①治療中の者への保健指導の実施について
○ 現状、治療中の者への保健指導は特定保健指導の実績として認められていないが、既に、医師の下で医学的な管理を受けている者に対しても、主治医等の関係者と適切に連携を行うことによって、保険者が、さらに効果的な保健指導を実施することができるとの研究結果があった。

　こうしたことから、保険者と医療機関等との連携による治療中の者に対する保健指導については、引き続き特定保健指導とはしないものの、好事例を収集し、関係者に周知するとともに、取組方法の類型化を検討する等、その取組みを促進する。

②HbA1cの表記の見直しについて
○ HbA1c検査の結果表記が、平成24年度から日常臨床の現場において、従来のJDS値から国際標準となっているNGSP値へ変更となったことを踏まえ、日常臨床での普及状況を勘案して、25年度から特定健診・保健指導についての受診者に対する結果通知及び保険者への結果報告におけるHbA1cの表記を、NGSP値で行うことについて、今後、実務担当者によるワーキンググループ等で協議する。

③特定保健指導を担う人材育成等
　特定保健指導は、技術・手法等の不断の向上を図ることが重要であり、随時、関係者において知見の共有・研鑽を図ることが必要である。
　こうした観点から、国や自治体、保険者等の関係者において、定期的な研修や情報提供等を通じて、不断に特定保健指導の人材育成（保健指導の実施機関の確保を含む。）に努め、その活用を図っていく必要がある。

④看護師が保健指導を行える暫定期間の延長について
○ 現行の実施状況を見ると、特定保健指導の実施者の一定割合を看護師が担っている状況であり、従来から産業保健の分野において看護師が活躍してきた経緯もあることから、事業所に勤務する看護師数は保健師数を上回っている状況にある。

○ 平成24年度末で一定の要件を満たす看護師が保健指導を行える経過措置を廃止した場合には、特に事業所において、特定保健指導の実施者が確保できない恐れが生じるため、29年度末まで看護師の暫定期間を延長することとし、併せて看護師を特定保健指導の実施者とする保険者において、現に従事する看護師の雇用に配慮しつつ、体制整備に努めることを求めることとする。

⑤特定健診時に服薬中であった者の受診率算定上の取扱いについて
○ 服薬を行っていたが、特定健診時に受診者が自らの服薬状況を正確に把握していなかったために対象者に選定されてしまった者については、特定保健指導の実施率の分母から除外してもよいこととする。この場合の算定方法等の詳細についての実務上の課題などについては、今後、実務担当者によるワーキンググループで検討する。

⑥費用対効果やエビデンスの蓄積
○ 引き続き特定健診・保健指導の生活習慣病予防や医療費への効果のエビデンス等

を蓄積し、専門的な知見を踏まえた検証を進めていくことが必要である。また、こうした検証の成果については、わかりやすく定期的・継続的に公表すること等を通じて、適時に関係者に周知を図るよう努めることとする。

Ⅳ　第二期特定健診等実施計画に向けたスケジュールについて

○　第二期特定健診等実施計画へ向けたシステム改修の詳細については、別途ワーキンググループでの関係者間での検討を継続することとし、できる限り早期に詳細を決定することにより、各保険者等においてシステム改修を行うことが必要である。

　　また、今回とりまとめた事項については、平成25年度以降の円滑な実施に向けて、関係する政省令、告示、関連通知等の見直しを行い、保険者等の関係者への周知・説明を徹底していくこととする。

　　さらに、今回の議論で明らかとなった特定健診・保健指導についての論点や課題については、引き続き、国において検討を続けることとする。

Ⅴ　終わりに

○　今後、高齢化の進展等により医療費や保険料の増大が見込まれる中で、医療保険制度の持続可能性を確保していくためには、給付の重点化や制度運営の効率化を図っていくことが必要であり、その中で生活習慣病の予防に重点を置いた保険者の取組みである特定健診・保健指導は、極めて重要である。

○　国は、特定健診・保健指導がこうした意義を十分に果たせるよう今後もその枠組みや評価の在り方、医療費適正化の効果の検証や実施率向上に向けた施策を検討し、その円滑な実施に取り組んで行くこととする。

　　その上で第三期特定健診等実施計画の期間が開始される平成30年度よりも前の時期を目途に、改めてその時点における知見を踏まえ、在り方を検討するものとする。

○厚生労働省告示第四百三十号
　健康増進法（平成十四年法律第百三号）第七条第一項の規定に基づき、国民の健康の増進の総合的な推進を図るための基本的な方針（平成十五年厚生労働省告示第百九十五号）の全部を次のように改正し、平成二十五年四月一日から適用することとしたので、同条第四項の規定に基づき公表する。
　平成二十四年七月十日

厚生労働大臣　小宮山洋子

　　国民の健康の増進の総合的な推進を図るための基本的な方針
　この方針は、21世紀の我が国において少子高齢化や疾病構造の変化が進む中で、生活習慣及び社会環境の改善を通じて、子どもから高齢者まで全ての国民が共に支え合いながら希望や生きがいを持ち、ライフステージ（乳幼児期、青壮年期、高齢期等の人の生涯における各段階をいう。以下同じ。）に応じて、健やかで心豊かに生活できる活力ある社会を実現し、その結果、社会保障制度が持続可能なものとなるよう、国民の健康の増進の総合的な推進を図るための基本的な事項を示し、平成25年度から平成34年度までの「二十一世紀における第二次国民健康づくり運動（健康日本21（第二次））」（以下「国民運動」という。）を推進するものである。
第一　国民の健康の増進の推進に関する基本的な方向
　一　健康寿命の延伸と健康格差の縮小
　　　我が国における高齢化の進展及び疾病構造の変化を踏まえ、生活習慣病の予防、社会生活を営むために必要な機能の維持及び向上等により、健康寿命（健康上の問題で日常生活が制限されることなく生活できる期間をいう。以下同じ。）の延伸を実現する。
　　　また、あらゆる世代の健やかな暮らしを支える良好な社会環境を構築することにより、健康格差（地域や社会経済状況の違いによる集団間の健康状態の差をいう。以下同じ。）の縮小を実現する。
　二　生活習慣病の発症予防と重症化予防の徹底（ＮＣＤの予防）
　　　がん、循環器疾患、糖尿病及びＣＯＰＤ（慢性閉塞性肺疾患をいう。以下同じ。）に対処するため、食生活の改善や運動習慣の定着等による一次予防（生活習慣を改善して健康を増進し、生活習慣病の発症を予防することをいう。）に重点を置いた対策を推進するとともに、合併症の発症や症状の進展等の重症化予防に重点を置いた対策を推進する。
　　　（注）がん、循環器疾患、糖尿病及びＣＯＰＤは、それぞれ我が国においては生活習慣病の一つとして位置づけられている。一方、国際的には、これら四つの疾患を重要なＮＣＤ（非感染性疾患をいう。以下同じ。）として捉え、予防及び管理のための包括的な対策を講じることが重視されているところである。
　三　社会生活を営むために必要な機能の維持及び向上
　　　国民が自立した日常生活を営むことを目指し、乳幼児期から高齢期まで、それぞれのライフステージにおいて、心身機能の維持及び向上につながる対策に取り組む。
　　　また、生活習慣病を予防し、又はその発症時期を遅らせることができるよう、子どもの頃から健康な生活習慣づくりに取り組む。
　　　さらに、働く世代のメンタルヘルス対策等により、ライフステージに応じた「こころの健康づくり」に取り組む。
　四　健康を支え、守るための社会環境の整備
　　　個人の健康は、家庭、学校、地域、職場等の社会環境の影響を受けることから、社会全体として、個人の健康を支え、守る環境づくりに努めていくことが重要であり、行政機関のみならず、広く国民の健康づくりを支援する企業、民間団体等の積極的な参加協力を得るなど、国民が主体的に行う健康づくりの取組を総合的に支援する環境を整備する。
　　　また、地域や世代間の相互扶助など、地域や社会の絆、職場の支援等が機能することにより、時間的又は精神的にゆとりのある生活の確保が困難な者や、健康づくりに関心のない者等も含めて、社会全体が相互に支え合いながら、国民の健康を守る環境を整備する。

五　栄養・食生活、身体活動・運動、休養、飲酒、喫煙及び歯・口腔の健康に関する生活習慣及び社会環境の改善
　　上記一から四までの基本的な方向を実現するため、国民の健康増進を形成する基本要素となる栄養・食生活、身体活動・運動、休養、飲酒、喫煙及び歯・口腔の健康に関する生活習慣の改善が重要である。生活習慣の改善を含めた健康づくりを効果的に推進するため、乳幼児期から高齢期までのライフステージや性差、社会経済的状況等の違いに着目し、こうした違いに基づき区分された対象集団ごとの特性やニーズ、健康課題等の十分な把握を行う。
　　その上で、その内容に応じて、生活習慣病を発症する危険度の高い集団や、総人口に占める高齢者の割合が最も高くなる時期に高齢期を迎える現在の青壮年期の世代への生活習慣の改善に向けた働きかけを重点的に行うとともに、社会環境の改善が国民の健康に影響を及ぼすことも踏まえ、地域や職場等を通じて国民に対し健康増進への働きかけを進める。
第二　国民の健康の増進の目標に関する事項
　一　目標の設定と評価
　　　国は、国民の健康増進について全国的な目標を設定し、広く国民や健康づくりに関わる多くの関係者に対してその目標を周知するとともに、継続的に健康指標の推移等の調査及び分析を行い、その結果に関する情報を国民や関係者に還元することにより、関係者を始め広く国民一般の意識の向上及び自主的な取組を支援するものとする。
　　　また、国民の健康増進の取組を効果的に推進するため、国が具体的な目標を設定するに当たっては、健康づくりに関わる多くの関係者が情報を共有しながら、現状及び課題について共通の認識を持った上で、課題を選択し、科学的根拠に基づくものであり、かつ、実態の把握が可能な具体的目標を設定するものとする。
　　　なお、具体的目標については、おおむね10年間を目途として設定することとし、国は、当該目標を達成するための取組を計画的に行うものとする。また、設定した目標のうち、主要なものについては継続的に数値の推移等の調査及び分析を行うとともに、都道府県における健康状態や生活習慣の状況の差の把握に努める。さらに、目標設定後5年を目途に全ての目標について中間評価を行うとともに、目標設定後10年を目途に最終評価を行うことにより、目標を達成するための諸活動の成果を適切に評価し、その後の健康増進の取組に反映する。
　二　目標設定の考え方
　　　健康寿命の延伸及び健康格差の縮小の実現に向けて、生活習慣病の発症予防や重症化予防を図るとともに、社会生活を営むために必要な機能の維持及び向上を目指し、これらの目標達成のために、生活習慣の改善及び社会環境の整備に取り組むことを目標とする。
　　1　健康寿命の延伸と健康格差の縮小
　　　　健康寿命の延伸及び健康格差の縮小は、生活習慣の改善や社会環境の整備によって我が国において実現されるべき最終的な目標である。具体的な目標は、日常生活に制限のない期間の平均の指標に基づき、別表第一のとおり設定する。また、当該目標の達成に向けて、国は、生活習慣病対策の総合的な推進を図るほか、医療や介護など様々な分野における支援等の取組を進める。
　　2　主要な生活習慣病の発症予防と重症化予防の徹底
　　　　我が国の主要な死亡原因であるがん及び循環器疾患への対策に加え、患者数が増加傾向にあり、かつ、重大な合併症を引き起こすおそれのある糖尿病や、死亡原因として急速に増加すると予測されるＣＯＰＤへの対策は、国民の健康寿命の延伸を図る上で重要な課題である。
　　　　がんは、予防、診断、治療等を総合的に推進する観点から、年齢調整死亡率の減少とともに、特に早期発見を促すために、がん検診の受診率の向上を目標とする。
　　　　循環器疾患は、脳血管疾患及び虚血性心疾患の発症の危険因子となる高血圧の改善並びに脂質異常症の減少と、これらの疾患による死亡率の減少等を目標とする。
　　　　糖尿病は、その発症予防により有病者の増加の抑制を図るとともに、重症化を予防するため

に、血糖値の適正な管理、治療中断者の減少及び合併症の減少等を目標とする。
　ＣＯＰＤは、喫煙が最大の発症要因であるため、禁煙により予防可能であるとともに、早期発見が重要であることから、これらについての認知度の向上を目標とする。
　上記に係る具体的な目標は別表第二のとおりとし、当該目標の達成に向けて、国は、これらの疾患の発症予防や重症化予防として、適切な食事、適度な運動、禁煙など健康に有益な行動変容の促進や社会環境の整備のほか、医療連携体制の推進、特定健康診査・特定保健指導の実施等に取り組む。

3　社会生活を営むために必要な機能の維持及び向上
　少子高齢化が進む中で、健康寿命の延伸を実現するには、生活習慣病の予防とともに、社会生活を営むための機能を高齢になっても可能な限り維持することが重要である。
　社会生活を営むために必要な機能を維持するために、身体の健康と共に重要なものが、こころの健康である。その健全な維持は、個人の生活の質を大きく左右するものであり、自殺等の社会的損失を防止するため、全ての世代の健やかな心を支える社会づくりを目指し、自殺者の減少、重い抑鬱や不安の低減、職場の支援環境の充実及び子どもの心身の問題への対応の充実を目標とする。
　また、将来を担う次世代の健康を支えるため、妊婦や子どもの健康増進が重要であり、子どもの頃からの健全な生活習慣の獲得及び適正体重の子どもの増加を目標とする。
　さらに、高齢化に伴う機能の低下を遅らせるためには、高齢者の健康に焦点を当てた取組を強化する必要があり、介護保険サービス利用者の増加の抑制、認知機能低下及びロコモティブシンドローム（運動器症候群）の予防とともに、良好な栄養状態の維持、身体活動量の増加及び就業等の社会参加の促進を目標とする。
　上記に係る具体的な目標は別表第三のとおりとし、当該目標の達成に向けて、国は、メンタルヘルス対策の充実、妊婦や子どもの健やかな健康増進に向けた取組、介護予防・支援などの取組を進める。

4　健康を支え、守るための社会環境の整備
　健康を支え、守るための社会環境が整備されるためには、国民、企業、民間団体等の多様な主体が自発的に健康づくりに取り組むことが重要である。具体的な目標は、別表第四のとおりとし、居住地域での助け合いといった地域のつながりの強化とともに、健康づくりを目的とした活動に主体的に関わる国民の割合の増加、健康づくりに関する活動に取り組み、自発的に情報発信を行う企業数の増加並びに身近で専門的な支援及び相談が受けられる民間団体の活動拠点の増加について設定するとともに、健康格差の縮小に向け、地域で課題となる健康格差の実態を把握し、対策に取り組む地方公共団体の増加について設定する。
　当該目標の達成に向けて、国は、健康づくりに自発的に取り組む企業、民間団体等の動機づけを促すため、当該企業、団体等の活動に関する情報提供やそれらの活動の評価等に取り組む。

5　栄養・食生活、身体活動・運動、休養、飲酒、喫煙及び歯・口腔の健康に関する生活習慣及び社会環境の改善
　栄養・食生活、身体活動・運動、休養、飲酒、喫煙及び歯・口腔の健康に関する目標は、それぞれ次の考え方に基づき、別表第五のとおりとする。
　（1）栄養・食生活
　　　栄養・食生活は、生活習慣病の予防のほか、社会生活機能の維持及び向上並びに生活の質の向上の観点から重要である。目標は、次世代の健康や高齢者の健康に関する目標を含め、ライフステージの重点課題となる適正体重の維持や適切な食事等に関するものに加え、社会環境の整備を促すため、食品中の食塩含有量等の低減、特定給食施設（特定かつ多数の者に対して継続的に食事を供給する施設をいう。以下同じ。）での栄養・食事管理について設定する。
　　　当該目標の達成に向けて、国は、健康な食生活や栄養に関する基準及び指針の策定、関係行政機関の連携による食生活に関する国民運動の推進、食育の推進、専門的技能を

有する人材の養成、企業や民間団体との協働による体制整備等に取り組む。
（２）身体活動・運動
　　　身体活動・運動は、生活習慣病の予防のほか、社会生活機能の維持及び向上並びに生活の質の向上の観点から重要である。目標は、次世代の健康や高齢者の健康に関する目標を含め、運動習慣の定着や身体活動量の増加に関する目標とともに、身体活動や運動に取り組みやすい環境整備について設定する。
　　　当該目標の達成に向けて、国は、健康増進のための運動基準・指針の見直し、企業や民間団体との協働による体制整備等に取り組む。
（３）休養
　　　休養は、生活の質に係る重要な要素であり、日常的に質量ともに十分な睡眠をとり、余暇等で体や心を養うことは、心身の健康の観点から重要である。目標は、十分な睡眠による休養の確保及び週労働時間60時間以上の雇用者の割合の減少について設定する。
　　　当該目標の達成に向けて、国は、健康増進のための睡眠指針の見直し等に取り組む。
（４）飲酒
　　　飲酒は、生活習慣病を始めとする様々な身体疾患や鬱病等の健康障害のリスク要因となり得るのみならず、未成年者の飲酒や飲酒運転事故等の社会的な問題の要因となり得る。目標は、生活習慣病の発症リスクを高める量を飲酒している者の減少、未成年者及び妊娠中の者の飲酒の防止について設定する。
　　　当該目標の達成に向けて、国は、飲酒に関する正しい知識の普及啓発や未成年者の飲酒防止対策等に取り組む。
（５）喫煙
　　　喫煙は、がん、循環器疾患、糖尿病、ＣＯＰＤといったＮＣＤの予防可能な最大の危険因子であるほか、低出生体重児の増加の一つの要因であり、受動喫煙も様々な疾病の原因となるため、喫煙による健康被害を回避することが重要である。目標は、成人の喫煙、未成年者の喫煙、妊娠中の喫煙及び受動喫煙の割合の低下について設定する。
　　　当該目標の達成に向けて、国は、受動喫煙防止対策、禁煙希望者に対する禁煙支援、未成年者の喫煙防止対策、たばこの健康影響や禁煙についての教育、普及啓発等に取り組む。
（６）歯・口腔の健康
　　　歯・口腔の健康は摂食と構音を良好に保つために重要であり、生活の質の向上にも大きく寄与する。目標は、健全な口腔機能を生涯にわたり維持することができるよう、疾病予防の観点から、歯周病予防、う蝕予防及び歯の喪失防止に加え、口腔機能の維持及び向上等について設定する。
　　　当該目標の達成に向けて、国は、歯科口腔保健に関する知識等の普及啓発や「8020（ハチマルニイマル）運動」の更なる推進等に取り組む。

第三　都道府県健康増進計画及び市町村健康増進計画の策定に関する基本的な事項
　一　健康増進計画の目標の設定と評価
　　　都道府県健康増進計画及び市町村健康増進計画（以下「健康増進計画」という。）の策定に当たっては、地方公共団体は、人口動態、医療・介護に関する統計、特定健康診査データ等の地域住民の健康に関する各種指標を活用しつつ、地域の社会資源等の実情を踏まえ、独自に重要な課題を選択し、その到達すべき目標を設定し、定期的に評価及び改定を実施することが必要である。
　　　都道府県においては、国が設定した全国的な健康増進の目標を勘案しつつ、その代表的なものについて、地域の実情を踏まえ、地域住民に分かりやすい目標を設定するとともに、都道府県の区域内の市町村（特別区を含む。以下同じ。）ごとの健康状態や生活習慣の状況の差の把握に努めるものとする。
　　　市町村においては、国や都道府県が設定した目標を勘案しつつ、具体的な各種の施策、事業、基盤整備等に関する目標に重点を置いて設定するよう努めるものとする。

二　計画策定の留意事項
　　健康増進計画の策定に当たっては、次の事項に留意する必要がある。
　1　都道府県は、市町村、医療保険者、学校保健関係者、産業保健関係者、健康づくりに取り組む企業、民間団体等の一体的な取組を推進する観点から、都道府県健康増進計画の策定及びこれらの関係者の連携の強化について中心的な役割を果たすこと。このため、都道府県は、健康増進事業実施者、医療機関、企業の代表者、都道府県労働局その他の関係者から構成される地域・職域連携推進協議会等を活用し、これらの関係者の役割分担の明確化や連携促進のための方策について議論を行い、その結果を都道府県健康増進計画に反映させること。
　2　都道府県健康増進計画の策定に当たっては、都道府県が策定する医療法（昭和23年法律第205号）第30条の4第1項に規定する医療計画、高齢者の医療の確保に関する法律（昭和57年法律第80号）第9条第1項に規定する都道府県医療費適正化計画、介護保険法（平成9年法律第123号）第118条第1項に規定する都道府県介護保険事業支援計画、がん対策基本法（平成18年法律第98号）第11条第1項に規定する都道府県がん対策推進計画その他の都道府県健康増進計画と関連する計画及び都道府県が定める歯科口腔保健の推進に関する法律（平成23年法律第95号）第12条第1項に規定する基本的事項との調和に配慮すること。
　　　また、都道府県は、市町村健康増進計画の策定の支援を行うとともに、必要に応じ、市町村ごとの分析を行い、地域間の健康格差の是正に向けた目標を都道府県健康増進計画の中で設定するよう努めること。
　3　保健所は、地域保健の広域的、専門的かつ技術的な拠点として、健康格差の縮小を図ること等を目的とした健康情報を収集分析し、地域の住民や関係者に提供するとともに、地域の実情に応じ、市町村における市町村健康増進計画の策定の支援を行うこと。
　4　市町村は、市町村健康増進計画を策定するに当たっては、都道府県や保健所と連携しつつ、事業の効率的な実施を図る観点から、医療保険者として策定する高齢者の医療の確保に関する法律第19条第1項に規定する特定健康診査等実施計画と市町村健康増進計画を一体的に策定するなど、医療保険者として実施する保健事業と事業実施者として行う健康増進事業との連携を図るとともに、市町村が策定する介護保険法第117条第1項に規定する市町村介護保険事業計画その他の市町村健康増進計画と関連する計画との調和に配慮すること。
　　　また、市町村は、健康増進法（平成14年法律第103号）第17条及び第19条の2に基づき実施する健康増進事業について、市町村健康増進計画において位置付けるよう留意すること。
　5　都道府県及び市町村は、国の目標の期間を勘案しつつ、一定の期間ごとに計画の評価及び改定を行い、住民の健康増進の継続的な取組に結び付けること。当該評価及び改定に当たっては、都道府県又は市町村自らによる取組のほか、都道府県や市町村の区域内の医療保険者、学校保健関係者、産業保健関係者、企業等における取組の進捗状況や目標の達成状況について評価し、その後の取組等に反映するよう留意すること。
　6　都道府県及び市町村は、健康増進のための目標の設定や、目標を達成するまでの過程及び目標の評価において、地域住民が主体的に参加し、その意見を積極的に健康増進の取組に反映できるよう留意すること。
第四　国民健康・栄養調査その他の健康の増進に関する調査及び研究に関する基本的な事項
　一　健康増進に関する施策を実施する際の調査の活用
　　　国は、国民の健康増進を推進するための目標等を評価するため、国民健康・栄養調査等の企画を行い、効率的に実施する。併せて、生活習慣の改善のほか、社会環境の改善に関する調査研究についても推進する。
　　　国、地方公共団体、独立行政法人等においては、国民健康・栄養調査、都道府県健康・栄養調査、国民生活基礎調査、健康診査、保健指導、地域がん登録事業等の結果、疾病等に関する各種統計、診療報酬明細書（レセプト）の情報その他の収集した情報等に基づき、現状分析を行うとともに、健康増進に関する施策の評価を行う。この際、個人情報について適正な取扱いの厳格な実施を確保することが必要であることを認識し、個人情報の保護に関する法律（平成15年法律

第 57 号)、行政機関の保有する個人情報の保護に関する法律（平成 15 年法律第 58 号)、独立行政法人等の保有する個人情報の保護に関する法律（平成 15 年法律第 59 号)、統計法（平成 19 年法律第 53 号)、地方公共団体において個人情報の保護に関する法律第 11 条第 1 項の趣旨を踏まえて制定される条例等を遵守するほか、各種調査の結果等を十分活用するなどにより、科学的な根拠に基づいた健康増進に関する施策を効率的に実施することが重要である。

　　また、これらの調査等により得られた情報については、積極的な公表に努める。

　　さらに、国、地方公共団体は、ＩＣＴ（情報通信技術をいう。以下同じ。）を利用して、健診結果等の健康情報を個人が活用するとともに、全国規模で健康情報を収集・分析し、国民や関係者が効果的な生活習慣病対策を実施することができる仕組みを構築するよう努める。

　二　健康の増進に関する研究の推進

　　国、地方公共団体、独立行政法人等においては、国民の社会環境や生活習慣と生活習慣病との関連等に関する研究を推進し、研究結果に関して的確かつ十分な情報の提供を国民や関係者に対し行う。また、新たな研究の成果については、健康増進に関する基準や指針に反映させるなど、効果的な健康増進の実践につながるよう支援を行っていくことが必要である。

第五　健康増進事業実施者間における連携及び協力に関する基本的な事項

　各保健事業者は、質の高い保健サービスを効果的かつ継続的に提供するため、特定健康診査・特定保健指導、がん検診、労働者を対象とした健康診断等の徹底を図るとともに、転居、転職、退職等にも適切に対応し得るよう、保健事業の実施に当たって、既存の組織の有効活用のほか、地域・職域連携推進協議会等が中心となり、共同事業の実施等保健事業者相互の連携の促進が図られることが必要である。

　具体的な方法として、がん検診、特定健康診査その他の各種検診の実施主体間で、個人の健康情報の共有を図るなど、健康に関する対策を効率的かつ効果的に実施することがある。また、受診者の利便性の向上や受診率の目標達成に向けて、がん検診や特定健康診査その他の各種検診を同時に実施することや、各種検診の実施主体の参加による受診率の向上に関するキャンペーンを実施することがある。

　なお、健康診査の実施等に係る健康増進事業実施者間の連携については、これらのほか、健康増進法第9条第1項に基づく健康増進事業実施者に対する健康診査の実施等に関する指針の定めるところによる。

第六　食生活、運動、休養、飲酒、喫煙、歯の健康の保持その他の生活習慣に関する正しい知識の普及に関する事項

　一　基本的な考え方

　　健康増進は、国民の意識と行動の変容が必要であることから、国民の主体的な健康増進の取組を支援するため、国民に対する十分かつ的確な情報提供が必要である。このため、当該情報提供は、生活習慣に関して、科学的知見に基づき、分かりやすく、国民の健康増進の取組に結び付きやすい魅力的、効果的かつ効率的なものとなるよう工夫する。また、当該情報提供において、家庭、保育所、学校、職場、地域等の社会環境が生活習慣に及ぼす影響の重要性についても認識を高めるよう工夫する。

　　生活習慣に関する情報提供に当たっては、ＩＣＴを含むマスメディアや健康増進に関するボランティア団体、産業界、学校教育、医療保険者、保健事業における健康相談等々多様な経路を活用するとともに、対象集団の特性に応じた効果的な働きかけを、複数の方法を組み合わせて行うことが重要である。なお、情報提供に当たっては、誤った情報や著しく偏った不適切な情報を提供しないよう取り組むものとする。

　　また、国、地方公共団体等は、生活習慣の各分野に関し、指針の策定、普及等に取り組む。

　二　健康増進普及月間等

　　国民運動の一層の推進を図るため、9月を健康増進普及月間とし、国、地方公共団体、企業、民間団体等が行う様々なイベントや広報活動等の普及啓発活動等を通じ、国民の自覚を高めるほか、社会全体で健康づくりを支え合う環境を醸成するための健康増進の取組を一層促進すること

とする。
　　また、当該取組が一層効果的となるよう、併せて、食生活改善普及運動を９月に実施する。
　　健康増進普及月間及び食生活改善普及運動（以下「健康増進普及月間等」という。）の実施に当たっては、地域の実情に応じた課題を設定し、健康に関心の薄い者も含めてより多くの住民が参加できるように工夫するよう努めることが必要である。また、地域における活動のほか、国、地方公共団体、企業、民間団体等が相互に協力して、全国規模の中核的なイベント等を実施することにより、健康増進普及月間等の重点的かつ効果的な実施を図る。
第七　その他国民の健康の増進の推進に関する重要事項
　一　地域の健康課題を解決するための効果的な推進体制
　　健康増進に関係する機関及び団体等がそれぞれ果たすべき役割を認識するとともに、地域の健康課題を解決するため、市町村保健センター、保健所、医療保険者、医療機関、薬局、地域包括支援センター、教育関係機関、マスメディア、企業、ボランティア団体等から構成される中核的な推進組織が、市町村保健センター、保健所を中心として、各健康増進計画に即して、当該計画の目標を達成するための行動計画を設定し、各機関及び団体等の取組をそれぞれ補完し合うなど職種間で連携を図ることにより、効果的な取組が図られることが望ましい。
　　また、国は、地方公共団体が健康増進計画の策定等を行う際に、各種統計資料等のデータベースの作成や分析手法の提示等の技術的援助を行い、都道府県も市町村に対し同様の技術的援助を行うことが必要である。
　二　多様な主体による自発的取組や連携の推進
　　栄養、運動、休養に関連する健康増進サービス関連企業、健康機器製造関連企業、食品関連企業を始めとして、健康づくりに関する活動に取り組む企業、ＮＧＯ、ＮＰＯ等の団体は、国民の健康増進に向けた取組を一層推進させるための自発的取組を行うとともに、当該取組について国民に情報発信を行うことが必要である。国、地方公共団体等は、当該取組の中で、優れた取組を行う企業等を評価するとともに、当該取組が国民に広く知られるよう、積極的に当該取組の広報を行うなど、健康づくりのための社会環境の整備に取り組む企業等が増加するような動機付けを与えることが必要である。健康増進の取組としては、民間の健康増進サービスを実施する企業等が、健診・検診の実施主体その他関係機関と連携し、対象者に対して効果的かつ効率的に健康増進サービスを提供することも考えられる。こうした取組の推進により、対象者のニーズに応じた多様で質の高い健康増進サービスに係る市場の育成が図られる。
　　また、健康増進の取組を推進するに当たっては、健康づくり対策、食育、母子保健、精神保健、介護予防及び就業上の配慮や保健指導等を含む産業保健の各分野における対策並びに医療保険の保険者が実施する対策を含めた厚生労働行政分野における健康増進に関する対策のほか、学校保健対策、ウォーキングロード（遊歩道等の人の歩行の用に供する道をいう。）の整備等の対策、森林等の豊かな自然環境の利用促進対策、総合型地域スポーツクラブの活用等の生涯スポーツ分野における対策、健康関連産業の育成等、関係行政分野、関係行政機関等が十分に連携する必要がある。
　三　健康増進を担う人材
　　地方公共団体においては、医師、歯科医師、薬剤師、保健師、助産師、看護師、准看護師、管理栄養士、栄養士、歯科衛生士その他の職員が、栄養・食生活、身体活動・運動、休養、こころの健康づくり、飲酒、喫煙、歯・口腔の健康等の生活習慣全般についての保健指導及び住民からの相談を担当する。
　　国及び地方公共団体は、健康増進に関する施策を推進するための保健師、管理栄養士等の確保及び資質の向上、健康運動指導士等の健康増進のための運動指導者や健康スポーツ医との連携、食生活改善推進員、運動普及推進員、禁煙普及員等のボランティア組織や健康増進のための自助グループの支援体制の構築等に努める。
　　このため、これらの人材について、国において総合的な企画及び調整の能力の養成並びに指導者としての資質の向上に重点を置いた研修の充実を図るとともに、都道府県において市町村、医

療保険者、地域の医師会、歯科医師会、薬剤師会、看護協会、栄養士会等の関係団体等と連携し、地方公共団体の職員だけでなく、地域・職域における健康増進に関する施策に携わる専門職等に対し、最新の科学的知見に基づく研修の充実を図ることが必要である。

また、地域保健担当者、学校保健担当者等は、国民の健康増進のために相互に連携を図るよう努める。

別表第一 健康寿命の延伸と健康格差の縮小の実現に関する目標

項　　　目	現　　　状	目　　　標
① 健康寿命の延伸（日常生活に制限のない期間の平均の延伸）	男性　70.42年 女性　73.62年 （平成22年）	平均寿命の増加分を上回る健康寿命の増加 （平成34年度）
② 健康格差の縮小（日常生活に制限のない期間の平均の都道府県格差の縮小）	男性　2.79年 女性　2.95年 （平成22年）	都道府県格差の縮小 （平成34年度）

（注）　上記①の目標を実現するに当たっては、「日常生活に制限のない期間の平均」のみならず、「自分が健康であると自覚している期間の平均」についても留意することとする。

また、上記②の目標を実現するに当たっては、健康寿命の最も長い都道府県の数値を目標として、各都道府県において健康寿命の延伸を図るよう取り組むものである。

別表第二　主要な生活習慣病の発症予防と重症化予防の徹底に関する目標

(1) がん

項　　　目	現　　　状	目　　　標
① 75歳未満のがんの年齢調整死亡率の減少（10万人当たり）	84.3 （平成22年）	73.9 （平成27年）
② がん検診の受診率の向上	胃がん　男性　36.6% 　　　　女性　28.3% 肺がん　男性　26.4% 　　　　女性　23.0% 大腸がん　男性　28.1% 　　　　　女性　23.9% 子宮頸がん　女性　37.7% 乳がん　　　女性　39.1% （平成22年）	50% （胃がん、肺がん、大腸がんは当面40%） （平成28年度）

（注）　がん検診の受診率の算定に当たっては、40歳から69歳まで（子宮頸がんは20歳から69歳まで）を対象とする。

(2) 循環器疾患

項　　　目	現　　　状	目　　　標
① 脳血管疾患・虚血性心疾患の年齢調整死亡率の減少（10万人当たり）	脳血管疾患 男性　49.5 女性　26.9 虚血性心疾患 男性　36.9 女性　15.3 （平成22年）	脳血管疾患 男性　41.6 女性　24.7 虚血性心疾患 男性　31.8 女性　13.7 （平成34年度）
② 高血圧の改善（収縮期血圧の平均値の低下）	男性　138mmHg 女性　133mmHg （平成22年）	男性　134mmHg 女性　129mmHg （平成34年度）
③ 脂質異常症の減少	総コレステロール240mg／	総コレステロール240mg／

	dl以上の者の割合 男性　13.8% 女性　22.0% ＬＤＬコレステロール 160mg／dl以上の者の割合 男性　8.3% 女性　11.7% （平成22年）	dl以上の者の割合 男性　10% 女性　17% ＬＤＬコレステロール 160mg／dl以上の者の割合 男性　6.2% 女性　8.8% （平成34年度）
④　メタボリックシンドロームの該当者及び予備群の減少	1,400万人 （平成20年度）	平成20年度と比べて25%減少 （平成27年度）
⑤　特定健康診査・特定保健指導の実施率の向上	特定健康診査の実施率 41.3% 特定保健指導の実施率 12.3% （平成21年度）	平成25年度から開始する第２期医療費適正化計画に合わせて設定 （平成29年度）

(3) 糖尿病

項　目	現　状	目　標
①　合併症（糖尿病腎症による年間新規透析導入患者数）の減少	16,247人 （平成22年）	15,000人 （平成34年度）
②　治療継続者の割合の増加	63.7% （平成22年）	75% （平成34年度）
③　血糖コントロール指標におけるコントロール不良者の割合の減少 （HbA1cがＪＤＳ値8.0%（ＮＧＳＰ値8.4%）以上の者の割合の減少）	1.2% （平成21年度）	1.0% （平成34年度）
④　糖尿病有病者の増加の抑制	890万人 （平成19年）	1000万人 （平成34年度）
⑤　メタボリックシンドロームの該当者及び予備群の減少（再掲）	1,400万人 （平成20年度）	平成20年度と比べて25%減少 （平成27年度）
⑥　特定健康診査・特定保健指導の実施率の向上（再掲）	特定健康診査の実施率 41.3% 特定保健指導の実施率 12.3% （平成21年度）	平成25年度から開始する第２期医療費適正化計画に合わせて設定 （平成29年度）

(4) ＣＯＰＤ

項　目	現　状	目　標
①　ＣＯＰＤの認知度の向上	25% （平成23年）	80% （平成34年度）

別表第三　社会生活を営むために必要な機能の維持・向上に関する目標
(1) こころの健康

項　目	現　状	目　標
①　自殺者の減少（人口10万人当た	23.4	自殺総合対策大綱の見直し

	り）	（平成22年）	の状況を踏まえて設定
②	気分障害・不安障害に相当する心理的苦痛を感じている者の割合の減少	10.4% （平成22年）	9.4% （平成34年度）
③	メンタルヘルスに関する措置を受けられる職場の割合の増加	33.6% （平成19年）	100% （平成32年）
④	小児人口10万人当たりの小児科医・児童精神科医師の割合の増加	小児科医　94.4 （平成22年） 児童精神科医　10.6 （平成21年）	増加傾向へ （平成26年）

(2)　次世代の健康

項　目	現　状	目　標
① 健康な生活習慣（栄養・食生活、運動）を有する子どもの割合の増加		
ア　朝・昼・夕の三食を必ず食べることに気をつけて食事をしている子どもの割合の増加	小学5年生 89.4% （平成22年度）	100%に近づける （平成34年度）
イ　運動やスポーツを習慣的にしている子どもの割合の増加	（参考値）週に3日以上 小学5年生 男子　61.5% 女子　35.9% （平成22年）	増加傾向へ （平成34年度）
② 適正体重の子どもの増加		
ア　全出生数中の低出生体重児の割合の減少	9.6% （平成22年）	減少傾向へ （平成26年）
イ　肥満傾向にある子どもの割合の減少	小学5年生の中等度・高度肥満傾向児の割合 男子　4.60% 女子　3.39% （平成23年）	減少傾向へ （平成26年）

(3)　高齢者の健康

項　目	現　状	目　標
① 介護保険サービス利用者の増加の抑制	452万人 （平成24年度）	657万人 （平成37年度）
② 認知機能低下ハイリスク高齢者の把握率の向上	0.9% （平成21年）	10% （平成34年度）
③ ロコモティブシンドローム（運動器症候群）を認知している国民の割合の増加	（参考値）17.3% （平成24年）	80% （平成34年度）
④ 低栄養傾向（BMI 20以下）の高齢者の割合の増加の抑制	17.4% （平成22年）	22% （平成34年度）
⑤ 足腰に痛みのある高齢者の割合の減少（1,000人当たり）	男性　218人 女性　291人 （平成22年）	男性　200人 女性　260人 （平成34年度）
⑥ 高齢者の社会参加の促進（就業	（参考値）何らかの地域活動	80%

又は何らかの地域活動をしている高齢者の割合の増加）	をしている高齢者の割合 男性　64.0% 女性　55.1% （平成20年）	（平成34年度）

（注）上記①の目標については、社会保障・税一体改革大綱（平成24年2月17日閣議決定）の策定に当たって試算した結果に基づき設定したものである。

別表第四　健康を支え、守るための社会環境の整備に関する目標

項　　　　目	現　　　状	目　　　標
①　地域のつながりの強化（居住地域でお互いに助け合っていると思う国民の割合の増加）	（参考値）自分と地域のつながりが強い方だと思う割合 45.7% （平成19年）	65% （平成34年度）
②　健康づくりを目的とした活動に主体的に関わっている国民の割合の増加	（参考値）健康や医療サービスに関係したボランティア活動をしている割合 3.0% （平成18年）	25% （平成34年度）
③　健康づくりに関する活動に取り組み、自発的に情報発信を行う企業登録数の増加	420社 （平成24年）	3,000社 （平成34年度）
④　健康づくりに関して身近で専門的な支援・相談が受けられる民間団体の活動拠点数の増加	（参考値）民間団体から報告のあった活動拠点数 7,134 （平成24年）	15,000 （平成34年度）
⑤　健康格差対策に取り組む自治体の増加（課題となる健康格差の実態を把握し、健康づくりが不利な集団への対策を実施している都道府県の数）	11都道府県 （平成24年）	47都道府県 （平成34年度）

別表第五　栄養・食生活、身体活動・運動、休養、飲酒、喫煙及び歯・口腔の健康に関する生活習慣及び社会環境の改善に関する目標

(1)　栄養・食生活

項　　　　目	現　　　状	目　　　標
①　適正体重を維持している者の増加（肥満（BMI25以上）、やせ（BMI18.5未満）の減少）	20歳〜60歳代男性の肥満者の割合　31.2% 40歳〜60歳代女性の肥満者の割合　22.2% 20歳代女性のやせの者の割合　29.0% （平成22年）	20歳〜60歳代男性の肥満者の割合　28% 40歳〜60歳代女性の肥満者の割合　19% 20歳代女性のやせの者の割合　20% （平成34年度）
②　適切な量と質の食事をとる者の増加		
ア　主食・主菜・副菜を組み合わせた食事が1日2回以上の日がほぼ毎日の者の割合の増加	68.1% （平成23年）	80% （平成34年度）

イ	食塩摂取量の減少	10.6g （平成22年）	8g （平成34年度）
ウ	野菜と果物の摂取量の増加	野菜摂取量の平均値 282g 果物摂取量100g未満の者の割合 61.4% （平成22年）	野菜摂取量の平均値 350g 果物摂取量100g未満の者の割合 30% （平成34年度）
③	共食の増加（食事を1人で食べる子どもの割合の減少）	朝食　小学生　15.3% 　　　中学生　33.7% 夕食　小学生　2.2% 　　　中学生　6.0% （平成22年度）	減少傾向へ （平成34年度）
④	食品中の食塩や脂肪の低減に取り組む食品企業及び飲食店の登録数の増加	食品企業登録数　14社 飲食店登録数　17,284店舗 （平成24年）	食品企業登録数　100社 飲食店登録数　30,000店舗 （平成34年度）
⑤	利用者に応じた食事の計画、調理及び栄養の評価、改善を実施している特定給食施設の割合の増加	（参考値）管理栄養士・栄養士を配置している施設の割合 70.5% （平成22年）	80% （平成34年度）

(2) 身体活動・運動

項目	現状	目標
① 日常生活における歩数の増加	20歳～64歳 男性　7,841歩 女性　6,883歩 65歳以上 男性　5,628歩 女性　4,584歩 （平成22年）	20歳～64歳 男性　9,000歩 女性　8,500歩 65歳以上 男性　7,000歩 女性　6,000歩 （平成34年度）
② 運動習慣者の割合の増加	20歳～64歳 男性　26.3% 女性　22.9% 65歳以上 男性　47.6% 女性　37.6% （平成22年）	20歳～64歳 男性　36% 女性　33% 65歳以上 男性　58% 女性　48% （平成34年度）
③ 住民が運動しやすいまちづくり・環境整備に取り組む自治体数の増加	17都道府県 （平成24年）	47都道府県 （平成34年度）

(3) 休養

項目	現状	目標
① 睡眠による休養を十分とれていない者の割合の減少	18.4% （平成21年）	15% （平成34年度）
② 週労働時間60時間以上の雇用者の割合の減少	9.3% （平成23年）	5.0% （平成32年）

(4) 飲酒

項　　目	現　　状	目　　標
① 生活習慣病のリスクを高める量を飲酒している者（1日当たりの純アルコール摂取量が男性40g以上、女性20g以上の者）の割合の減少	男性　15.3% 女性　7.5% （平成22年）	男性　13% 女性　6.4% （平成34年度）
② 未成年者の飲酒をなくす	中学3年生 男子　10.5% 女子　11.7% 高校3年生 男子　21.7% 女子　19.9% （平成22年）	0% （平成34年度）
③ 妊娠中の飲酒をなくす	8.7% （平成22年）	0% （平成26年）

(5) 喫煙

項　　目	現　　状	目　　標
① 成人の喫煙率の減少（喫煙をやめたい者がやめる）	19.5% （平成22年）	12% （平成34年度）
② 未成年者の喫煙をなくす	中学1年生 男子　1.6% 女子　0.9% 高校3年生 男子　8.6% 女子　3.8% （平成22年）	0% （平成34年度）
③ 妊娠中の喫煙をなくす	5.0% （平成22年）	0% （平成26年）
④ 受動喫煙（家庭・職場・飲食店・行政機関・医療機関）の機会を有する者の割合の減少	行政機関　16.9% 医療機関　13.3% （平成20年） 職場　64% （平成23年） 家庭　10.7% 飲食店　50.1% （平成22年）	行政機関　0% 医療機関　0% （平成34年度） 職場　受動喫煙の無い職場の実現 （平成32年） 家庭　3% 飲食店　15% （平成34年度）

(6) 歯・口腔の健康

項　　目	現　　状	目　　標
① 口腔機能の維持・向上（60歳代における咀嚼良好者の割合の増加）	73.4% （平成21年）	80% （平成34年度）
② 歯の喪失防止		
ア　80歳で20歯以上の自分の歯を有する者の割合の増加	25.0% （平成17年）	50% （平成34年度）

イ　60歳で24歯以上の自分の歯を有する者の割合の増加	60.2% （平成17年）	70% （平成34年度）
ウ　40歳で喪失歯のない者の割合の増加	54.1% （平成17年）	75% （平成34年度）
③　歯周病を有する者の割合の減少		
ア　20歳代における歯肉に炎症所見を有する者の割合の減少	31.7% （平成21年）	25% （平成34年度）
イ　40歳代における進行した歯周炎を有する者の割合の減少	37.3% （平成17年）	25% （平成34年度）
ウ　60歳代における進行した歯周炎を有する者の割合の減少	54.7% （平成17年）	45% （平成34年度）
④　乳幼児・学齢期のう蝕のない者の増加		
ア　3歳児でう蝕がない者の割合が80%以上である都道府県の増加	6都道府県 （平成21年）	23都道府県 （平成34年度）
イ　12歳児の一人平均う歯数が1.0歯未満である都道府県の増加	7都道府県 （平成23年）	28都道府県 （平成34年度）
⑤　過去1年間に歯科検診を受診した者の割合の増加	34.1% （平成21年）	65% （平成34年度）

標準的な健診・保健指導プログラム
【改訂版】（抜粋）

平成２５年４月

厚生労働省　健康局

保健指導のための禁煙支援簡易マニュアル

1．健診・保健指導での禁煙支援の取り組み方

　健診・保健指導の場での禁煙支援は、メタボリックシンドロームの有無やリスクの大小に関わらず、全ての喫煙者を対象として行うことが重要です。
　特定健診やがん検診の場など、禁煙支援の時間が確保できない場合は「短時間支援」、事後指導の場など禁煙支援の時間が確保できる場合は「標準的支援」を行います。短時間支援と標準的支援の流れを図表1に示します。

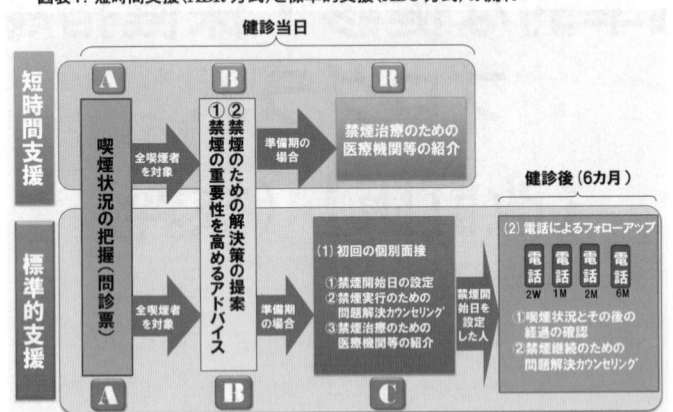

図表1．短時間支援（ABR方式）と標準的支援（ABC方式）の流れ

- 　短時間支援は、「ABR方式」で個別面接の形式で実施します。A（Ask）では、問診票を用いて喫煙状況を把握します。B（Brief advice）では、喫煙者全員を対象に(1)禁煙の重要性を高めるアドバイスと(2)禁煙のための解決策の提案を行います。R（Refer）では、準備期（1ヵ月以内に禁煙しようと考えている）の喫煙者を対象に、禁煙治療のための医療機関等の紹介を行います。

- 　標準的支援は、「ABC方式」で(1)初回の個別面接と(2)電話によるフォローアップの組合せで実施します。A（Ask）とB（Brief advice）の内容は、短時間支援と同様です。C（Cessation support）では、(1)初回の個別面接で、準備期の喫煙者を対象に、①禁煙開始日の設定、②禁煙実行のための問題解決カウンセリング、③禁煙治療のための医療機関等の紹介、を行います。
　禁煙開始日を設定した喫煙者には、初回面接後に禁煙実行・継続を支援するための(2)電話によるフォローアップを行います。電話フォローアップを行う時期の目安は、初回の個別面接から2週間後(2W)、1ヵ月後(1M)、2ヵ月後(2M)、6ヵ月後(6M)です。フォローアップでは、①喫煙状況とその後の経過の確認、②禁煙継続のための問題解決カウンセリング（困難な状況をあらかじめ予想し、その解決策を一緒に検討する）を行います。

　短時間支援（ABR方式）と標準的支援（ABC方式）の特徴を図表2に整理しました。ど

のくらい時間が確保できるかによって、いずれの方式を採用するかを決めるとよいでしょう。[1]

図表2. 短時間支援（ABR方式）と標準的支援（ABC方式）の内容

	短時間支援（ABR方式）	標準的支援（ABC方式）
回数	個別面接1回	個別面接1回と電話フォローアップ4回
時間	1～3分	初回面接10分、フォローアップ5分
内容	**A**sk（喫煙状況の把握） **B**rief advice（短時間の禁煙アドバイス） 　①禁煙の重要性を高めるアドバイス 　②禁煙のための解決策の提案 **R**efer（医療機関等の紹介）☆準備期のみ	**A**sk、**B**rief adviceは左記と同様 **C**essation support（禁煙実行・継続の支援） （1）初回の個別面接☆準備期のみ 　①禁煙開始日の設定 　②禁煙実行のための問題解決カウンセリング 　③禁煙治療のための医療機関等の紹介 （2）電話によるフォローアップ☆禁煙開始日設定者のみ 　①喫煙状況とその後の経過の確認 　　※禁煙に対する賞賛と励まし 　②禁煙継続のための問題解決カウンセリング
支援の場	各種健診（特定健診やがん検診など）	特定保健指導や事後指導等の各種保健事業

なお、喫煙者が1人で喫煙や禁煙などについて理解できる自記式ワークシート「たばこを卒業するために」を作成しました。効果的かつ効率的に禁煙支援を行うために、短時間支援（ABR方式）や標準的支援（ABC方式）と組み合わせてご活用ください。

---

[1] ここに記載した所要時間は、個別面接や電話フォローアップにかかる時間の目安です。質問紙の記載には時間を必要とする人もいます。A（Ask）で問診票を用いて喫煙状況を把握する前に、事前に質問紙を配付して記載してもらうことで、効率的に禁煙支援を進めるようにしましょう。

2．禁煙支援の実際－短時間支援（ABR方式）

短時間支援のABR方式のA（Ask）、B（Brief advice）、R（Refer）を解説します。

A 喫煙状況の把握（Ask）

まず、短時間支援（ABR方式）のA（Ask）にあたる「喫煙状況の把握」の具体的方法について解説します。質問票を用いて喫煙状況や健康保険による禁煙治療の患者要件を満たしているかどうかを確認します。質問票を図表3に示します。

● Q1～Q4：喫煙者の把握

喫煙者を特定するための質問項目です。

喫煙していると回答した全ての人に次のステップで示す短時間の禁煙アドバイスを行いましょう。また、禁煙していると回答した人には、禁煙していることを賞賛し、禁煙を継続するよう伝えましょう。なお、禁煙して1年以内の人に対しては、再喫煙防止のためのフォローアップを行いましょう。

Q1～Q4の4項目を用いて特定健診で定義された喫煙者を把握することが可能です。特定健診の標準的な質問票では「現在、習慣的に喫煙している者」の定義として、「合計100本以上、又は6ヵ月以上吸っている者であり、最近1ヵ月間も吸っている者」と定めています。従って、Q1で「吸う」と回答し、かつQ4で最近1ヵ月間たばこを吸っているに「はい」と回答した人で、さらにQ2のこれまでの喫煙総本数が100本以上の喫煙に「はい」と回答するか、またはQ3のこれまで6ヵ月以上の喫煙に「はい」と回答した人が特定健診では喫煙者と定義されます。しかし、保健指導では喫煙者の定義に関わらず、Q1で「吸う」と回答した喫煙者全員に短時間の禁煙アドバイスを行いましょう。

● Q5～Q8：健康保険による禁煙治療の受診条件の確認

健康保険による禁煙治療を受けるためには、下記の3つの条件を全て満たす必要があります。[2]

① 1日喫煙本数 × 喫煙年数 が200を超えること
② いますぐに禁煙したいと考えており、禁煙治療を受けることを文書により同意していること
③ TDSのスクリーニングテストでニコチン依存症と診断されていること

条件①は、Q5とQ6の回答結果から計算します。たとえば、喫煙本数が1日10本で30年間喫煙している人は、10×30＝300となり、200を超えているので条件を満たしていることになります。

条件②は、Q7の喫煙のステージに関する質問の回答結果から確認します。Q7の「直ちに（1ヵ月以内に）禁煙しようと考えている」に回答していること（準備期の喫煙者）が条件になります。

条件③は、Q8の10項目の質問のうち、「はい」と回答した項目が5項目以上あれば、ニコチン依存症と診断されるための条件を満たしていることになります。

● Q9：禁煙経験の把握

禁煙経験の有無とこれまで最も長い禁煙期間を把握します。禁煙経験がある人には、過去に用いた禁煙方法や出現した離脱症状の強さ、再喫煙のきっかけなどにつ

---

[2] 平成25年3月現在。

いて確認しておきましょう。今回の禁煙支援に役立つ情報を得ることができます。

● Q10：禁煙に対する自信
　禁煙に対する自信を0から100%の数値で把握します。「全く自信がない」を0%とし、「非常に自信がある」を100%とした場合の自信の程度を明らかにします。禁煙の自信が低い人には、禁煙治療や禁煙補助剤についての情報提供のほか、後述する問題解決カウンセリングにより禁煙の自信を高めます。

図表3. 喫煙に関する質問票

喫煙に関する質問票

Q1. 現在、たばこを吸っていますか？
　□吸う　　□やめた（　　年前/　　ヵ月前）　□もともと吸わない

以下の質問は、吸うと回答した人のみお答え下さい。

Q2. 吸い始めてから現在までの総本数は100本以上ですか？　□はい　　□いいえ

Q3. これまで6ヵ月以上吸っていますか？　□はい　　□いいえ

Q4. 最近1ヵ月間、たばこを吸っていますか？　□はい　　□いいえ

Q5. 1日に平均して何本たばこを吸いますか？　1日（　　）本

Q6. 習慣的にたばこを吸うようになってから何年間たばこを吸っていますか？（　　）年間

Q7. あなたは禁煙することにどのくらい関心がありますか？
　□関心がない
　□関心はあるが、今後6ヵ月以内に禁煙しようとは考えていない
　□今後6ヵ月以内に禁煙しようと考えているが、直ちに（1ヵ月以内に）禁煙する考えはない
　□直ちに（1ヵ月以内）禁煙しようと考えている

Q8. 下記の質問を読んであてはまる項目に✓を入れてください。該当しない項目は「いいえ」とお答え下さい。

設問内容	はい 1点	いいえ 0点
問1. 自分が吸うつもりよりも、ずっと多くたばこを吸ってしまうことがありましたか。		
問2. 禁煙や本数を減らそうと試みて、できなかったことがありましたか。		
問3. 禁煙したり本数を減らそうとしたときに、たばこがほしくてほしくてたまらなくなることがありましたか。		
問4. 禁煙したり本数を減らしたときに、次のどれかがありましたか。（イライラ、神経質、落ちつかない、集中しにくい、ゆううつ、頭痛、眠気、胃のむかつき、脈が遅い、手のふるえ、食欲または体重増加）		
問5. 問4でうかがった症状を消すために、またたばこを吸い始めることがありましたか。		
問6. 重い病気にかかったときに、たばこはよくないとわかっているのに吸うことがありましたか。		
問7. たばこのために自分に健康問題が起きているとわかっていても、吸うことがありましたか。		
問8. たばこのために自分に精神的問題(注)が起きているとわかっていても、吸うことがありましたか。		
問9. 自分はたばこに依存していると感じることがありましたか。		
問10. たばこが吸えないような仕事やつきあいを避けることが何度かありましたか。		
(注)禁煙や本数を減らした時に出現する離脱症状（いわゆる禁断症状）ではなく、喫煙することによって神経質になったり、不安や抑うつなどの症状が出現している状態。	合　計	

Q9. 今までにたばこをやめたことがありますか？
　□はい　（　　回、最長　　年間/　　ヵ月　　日間）　□なし

Q10. たばこをやめることについてどの程度自信をもっていますか？「全く自信がない」を0%、「大いに自信がある」を100%として、0〜100%の間であてはまる数字をお書きください。（　　）%

氏　名＿＿＿＿＿＿＿＿＿＿　記入日＿＿＿年＿＿月＿＿日

B 短時間の禁煙アドバイス（Brief advice）

短時間支援（ABR方式）の中のB（Brief advice）にあたる「短時間の禁煙アドバイス」の具体的方法について解説します。

ここでは、喫煙のステージや健診結果にかかわらず、全喫煙者を対象に短時間の禁煙アドバイスを行います。短時間の禁煙アドバイスでは、1）病歴や検査値、自覚症状、本人の関心事などを切り口に禁煙が重要であること（①禁煙の重要性を高めるアドバイス）、2）禁煙には効果的な禁煙方法があること（②禁煙のための解決策の提案）を伝えます。

禁煙に対して気持ちが高まっている喫煙者に対しては、①禁煙の重要性を高めるアドバイスよりも②禁煙のための解決策の提案にウエイトを置くことが一般に有用です。一方、まだ禁煙しようと考えていない喫煙者に対しては、個々人の喫煙者に合った情報提供で禁煙の重要性を高めることが大切です。しかし、禁煙しようと考えていない喫煙者においても、禁煙のための解決策の提案を行うことで、禁煙に対する動機が高まることも少なくないので、忘れずに情報提供しましょう。

（1）禁煙の重要性を高めるアドバイス

質問票で喫煙状況を把握した喫煙者に対して、診察や問診、保健指導の場を活用して禁煙の重要性を伝えます。複数の保健医療関係者が連携をとりながら声をかけることが効果的です。

まず、「禁煙する必要があること」をはっきりと伝え、さらに、「禁煙が優先順位の高い健康課題であること」を伝えます。

喫煙者に病歴や検査値の異常、自覚症状がある場合は、それらと喫煙との関係を結びつけて、喫煙の影響や禁煙の効果について説明します。喫煙関連疾患としては、がん、虚血性心疾患（異型狭心症を含む）、脳血管障害（脳梗塞、くも膜下出血）、糖尿病、COPD（慢性閉塞性肺疾患）、消化性潰瘍などがあります。喫煙に関連した検査値の異常としては、脂質異常[3]（HDLコレステロールの低下、LDLコレステロールやトリグリセライド（中性脂肪）の上昇）、糖代謝異常（血糖値やHbA1cの上昇、インスリン感受性の低下）、血球異常（多血症、白血球増多）などがあります。

病歴や検査値に問題がない喫煙者に対しては、異常がないことを賞賛した上で、喫煙が取り組むべき重要な健康課題であることを伝えて禁煙を促しましょう。また、喫煙者本人の関心事や家族状況、生活背景などが把握できている場合は、それらを切り口として禁煙の重要性を高めるアドバイスをするとさらに効果が高まります。

ここでの働きかけは、喫煙者全員に対して行いますが、特に禁煙に対して気持ちが高まっていない喫煙者に対しては、禁煙の重要性を高めることが大切です。個々人にあったメッセージで喫煙者の気持ちが禁煙に対して高まるようアドバイスしましょう。

---

[3] 喫煙の血清脂質への影響のうち、HDLコレステロールについては喫煙で低下、禁煙で増加することが認められ、両者の関係は明らかです。また、中性脂肪やLDLコレステロールへの影響についても下記のメタアナリシス研究や2010年の米国公衆衛生総監報告書において、喫煙との関係が指摘されています。
・Craig WY, et al. BMJ 1989; 298: 784-788.
・U.S. Department of Health and Human Services. How Tobacco Smoke Causes Disease: The Biology and Behavioral Basis for Smoking-Attributable Disease: A Report of the Surgeon General, 2010.

（2）禁煙のための解決策の提案

次に、禁煙治療を受ければ「比較的楽に」「より確実に」「あまりお金もかけずに」禁煙できることを伝えます。喫煙者の多くは、「禁煙は自分の力で解決しなければならない」「禁煙はつらい苦しい」と思い込んでいる傾向があります。禁煙は、治療を受けて薬を使うことで、苦しまずに楽にやめることができる[4,5]ことを伝えます。これまでに何度も禁煙を失敗するなど、禁煙に自信がない喫煙者に対して、禁煙のための効果的な解決策を情報提供することは、禁煙に対する自信を高めることにつながり、有効です。

禁煙に関心のない人に、いきなり禁煙の効果的な解決策について説明しても抵抗や反発を招くだけです。このような人に対しては、現在禁煙する気持ちがないことを保健指導実施者が受けとめ、「今後の禁煙のために覚えておかれるといいですよ」と前置きした上で情報提供するとよいでしょう。前置きをすることで相手は抵抗感なく耳を傾けてくれることが多くなります。

R 禁煙治療のための医療機関等の紹介（Refer）

短時間支援（ABR方式）の中のR（Refer）にあたる「禁煙治療のための医療機関等の紹介」の具体的方法について解説します。

質問票で直ちに（1ヵ月以内に）禁煙しようと考えていると答えた喫煙者や、短時間の禁煙アドバイスの結果、禁煙の動機が高まった喫煙者に対しては、禁煙治療の利用を勧め、禁煙治療が健康保険で受けられる医療機関を紹介します。禁煙治療を勧める理由は、自力に頼る方法に比べて禁煙を成功する可能性が高い[6]からです。健康保険による禁煙治療の条件を満たさない場合や医療機関を受診する時間が取れない場合は、禁煙後の離脱症状を軽くするために、薬局・薬店でOTC薬のニコチンパッチやニコチンガムを購入して禁煙する方法を紹介しましょう。また、健康保険を利用できる条件を満たさない場合でも、自由診療で禁煙治療を受けることができることを伝えましょう。特に喫煙本数が多く、OTC薬では離脱症状が十分抑えられないヘビースモーカーや、精神疾患など、医学的管理の必要性が高い合併症を有する喫煙患者[7]に対しては、医療機関での治療につなげるように支援しましょう。

禁煙治療が健康保険で受けられる医療機関は、日本禁煙学会のホームページから検索することができます。喫煙者に渡す近隣の医療機関のリストを準備しておきましょう。
- 健康保険で禁煙治療が受けられる医療機関の検索サイト
　日本禁煙学会　　　http://www.nosmoke55.jp/nicotine/clinic.html

ただし、健康保険を利用して禁煙治療を受けるためには条件があります。条件は、前述の質問票（図表3）のQ5～Q8の項目の回答で確認できます。健診の場など時間が限られている場合には、喫煙者が後で確認できるようにQ5～Q8の質問を自己チェック用のリーフレットとして作成し、渡せるように準備しておきましょう。

---

[4] Royal College of Physicians. Nicotine addiction in Britain. A report of the Tobacco Advisory Group of the Royal College of Physicians, London: Royal College of Physicians, 2000.
[5] Nakamura, M., et al. Efficacy and tolerability of varenicline, an α4β2 nicotinic acetylcholine receptor partial agonist, in a 12-week, randomized, placebo-controlled, dose-response study with 40-week follow-up for smoking cessation in Japanese smokers. Clin Ther, 2007; 29: 1040-1056.
[6] Kasza KA, et al. Effectiveness of stop-smoking medications: findings from the International Tobacco Control (ITC) Four Country Survey. Addiction, 2013; 108: 193-202.
[7] 厚生労働省中央社会保険医療協議会総会：診療報酬改定結果検証に係る特別調査（平成21年度調査）ニコチン依存症管理料算定保険医療機関における禁煙成功率の実態調査報告書．平成22年6月2日

3．禁煙支援の実際－標準的支援（ABC方式）

標準的支援（ABC方式）のA（Ask：喫煙状況の把握）とB（Brief advice：短時間の禁煙アドバイス）については、前述した短時間支援（ABR方式）と同様です。ここでは、C（Cessation support）にあたる「禁煙実行・継続の支援」の具体的方法について解説します。

■ 禁煙実行・継続の支援（Cessation support）

禁煙実行・継続の支援（Cessation support）は、(1)初回の個別面接と(2)電話によるフォローアップの2つから成ります。対象となる喫煙者は、質問票で直ちに（1ヵ月以内に）禁煙しようと考えていると答えた喫煙者や、短時間の禁煙アドバイスの結果、禁煙の動機が高まった喫煙者です。目安として10分程度の時間をかけて面接を行い、禁煙に踏み出せるように支援します。面接の結果、禁煙開始日を設定した喫煙者には、禁煙の実行の確認と継続の支援を行うために、(2)電話によるフォローアップを行いましょう。

（1）初回の個別面接

初回の個別面接では、①禁煙開始日の設定、②禁煙実行のための問題解決カウンセリング、③禁煙治療のための医療機関等の紹介、を行います。

① 禁煙開始日の設定

禁煙を開始する日は、喫煙者と話しあって具体的に決めます。禁煙開始日が決まったら、それまでに禁煙治療を利用するように伝えましょう。時間があれば禁煙宣言書を喫煙者と保健指導実施者との間で取り交わしておくと、本人の禁煙の決意を固めたり、保健指導実施者としてフォローアップを行う上で有用です。

初回面接で禁煙開始日を設定した人には、6ヵ月間にわたり計4回のフォローアップを行います。フォローアップは、原則電話で行います。フォローアップの電話が通じやすい連絡先（携帯があれば携帯電話の番号）を確認し、電話に出やすい時間帯を把握しておきましょう。

② 禁煙実行のための問題解決カウンセリング

禁煙実行のための問題解決カウンセリングの内容は、禁煙にあたって喫煙者が不安に思っていることや心配していることを聞き出し、その解決策を喫煙者が保健指導実施者と共に考えることです。

仕事をしている喫煙者では「禁煙するとイライラして仕事が手につかなくなるのでは」とか、「禁煙しても仕事の付き合いでお酒を飲む機会が多いのですぐに吸ってしまうのではないか」といった心配をする場合があります。その場合、本人が心配していることを受けとめ、イライラなどの禁煙後の離脱症状は概ね2～4週間で治まること、禁煙補助剤を使えば離脱症状が軽減できることを伝えます。また、禁煙してしばらくの間は、お酒を飲みに行くことを控えたり、外でお酒を飲む場合は、できるだけたばこを吸わない人の隣の席に座る、周囲に禁煙宣言をするなど具体的な対処法を本人と話しあって決めておきましょう。

③ 禁煙治療が受けられる医療機関等の紹介

より確実に禁煙ができる禁煙治療の利用を勧めます。健康保険で禁煙治療が受けられる医療機関は、日本禁煙学会のホームページで検索できます。近隣の医療機関

173

のリストを準備しておき、喫煙者に渡せるようにしておきます。

- 健康保険で禁煙治療が受けられる医療機関の検索サイト
 日本禁煙学会　　http://www.nosmoke55.jp/nicotine/clinic.html

　ただし、健康保険を利用して禁煙治療を受けるためには条件があります。条件は、前述した質問票（図表3）のQ5~Q8の項目の回答でチェックしておきましょう。
　健康保険による禁煙治療の条件を満たさない場合や医療機関を受診する時間が取れない場合は、禁煙後の離脱症状を軽くするために、薬局・薬店でOTC薬のニコチンパッチやニコチンガムを購入して禁煙する方法を紹介しましょう。現在、ニコチンパッチのOTC薬は3社から発売されていますが、いずれも医療用医薬品のニコチンパッチと比べて有効成分が高用量の剤形がないため、ニコチンの補充が不十分となる場合があります。OTC薬で禁煙できなければ医療機関での禁煙治療を勧めます。
　健康保険を利用できる条件を満たさない場合でも、自由診療で禁煙治療を受けることができることを伝えましょう。特に喫煙本数が多く、OTC薬では離脱症状が十分抑えられないヘビースモーカーや、精神疾患など、医学的管理の必要性が高い合併症を有する喫煙患者に対しては、医療機関での治療につなげるように支援しましょう。

（2）電話によるフォローアップ

　初回の個別面接で禁煙開始日を設定した喫煙者には、禁煙が継続できるように電話によるフォローアップを行います。電話によるフォローアップの時期の目安は、初回面接日から2週間後、1ヵ月後、2ヵ月後、6ヵ月後の計4回です。フォローアップに要する時間は、5分程度です。
　電話によるフォローアップの内容や時間については、OTC薬を使って禁煙している場合や自力で禁煙している場合は、カウンセリングを十分受けていないことが多いため、少し時間をかけて行います。一方、禁煙治療を利用している喫煙者は、医療機関で禁煙のためのカウンセリングやアドバイスを受けているため、特に問題がなければ禁煙の経過を確認し、禁煙が継続していることを賞賛したり、励ましたりする程度の内容となり、あまり時間をかけずにフォローアップを行うことができます。
　フォローアップの主な内容は、①喫煙状況とその後の経過の確認、②禁煙継続のための問題解決カウンセリングです。

① 喫煙状況とその後の経過の確認

　フォローアップではまず喫煙状況とその後の経過の確認を行います。初回の個別面接から2週間後にあたる1回目のフォローアップでは、本人が選択した禁煙の方法と禁煙開始日を確認しておきます。禁煙治療を利用した場合は、禁煙ができると自己判断で禁煙治療を中断してしまうこともあるので、12週間の治療を完了した方が禁煙成功率が高いこと[7]を伝え、禁煙治療を完了するようにアドバイスします。
　OTC薬を使っている場合には、離脱症状を十分に抑えられているかどうかを確認します。ニコチンガムは噛み方が間違っていると効果が低下するので、ニコチンガムを使っていても効果を実感できていない場合には、まずは噛み方の確認と指導を行うことが重要です。喫煙本数が多い喫煙者の場合には、OTC薬では離脱症状が十分に抑えられない可能性があります。その場合は、禁煙治療を受けるようにアドバイスします。

禁煙ができている場合には「よくがんばりましたね」と禁煙に踏み出せたことや禁煙できていることについて賞賛します。この言葉は、喫煙者にとって何よりの励みとなります。

禁煙して1ヵ月が経過すると禁煙がある程度安定してきますが、吸いたい気持ちはまだしばらく残ります。アルコール、過労や仕事上のストレス、気分の落ち込みなど、ちょっとしたきっかけで喫煙は再開しやすいので、注意するように声をかけましょう。

2回目以降の電話でのフォローアップでは、本人が実感する禁煙の効果について聞き出しておきましょう。身体面の効果だけでなく、精神面や日常生活面においても禁煙の効果を確認し、禁煙継続の励みにしてもらいましょう。

② 禁煙継続のための問題解決カウンセリング

禁煙継続にあたって心配していることや不安に思っている点を聞き出し、禁煙が継続できるよう支援します。たとえば、禁煙してそれほど時間がたっていない人では「たばこが吸いたいので、吸ってしまうのではないか」と心配することがあります。まず、本人が心配していることを受けとめます。次に、離脱症状が改善しても吸いたい気持ちはしばらく残ること、しかし時間の経過とともに吸いたい気持ちがおさまっていくことを伝えます。たばこを吸いたくなったら、深呼吸をしたり、お水を飲んだりするなどの対処法を身につけることが有用であることを伝え、禁煙を続ける自信が高まるよう話しあいを行います。禁煙できた日が増えていくにつれて、禁煙の自信は高まっていきます。「今日1日禁煙しよう」という気持ちで禁煙を続けるよう支援しましょう。

禁煙を継続できている場合は、禁煙後の体重増加の有無を確認しておきます。禁煙後の体重増加は、禁煙した人の約8割に見られますが、平均2~3kg程度といわれています。[8] 喫煙本数が多い人ほど体重が増加しやすいといわれています。体重をできるだけ増やしたくない場合は、禁煙補助剤の使用と、禁煙後比較的早い時期から運動に取り組むのがよいでしょう。運動としては、中等度の身体活動強度の運動（速歩、ジョギング、水泳など）がお勧めです。[9] 食事については、禁煙直後からの過度な食事制限は、喫煙欲求を高める可能性がある[9]ので、禁煙が安定するのを待ちましょう。禁煙が安定してきたら、食生活の改善として、食べ過ぎを改善する、肉類や油料理などの高エネルギーの食事や間食を減らして、代わりに野菜や果物を増やす、飲酒量を減らすことなどを行うことを勧めましょう。

<禁煙に踏み出せなかった場合や再喫煙した場合の対応>

電話でのフォローアップで注意すべきことは、禁煙に踏み切れなかった場合や再喫煙した場合の対応です。禁煙に踏み切れなかった場合には、その理由を聞き出し、話しあいましょう。できれば再度禁煙開始日を設定して禁煙に踏み出せるように支援しましょう。禁煙の自信が低い喫煙者には、禁煙治療を勧めましょう。

一旦禁煙したが再びたばこを吸い始めた喫煙者に対しては、再喫煙のきっかけや禁煙の問題点を明らかにし、再挑戦を勧めるようにしましょう。喫煙を再開した者では、喫煙を再開したこと自体を問題にしてくじけたり、自己嫌悪に陥ったりする場合があります。禁煙した人が再喫煙することはよくあることであり、もう一度チャレンジする気持ちが重要であることを伝えましょう。

---

[8] U.S. Department of Health and Human Services. The Health Benefits of Smoking Cessation: A Report of the Surgeon General. Atlanta: U.S. Department of Health and Human Services, Centers for Disease Control and Prevention, National Center for Chronic Disease Prevention and Health Promotion, Office on Smoking and Health, 1990.

[9] Fiore MC, et al. Treating tobacco use and dependence: 2008 update. Clinical Practice Guideline. Rockville: US Department ofHealth and Human Services. Public Health Service; 2008.

喫煙に関するフィードバック文例集

※下記の1. と2. の情報提供を組み合わせて使用してください。

1. 禁煙の重要性を高めるための情報提供

①血圧高値の場合
　喫煙と高血圧は日本人が命を落とす二大原因であることがわかっています。喫煙と高血圧が重なると、いずれも該当しない人と比べて、約4倍、脳卒中や心臓病で命を落とす危険が高まります。この健診を機会に禁煙されることをお勧めします。

②脂質異常の場合
　喫煙すると、血液中の善玉（HDL）コレステロールが減少したり、中性脂肪や悪玉（LDL）コレステロールが増加することがわかっています。また、喫煙と脂質異常が重なると、動脈硬化がさらに進んで、脳梗塞や心筋梗塞にかかりやすくなります。この健診を機会に禁煙されることをお勧めします。

③血糖高値の場合
　喫煙すると、血糖値が上昇したり、糖尿病に約1.4倍かかりやすくなります。その理由は、喫煙によって交感神経の緊張が高まって血糖値があがることと、膵臓から分泌されるインスリンというホルモンの効き具合が悪くなるためです。また、喫煙と糖尿病が重なると、喫煙しない場合と比べて、動脈硬化がさらに進んで、約1.5～3倍、脳梗塞や心筋梗塞で命を落としやすくなります。さらに、腎臓の機能もより低下しやすいことが報告されています。この健診を機会に禁煙されることをお勧めします。

④メタボリックシンドロームの場合
　喫煙すると、血液中の善玉（HDL）コレステロールが減少したり、中性脂肪や血糖値が増加するため、メタボリックシンドロームになりやすいことがわかっています。また、喫煙とメタボリックシンドロームが重なると動脈硬化がさらに進んで、いずれも該当しない人と比べて、約4～5倍、脳梗塞や心筋梗塞にかかりやすくなります。この健診を機会に禁煙されることをお勧めします。

⑤上記いずれもない場合
　今回の健診では、血圧値、脂質検査値、血糖値のいずれにおいても異常はありませんでした。しかし、喫煙を続けていると、肺がんなどのがん、脳梗塞や心筋梗塞、糖尿病、COPD（慢性閉塞性肺疾患）など種々の病気にかかりやすくなるため、現在の良い状態を維持できなくなってしまう可能性があります。この健診を機会に禁煙されることをお勧めします。

2．禁煙のための効果的な解決策の提案

①直ちに（1ヵ月以内）に禁煙しようと考えている場合、または情報提供の結果、禁煙の動機が高まった場合

禁煙は自力でも可能ですが、禁煙外来や禁煙補助剤を利用すると、ニコチン切れの症状を抑えることができるので比較的楽に、しかも自力に比べて3～4倍禁煙に成功しやすくなることがわかっています。健康保険の適用基準を満たしている場合、1日20本のたばこ代に比べて1/3～1/2の安い費用で医療機関での禁煙治療を受けることができます。

②そうでない場合

現在禁煙しようと考えておられないようですが、今後禁煙の気持ちが高まった時のために、次のことを覚えておかれるとよいと思います。それは、禁煙は自力でも可能ですが、禁煙外来や禁煙補助剤を利用すると、比較的楽に、しかも自力に比べて3～4倍禁煙しやすくなることです。健康保険の適用基準を満たしている場合、1日20本のたばこ代に比べて1ヵ月あたり1/3～1/2の安い費用で医療機関での禁煙治療を受けることができます。

【参考文献】
1) Ikeda N., et al. Adult mortality attributable to preventable risk factors for non-communicable diseases and injuries in Japan: a comparative risk assessment. PLoS Med 2012; 9: e1001160.
2) Hozawa A., et al. Joint impact of smoking and hypertension on cardiovascular disease and all-cause mortality in Japan: NIPPON DATA80, a 19-year follow-up. Hypertens Res 2007; 30: 1169-1175.
3) Craig WY., et al. Cigarette smoking and serum lipid and lipoprotein concentrations: an analysis of published data. Br Med J. 1989; 298: 784-788.
4) U.S. Department of Health and Human Services. How Tobacco Smoke Causes Disease: The Biology and Behavioral Basis for Smoking-Attributable Disease: A Report of the Surgeon General, 2010.
5) Willi C., et al. Active smoking and the risk of type 2 diabetes: a systematic review and meta-analysis. JAMA 2007; 298: 2654-2664.
6) Cryer PE., et al. Norepinephrine and epinephrine release and adrenergic mediation of smoking-associated hemodynamic and metabolic events. N Engl J Med 1976; 295: 573-577.
7) Chiolero A., et al. Consequences of smoking for body weight, body fat distribution, and insulin resistance. Am J Clin Nutr 2008; 87: 801-809.
8) 佐々木陽 ほか. 15年にわたるインスリン非依存糖尿病（NIDDM）の追跡調査. 糖尿病 1996; 39: 503-509.
9) Al-Delaimy WK., et al. Smoking and mortality among women with type 2 diabetes: The Nurses' Health Study cohort. Diabetes Care. 2001; 24: 2043-2048.
10) De Cosmo S., et al. Cigarette smoking is associated with low glomerular filtration rate in male patients with type 2 diabetes. Diabetes Care. 2006; 29: 2467-2470.
11) Nakanishi N., et al. Cigarette smoking and the risk of the metabolic syndrome in middle-aged Japanese male office workers. Ind Health 2005; 43: 295-301.
12) Higashiyama A., et al. Risk of smoking and metabolic syndrome for incidence of cardiovascular disease-comparison of relative contribution in urban Japanese population: the Suita study. Circ J 2009; 73: 2258-2263.
13) Kasza KA, et al. Effectiveness of stop-smoking medications: findings from the International Tobacco Control (ITC) Four Country Survey. Addiction, 2013; 108: 193-202.
14) 日本循環器学会, 日本肺癌学会, 日本癌学会, 日本呼吸器学会. 禁煙治療のための標準手順書 第5版. 2012

特定健康診査・特定保健指導における禁煙支援から始めるたばこ対策

定価　本体 2,900 円（税別）
平成 25 年 8 月　発行

編集者：　大井田　隆、中村　正和、尾崎　哲則
発行者：　篠崎　英夫
発行所：　一般財団法人　日本公衆衛生協会
　　　　〒160-0022　東京都新宿区新宿 1 丁目 29 番 8 号
　　　　TEL (03) 3352-4281 (代)　　FAX (03) 3352-4605
　　　　http://www.jpha.or.jp/

©2013　　　　印刷　大和綜合印刷株式会社
Printed in Japan　ISBN978-4-8192-0239-8　¥2,900